Designing Clinical Research

| 제 4 판 |

한 손에 잡히는
임상연구

: 설계와 실행의 모든 것

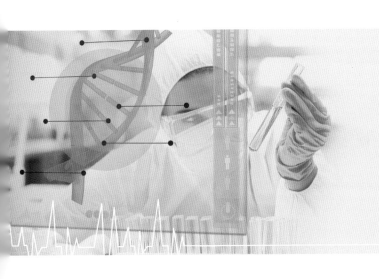

원저 STEPHEN B. HULLEY
STEVEN R. CUMMINGS
WARREN S. BROWNER
DEBORAH G. GRADY
THOMAS B. NEWMAN

옮김 임상시험리뷰연구회(CRRG)

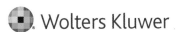

군자출판사   Wolters Kluwer

한 손에 잡히는 **임상연구** 4판
설계와 실행의 모든 것
Designing Clinical Research 4th

넷째판 1쇄 인쇄 ㅣ 2015년 5월 13일
넷째판 1쇄 발행 ㅣ 2015년 5월 27일
넷째판 2쇄 발행 ㅣ 2017년 10월 20일

지 은 이 STEPHEN B. HULLEY, STEVEN R. CUMMINGS, WARREN S. BROWNER
        DEBORAH G. GRADY, THOMAS B. NEWMAN
옮 긴 이 임상시험리뷰연구회(CRRG)
발 행 인 상수연
출판기획 김도성
편집디자인 군자편집부
표지디자인 군자표지부
발 행 처 군자출판사(주)
등   록 제 4-139호(1991. 6. 24)
본   사 (10881) **파주출판단지** 경기도 파주시 회동길 338(서패동 474-1)
        전화 (031)943-1888 팩스 (031)955-9545 홈페이지 ㅣ www.koonja.co.kr

This is tranlastion of Designing Clinical Research and copublished by
arrangement with Wolters Kluwer Health,inc.,USA

ISBN 978-89-6278-985-0

정가 38,000원

역자 소개

(가나다 순)

곽 경 필 MD, PhD
동국대학교 의과대학

배 치 운 MD, PhD
가톨릭대학교 의과대학

백 종 우 MD, PhD
경희대학교 의과대학

서 호 준 MD, PhD
가톨릭대학교 의과대학

석 정 호 MD, PhD
연세대학교 의과대학

우 종 민 MD, PhD, MPH
인제대학교 의과대학

이 병 철 MD, PhD
한림대학교 의과대학

전 홍 진 MD, PhD
성균관대학교 의과대학

한 창 수 MD, PhD, MHS
고려대학교 의과대학

함 병 주 MD, PhD
고려대학교 의과대학

역자 서문

한 손에 잡히는 임상연구 3판을 발행한 지 3년만에 4판에 대한 역서를 발행하게 되었습니다. 3판에서 변경된 부분은 저자서문에 잘 정리되어 있지만 특히 관찰연구, 임상시험, 연구윤리, 데이터 관리 등에서 최신지견이 업데이트 되었고 그림과 도표가 한결 정리되어 가독성을 높여주고 있습니다.

3년간 국내임상시험의 양적 질적 수준은 더욱 발전하고 있으며 서울은 이미 양적 수준에서 세계1위의 임상시험이 수행되는 도시가 되었습니다. 양적 발전과 함께 인프라와 훌륭한 교육시스템의 발전이 동반되어야할 시점입니다.

저자들도 한명의 멘토와 함께 오랜기간 함께 할 때 이 책이 최상의 효과를 얻을 수 있을 것이라 강조하고 있습니다. 지금도 훌륭한 임상연구를 디자인하고 수행하고 계신 국내 많은 연구자들의 노력에 경의를 표하며 신진연구자와 학생들과 함께 국내 임상연구의 기반과 질적 수준이 비약적으로 발전할 것을 기대해마지 않습니다. 이러한 과정에서 이 책이 부족하나마 조금이라도 도움이 되기를 기대합니다.

진료와 연구 그리고 교육으로 바쁜 와중에도 번역작업에 참여해주신 저자분들께 다시한번 감사를 드립니다. 군자출판사와 프로젝트를 담당한 김도성 과장의 헌신적인 도움으로 4판이 출간되게 되었습니다. 다시 한번 감사드립니다.

2015년 봄

역자 일동

추천사

    지금 서울은 세계1위의 임상연구 도시입니다. 10여년 전과 비교할 때 다국적 임상연구를 비롯한 대한민국의 임상연구 인프라는 비약적으로 성장하였습니다. 양적 성장과 함께 이제 국내 연구자의 질적 성장 또한 중요한 과제라 생각합니다.

    현재 오송과 대구의 첨단의료복합단지에서는 임상연구병원의 건립이 적극 추진되고 있습니다. 첨단임상시험센터를 통해 우리나라의 신약과 의료기기 개발이 실용화되고, 더 나아가 글로벌 메디컬허브로 자리매김하도록 진행 중입니다.

    이러한 시기에 출간된 한 손에 잡히는 임상연구는 각 분야의 임상연구에 대해 상세한 설명과 함께 적절한 예를 통해 전반적인 임상연구를 쉽게 이해할 수 있는 매우 훌륭한 교재입니다. 특히 헬스케어 분야에서 화두로 떠오르는 서비스디자인 측면의 접근은 주목할만 합니다. 이를 번안한 저자들의 노고에 깊은 감사를 드리는 바입니다.

    아무쪼록 임상의사를 포함한 의료인은 물론 연구개발에 종사하는 의과학자, 생명과학자, 의공학자, 엔지니어 선생님들과 헬스케어 서비스디자이너 분들에게 실질적인 도움이 되기를 기원합니다.

    감사합니다.

오송첨단의료산업진흥재단 이사장

선 경

추천사

한국보건의료연구원은 근거기반 보건의료체계를 구축하기 위해 설립된 기관입니다. 근거중심의학에서 임상연구가 차지하는 위치는 절대적입니다. 2000년대 초반 보건복지부의 지원으로 질환별 임상연구센터가 설립된 이래 국내 임상연구는 질적 양적으로 괄목할 성장을 이루고 있습니다.

저희 연구원에서도 임상연구관련 방법론 매뉴얼들을 만들어 보급하는데 많은 노력을 기울이고 있지만 연구자들에게 〈한 손에 잡히는 임상연구〉와 같은 도서가 출간되어 선택이 풍부해지는 것은 아주 바람직한 일입니다. 이 책은 구체적 설명과 예시를 통해 임상연구의 기본적 개념을 풍부하게 이해하는데 큰 도움이 될 교재입니다. 바쁜 와중에 정성스럽게 번안한 역자들의 노고에 깊은 감사를 드립니다.

국민건강 향상을 위해 훌륭한 임상연구의 가치는 더욱 강조되어야합니다. 이 책이 임상연구자 특히 임상의사, 대학원생, 임상연구간호사, 보건학자, 통계학자, 약사, 보건의료연구자 등 관련 분야 종사자분들께 널리 활용될 수 있기를 기원하며 기쁜 마음으로 추천드립니다.

한국보건의료연구원장

임 태 환

서문

초판 출판 25주년을 기념하며, 한 손에 잡히는 임상연구(Designing Clinical Research) 제 4판을 발행하게 되었다. 해당 분야에서 가장 널리 이용되고 있는 본 저서는 130,000권 이상이 판매되었고 스페인어, 포르투갈어, 아랍어, 중국어, 한국어, 일본어 등의 외국어로도 출판되었다. 본 저서는 임상 실험, 관찰 역학, 이행성 연구, 특허권획득용 연구, 행동 과학 및 보건 서비스 연구까지 모든 형태의 임상 연구를 위한 설명서로 이용될 수 있도록 만들어졌다. 역학적 용어와 원칙을 기반으로, 심화된 개념을 보다 실용적이고 독자가 쉽게 이해할 수 있는 방식으로 설명하였으며, 또한 연구 설계 과정의 여러 판단에 대한 상식적인 접근 방법을 제시하였다.

본 저서의 독자 대부분은 임상 연구 경력을 시작하는 의사, 간호사, 약사, 기타 보건 관련 학자들로서, 연구를 계획하고 수행하는 동안 이 책을 안내서로 이용한다. 또다른 다수의 독자층은 전공의 과정에 있는 임상 의사 및 보건 의료 관련 대학원 – 의학, 간호학, 약학, 보건학 등 – 의 학생들이다. 이들은 본 저서를 통하여 근거중심 임상 의료를 위한 연구의 장점과 단점을 식별할 수 있게 된다. 세번째 독자 층은 앞서 언급한 보건 의료 관련 대학원에 지원을 준비하며, 향후 임상 연구 분야에 관심이 있는 학부생들이다.

제 4판에서 새로운 점은 무엇인가? 가장 뚜렷한 변화는 색깔이다. 이는 보기에 좋을 뿐만 아니라, 색별로 요소들을 빨리 이해할 수 있도록 한다. 더욱 큰 변화는 책 구입시 함께 제공되는 Inkling®을 이용한 쌍방향 디지털 학습으로, 웹 브라우저를 통해 보거나 테블릿 또는 스마트폰에 다운로드해서 이용할 수 있으며, 다음과 같은 기능들을 가지고 있다 – 새로운 용어해설로 연결되는 빠른 색인 기반 검색; 즐겨찾기, 강조하기, 주석달기 기능; 관련있는 내용들의 상호 연결; 그림 또는 표를 파워포인트(PowerPoint)로 잘라서 붙이는 기능; 참고문헌에서 인터넷을 통해 PubMed 논문 및 Google 주제어로 바로 연결.

제 4판에서 실질적으로 수정 및 변경된 부분으로는 모든 장에서 본문, 그림, 도표가 더욱 엄격히 업데이트 되었고; 새로운 예와 참고문헌들이 추가 되었으며; 학계의 최근 발전 사항들을 다루는 새로운 부분들이 포함되었다. 구체적인 예를 들면 다음과 같다.

- 관찰 연구에 대한 장(chapter)이 재편성되어, 위험인자 수준의 변화 및 추적기간의 차이를 설명하기 위한 발생밀도 접근을 포함한 다양한 환자–대조군 설계를 다루고 있다.
- 임상 시험에 대한 장은 비교 유효성 연구에서 많이 사용되어지는 비열등 시험에 대한 부분을 포함하고, 하위그룹 분석 및 효과 변경을 더욱 자세히 설명한다.

- 의학 검사용 연구에 대한 장에서는 점차적으로 많이 사용되는 임상적 예측 규칙 개발에 대한 부분이 새로 추가되었다.
- 기존 데이터를 활용한 연구에 대한 장은 초보 연구자가 적은 비용으로 빠르게 논문을 발표할 수 있는 방법들을 강조하고 있다.
- 연구 윤리에 대한 장은 인간 유전체 분석(whole genome sequencing) 및 기타 주제에 대한 현재 정책을 반영하도록 업데이트 되었으며, 임상 연구에서 윤리적 딜레마의 해결책을 제시하는 새로운 사례들을 포함하였다.
- 데이터 관리에 대한 장은 최신 웹 기반 접근법으로 광범위하게 개편되었다.
- 연구 자금 확보에 대한 장에서는 NIH 연구비 제안서의 새로운 요건을 충족시키는 전략을 제시하고, 재단 및 기업체 후원에 대한 최신 정보를 제공한다.

제 4판에서 제공되는 DCR 웹사이트 www.epibiostat.ucsf.edu/dcr에는 한 손에 잡히는 임상연구(Designing Clinical Research)의 수업을 위한 자료들이 제공되며, 매년 UCSF에서 300명을 상대로 개최되는 4주, 7주 과정 워크숍의 상세 강의요강에 대한 링크가 포함되어있다. 또한 이 과정을 강의하는 교수진에게 유용하게 사용될 수 있도록 워크숍 강사들의 노트를 포함하였고, UCSF 임상연구(Training In Clinical Research) 석사 학위 과정을 링크로 연결하여 30여개의 과정과 그에 대한 수업자료를 제공하고 있다. 뿐만 아니라, 뛰어난 대화식 표본크기 계산기 등과 같은 연구자에게 유용한 도구들도 제공된다.

제 4판에서 군이 바꾸지 않은 것들도 많다. 제 4판도 여전히 단순한 책으로서 불필요한 기법 기술은 배제하고 있으며, 연구자들이 보다 중요한 것에 집중할 수 있도록 하고 있다. 즉, 좋은 연구 주제를 모색하고, 효율적이면서 효과적이고 윤리적인 설계를 계획하는 것 말이다. 표본 크기 산출에 대해 설명한 장들은 과정을 이해하기 쉽게 분명히 설명하고, 통계학에 대한 최소한의 교육을 받은 독자들이 공식을 사용하지 않고도 스스로 계산을 할 수 있도록 한다. 이전과 마찬가지로, 한 명 이상의 멘토와 오랜기간 함께 할 때 이 책을 통한 최상의 효과를 얻을 수 있다. 제 4판 또한 독자들이 다른 책들을 통해 얻을 수 있는 주제들, 즉 임상 연구 결과를 분석, 발표, 출판하는 방법들은 여전히 다루지 않고 있다. 계속해서 연구자를 저서의 초반부에서는 여성 대명사로 지칭하고 후반부에서는 남성 대명사로 지칭함으로서, 남성, 여성 임상 연구자 모두에게 상징적으로 힘을 실어주고자 했다.

독립적인 임상 과학자가 되는 과정은 매우 어렵다. 특히 처음으로 상당한 액수의 연구 보조금을 획득해야 하는 고비를 넘기는 것이 그러하다. 그러나 다행히도 이 책을 통해 우리의 수업을 받은 학생들 대부분은 목표를 달성하였고, 연구 하는 것을 스스로 즐긴다는 것을 알게 되었으며, 훌륭한 직업에 안정적으로 종사하게 되었다. 늘 호기심을 갖는 사람에게, 진실을 추구하는 일은 전 생애를 바칠 만한 멋진 일이 될 수 있다. 완벽주의자나 세심한 사람에게는, 가능한 비용과 시간을 투자하여 크고 작은 질문에 대한 확실한 답을 제시하는 명쾌한 연구를 창조해내는 것이 끝없는 도전이 될 것이다. 팀워크를 즐기는 연구자는 동료, 직원, 학생들과 보람있는 관계를 형성하고, 같은 분야에서 일하는 멀리 떨어진 다른 지역의 학자들과도 우정을 쌓게 될 것이다. 그리고 사회에 지속적인 기여를 하고자 하는 포부를 지닌 사람에게는, 기술과 끈기를 가지고 임상 및 공중 보건 의료의 점진적 발전에 참여할 수 있는 길을 열어준다.

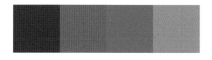

감사의 말

Andrew W. Mellon 재단에 감사를 표합니다. 그로 인해 30년전 우리 다섯명의 저자들이 모여 5년에 걸쳐 강의 자료를 개발하였고, 이는 본 저서의 첫번째 판이 되었습니다. 또한, 제 4판을 낼 수 있도록 애쓴 출판사와 많은 도움을 준 뛰어난 직원들; 우리가 이 책을 위해 오랜시간 작업할 수 있도록 변함없이 지지해준 가족들; UCSF와 그 외 많은 곳의 동료들 – 그들의 생각은 우리에게 영감을 주었습니다; 몇년간 우리가 가르친 학생들 – 그들의 성취를 지켜보는 것은 즐거웠고 우리의 생각을 자극하기도 하였습니다; 그리고 이 책의 독자들에게 감사의 말을 전합니다.

목차

Section I
Basic Ingredients 기본 요소 ·· 1

Section II
Study Designs 연구설계 ·· 99

Section III
Implementation _{실행}

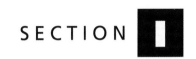

Basic Ingredients

기본 요소

CHAPTER 1

시작하기:
임상 연구의 해부 및 생리

 이 장에서는 본 저서 전체에서 흐르는 주제들을 규정하면서, 두 가지 관점으로 임상 연구에 관해 소개한다. 그 첫 번째는 연구의 해부적 측면으로서, 연구가 어떻게 구성되어 있는가에 대한 것이다. 이것은 연구 기획의 현실적인 요소 즉, 연구 주제, 설계(design), 피험자(subjects), 측정, 표본 크기 계산 등을 포함한다. 연구자의 목표는 실현가능하고 효율적인 프로젝트가 될 수 있도록, 이러한 요소들을 구성하는 것이다.

 두 번째 관점은 연구의 생리학이다. 즉, 연구가 어떻게 운영되는가에 대한 내용이다. 우선은 연구 표본에서 일어난 결과에 대해서, 그 다음으로는 그 결과가 연구 밖의 사람들에게 어떻게 일반화될 수 있는지에 대한 유효한 추론을 보여주어야만 그 연구는 유용하다. 이러한 추론에 근거한 결론을 흔드는 임의 오류(random error) 및 계통 오류(systemic error)를 최소화하는 데 연구의 목표를 둔다.

 위에서 언급한 두 가지 관점을 인위적으로 분리하는 것이 어려운 것은 마치 생리학적 지식이 없이는 인체 해부학이 이해되기 힘든 것과 같다. 그러나 분리를 통해 얻는 이점은 역시 복잡한 주제를 단순화하여 정리할 수 있다는 것이다.

■ 연구의 해부학 : 연구의 구성

연구 프로젝트의 구조는 그 계획서에서 설명된다. 계획서는 연구비를 따고 기관윤리심의위원회(IRB) 승인을 얻기 위한 수단으로도 잘 알려져 있지만 과학적으로도 중요한 기능이 있다. 연구자가 자신의 연구를 논리적, 집중적, 효율적으로 구성할 수 있도록 도와 주는 것이다. 표 1.1에 계획서 구성 요소의 개요를 정리하였다. 이 장에서 전체를 설명하고, 다음 장들에서 각 구성요소로 확장한 다음, 19장에서 전체를 다시 종합할 것이다.

연구 질문(research question)

연구 질문이란, 연구의 목표로서 연구자가 해결하고자 하는 불확실성이다. 연구 질문은 일반적 관심사에서 시작하여 차츰 구체적이고 연구 가능한 주제로 초점이 맞춰지곤 한다. 예를 들어 "생선을 많이 먹어야 하는가?"와 같은 일반적인 질문을 생각해보자.

 이는 좋은 출발점이긴 하다. 그러나 연구를 기획하기 전에 질문을 좁혀야 한다. 이럴 때는 질문을 좀더 구체적으로 쪼개서, 계획서를 짤 만한 한두 개의 주제를 선정하곤 한다. 다음 예시를 보자.

표 1.1 연구의 해부학: 연구 계획

요소	목적
연구 질문	어떤 질문을 제기할 것인가?
배경과 중요성	이런 질문들은 왜 중요한가?
설계 　시간표 　역학적 접근	연구는 어떻게 구성되는가?
피험자 　선택 기준 　표본추출 설계	피험자들은 누구이며 어떻게 선택할 것인가?
변수 　예측 변수 　교란 변수 　결과 변수	어떠한 것을 측정할 것인가?
통계적 이슈 　가설 　표본 크기 　분석적 접근	연구의 크기는 어느 정도이며 어떻게 분석할 것인가?

- 미국인은 얼마나 자주 생선을 섭취하는가?
- 생선을 섭취하면 심혈관 질환 위험이 감소하는가?
- 노인에서 생선 섭취량을 증가는 수은 중독 위험이 있는가?
- 심혈관 질환에 대하여 어유(fish oil) 보조제와 생선 섭취가 같은 효과를 보이는가?
- 어떠한 어유 보조제에서 생선 냄새가 나지 않는가?

　좋은 연구 주제는 "그래서 무슨 상관인데?"라는 시험을 통과해야만 한다. 즉, 질문에 대한 해답이 우리의 지식에 유용하게 기여해야만 한다는 것이다. 훌륭한 연구 질문의 다섯 가지 필수 특성은 앞 글자만 따서 FINER로 요약된다. 제2장에서 그 다섯 가지, 즉, 실현 가능성(feasible), 흥미로움(interesting), 참신함(novel), 윤리성(ethical), 적절성(relevant)을 설명한다.

배경과 중요도

계획서의 배경과 중요도 부분에서는 제안하는 연구의 개념을 정하고 이론적 근거를 제시한다. 현재 그 주제에 관해 무엇이 알려져 있는가? 왜 그 연구 질문이 중요한가? 그 연구는 어떠한 해답을 제시할 것인가? 이 부분에서 연구자 자신의 연구를 포함한 관련된 과거 연구를 인용하고, 이전 연구의 문제점과 함께 여전히 남아있는 불확실성을 지적한다. 제안하는 연구의 결과가 어떻게 이러한 불확실성을 해결하는 데 기여하고, 새로운 과학적 지식을 도출하며, 임상진료 지침(practice guidelines) 및 공중 보건 정책에 영향을 미칠 수 있는 지에 대하여 명시한다. 흔히, 논문 검토와 중요도 부분 작성 과정에서 연구 질문이 수정되기도 한다.

설계(design)

연구 설계는 매우 복합적인 문제이다. 관찰 연구(observational study)에서 연구 피험자에게 발생하는 사건을 수동적으로 관측할 것인지, 임상 시험(clinical trial)으로서 개입하여 그 효과를 시험할 것인지에 대하여 근본적인 결정을 내려야 한다(표 1.2). 관찰적 연구법 중에는 일반적으로 하나의 피험자 집단을 흐르는 시간에 따라 관찰하는 코호트 연구(cohort study)와 일시에 관찰이 이루어지는 단면조사 연구(cross-sectional study)가 있다. 코호트 연구는 현재 시점에서 시작하여 피험자의 미래 시점을 추적해가는 전향적 연구(prospective study)와 과거 일정 기간에 걸쳐 수집된 정보를 바탕으로 하는 후향적 연구(retrospective study)로 다시 나눌 수 있다. 세 번째 일반적인 관찰적 연구법으로는 환자-대조군 연구(case-control study)가 있는데, 여기에서는 연구자가 특정 질병이나 징후를 보이는 집단과 그렇지 않은 집단을 비교한다. 임상 시험에서는 무작위 맹검 시험이 가장 좋은 연구 설계이다. 하지만, 일부 연구 질문에 대해서는 비무작위 또는 비맹검 설계만이 실현 가능할 수도 있다.

　어떤 하나의 접근법이 항상 우월하다고 말할 수 없으며, 연구 질문 별로 어떤 설계가 가장 효율적으로 만족스러운 해답을 도출해낼 수 있는 지를 판단해야 한다. 무작위 맹검 시험이 보통 개입(intervention)의 효과성 및 인과성 정립의 측면에서 가장 훌륭한 설계방법으로 인정되고 있으나, 관찰 연구가 더 좋은 선택이거나 실현 가능한 유일한 방법인 경우도 많다. 환자-대조군 연구는 상대적으로 비용이 저렴하고 드문 질환의 경우 적합하기 때문에 특정 연구 질문에 대해서는 더 적절한 설계방법이다. 진단 검사(diagnostic tests) 연구를 설계할 때엔 특별한 주의가 필요하다. 이에 관해서는 7장부터 12장에 걸쳐서 여러 설계 방법을 각각 다루면서 설명할 것이다.

　일반적으로 하나의 주제에 대한 연구는 기술(descriptive) 연구라고 불리는 관찰 연구로 시작된다. 이것은 대략적인 윤곽을 검토하는 것으로, 예를 들면 모집단에서 질병의 분포나 건강관련 특징을 설명하는 것이다:

- 관상동맥질환(Coronary heart disease[CHD]) 병력이 있는 미국인은 주당 평균 몇 회나 생선을 섭취하는가?

기술연구 다음에는 보통 인과관계 추론이 가능한 연관성을 평가하는 분석 연구(analytic studies)가 뒤따른다:

- CHD 병력 환자중 생선을 많이 먹는 사람들은 생선을 거의 먹지 않는 사람보다 재발성 심근경색증(recurrent myocardial infarction) 의 위험성이 더 낮은가?

마지막 단계는 보통 다음과 같이 개입의 효과를 정립하는 임상 시험이다:

- 어유 캡슐 처방 시에 CHD 병력 환자의 전체 사망률(total mortality)이 감소하는가?

표 1.2 생선 섭취가 관상동맥질환 위험을 감소시키는지 검증하기 위한 임상 연구 설계의 예

역학적 설계	핵심 요소	예
관찰 설계		
코호트 연구	한 집단을 지속적으로 관찰	연구자들은 시작 시점에서 피험자들의 생선 섭취를 평가하고, 추적 방문에서 주기적인 평가를 통해 보다 많은 생선을 섭취하는 사람들에서 관상동맥질환 삽화 발생 빈도가 더 낮은지 여부를 관찰한다.
단면 연구	한 시점에서 집단을 평가	피험자를 한 시점에서 면담하여 현재와 과거의 생선 섭취량을 파악하고, 관상동맥질환 병력 및 현재 관상동맥 칼슘 수치와의 상관관계를 분석한다.
환자-대조군 연구	결과(질환)의 유무로 두 집단을 선정	관상동맥 질환을 가지는 그룹과 그렇지 않은 그룹에게 각각 과거 생선 섭취량을 질문한다.
임상 시험 설계		
무작위 맹검 시험	무작위로 두 집단을 구성하고, 맹검 개입을 시행	피험자들을 무작위로 두 집단으로 배정하여, 한 쪽은 어유 보충제를 다른 쪽은 같은 모양의 위약을 지속적으로 투여하며 수년간 추적 관찰하여 관상동맥질환 발병률을 비교한다.

주어진 주제에 대한 일련의 연구 과정에서 임상 시험은 비교적 늦게 시행된다. 이는 임상 시험이 훨씬 어렵고 비용이 많이 들며, 관찰 연구의 결과를 기반으로 좁게 한정된 질문들에 대해 보다 결정적인 해답을 제시하기 때문이다.

연구 설계와 질문을 요약하는 단 하나의 문장으로 연구를 설명하는 것은 도움이 된다. 연구 방법이 두 가지로 진행되는 경우에는 각각의 설계를 언급해야 한다.

• 본 연구에서는 CHD 병력이 있는 50~69세 환자의 식습관에 대한 단면조사 연구에 이어서, 생선 섭취와 향후 관상동맥 질환의 저위험성 사이의 관계를 분석하는 선행적 코호트 연구(prospective cohort study)를 실시하였다.

연구에서 이러한 문장은 내과 전공의가 작성하는 신환 입원기록의 첫 문장과 유사한 역할을 한다고 할 수 있다: "62세 백인 여성 경찰관은 양호한 상태였다가 입원 두 시간 전, 왼쪽 어깨로 퍼지는 극심한 흉통이 발생하였다."

일부의 연구 설계는 위에서 언급한 내용과 잘 맞지 않아서 한 문장으로 정리하는 것이 매우 어려울 수 있다. 하지만, 연구 설계와 주제를 정확하게 기술하는 것은 연구자의 사고를 정리해주며, 연구 동료 및 연구 자문(consultants)의 방향을 정립해 주기에 유용하다.

연구 대상자(study subjects)

제3장에서 자세히 다루겠으나, 피험자를 선정할 때에는 두 가지 중요한 결정을 내려야 한다. 그 첫 번째는 포함 및 제외 기준(inclusion and exclusion criteria)를 분명히 하는 것이다. 즉, 연구 주제에 가장 적합한 환자의 유형을 정하는 것이다. 두 번째는 해당 모집단의 접근 가능한 해당 집합에서 어떻게 충분한 연구 대상자를 모집하느냐에 관한 것이다. 예를 들어, 관상동맥질환(CHD) 환자의 생선 섭취에 관한 연구에서는 전자 의무기록상 진단명이 심근경색(myocardial infarction), 혈관조영술(angioplas- ty), 관상동맥우회술(coronary artery bypass)로 코딩되어 있는 대상자의 의료기록을 찾을 수도 있을 것이다. 어떤 환자를 연구할 것인가에 대한 결정은 손익을 따져서 내려야 한다. 전국의 CHD환자를 무작위로 연구하는 것(아니면 적어도 몇 개의 다른 지역 및 다른 진료 환경에서 표본을 추출하는 것)은 일반화 가능성(generalizability)은 높일 수 있겠으나 매우 어렵고 비용이 많이 들 것이다.

변수

제4장에서 자세히 다루겠으나, 연구 설계 과정에서 또 중요한 것은 바로 측정할 변수를 선택하는 것이다. 예를 들어 생선 섭취에 대한 연구는 오메가-3 지방산 함유 정도나 1회 섭취량, 생선을 튀겼는지 아니면 구웠는지, 어유 보조제를 섭취했는지에 대해 질문할 수 있다.

분석 연구에서 연구자는 변수들의 관계를 분석해 결과를 예측하고 원인과 결과에 대한 추론을 이끌어낸다. 두 종류 변수들의 연관성을 고려 할 때, 먼저 발생하거나 생물학적으로 원인에 가까운 것을 예측 변수(predictor variable)라 부르며, 다른 것은 결과 변수(outcome variable)[1]라 부른다. 대부분의 관찰 연구에는 나이, 인종, 성별, 흡연 이력, 생선 및 어유 보조제 섭취등과 같이 많은 예측 변수와 몇 개의 결과 변수(심장마비, 뇌졸중, 삶의 질, 악취)가 포함된다.

임상시험에서는 어유 캡슐 처방과 같은 개입(어유 캡슐 처방과 같이, 연구자가 조작하는 특수한 예측 변수)의 효과를 분석한다. 임상시험 설계는 무작위 처리 과정(randomization)을 통해 교란 변수의 영향력을 최소화하여, 결과 변수에 대한 개입의 효과를 관찰할 수 있다. 교란 변수(confounding variable)란 흡연이나 소득 수준과 같이 생선 섭취와 연관된 다른 예측 변수들로서 연구 결과를 해석할 때 혼란을 일으킬 수 있다.

통계적 이슈

연구자는 표본 크기를 산정하고 연구 데이터 관리 및 분석을 위한 계획을 수립해야 한다. 여기에는 일반적으로 가설 수립 과정이 포함된다(제5장).

- 가설: 관상동맥질환을 앓고 있는 50~69세 여성이 어유 보조제를 섭취하면 그렇지 않은 경우보다 심근경색의 위험이 적다.

---

[1] 때로 예측변수를 독립변수, 결과변수를 의존변수라고 지칭하기도 한다. 하지만 독립변수/의존변수란 용어의 의미가 자명하지 않기 때문에, 이 책에서는 사용을 하지 않기로 한다.

　이는 연구 질문을 달리 표현한 것으로서, 결과물의 통계적 유의성(statistical significance)을 검사하는 기반이 된다. 또한 연구자는 가설을 이용하여 표본의 크기(sample size)를 산정할 수 있다. 표본의 크기란 합리적인 확률(검정력 power)을 가지고 연구 집단들의 결과물에서 기대되는 차이점을 관찰하는 데 필요한 피험자의 수를 뜻한다(제6장). 단순 기술 연구(관상동맥질환 환자 중 어느 정도가 어유 보조제를 섭취하는가?)는 통계적 유효성의 검증을 필요로 하지 않으므로, 가설이 필요하지 않다. 그러나 평균, 비율 및 기타 기술 통계치에 대한 수용 가능할 정도로 좁은 범위의 신뢰 구간(confidence intervals)을 형성하기 위해 필요한 피험자의 수를 계산할 수는 있다.

■ 연구의 생리 : 연구의 운영

임상 연구의 목표는 주변의 자연현상에 대한 연구에서 얻어지는 발견 사항으로부터 결론을 이끌어내는 것이다. 이러한 추론 과정은 연구를 해석하는 방법과 관련하여 크게 두 가지로 설명된다(그림 1.1 오른쪽에서 왼쪽 방향으로 표기). 1번 추론은 내적 타당성(internal validity)와 관련 있는데, 이는 연구자가 실제 연구의 결과들로부터 올바른 결론을 이끌어내는 정도를 뜻한다. 2번 추론은 외적 타당성(external validity)와 관련 있는데, 일반화가능성(generalizability)이라고도 불리며, 이끌어낸 결론이 연구 대상 이외의 일반 대중 및 사건들에 적절하게 적용될 수 있는 정도를 뜻한다.

　연구를 기획할 때에는, 연구의 마지막 시점에 이러한 추론의 타당성을 극대화한다는 목표 하에 이 과정을 역방향으로, 즉 그림 1.1 하단의 왼쪽에서 오른쪽으로 진행한다. 연구 계획서을 설계할 때에는 연구의 외적타당도를 강화할 수 있도록 연구 주제, 피험자, 측정 방법을 선택하여, 높은 내적타당도를 실행(implementation)할 수 있도록 한다. 다음에서는 설계 및 실행 방법에 대해 다루게 되고, 뒤이어 추론의 타당성을 위협하는 오류에 관해 살펴 볼 것이다.

연구 설계

다음과 같은 간단한 서술 질문이 있다:

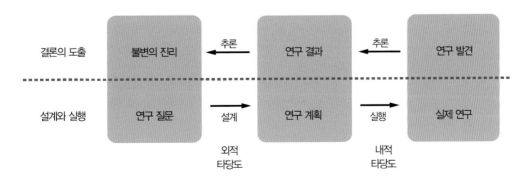

■ **그림 1.1** 연구 주제를 설계하고 실행하는 과정은 연구 결과를 통한 추론을 기반으로 결론을 도출하기 위한 각 단계들을 구성한다.

• 관상동맥질환(CHD) 환자 중 어유 보조제를 매일 섭취하는 사람들의 비율은 얼마인가?

이 질문에 대해서, 완벽한 정확도로 대답할 수는 없다. 왜냐하면 CHD환자 모두를 검토한다는 것은 불가능한데다가 어유 섭취 여부를 파악하는 방법 자체가 완벽하지 못한 탓이다. 그러므로 연구자는 답을 이끌어낼 수 있는 관련 질문을 생각하게 된다:

연구자의 의료기관에서 이전에 CHD 진단을 받고 우편 설문지에 응답한 표본 환자들 중에서 어느 정도가 매일 어유 보조제를 섭취한다고 대답했는가?

연구 질문으로부터 연구 계획으로 이행하는 과정을 그림 1.2에 표시하였다. 여기서 하나 중요한 사항은 모집단(population)을 대표할 수 있는 피험자 표본(sample)을 선정하는 것이다. 전체 모집단을 연구하기에는 실질적인 제약이 따르기 때문에, 계획서에서 명시된 피험자 집단은 관심 대상 모집단의 일부 표본일 수 있다. 즉, 현실적인 타협안으로, 연구자의 의료기관에서 의무기록을 통해 식별되는 환자들에 대해 연구를 수행하는 것이다. 이는 실현가능한 연구의 표본이긴 하지만, 전체 CHD환자의 어유 보조제 섭취 정도와 다른 양상을 보여줄 수도 있다.

이행과정에서 또다른 중요한 사항은 관심 현상(phenomena of interest)을 대표하는 변수를 선정하는 것이다. 연구 계획에서 명시된 변수들은 관심 현상에 대한 대표성을 지닌다. 어유 섭취 여부를 확인하기 위해 자가 응답 설문 조사를 활용한다는 결정은 정보를 취합하기에 매우 빠르고 경제적인 방법이기는 하지만, 정확도면에서는 완벽하지 못하다. 왜냐하면 대부분의 사람들은 보통 일주일에 얼마나 많은 어유를 섭취하는지 정확하게 기억하지 못하거나 잘못 기록할 수 있다.

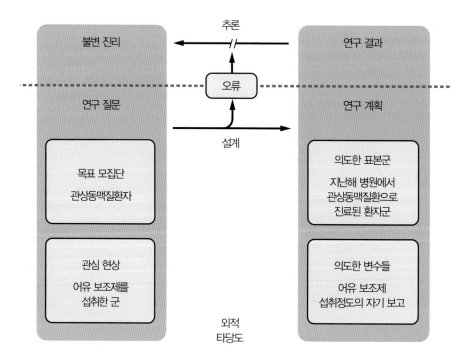

■ **그림 1.2 설계 오류와 외적 타당성**   의도한 표본과 변수가 표적 모집단 및 관심현상을 충분히 반영하지 못하는 경우 오류가 발생하고, 그 결과 실제 모집단에서 발생하는 현상에 대한 추론을 왜곡하게 된다.

　결론적으로, 연구 질문과 연구 계획안 사이의 차이점들을 통해서 연구가 더욱 실제적으로 진행될 수 있다(그림 1.2). 그러나 지나치게 실용적인 측면을 고려해 연구 설계를 변경할 경우, 잘못된 결론이 도출될 위험이 커진다. 왜냐하면 설계된 연구가 관심 연구에서 벗어난 질문에 대하여 대답하기 때문이다.

연구 실행

그림 1.1에서 우측으로 진행되는 방향은 연구 실행(implementation) 및 실제 연구가 계획안에 부합하는 정도를 보여준다. 여기서 언급하고자 하는 문제는 표본 선정이나 측정 방법이 원래 설계된 것과 상당 부분 달라서, 연구 주제에 대한 잘못된 결과가 도출되는 경우이다(그림 1.3).

　피험자의 실제 표본은 거의 항상 의도했던 표본과 다르기 마련이다. 예를 들어 접근 가능한 CHD 환자 모두를 검토하고자 하는 계획안은 불완전한 전자의무기록, 설문지 배송 주소 오류, 응답 거부 등의 이유로 인해 어긋날 수 있다. 응답한 피험자들의 어유 섭취 양상이 응답을 하지 않은 환자들의 양상과 다를 수도 있다. 피험자와 관련된 문제 외에, 실제 측정 방법이 의도한 것과 다를 수 도 있다. 설문지의 형식이 분명치 못하여 피험자가 혼동하거나 잘못된 곳에 표기할 수도 있고, 피험자는 실수로 질문을 건너뛸 수도 있다. 이러한 연구 계획안과 실제 연구간의 차이로 인해 연구 질문에 대한 답이 변할 수 있다. 연구 실행상 오류와 설계상 오류가 결합하여 잘못된 결론으로 흐르게 되는 것을 그림 1.3에서 설명하였다.

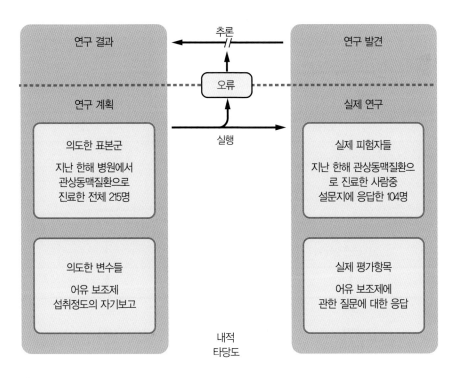

■ **그림 1.3 실행 오류와 내적 타당성**　실제 피험자와 평가항목이 의도한 표본 및 변수들을 충분히 반영하지 못하는 경우 오류가 발생하고, 그 결과 실제 연구에서 발생하는 현상에 대한 추론을 왜곡하게 된다.

인과 관계 추론(Causal Inference)

인과 관계 추론을 도출하기 위해 예측 변수와 결과 변수간의 연관성(association)을 검토하는 연구에서 특수한 타당성 문제가 발생한다. 생선 섭취량과 CHD 발생률 간의 연관성을 연구하는 코호트연구(cohort study)가 있다고 할때, 이 연구가 원인과 결과를 대표할 수 있는가? 아니면 생선 섭취는 여러 변수들이 복잡하게 얽혀있는 인과 관계에서 단지 구경꾼일 뿐인가? 상반된 해석 및 혼동(confounding)의 가능성을 줄이는 것은 관찰연구 설계에 있어서 가장 중요한 문제 중의 하나이다(제9장).

연구의 오류

오류가 전혀 없는 연구는 없다. 따라서 연구의 목표는 연구 표본에서 관찰된 결과로부터 모집단의 특성을 추론하는 타당성을 최대화하는 것이다. 잘못된 추론은 연구의 분석 단계에서 다루어질 수 있기는 하지만, 전략적으로 더 좋은 방법은 설계 및 실행 과정에 집중하여(그림 1.4), 처음 부터 오류 발생을 현실적으로 허용되는 수준으로 최소화하는 것이다.

　연구 추론 과정을 방해하는 오류는 크게 무작위 오류(random error)와 계통 오류(systemic error)로 나뉜다. 각각 오류를 최소화하는 방법이 확연히 다르기 때문에, 이 둘을 구분하는 것은 매우 중요하다.

　무작위 오류는 우연(chance)에서 비롯되는 잘못된 결과이다. 여기서 우연이란, 연구의 측정치를 어느 방향으로든 동일한 가능성으로 왜곡시키는 편차(variation)의 원인이다. 연구자의 병원에 내원하는 수백명의 50~69세 사이 CHD환자의 실제 어유 보조제 섭취율이 20%인 경우, 그 모집단에서 잘

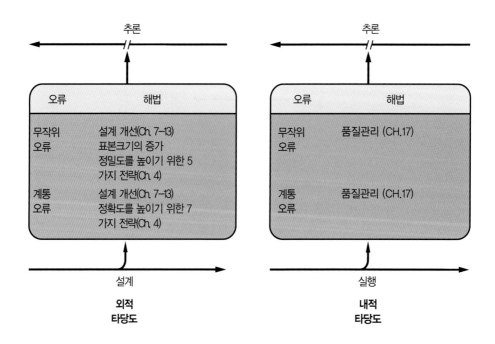

■ **그림 1.4 연구 오류** 그림 1.2와 1.3의 오류 상자를 확대하여 설명한 것으로, 연구 설계와 실행 단계에서 무작위 오류 및 계통 오류를 통제하는 전략을 나타낸다.

선정된 100명의 환자 표본에 어유 보조제 섭취 환자가 정확히 20명 포함되어 있을 수도 있다. 그러나 이 표본에서 어유 보조제 섭취 환자 수는 18, 19, 21, 22와 같이 20에 근접한 숫자일 가능성이 더 높다. 때로는 12이나 28처럼 상당히 다른 숫자가 우연히 나올 수도 있을 것이다. 무작위 오류의 영향을 줄이는 여러 방법(제4장 참조) 중에서, 가장 간단한 것은 표본 크기를 증가시키는 것이다. 큰 크기의 표본은 사용하면 추산치의 정밀도(precision)가 증가하므로 아주 틀린 결과가 나올 가능성이 감소한다. 여기서는 매번 표본을 뽑을 때마다 어유 보조제 섭취율이 20%에 근접한다. 계통 오류는 치우침(bias)에서 비롯된 잘못된 결과이다. 여기서 치우침(bias)이란 연구 결과를 한 방향으로만 왜곡시키는 편차의 원인을 지칭한다. 그림 1.2에서 연구자의 병원 환자들을 대상으로 연구를 실행하기로 한 결정은 이러한 치우침(bias)의 한 예라고 볼 수 있다. 왜냐하면 연구자의 해당 연구 주제에 대한 관심은 그 지역 치료 방법에 영향을 주어, 동료 의사들이 어유를 추천하는 빈도가 전국 평균에 비해 높을 수 있기 때문이다. 표본의 크기 증가는 계통 오류에 아무런 영향을 주지 않는다. 추산치의 정확도(참값에 근접하는 정도)를 개선하기 위한 최선의 방법은 다양한 치우침의 크기를 감소시키는 방향으로 연구를 설계하는 것이다. 또다른 대안으로, 연구자는 발생 가능한 치우침의 중요성을 평가하기 위해 부가적인 정보를 찾아볼 수 있다. 예를 들면, 심장내과 환자들과 일차진료 의원 환자들의 특징이 서로 어떻게 다른지를 검토하여, 다른 기준으로 선정한 CHD환자 표본에서 얻은 결과값들을 비교해 보는 것이다.

앞서 두 단락에서 언급한 무작위 오류와 계통 오류의 예들은 표본추출 오류(sampling error)에 속하는데, 이는 연구 피험자로부터 전체 모집단에 대한 추론을 어렵게 한다. 또한, 무작위 오류와 계통 오류는 측정 오류(measurement error)에 영향을 미치며, 이는 연구 측정값에서 관심 현상을 추론하는 것을 힘들게 한다. 무작위측정 오류(random measurement error)의 한 예로, 한 환자가 식단에 대한 설문지를 여러번 작성할때 마다 나타나는 반응의 편차를 들 수 있다. 계통측정 오류(systemic measurement error)의 예로는 설문지 질문이 불명확하여 어유 섭취율이 과소평가되는 경우이다. 이러한 모든

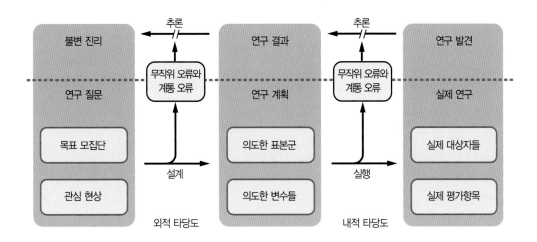

■ 그림 1.5 **연구의 생리-연구의 운영**

오류를 제어하는 추가 전략들은 제3장과 4장에서 설명할 것이다.

지금까지 몇 페이지에 걸쳐 설명한 개념들은 그림 1.5에 요약되어 있다. 연구 주제에 대한 올바른 답을 얻기 위해서는 추론오류(inferential error)를 최소화하는 방식으로 연구를 설계하고 실행하여야 한다.

■ 연구 설계

연구 계획

연구 계획(study plan)을 전개하는 과정은 우선 앞에서 설명한 한 문장의 연구 질문으로부터 시작한다. 이에 뒤이어 점점 상세하게 확대해 가면서 세 종류의 연구 계획이 뒤따른다.

- 개요(표 1.1과 부록 1.1). 연구 설계를 한 페이지로 요약한 것으로, 연구자가 필요한 모든 구성요소를 확인할 수 있는 표준화된 체크리스트 라고 할 수 있다. 논리적인 배열 순서는 연구자의 주제에 대한 명확한 사고를 돕기 때문에 중요한 요소이다.
- 연구 프로토콜. 대개 5~15페이지 분량의 연구 프로토콜은 연구를 기획하고 기관윤리심의위원회(IRB) 승인 및 연구비 지원을 받기 위해 활용된다. 본 저서의 전체에 걸쳐서 각 프로토콜의 부분들을 설명할 것이며 제19장에서 다시 요약될 것이다.
- 연구 실행 매뉴얼(operations manual). 구체적인 절차에 대한 설명, 질문들, 기타 자료를 취합한 것으로, 일관되고 표준화된 접근을 통한 연구의 수행 및 품질 관리를 위해 작성된다(제4장과 17장).

연구 질문과 개요는 연구 초반에 작성하여야 한다. 생각을 종이에 적어 보면, 애매모호한 아이디어들이 상세한 계획으로 전개될 수 있으며, 이를 구체적으로 이용하여 동료 및 자문들로부터 조언을 구할 수 있다. 생각을 적는 것이 단순히 이야기 하는 것에 비해 어렵기는 하지만, 이를 통해 보다 빠르게 더 좋은 프로젝트를 완성할 수 있다.

부록 1에 연구 개요의 예시가 있다. 이러한 계획안들은 연구의 생리(그림 1.5)보다는 해부학(표 1.1)을 다룬다. 그러므로 연구 표본에서 측정한 값을 전체 모집단의 관심 현상으로 적용하는 추론을 이끌어내야 하는 시점에서, 연구자는 발생 가능한 오류들을 점검해야만 한다. 연구 질문이 해당 연구로 답을 얻을 수 있을 법한 질문과 어떻게 다른지를 고려하고, 피험자를 모집하고 평가항목을 만드는 계획 및 실행시 가능한 문제점들을 분명히 고려할 때, 한 연구의 가치와 문제점이 확연히 드러나게 된다.

연구 개요를 완성하고 의도한 추론 결과를 마음속에 그리게 되면, 연구자는 프로토콜의 세부 사항을 진행하게 된다. 이제 동료들로부터 자문을 얻고, 피험자 모집 세부 방안과 측정 방법을 작성하며, 과학적 및 윤리적 적합성을 고려하고, 필요시 연구 질문 및 개요를 수정한다. 모집 세부 방안과 측정 방법을 예비 조사하고 다시 수정하며, 더 많은 자문을 받는 등의 일련의 과정을 반복한다. 이러한 반복 절차는 연구 설계의 특성이자 본 저서가 앞으로 다루게 되는 주제이다.

손익 분석(Trade-offs)

불행히도 모든 연구에 있어서 오류 발생은 필연적이다. 중요한 것은 결론을 중대한 방향으로 바꿀 만큼 오류들이 크냐 하는 것이다. 연구를 설계할 때, 연구자는 마치 계약 갱신을 협상하는 노조 위원과 같다. 노조 위원은 우선 희망 사항(근무시간 단축, 임금 인상, 건강보험혜택 확대 등)부터 고려한다. 그 다음 협상 단계에서는 중요한 사안들은 지키면서 상대적으로 필수적이지 않거나 현실성이 없는 부분은 양보한다. 가장 중요한 단계는 협상의 마지막이다: 협상 가능한 최선의 계약을 검토하면서 너무 양보한 나머지 계약의 가치가 없어지지는 않았는지를 결정해야 하는 것이다.

　연구자 또한 연구 질문을 연구 계획안으로 이행할 때나 연구 실행 과정에서 발생 가능한 문제들을 고려할 때 위와 비슷한 협상을 해야만 한다. 즉, 한 쪽에는 내적 타당성과 외적타당성의 문제가 있고, 다른 쪽으로는 실현 가능성을 고려해야 있다. 이 경우, 노조 협상자가 경험하는 마지막 필수 단계는 때로 생략된다. 일단 연구 계획이 구성되면, 연구자는 이 계획안이 연구 질문을 적절하게 표현하고 있는지, 그리고 허용할 만한 수준의 오류 범위 내에서 실행될 수 있는지를 판단해야 한다. 불가능하다고 판단되는 경우도 흔히 있으며, 그렇다면 전 과정을 다시 새롭게 시작해야 한다. 하지만 자신감을 가져라! 훌륭한 과학자란, 한결같이 좋은 연구 아이디어를 내는 것보다 잘못된 것을 뒤집어 엎고 다시 시도하는 끈기를 통하여 빛나게 마련이다.

■ 요약

1　연구를 해부하면, 연구 계획안을 구성하는 가시적인 구성 요소들의 집합이 드러난다. 여기엔 연구 질문, 중요도, 설계, 연구 피험자, 측정 접근법이 포함된다. 어려운 점은 비교적 경제적이고 실행하기 쉬운 요소들을 설계해야 한다는 것이다.

2　연구의 생리는 어떻게 연구를 운용하는가에 관한 것이다. 연구 표본에서 발생한 현상들에 대한 추론(내적 타당성) 및 외부 세계 일어나는 현상들에 관해 추론(외적 타당성)을 이끌어내기 위해서 연구 결과를 활용한다. 여기서 어려운 점은. 이러한 추론 과정을 위협하는 무작위 오류(우연)와 계통 오류(치우침)를 적절히 제어할 수 있도록 연구 계획을 설계하고 실행하는 것이다.

3　연구를 설계할 때, 연구 질문(연구를 통해 답을 제시하고자 하는 것)과 연구 계획(질문에 답을 할 수 있도록 연구를 설계하는 것), 실제 연구(연구 실행시 예측되는 오류를 고려할 때 연구에서 도출될 것으로 생각되는 답) 사이의 관계를 고려하는 것은 도움이 될 수 있다.

4　연구 계획을 작성하는 좋은 방법은 연구 주제를 한 문장으로 표현하는 것부터 시작하는 것이다. 이를 연구 구성요소를 표준화된 순서로 나열하는 개요로 확대시킨다. 연구 계획안의 후반부는 프로토콜과 연구 실행 매뉴얼로 구성된다.

5　연구 관련 손익을 분석하고 프로젝트의 전반적인 실행 가능성을 결정할 때, 연구자의 올바른 판단과 동료들의 자문이 필요하다.

부록 1
연구의 개요

이것은 Valerie Flaherman(MD. MPH)이 UCSF 소아과 펠로우였을 당시 시작했던 프로젝트의 한 페이지 분량 연구 계획서이다. 대부분 시작 단계의 연구자가 수행하기에는 관찰 연구가 더 용이하지만, 이 경우에는 무작위 임상시험만이 연구 질문을 적절하게 제시할 수 있는 유일한 방법이었다.

　적당한 크기와 범위로 무작위 임상시험이 실행 가능하다고 판단되었고, 결과는 성공적이었다. 이 연구의 결과에 대해서는 Flaherman 등에 의한 논문(1)에서 참조할 수 있으며, 만약 이 연구논문의 결과가 입증된다면 모유수유를 시작하는 최선의 방법에 대한 방침이 변경될 수 있을 것이다.

■ 조기 제한적 분유 사용의 모유수유에 대한 효과

연구질문

출생 후 36시간 이내에 출생시 체중에서 5% 이싱 감소한 만기출생 신생아들을 대상으로, 충분한 모유가 생산될때 까지 매번 모유수유 후에 10cc 분유를 투여하는 것은 향휴 성공적인 모유수유의 가능성을 증가시키는가?

중요성

1. 출생 2~5일이 지나 충분히 성숙된 모유가 생성되기 이전에는 모유의 양은 적다.
2. 성숙 모유 생성이 지연되어 신생아 체중이 감소하는 경우, 일부 산모들은 출산 후 첫 주 이내에 모유수유를 포기하게 된다. 모유수유에 성공하는 산모의 비율을 높이는 전략은 산모와 영아에게 여러가지 건강 및 심리-사회적 이점이 있다.
3. 지금까지 발표된 관찰 연구들에 따르면, 신생아에게 생후 첫 수일 동안 분유를 주는 것은 모유수유 기간의 단축과 연관이 있다고 알려져있다. 이러한 연구 결과가 적응중에 의한 혼란(제 9장 참조) 때문일 수도 있기는 하지만, 이를 바탕으로 WHO와 CDC지침(출생시 입원 기간동안 분유 사용을 줄일 것)이 만들어졌다.
4. 그러나, 모유수유와 더불어 소량의 분유를 사용하면서 상담을 병행한다면, 초기 모유수유에 대한 경험을 보다 긍정적으로 형성하여 모유수유 성공률을 높일 수 있다고 생각된다. 이러한 전략으로 발생 가능한 장, 단점을 평가하기 위해서는 임상 시험이 필요하다.

연구설계　비맹검 무작위 대조 시험과 맹검 결과 확인

연구대상

• 참여 기준: 건강한 만기출생 생후 24~48시간 신생아 중에서 출생 후 첫 36시간 이내에 출생시 체중에서 5% 이상 감소한 경우.

• 표본 설계: 북부 캘리포니아 지역 대학병원 두 곳에서 임상 시험에 동의한 환자들의 연속 표본

예측변수, 무작위 비맹검 배정

• 대조군: 부모들은 영아를 달래는 기술을 교육받는다.
• 개입: 부모들은 성숙 모유가 생성될때까지 매번 모유수유 후에 주사기를 이용하여 분유 10cc를 영아에게 먹이도록 교육받는다.

결과 변수, 맹검으로 확인

1. 1주, 1개월, 2개월, 3개월에 분유 공급
2. 1주, 1개월, 2개월, 3개월에 모유수유
3. 최저 체중

일차 귀무 가설

조기 제한적 분유 공급은 출산 3개월 후 모유수유를 하고 있는 산모의 비율에 영향을 주지 않는다.

■ 참고문헌

1. Flaherman VJ, Aby J, Burgos AE, et al. Effect of early limited formula on duration and exclusivity of breastfeeding in at-risk infants: an RCT. Pediatrics, in press.

CHAPTER 2

연구 질문의 구상 및
연구 계획의 개발

연구 질문이란 연구자가 수행하는 연구를 통해 해결하고자 하는 불확실성을 의미한다. 좋은 연구 질문을 찾아낼 수 있는 지름길은 없다. 또한 어떤 질문들에 대하여 해답을 찾아내는 데 성공한다고 할지라도 우리는 여전히 많은 질문들에 둘러 싸여 있다.

예를 들어 임상 시험들에 따르면 에스트라디올(estradiol) 합성을 억제하는 치료(aromatase inhibitor)는 초기 환자의 유방암 위험을 감소 시킨다고 밝혀졌다(1). 그러나 이러한 발견은 또다른 질문들로 이어지게 되었다: 이 치료를 얼마 동안 지속해야 하는가?: 이 치료법은 BRCA 1, BRCA 2 유전자 돌연변이가 있는 환자에서 유방암을 예방하는가?: 치료약의 부작용으로 나타나는 골다공증을 예방하는 최선의 방법은 무엇인가?: 또한 다음과 같은 일차 예방 측면에서의 질문도 제기된다: 이 치료법은 건강한 여성에서 유방암 예방을 위해 효과적이고 안전하게 사용될 수 있는가?

연구 질문을 찾아내는데 있어 어려운 점은 실행 가능하면서도 유효한 연구 계획으로 이행시킬 수 있는 중요한 질문을 확립하는 것이다. 이번 장은 이를 위한 전략들을 제시하고 있다(그림 2.1).

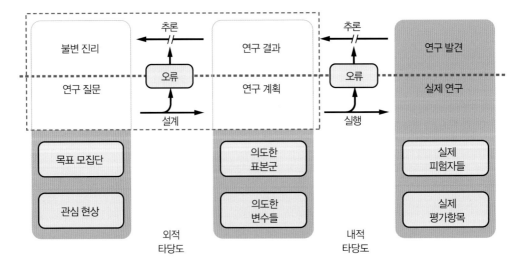

■ **그림 2.1** 이번 장은 초록색 점선으로 표시된 영역을 집중적으로 다루게 된다: 흥미로운 연구 질문의 선택과 이를 위한 실현 가능성 있는 연구 계획의 설계.

■ 연구 질문의 시작

최상의 연구 질문은 일반적으로 숙련된 연구자가 자신의 이전 연구 및 해당 분야 학자들의 연구에서 발견한 결과와 문제점으로부터 이끌어낸다. 초보 연구자는 아직 이러한 경험적 기반을 가지고 있지 않다. 창의적인 사람은 기존의 문제들에 대해 신선한 관점으로 새로운 접근을 할 수도 있지만, 대개의 경우 경험의 부족은 약점이 될 수 밖에 없다.

처음 시작을 위한 좋은 방법은 연구 질문과 연구 관심 사이의 차이점을 명확히 하는 것이다. 다음의 연구 질문을 살펴보도록 하자:

• 집단 상담에 참여하는 것은 최근 중미에서 이민온 여성들의 가정 폭력 가능성을 감소시키는가?

이러한 질문은 집단 상담의 효력이나 가정 폭력 예방, 새로운 이민자들의 건강 증진 등의 연구에 관심이 있는 사람들이 할 수 있다. 특정 연구 질문이 유효한 연구 계획으로 이어질 수 없을지라도 연구자는 계속 다양한 질문을 제기하여 연구 관심을 나타낼 수 있으므로, 연구 질문과 연구 관심을 구별하는 것은 중요하다.

물론, 당신 스스로 어떠한 연구에 관심이 있는지 조차 확실하지 않다면 연구 질문을 작성하는 것은 불가능하다. 그렇지만 이것은 당신 혼자만이 처한 문제는 아니다: 많은 수의 새로운 연구자들이 흥미를 느끼는 주제를 발견하지 못하고 있으며, 스스로 설계가 가능한 연구 계획에 영향을 받기 쉽다. 이런 경우, 논문에서 어떤 종류의 연구들이 당신의 호기심을 자극했었는지를 생각해보면서 시작할 수 있다. 또는 특정한 환자의 치료가 부적절하다고 생각했던 경우를 고려할 수 있다: 환자의 치료 결과를 향상시키기 위해 어떤 점을 다르게 할 수 있었을까? 라고 스스로 질문해 볼 수 있다. 또는 한 교수님은 저칼륨혈증이 항상 심한 갈증을 일으킨다고 했지만, 또다른 교수님은 반대의 주장을 했던, 독단적으로 상반되는 가르침을 받았던 경험을 떠올려 볼 수도 있다.

기존 연구에 대한 완벽한 이해

해당 분야에서 기존에 보고된 연구를 완벽히 이해하는 것은 중요하다. 학식(이론적 바탕)은 좋은 연구를 위한 필수적 전제 조건이다. 좋은 연구자는 연구 질문과 관련있는 분야에서 기존에 보고된 논문을 빠짐없이 검색하고 중요한 논문들을 비판적으로 읽어야 한다. 다음 단계로 체계적 문헌 검토는 연구 분야의 전문성을 확립하기 위해 중요하며, 기본적 문헌 검토는 연구비 제안서 및 연구 보고서 작성을 위한 배경이 된다. 특정 분야의 최신 지견은 논문으로 발표되기 훨씬 이전에 그 분야에서 활발히 활동 중인 연구자들 사이에 알려져 있다. 따라서 어떤 주제를 완벽히 숙지하기 위해서는 학회에도 참여하고 해당 분야 전문가들과 관계를 형성해야 한다.

새로운 아이디어와 기술에 대한 적극적인 수용

연구 주제를 위한 아이디어를 얻기 위해서는 의학 논문 뿐만 아니라 최근 연구가 발표되는 학회에 참석하는 것이 도움이 된다. 학회 참석시 공식 발표 만큼이나 중요한 것은 휴식시간이나 포스터 앞에서 다른 학자들과 비공식적인 대화를 나눌 수 있는 점이다.

초보 연구자가 쑥스러움을 극복하고 휴식 시간 중 발표자와 적극적으로 대화를 나누는 것은 매우 의미있는 경험일 뿐만 아니라, 때로는 새로운 선임 연구 동료를 얻을 수도 있다. 또한 특별히 관심있는 분야의 발표자가 학회에 참석한다면, 그 사람의 최근 논문들을 미리 찾아보고 학회 중에 만남을 가질 수 있도록 미리 연락을 해보는 것은 더욱 좋은 방법이다.

이미 널리 받아들여지는 정설에 대한 회의적인 자세는 좋은 연구 질문으로 이어질 수 있다. 예를 들어, 진피까지 이어진 열상(laceration)의 경우, 빠른 회복과 미용적으로 만족할 만한 치료 결과를 위해서는 외과적 봉합이 필요하다는 것이 널리 받아들여진 이론이었다. 그러나 Quinn 등의 연구진은 상처 경계면의 봉합 여부와 무관하게 중증도 크기의 상처는 저절로 치유된다는 개인적 경험 및 일련의 증례들에 주목하였다. 그들은 손에 2 cm 미만의 열상을 입은 환자들을 대상으로 무작위 임상시험을 시행하였고, 참여한 모든 환자들의 상처를 수돗물로 세척하고 48시간 동안 국소 항생제를 이용한 상처치료를 실시하였다. 무작위로 배정된 한 그룹에서는 상처를 봉합하였고, 다른 그룹에서는 상처를 봉합하지 않았다.

봉합 시술을 받은 그룹은 응급실에서 통증이 더 심하고 시간이 오래 소요되는 치료를 받았디. 그러나 맹검 평가 결과, 상처 치유 시간 및 미용적 측면에서 두 그룹은 유사한 양상을 보여주었다. 이제 이들의 연구 결과는 임상 진료시 기준이 되었다.

새로운 기술의 적용은 종종 익숙한 임상 문제들에 대한 새로운 시각과 질문들을 제시하고, 이는 새로운 패러다임의 생성으로 이어질 수 있다(3). 예를 들어, 영상의학과 분자 및 유전자 분석 기술의 발달은 중계 연구들을 가능하게 했고, 그 결과 개발된 새로운 치료나 검사들은 임상 의학에 변화를 가져왔다. 마찬가지로, 한 분야에서 새로운 개념, 기술, 또는 발견을 다른 분야의 문제에 적용하여 좋은 연구 주제를 얻을 수도 있다. 예를 들면, 낮은 골밀도는 골절의 위험 요소라고 이미 알려져 있다. 이 기술을 다른 결과에 적용한 연구자들은 골밀도가 낮은 여성에서 인지 기능 저하 속도가 빠르다는 것을 발견하였고(4), 뼈와 기억 모두의 손실을 야기할 수 있는 요인들(낮은 내인성 에스트로겐 수치 등)에 대한 연구를 유도하였다.

늘 상상력을 발휘하라

환자들을 주의 깊게 관찰하다 보면, 여러 관찰 연구를 할 수 있으며, 연구 주제를 만들어내는 산실이 되기도 한다. 학생들을 가르치는 것 또한 훌륭한 영감의 원천이다; 발표자료를 준비하거나 호기심 많은 학생들과 토론하다 보면 연구를 위한 아이디어가 자주 떠오르게 된다. 현장에서 이러한 아이디어들을 발전시킬 시간이 충분하지 않기 때문에, 향후 참고할 내용을 컴퓨터 파일이나 노트에 적어 놓는 것이 유용하다.

연구 질문을 만들고, 오래된 질문들을 해결하기 위한 새로운 방법들을 상상하며, 여러 아이디어들을 고려하는 과정에서 창의력은 주요한 역할을 한다. 창의적인 아이디어는 동료들과 점심 식사 중 대화를 나누면서 떠오를 수도 있고, 소그룹에서 최신 연구 또는 자신의 생각을 토의하는 과정에서 생길 수도 있다. 강의를 준비하면서, 샤워하면서, 인터넷을 검색하면서 아니면 그저 앉아서 생각하다가 영감이 떠오르기도 한다. 비판에 대한 두려움 내지는 특이하게 보이는 것에 대한 두려움을 가지게 되면 새로운 아이디어가 섣불리 좌절될 수도 있다. 따라서 풀리지 않는 문제를 명확히 마음속에 떠올리고, 그 문제에 대해 생각이 가는대로 자유롭게 사고하는 요령이 필요하다. 또한 해결책에 도달할 때까지 반복해서 골치아픈 문제로 돌아가서 생각하는 끈기가 필요하다.

멘토(mentor) 구하기

연구 주제 선정 및 연구 계획 구상과 연관된 수많은 판단을 도와주고 이끌어주는 경험은 다른 어떤 것으로도 대체할 수 없는 매우 중요한 부분이다. 따라서 초보 연구자가 취해야 할 필수 전략은 정기적으로 함께 작업할 시간적 여유와 관심이 있는 경험있는 멘토를 구하는 것이다.

좋은 멘토는 공식적 회의와 비공식적인 토의를 함께 하고, 창의적인 아이디어를 장려하고, 경험에서 우러나오는 지혜를 알려주고, 방해받지 않고 연구할 수 있는 시간을 확보할 수 있도록 도와주며, 보다 넓은 인맥과 연구비 획득의 기회를 열어주고, 독립적 연구 개발을 장려하고, 적합한 경우라면 새로운 연구자의 이름을 연구비 및 논문의 제 1 저자로 올릴 것이다. 때로는 다양한 지침을 제시하는 여러명의 멘토를 갖는 것이 바람직할 수도 있다. 멘토와 좋은 관계를 맺으면, 현실적으로 필요한 많은 자원들—업무 공간, 임상 모집단에 대한 접근, 데이터 세트 및 검체 은행, 특수 실험실, 자금원, 연구 인력 등—을 얻을 수 있다.

반면 나쁜 멘토는 연구를 방해하는 장벽이 될 수 있다. 예를 들어, 새로운 연구자의 연구 업적을 가로채거나, 그 결과를 논문으로 출판하거나 발표하는데 주도적 역할을 하려는 멘토는 새로운 연구자의 경력에 해를 입힐 수 있다. 이보다 더 흔한 경우는, 많은 멘토들이 단순히 너무 바쁘거나 다른 일에 집중하느라 새로운 연구자에게 신경을 쓰지 않는다. 둘 중 어떤 경우이던 간에, 멘토와의 논의가 도움이 되지 않는다고 판단되면, 보다 적절한 조언자를 찾아서 떠나는 방법을 찾아야 한다. 이때 중립적인 선배 연구자가 개입하여 타협을 도와줄 수도 있다. 멘토를 바꾸는 것은 위험할 수 있다. 따라서 처음에 좋은 멘토를 선택하는 것은 매우 중요하고, 아마도 새로운 연구자가 내려야 할 가장 중요한 결정이라고 할 수 있다.

당신의 멘토가 데이터베이스를 당신에게 주고 연구 질문을 생각해보라고 할 경우, 다음의 사항을 우선 확인하는 것이 중요하다. (1) 데이터베이스의 자료에서 당신의 연구 관심과 일치되는 부분; (2) 데이터베이스의 질(quality). 만약 일치되는 부분이 충분하지 않거나, 데이터가 수정할 수 없을 정도로 결함이 있다면, 다른 프로젝트로 넘어가는 방법을 찾도록 한다.

■ 훌륭한 연구 질문의 특성

훌륭한 연구 계획으로 이어지는 연구 질문의 특성은 실행 가능성(Feasible), 흥미(Interesting), 참신성(Novel), 윤리성(Ethical), 적절성(Relevant)이다(영문 앞글자를 따서 FINER 라고 암기한다; 표 2.1).

표 2.1 좋은 연구 질문과 계획을 위한 FINER 기준

실행가능성
　적절한 피험자 수
　적절한 기술적 전문성
　감당할 수 있는 소요 시간과 비용
　실행 가능한 연구 범위
　연구비 지원 가능성

흥미
　연구자와 그 동료들의 관심을 불러일으킬 만한 내용

참신성
　새로운 결과를 제공
　기존의 결과를 확인, 반박, 또는 확장
　건강과 질병, 의료, 또는 연구 방법론의 개념에 혁신을 유도

윤리성
　기관감사위원회(IRB)의 승인을 얻을 수 있는 연구

적절성
　과학적 지식, 임상 진료, 또는 보건 정책에 중대한 영향을 끼칠 가능성
　향후 연구 방향에 영향을 줄 가능성

실행 가능성(feasible)

너무 많은 시간과 노력을 불가능한 작업에 낭비하기 이전에, 연구 질문의 문제점과 실제적인 한계를 일찍 파악하는 것이 좋다.

- **피험자 수**

  많은 연구들이 충분한 수의 피험자를 구하지 못하여 의도했던 목적에 도달하지 못한다. 연구에 필요한 표본 크기와 더불어 가용 피험자 추산치, 참여를 거부하거나 배제될 인원수, 추적 관찰 중 놓치게 되는 인원수 등을 사전에 산정해보면 상당히 도움이 된다(제6장). 신중하게 계획해도 추산치가 지나치게 긍정적일 수 있으므로, 연구 참여 기준에 부합되면서 참여할 의지가 있는 피험자를 충분히 확보해야 한다. 때로는 보다 확실히 하기 위하여 예비 설문조사(pilot survey)를 실시하거나 의무기록을 검토할 필요가 있다. 만약 피험자의 수가 부족하다면, 연구자는 다음의 몇가지 전략들을 고려해 볼 수 있다: 포함 기준(inclusion criteria) 완화, 불필요한 배제 기준(exclusion criteria) 제거, 피험자 등록 기간 연장, 피험자 모집 경로를 추가, 보다 정밀한 측정 방법을 고안, 다른 동료를 다기관 연구(multicenter study)에 참여하도록 초대, 연구 설계를 수정.

- **기술적 전문성**

  연구자는 연구 설계, 피험자 모집, 변수 측정, 데이터 관리와 분석을 위해 필요한 기술과 시설 및 경험을 가지고 있어야만 한다. 익숙하지 않은 기술적 측면에 대해서는 자문위원의 도움을 받을

수 있지만, 연구의 주요 영역에 대해서는 숙련된 동료가 공동 연구자로 지속적으로 참여하는 것이 바람직하다. 예를 들어, 초기 계획 과정에서부터 연구팀에 통계학자를 포함시키는 것은 좋은 선택이다. 새로운 방법과 기술의 개발은 오랜 시간이 소요되고 불확실한 과정이므로, 이미 입증된 익숙한 접근법을 사용하는 것이 좋다. 새로운 생물표지자의 측정에서 처럼 새로운 접근법이 필요한 경우에는, 전문가의 자문을 구해야 한다.

• 시간 및 금전적 비용

초기에 예상했던 것보다 시간이나 비용 면에서 씀씀이가 과도해지기 쉽다는 것을 명심하고, 프로젝트 각 요소의 비용을 미리 산정하는 것이 중요하다. 만약 예상 비용이 가용 자금을 초과한다면, 좀 더 경제적인 설계 방법을 고려하거나 추가 연구비를 확보하는 것 이외에는 선택이 없다. 연구 비용이 너무 많이 들거나, 시간이 너무 많이 소요될 것이라고 초기에 파악된다면, 실제 과도한 노력을 투자하기 이전에 계획을 수정하거나 폐기할 수 있을 것이다.

• 범위

때때로 연구자가 너무 많은 것을 이루고자 하는 욕심에서, 수많은 연구 질문들에 대한 답변을 모두 얻으려고 대규모 피험자 집단을 반복해서 접촉하여 여러가지 측정을 하는 경우 문제가 발생한다. 이런 경우 해결책은 연구의 범위를 축소하고, 가장 중요한 목표에만 집중하는 것이다. 대부분의 과학자들에게 부가적이지만 흥미로운 질문들에 대한 답을 얻을 수 있는 기회를 포기하는 것은 어려운 일이지만, 당면한 중요한 질문에 대해 충실한 답변을 얻는 것이 연구에 보다 도움이 될 수 있다.

흥미(interesting)

연구자가 특정 주제에 관한 연구를 추진하는 데는 여러가지 동기가 있다: 재정 지원이 가능하다거나, 경력을 쌓기 위해 필요한 다음 단계이거나, 아니면 그 문제에 대한 진실에 다가가는 것 자체가 흥미롭기 때문일 수 도 있다. 우리가 가장 맘에 들어 하는 것은 마지막 경우이다. 왜냐하면 이러한 동기를 가질때, 점차 연구가 진행되면서 흥미가 커지게 될 뿐만 아니라, 연구 과정에서 발생하는 수많은 어려움과 좌절을 노력으로 극복할 수 있는 힘을 줄 수 있기 때문이다. 그러나 여기서 확실히 할 것은, 오직 당신 혼자만 그 주제에 대해 흥미롭다고 생각해서는 안된다는 것이다. 미리 멘토 및 외부 전문가, NIH 프로젝트 담당자와 같은 기금 제공기관의 대표들과 논의를 해서, 학계 동료들과 연구 기금 재단에서 관심갖지 않을 계획안이나 연구비 제안서를 위해 상당한 에너지를 소모하는 것을 피해야 한다.

참신성(novel)

좋은 임상 연구는 새로운 정보를 제공한다. 이미 증명된 사실을 단순히 되풀이하는 연구는 노력과 비용을 투자할 가치가 없고, 따라서 연구 보조금을 얻기 어렵다.

관련 분야 문헌을 충분히 검토하고, 아직 발표되지는 않았지만 현재 진행중인 연구를 잘 알고있는 전문가들과 상담하고, NIH Research Portfolio Online Reporting Tools(RePORT) 웹사이트(http://report.nih.gov/categorical_spending.aspx)에서 관심 분야 지원 프로젝트 초록을 검색하는 등의 방법을 이용하면, 계획중인 연구의 창의성 여부를 확인할 수 있다. NIH에서 제출된 연구들을 검토할 때, 그 연구가 성공한다면 새로운 개념, 방법, 또는 개입을 통해 연구 및 임상 진료의 패러다임을 바꿀 수 있을 정도로 혁신적인가 하는 점에 비중을 둔다(제 19장). 물론 창의성이 중요한 기준이기는 하나, 연구 질문이 전적으로 독창적일 필요는 없다—이전 관찰 결과가 되풀이될 수 있는지, 또는 한 모집단에서 나타나는 결과들이 다른 모집단에도 적용될 수 있는지, 혹은 새로운 측정 방법이 이미 알려진 어떤 질병과 위험인자들 사이의 관계를 보다 분명히 밝힐 수 있는지 등은 연구할 만한 질문들이다. 특히 확증연구(confirmatory study)는 이전 연구들에서 보여진 취약점을 피하거나 예상치 못한 결과를 확인 하는 경우에 유용하다.

윤리성(ethical)

훌륭한 연구 주제는 반드시 윤리적이어야 한다. 수용 불가능할 정도로 신체적 위험을 가하거나 사생활을 침해하는 연구라면(제14장), 연구자는 해당 주제에 대한 답을 찾기 위한 다른 방법을 모색해야만 한다. 만약 본인의 연구의 윤리성에 대해서 확신할 수 없다면, 초기 단계에 기관윤리심의위원회(IRB)의 대표와 상의해보는 것이 좋다.

적절성(relevant)

적절성을 판단하는 유용한 방법은 먼저 발생 가능성이 있는 다양한 결과를 상상해보고, 그 각각의 가능성이 어떻게 과학적 지식을 발전시키고 임상진료지침과 공중 보건 정책 및 향후 연구에 어떠한 영향을 줄 것인지를 고려해 보는 것이다. NIH 검토위원들은 연구 계획안의 의의(significance)을 강조한다: 즉, 문제의 중요성, 프로젝트가 어떻게 과학 지식을 향상시킬 것이지, 그리고 그 결과는 어떻게 개념, 방법, 또는 임상 진료를 변화시킬 것인지 등을 고려한다.

■ 연구 질문 및 계획안 개발

초기 단계에 연구 질문과 간략한(1쪽 분량) 연구 개요를 적어 보는 것은 상당한 도움이 된다(부록 1). 이 과정은 스스로의 훈련을 필요로 하지만, 이를 통해서 연구자는 자신의 아이디어를 분명히 할 수 있으며 주의를 요하는 특정 문제들을 발견할 수 있다. 또한 개요는 동료들로부터 구체적인 조언을 받을 수 있는 기반이 되기도 한다.

문제점과 접근법

연구 질문을 정하는 과정에서 발생하는 문제점들에 대한 두가지 상호보완적인 접근 방법을 강조해서 설명하고자 한다.

첫째는 좋은 조언을 구하는 것의 중요성이다. 연구에 관련된 주요 분야의 각 대표들을 연구 팀에 포함하며, 적어도 한 명의 선임 과학자와 함께 하는 것이 좋다. 또한, 해당 주제에 대한 이전 연구를 찾아내고, 측정 방법의 선정 및 설계에 관해 조언해줄 수 있는 전문가와 상의하는 것이 바람직하다. 소속 기관의 전문가들 외에도, 해당 주제와 관련된 논문을 발표한 다른 기관 연구자에게 연락을 해 보는 것이 도움이된다. 초보 연구자라면 Journal of the American Medical Association의 저자로만 알고 있던 이에게 서신을 쓰거나 전화하는 것이 어렵게 느껴질 수 있지만, 대부분의 과학자들은 조언을 구하는 질문에 대해 친절히 대답해준다.

두 번째 접근 방법은 연구 설계를 점차적으로 변경하고, 표본 크기를 산출하고, 동료들과 검토하고, 주요 특성들은 사전검사를 시행하고, 다시 수정하는 등의 반복적인 과정을 통해서 연구 계획이 서서히 확립되도록 하는 것이다. 일단 1쪽 분량의 연구 개요를 작성하고 동료들의 공식적인 검토를 받으면, 대부분 중요한 사항들이 개선되게 된다. 점차 프로토콜의 모양을 다듬어가면서, 소규모 예비 조사를 통해 충분한 수의 피험자 수가 가능한지를 점검하고, 이에 따라 피험자 모집 계획안을 수정하게 된다. 계획했던 영상 검사 비용이 감당할 수 없을 만큼 높아서, 비용이 적게 드는 대체 검사를 찾아야 할 수도 있다.

일차 질문과 이차 질문

많은 연구들에는 한 개 이상의 연구 질문이 포함된다. 대부분의 실험은 하나 이상의 결과에 대한 개입(intervention)의 영향을 다루게된다; 예를 들어, Women's Health Initiative는 지방 섭취를 줄이면 유방암 위험도가 감소하는지를 알아보도록 설계된 연구이지만, 중요한 이차 가설은 관상동맥 질환에 대한 영향을 시험하는 것이었다(5). 거의 모든 코호트 연구 및 환자-대조군 연구는 각각의 결과에 대한 여러가지 위험 인자를 고려한다. 여러개의 질문을 포함하도록 설계된 연구의 장점은 하나의 연구에서 여러 대답을 얻을 수 있다는 효율성이다. 단점은 여러개의 가설이 있을 경우, 연구의 설계와 실행 및 통계학적 결론 추론 과정이 더욱 복잡해진다는 것이다(제5장). 따라서 현명한 전략은 우선 단 하나의 일차 연구 질문을 설정하고 이를 중심으로 연구 계획과 표본 추산치를 설정하고, 그 다음으로 가치 있는 결론을 이끌어낼 수 있는 기타 예측 변수나 결과에 대해 이차 연구 질문을 추가하는 것이다.

■ 중개연구(Translational research)

중개연구란 학계의 발견을 어떻게 실제에 적용할 수 있는가에 관한 연구를 지칭한다; 즉, 과학적 창의성이 어떻게 공중 보건에 유익한 영향을 주도록 할것인가를 연구하는 것이다. 중개연구(6)는 크게 두 가지 형태로 이루어진다(그림 2.2).

- 실험실에서 밝혀진 기초 과학 발견을 환자의 임상 연구에 적용(종종 T1연구라 불림)
- 이러한 임상 연구의 발견을 한 사회의 보건 진료(health practices)를 변화를 위해 적용(종종 T2연구라 불림)

두 가지 형태의 중개연구 모두 "중개"할 기회를 찾아야한다. 문학 번역가가 우선 번역할 가치가 있는 소설이나 시를 찾아야 하는 것과 마찬가지로, 중개연구자는 임상연구, 진료, 공중보건 등에 중대한 영향을 줄만한 과학적 발견이나 신기술을 찾아내야 한다. 이러한 어려운 선택 과정에 도움이 되는 하나의 전략으로는, 최근 연구 결과에 대한 동료들의 대화, 신기술에 대한 학회 발표, 논문에서 발표된 기전에 대한 고찰 등에 항상 관심을 가지는 것이 좋다.

실험실 연구에서 임상 연구로의 중개(T1)

DNA 서열, gene expression arrays, 분자 영상, proteomics 등 일련의 새로운 기술들이 임상 연구에 활용되고 있다. 임상 연구자의 입장에서 보면, 이러한 최신의 측정 방법, 기술, 또는 시험 결과들 사이에 원천적으로 다른 점은 없다. 이러한 측정법과 관련된 연구를 계획하고 있다면, 측정(제 4장) 및 연구 설계(제 7-12장), 모집단 표본(제3장), 표본 크기(제 6장) 등에 대해 설명하는 다른 장들을 검토해보면 도움이 될 것이다. 특히 다중가설시험(multiple hypothesis testing)에 대한 내용은 유전체학(genomics) 및 기타 "omics"와 관련 있을 것이다(제 5장).

통상적인 임상 연구에 비교할 때, 성공적인 T1 중개연구자 되기 위해서는 부가적인 기술이 있거나 그러한 기술들을 보유한 공동연구자와 협력해야 한다. 실험실에서 임상으로의 연구는(Bench-to-bedside research) 기반이 되는 기초과학에 관해 충분한 이해가 필수적이다. 많은 임상 연구자들이 기초과학 지식을 완벽히 습득할 수 있다고 믿고 있지만—마치 많은 실험실 연구자들이 임상 연구를 할 때 별도의 임상 수련을 받을 필요가 없다고 여기는 것처럼—실제로는, 이러한 기술들은 서로 공통되지 않는 부분이다. 예를 들어, 한 기초과학자가 쥐의 하루주기리듬(circadian rhythm)에 영향을 미치는 유전자를 발견했다고 가정해보자. 한 임상 연구자는 사람의 수면주기(sleep cycles) 데이터와 DNA가 저장된 코호트 연구에 접근할 수 있고, 사람에서 그 유전자와 변이와 수면 사이의 연관성에 대해 연구하려 한다. 임상 연구자가 이러한 연관성을 살피는 T1연구를 제안하기 위해서는, 해

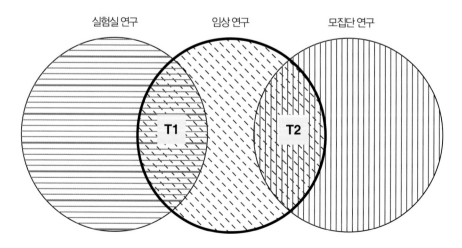

■ **그림 2.2** 임상연구에서 기초과학 연구와 상호작용하는 부분(T1) 또는 모집단 연구와 상호작용하는 부분(T2)이 중개연구이다.

당 유전자뿐만 아니라 다양한 genotyping 방법들의 장점과 한계에 대해 잘 알고 있는 공동연구자가 필요하다.

마찬가지로, 한 실험실 연구자(laboratory-based investigator)가 유방암 환자의 조직 생검 표본에서 독특한 유전자 발현 패턴을 발견해냈다고 가정해 보자. 유방암 재발 위험을 예측하는 검사로 활용할 수 있는가에 대한 연구를 제안하기 위해서는, 우선 검사-재검 신뢰성(test-retest reliability), 표본추출(sampling)과 블라인딩(blinding), 연구 결과 적응성(applicability)에 대한 질병의 사전확률(prior probability) 효과 등과 같은 중요한 임상 연구 사안들을 이해하는 사람과 협력해야만 한다. 좋은 중개연구는 여러 영역의 전문성을 필요로한다. 그러므로 신약 시험에 대한 연구팀을 구성하기 위해서는 분자생물학, 약동학, 약력학, 1단계와 2단계 임상시험, 관련 의학 분야에서 진료 형태 등을 잘 알고 있는 과학자들이 필요하다.

임상연구에서 모집단연구로의 중개(T2)

임상시험 결과를 더욱 광범위하고 다양한 모집단에게 적용하고자 하는 연구를 수행하기 위해서는 고위험군 및 소외계층을 파악하고, 선별검사와 진단의 차이점을 이해하며, 보건 의료 전달 체계의 변화를 시행할 방법을 알고 있는 전문가가 필요하다. 실질적으로, 이러한 연구는 대부분 건강보험(Health plan)이나 대형 병원에 등록된 환자들과 같은 대규모 환자(혹은 임상의) 집단에 접근할 수 있어야 한다. 이러한 연구를 기획할 때, 해당 임상과의 과장, 협력 병원 원장, 관리의료 조직(Managed Care Organization)의 대표 또는 지역사회 대표 등으로부터 지원과 조언을 받는 것이 도움이 될 수 있다.

T2형 중개연구를 수행할 때, 일부 연구자들은 지역사회의 의료진을 포함하기 보다는 빠른 지름길을 택하기도 한다; 본인이 속한 병원(대학병원) 내에서 동료 의사들의 환자들을 포함하여 연구를 확장하는 경우이다. 이것은 아리스토파네스(Aristophanes)를 현대 그리스어로 번역하는 것–여전히 영문 독자에게는 도움이 되지 않는 것–과 유사하다고 볼 수 있다. 제 18장에서는 지역사회로 최대한 깊숙이 스며들어 가는 것의 중요성을 설명할 것이다.

연구 결과를 더 큰 모집단에 적용하여 시험할 때는 조직에 적합하도록 방법에 변화를 주어야 하는 경우가 흔하다. 예를 들면, 새로운 회사 기반의 식단 및 운동 프로그램이 그 지역 사회에서도 효과가 있는지를 연구하려 할 때, 환자들을 무작위적으로 배정하는 것은 불가능하다. 이럴 때 하나의 해결책은 환자 대신 의사의 진료를 무작위로 배정하는 것이다. 이 과정에서 군집 표본모집(cluster sampling)과 군집 분석(clustered analyses)관련 전문가와의 협력이 필요할 수 있다. 의료 개선을 목표로 하는 많은 T2 연구 프로젝트는 결과 평가의 대용물로 "과정"변수를 활용한다. 예를 들어, 임상시험에서 새로운 치료법이 패혈증으로 인한 치사율을 감소시킨다고 입증되었다면, 새로운 치료법의 도입을 촉진하고 시행하기 위해서 두가지 프로그램을 비교하는 중개연구에서는 치사율을 결과로 삼을 필요가 없을 것이다. 그보다는 새로운 치료를 받은 환자에서 패혈증의 비율을 비교할 것이다. 연구를 위해 설계된 환경을 넘어서서 의료 또는 기타 목적을 위해 설계된 조직에서 연구를 적용하기 위해서는 연구의 엄격한 기준과 타당성의 원칙을 최대한 보장하면서도 유연함과 창의성을 발휘해야 한다.

■ 요약

1 모든 연구는 연구자가 알아내기를 원하는 사항을 설명하는 연구 질문으로 시작한다. 그 목표는 좋은 연구 계획으로 발전시킬 수 있는 요소를 찾아내는 것이다.

2 학식(이론적 바탕)은 가치있는 연구 질문의 개발을 위해 필수적이다. 관심 분야와 연관된 연구에 대한 체계적 문헌고찰은 연구를 시작하는 좋은 방법이다. 이미 출판된 지식을 넘어서 전문성을 넓히기 위해서는, 학회에 참석하고 새로운 연구 결과들을 기민하게 찾아보는 것이 필요하다.

3 새로운 연구자에게 가장 중요한 결정은 멘토 역할을 할 선배 과학자 한 두명을 선택하는 것이다. 경험이 풍부한 연구자로서 멘토는 시간을 들여 초보 연구자와 만나고, 재원과 인맥을 제공하고, 창의성을 격려해주고, 후배 과학자가 독립적으로 학계에서 돋보일 수 있도록 도와주는 역할을 한다.

4 학회에서 새로운 공동연구자를 찾을 때, 임상 진료와 문제점들에 대해 비판적으로 사고할 때, 오래된 주제에 대해 새로운 방법들을 적용할 때, 강의 중이나 상상 속에서 튀어나오는 아이디어에 대해 고민할 때, 그리고 성가신 문제들에 대해 끈질기게 해답을 구할 때, 좋은 연구 질문이 만들어질 수 있다.

5 제안서 작성 및 연구 수행에 너무 많은 시간과 노력을 쏟기 전에, 연구자는 우선 해당 연구 질문과 계획이 "FINER"한가를 고려해야만 한다: 실현 가능성(feasible), 흥미(interesting), 참신성(novel), 윤리성(ethical), 적절성(relevant). 연구비를 지원하는 사람들은 혁신적이면서 과학과 건강에 중대한 영향을 줄 수 있는 연구 계획서에 우선권을 준다.

6 초기에, 연구 질문을 1쪽 분량의 연구 개요로 작성해야 한다. 연구 개요는 필요한 피험자 수, 피험자 선정 방법, 측정 항목 등을 상세히 기술해야 한다.

7 연구 질문과 계획을 발전시켜 나가는 것은 반복적인 과정이다. 여기에는 조언자와 동료들과의 상담, 관련 문헌 숙지, 그리고 피험자 모집 및 측정 방법에 대한 예비 조사 등이 포함된다.

8 대부분의 연구는 한 가지 이상의 질문을 포함한다. 연구 설계와 실행에 대한 단 하나의 일차 질문에 집중하는 것이 도움이 된다.

9 임상 연구의 한 유형인 중개연구는 기초 과학에서의 발견을 환자의 임상 연구에 적용하거나(T1), 임상 연구 결과를 지역사회 보건에 적용하는(T2) 방법을 연구하는 분야이다. 이를 위해서는 본 저서에서 설명하는 임상 연구 방법을 사용하여, 실험실 연구자와 모집단 기반(population-based) 연구자 간의 공동 협력이 필요하다.

■ 참고문헌

1. The ATAC Trialists Group. Anastrazole alone or in combination with tamoxifen versus tamoxifen alone for adjuvant treatment of postmenopausal women with early breast cancer: first results of the ATAC randomized trials. Lancet 2002;359:2131–2139.

2. Quinn J, Cummings S, Callaham M, et al. Suturing versus conservative management of lacerations of the hand: randomized controlled trial. BMJ 2002;325:299–301.

3. Kuhn TS. The structure of scientific revolutions. Chicago, IL: University of Chicago Press, 1962.

4. Yaffe K, Browner W, Cauley J, et al. Association between bone mineral density and cognitive decline in older women. J Am Geriatr Soc 1999;47:1176–1182.

5. Prentice RL, Caan B, Chlebowski RT, et al. Low-fat dietary pattern and risk of invasive breast cancer. JAMA 2006;295:629–642.

6. Zerhouni EA. US biomedical research: basic, translational and clinical sciences. JAMA 2005;294:1352–1358.

CHAPTER 3

연구 피험자의 선정: 특정화, 표본추출, 모집

연구 결과가 관심 모집단의 현상을 적절히 대표하기 위해서는, 적합한 피험자 선정이 필수적이다. 프로토콜은 피험자 표본을 구체적으로 명시해야 한다. 적당한 시간과 비용으로 연구할 수 있으면서 (즉, 적당한 크기의 규모이고 접근이 용이한), 동시에 무작위 오류(random error)를 제어할 수 있을 만큼 큰 표본이고, 또한 연구 결과를 관심 모집단으로 일반화할 수 있을 정도로 대표성을 지녀야 한다. 여기서 중요한 것은 일반화 가능성(generalizability)이 단순히 예 혹은 아니오로 답할 수 있는 문제가 아니라는 점이다. 연구자의 모집단 및 표본추출 설계에 대한 선택에 전적으로 좌우되는 복합적인 정성적 판단의 문제이다.

적절한 연구 피험자의 수를 결정하는 방법에 대해서는 제6장에서 다룰 것이다. 본 장에서는 대표성과 실행가능성을 동시에 지닌 피험자의 유형을 특정화하고 표본추출하는 과정을 설명할 것이다 (그림 3.1). 또한 연구에 참여할 피험자를 모집하는 전략에 대해서도 논할 것이다.

■ 기본 용어와 개념

모집단과 표본

모집단이란 명시된 특성을 가진 인구 집단 전체를 뜻하며, 표본이란 그 모집단에 속하는 하위 집합이다. 일반적으로는 모집단을 '캐나다 사람'과 같이 지리적으로 정의하지만, 연구에서 모집단의 특성은 임상적, 인구통계학적, 시간적으로 정의한다.

- 임상적이며 인구통계학적인 특성은 표적모집단(target population)을 정의한다. 표적모집단이란 연구 결과를 일반화할 수 있는 전세계의 대규모 인구 집단을 뜻한다. 예) 천식을 앓고 있는 10대.
- 접근 가능한 모집단(accessible population)은 지리적, 시간적으로 정의된 표적집단의 하위 집합으로서, 연구에서 활용 가능한 집단이다. 예) 금년에 연구자의 지역에 거주하며 천식을 앓고 있는 10대.
- 의도한 연구 표본(intended study sample)이란 접근 가능한 모집단의 하위 집합으로서, 연구자가 본 연구에 포함하고자 하는 집단이다.
- 실제 연구 표본(actual study sample)이란 본 연구에 참여하는 피험자 집단이다.

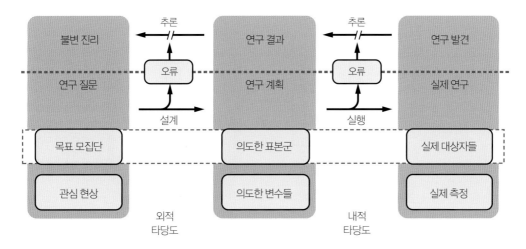

■ 그림 3.1 본 장은 연구 질문에 대한 관심 모집단을 대표하는 피험자 표본의 선정을 중점적으로 다루게 된다

연구 결과의 일반화

전통적인 Framingham 연구법은 표본에서 관찰된 결과에서 추론을 통해 모집단에 적용시키는 과학적 연구 설계의 초기 방법이었다(그림 3.2).

표본추출설계는 Framingham 지역에서 30~59세 사이 연령의 사람을 한명 이상 포함하는 모든 가족을 확인하여 주소 순으로 나열한 다음, 세 가족씩을 묶어 처음 두 가족에서 나이 기준에 적합한 사람들에게 연구 참여를 요청하였다. 이런 식으로 '계통적(systematic)'인 표본추출 설계는 무작위로 피험자를 선택하는 것처럼 조작이 불가능한 과정이라고 볼 수 없다(본 장의 후반부에서 언급할 것이다). 하지만 두 가지 더 심각한 문제는 연구에 선정된 Framingham 거주자의 3분의 1이 참여를 거부하였고, 그 대신 표본에 포함되지 않았지만 스스로 자원한 다른 거주자들을 참여시켰다는 점이다(1).

응답자들은 보통 응답거부자보다 건강한 경우가 많고, 특히 자원인인 경우엔 더욱 그러하기 때문에, 실제 표본의 특성은 의도한 표본에 비해 확실히 달라져 버렸다. 그러나 모든 표본에는 어느 정도의 오류가 있고, 문제는 어느 정도가 훼손되었는가 하는 점이다. Framingham 연구에서의 표본추출 오류는 연구에서 관찰된(고혈압은 관상동맥질환의 위험인자이다)라는 위험 관계가 Framingham 전체 주민으로 일반화될 수 있다는 결론을 무효화 시킬 정도로 큰 것은 아니다.

두 번째 문제는 Framingham 거주자 중 접근가능한 모집단으로부터 얻은 결과(고혈압이 관상동맥질환의 위험인자이다)를 기타 지역의 표적모집단으로 일반화하는 것의 타당성 문제이다. 이러한 추론은 보다 주관적이다. 과학적 표본추출설계 과정없이, 단순히 Framingham이 전형적인 미국의 백인 중산층 거주 지역으로 연구진에게 편리했기 때문에 선정되었다. Framingham의 위험 연관성을 미국 내 다른 지역 모집단에게로 일반화하는 타당성은, 일반적으로 특성의 분포를 다루는 기술 연구에 비해 생물학적 연관성을 다루는 분석 연구와 임상 시험이 다양한 인구 구성의 모집단에 광범위하게 일반화될 수 있는 결과를 도출한다는 원칙을 포함한다. 따라서, 고혈압의 관상동맥질환에 대한 위험도는 Framingham에 거주하는 백인이나 도시 빈민가 흑인에서나 유사하지만, 도시 빈민가 흑인에서 고혈압의 유병률이 훨씬 높다.

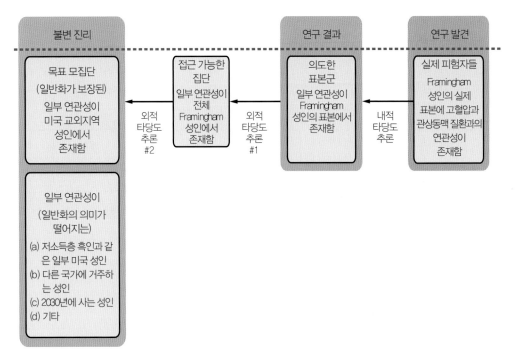

■ **그림 3.2** 연구 피험자로부터 표적 모집단으로 일반화하는 추론은 그림 오른쪽에서 왼쪽 방향으로 진행된다.

연구 피험자 모집을 위한 프로토콜을 설계하는 방법

그림 3.2에서의 추론은 오른쪽부터 왼쪽으로, 즉 완성된 연구의 결과를 이해하는 순서에 맞춰 보여주었다. 연구를 계획하고 있는 연구자는 이 순서를 뒤집어서, 즉 왼쪽부터 시작하게 된다(그림 3.3). 연구자는 우선 연구 질문에 맞도록 표적모집단의 임상적 및 인구통계학적 특성을 정한다. 그리고 지리적 및 시간적 기준을 규정하여 연구 표본에서 대표성과 실현성을 확보한다.

■ 선정 기준(selection criteria)

폐경후 여성에서 성욕(libido) 강화 효능에 대한 저용량 테스토스테론과 위약을 비교하는 연구를 하고자 한다면, 연구할 모집단을 정의하는 선정 기준을 정하는 것으로 연구를 시작할 수 있다.

선정 기준 수립

포함 기준(inclusion criteria)이란 연구 질문과 관련된 표적 모집단의 주요 특성을 의미한다(표 3.1). 연령은 흔히 중요한 요소인데, 위의 연구에서 연구자는 해당 약의 최적 손익비(benefit-to-harm ratio)를 추정하여 50대 여성에 초점을 맞출 수 있다. 반면, 다른 연구는 더 높은 연령대에 초점을 두기로 결정할 수도 있다. 또한 연구자는 흑인, 히스패닉, 아시아 여성을 포함하여 일반화 가능성을 확대하고자

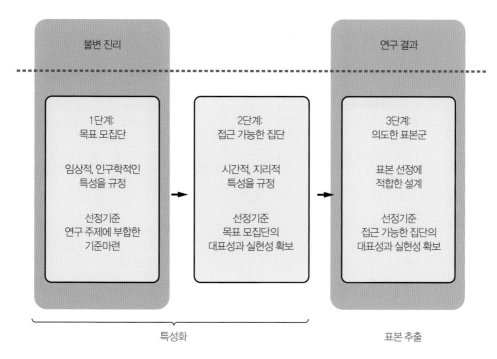

그림 3.3 연구 피험자를 선정하기 위한 프로토콜 설계 과정

할 수도 있다. 이는 일반적으로 좋은 생각이지만, 약의 효과가 인종마다 다르다는 증거가 있는 경우에 이런 방식으로 일반화 가능성을 확대하고자 하는 시도는 환상에 불과하다는 것을 명심해야 한다. 이런 경우, 효과 수정(effect modification, 서로 다른 인종에서 효과의 차이를 보이는 것으로 '상호 작용'이라고도한다. 제9장)의 존재를 통계학적으로 시험할 만큼 충분한 수의 여성이각 인종별로 필요한데, 이는 상당히 큰 숫자이므로 대부분의 연구는 효과 수정을 감지할 만큼의 검정력을 가지지 못한다.

접근가능한 모집단의 지리적, 시간적 특성을 규정하는 포함기준은 흔히 과학적 목표와 실제 목표사이에 균형을 필요로 한다. 연구자에게 자신의 병원의 환자들은 쉽게 활용할 수 있으면서 경제적인 피험자이다. 그러나 그 지역 환자의뢰 양상의 특이점이 연구 결과를 다른 모집단으로 일반화하는 것을 방해하지는 않는가를 고려해야만 한다. 포함기준 결정에 있어서, 딱 잘라 옳고 그르다고 정해진 방법은 없다. 중요한 것은 분별력 있고, 연구 전반에서 일관성이 유지되며, 발표된 결론을 추후누구에게 적용할 것인지를 결정할 사람들에게 명확히 설명될 수 있어야 한다는 점이다.

피험자 선정을 위한 임상적 특성을 구체적으로 정하는 것에는 종종 어려운 판단이 요구된다. 어떠한 요인들이 연구 질문에 중요한가 뿐만 아니라 그 요인들을 어떻게 정의할 것인지에 대해서도 결정해야 한다. 예를 들어, '양호한 건강 상태'인 피험자를 선정하는 기준을 실제적으로 어떻게 정할 것인가? 연구자는 환자 스스로 보고한 질환을 가진 사람은 모두 포함하지 않기로 결정할 수 도 있다. 하지만 이 경우, 해당 연구에 완벽히 적합한 많은 수의 피험자를 배제하게 될 것이다.

더 합리적인 방법으로는, 전이성 암과 같이 추적관찰을 방해할 수 있는 질환을 가진 환자만을 배제하는 것으로, 이는 '배제 기준'의 한 예이다. 성공적인 추적관찰 및 데이터 품질, 무작위 치료의

표 3.1 폐경기에 성욕 증대를 위한 저용량 테스토스테론과 위약을 비교하는 임상시험의 선정 기준 설계

	설계 특징	예
포함기준 (구체적)	연구 질문과 연구 효율성에 적합한 모집단을 규정:	
	인구통계학적 특성	50~59세 여성
	임상적 특성	건강이 전반적으로 양호하고, 성적 파트너가 있으며, 성욕 감소에 대해 걱정함
	지리적(행정적) 특성	연구자 병원의 클리닉에 내원하는 환자
	시간적 특성	특정 년도의 1월 1일부터 12월 31일까지 내원 환자
배제기준 (엄격함)	아래와 같은 이유로 연구 대상이 될 수 없는 모집단의 하위집단을 규정:	
	추적관찰에서 놓칠 가능성이 높은 경우	알코올 중독, 거주지 이동을 계획 중
	양질의 정보 제공이 어려운 경우	의식이 명료하지 않거나, 언어 장벽이 있음*
	부작용 위험이 높은 경우	심근경색이나 뇌졸중의 병력

* (언어장벽이 있는 하위집단이 상당히 큰 규모이고 연구 질문에 중요한 경우) 언어 장벽이 있는 사람들을 배제하지 않는 대안으로는 비언어적 정보를 모으거나, 이중언어를 구사하는 직원과 이중언어로 작성된 질문지를 활용하는 방안이 있다.

수용 여부 등을 방해할 만한 특성들이 없다면, 포함기준을 만족시켜 연구에 적합한 사람들을 명시하는 것이 배제 기준이다(표 3.1). 언어 장벽, 심리적 문제, 알코올 중독, 심각한 질환 등이 배제 기준의 예이다. 관찰 연구와 달리 임상 실험에서는 피험자의 안전을 우려하여 배제 기준이 필요한 경우가 많다. 임산부에서 약물의 사용이 그 예이다(제10장). 작업을 간소화 하고 피험자수를 확보하기 위해서 가능한 한 배제 기준을 최소화하는 것이 일반적 방책이다.

임상 환자군과 지역사회 모집단

연구 질문이 특정 질병의 환자와 관련되어 있다면, 입원 중이거나 외래에 내원하는 환자를 찾는 것이 더 쉬울 것이다. 그러나 특정 병원 또는 클리닉에 내원하는 사람으로 선정 기준을 규정하면, 매우 큰 영향이 발생할 수 있다. 예를 들어, 3차 의료기관의 특수 클리닉에는 질병이 심각한 상태의 환자가 모이기 마련이어서 일반 진료에서 나타나는 특성 및 예후가 왜곡되어 표현된다. 1차 의료 기관에서 표본을 추출하는 것이 더 바람직한 선택이 될 수 있다.

표본 선정과 관련된 또 다른 공통 선택사항은 지역사회에서 건강한 모집단을 대표하는 피험자를 선정하는 것이다. 이러한 표본은 흔히 우편 발송이나 이메일, 인터넷 광고, 방송, 출판물 등을 통해 모집한다. 이렇게 연구에 자원하거나 인터넷이나 이메일을 적극적으로 이용하는 사람들이 전체 모집단을 온전히 대표하지는 못한다. 진정한 '모집단에 기반한' 표본은 모집하기가 매우 어렵고 비용도 많이 소요되지만, 지역사회의 공중 보건과 임상 진료의 방향을 잡는 데에는 유용하다. 국민건강영양조사(NHANES, National Health and Nutrition Examination Survey)는 가장 규모가 크면서 최상의 표본 중의 하나로, 미국 전체 거주자를 대표하는 표본이라 할 수 있다.

다른 도시 동료들과 협력하거나 NHANES 및 Medicare와 같은 기존의 데이터를 활용하면, 표본의 규모와 다양성을 증가시킬 수 있다. 공중보건 기관, 의료 기관, 의료보험 회사등에서 전산으로 접근 가능한 데이터는 임상 연구에 널리 활용되고 있으며, 전국모집단을 대표하면서도 시간 소요가 비교적 적은 데이터라는 장점이 있다(제13장).

▨ 표본추출(sampling)

선정 기준에 부합되는 사람의 수가 너무 많을 경우, 연구 모집단에서 표본(하위집합)을 선택할 필요가 있다.

비확률적 표본(Nonprobability Samples)

임상 연구에서는 종종 포함 기준에 부합되면서 연구자가 쉽게 접근할 수 있는 사람들을 연구 표본으로 선정하곤 한다. 이를 편의표본(convenience samples)이라 부른다. 비용 및 실행측면에서 확실히 이점이 있고, 많은 연구 주제에 있어서 좋은 선택이기도 하다.

연속 표본(consecutive sample)은 포함 기준을 만족하는 피험자들을 연속적으로 선택하여, 자발적 참여 및 기타 선택 치우침(selection bias)를 최소화할 수 있다. 예를 들어, 연구 질문에 중요한 계절성 변동 및 기타 시간적 변화를 포함하기 위해서 충분히 긴 기간에 걸쳐 접근 가능한 전체 모집단을 감안해야 하는 경우에 이러한 연속 표본 방법이 특히 가치가 있다.

어떤 표본에서 추론을 이끌어내는 타당성은 당면한 연구 주제에 답을 제시하는 목적에 대하여, 그 표본이 접근 가능한 모집단을 충분히 대표한다는 전제를 바탕으로 한다. 편의표본에 대해서는 이 경우 주관적 판단이 요구된다.

확률표본(Probability Samples)

때로 연구 표본의 결과를 모집단으로 일반화하기 위해서는 과학적 근거가 필요하다(특히 기술연구 질문에 대해서는 그러하다). 확률표본 추출은 일반화 가능성을 확립하는 최상의 방법으로서, 무작위과정을 통해 모집단의 모든 단위는 표본에 포함될 특정 확률을 가지고 있다는 것을 보장한다.

이는 표본에서 관찰된 현상이 모집단의 현상을 대표하는 정확도를 추정하고, 통계적 유효성과 신뢰 구간을 계산하기 위한 엄격한 기준을 제공하는 과학적 접근이다. 이러한 접근 방식에는 다음과 같은 여러 유형이 있다.

• 단순 무작위 표본(simple random sample)은 모집단의 모든 사람들을 열거한 다음, 하위 집합을 무작위로 선택하여 추출하는 표본이다. 이 접근법을 임상 연구에서 가장 흔히 활용하는 경우는, 연구자가 필요로하는 것보다 규모가 큰 모집단으로부터 대표성이 있는 하위 집합을 선택하고자 할 경우이다. 예를 들어, 소속 병원의 백내장 수술 환자 중에서 무작위 표본을 추출하려면, 연구 기간 중 수술 일정이 잡혀 있는 모든 환자를 나열한 다음 난수표(table of random numbers)를 이용하

여 연구 대상자를 선정한다(부록 3).

- 계통표본(systematic sample)은 모집단을 열거하는 첫 단계에서는 단순무작위표본과 유사하지만, 미리 정해진 주기과정(periodic process)을 통해 표본을 선택한다는 점에서 단순무작위표본과 차이가 있다(예를 들면 Framingham 접근 방식—주소에 따라 나열된 전체 거주자 목록에서 매 세 가족마다 처음 두 가족을 선택). 계통표본추출은 모집단의 자연적 주기성에 의해 유발되는 오류에 취약하여, 연구자는 표본에 포함될 대상자를 미리 예측하고 심지어 조작할 수도 있다. 단순 무작위 표본에 비해 논리적 장점이 없으며, 대부분의 임상 연구에서 좋은 선택이라 할 수 없다.

- 계층화 무작위 표본(Stratified random sample)은 모집단을 성별이나 인종 등의 특성에 따라 하위집단으로 나눈 다음 각 '계층(strata)'에서 하나의 무작위 표본을 추출한다. 계층화 하위표본(stratified subsample)에 가중치를 부여하여, 모집단에서 드물게 나타나지만 연구자의 특별 관심 대상인 하위집단으로부터 불균형적 추출을 유도할 수 있다. 예를 들어, 임신중독증의 발생률을 연구할 때, 우선 인종에 따라 모집단을 계층화한 후, 각 계층에서 동일한 수의 표본을 추출한다. 따라서 드문 인종이 과다하게 나타나므로, 각 인종 집단에서 비슷한 정밀도를 나타내는 발생률 추산치를 얻을 수 있다.

- 군집 표본(cluster sample)은 모집단 내에서 자연적 집단(군집)의 무작위 표본이다. 모집단이 광범위하게 퍼져 있어서 그 구성원 전체를 나열하여 표본추출 하는 것이 불가능한 경우, 군집 표본이 매우 유용하다. 예를 들어, 퇴원 당시 진단을 포함하는 전국 진료기록자료에서 폐암 환자들을 임의로 선택하여 면담하는 경우의 문제점들을 고려해 볼 수 있다. 이 경우, 무작위 표본으로 병원을 선택하고 그 병원에서 환자를 추출하면 적은 비용으로 연구를 수행할 수 있다. 지역 사회 설문 조사(community survey)는 보통 두 단계의 군집표본을 사용한다. 먼저 지도상 배열된 도시 구획에서 무작위 표본을 뽑고, 현장조사팀이 표본으로 뽑힌 구획들을 방문하여 각 구획내 모든 주소의 목록을 작성한다. 그 다음 두 번째 무작위과정을 통해 주소의 하위표본을 선정하여 연구에 사용한다. 모집단에 비해 자연적으로 발생하는 군집에서 관심 변수에 대한 동질성이 높다는 것은 군집 표본의 단점이다. 예를 들어 각각의 도시 구획에 거주하는 사람들의 사회경제적 지위는 유사한 경향이 있다. 따라서 효과적인 표본 크기(군집내 균일성을 조정한 다음)는 피험자 수보다 다소 작아지고, 통계학적 분석에서 이러한 군집 효과를 고려해야 한다.

표본추출 설계방법의 요약

연구 표본의 관찰로부터 모집단에 대한 추론을 이끌어내기 위한 서술 통계학의 사용 및 통계적 유의성 검사는 확률표본이 사용되었다는 가정을 기반으로 한다. 그러나 임상 연구에서 전체 표적 모집단에서 무작위 표본을 추출하는 것은 거의 불가능하다. 편의 표본을 연속 설계와 함께 사용하는 것은 실제적인 접근 방법이며, 많은 경우에 적합하다. 제안된 표본추출설계의 만족도에 대한 결정은 연구자의 판단에 따른다. 즉, 검토중인 연구 질문에 대하여, 연구 표본의 관찰을 통해 도출된 결론이 접근 가능한 모집단의 정확한 확률표본을 연구하여 얻어질 결론과 유사할 것인가? 그 외에도, 그 결론이 표적 모집단에 적절할 것인가?

▨ 피험자 모집(recruitment)

피험자 모집의 목표

접근 가능한 모집단과 표본추출 방법을 선택할 때 고려해야 할 중요한 요소는 실제로 연구 피험자를 모집할 수 있는가에 대한 가능성이다. 피험자 모집에는 크게 두 가지의 목표가 있다(1). 계통 오류(치우침)로 인해 연구 질문에 대한 잘못된 답을 얻을 가능성을 최소화하면서, 표적 모집단을 적절히 대표하는 표본을 모집하는 것(2). 무작위 오류(우연)로 인해 잘못된 답을 얻을 가능성을 최소화하기에 충분한 표본 크기를 확보하는 것.

대표 표본 획득

설계 단계에서, 표적 모집단과 접근가능한 모집단의 선택 및 표본추출 방법에 대해 현명한 결정을 내리는 것으로부터 대표 표본(representative sample)의 모집이 시작된다. 대표 표본의 모집이 종료되면 연구가 실행되는데, 연구가 진행되면서 포함 기준을 연구 참여 후보자에 적용할 때 발생가능한 오류를 제어하고 성공 전략을 강화해나가게 된다.

　특별히 기술 연구에서 유의할 점은 무응답(non-response)[1]의 문제이다. 연구에 참여하기로 동의한 피험자의 비율(응답률)은 해당 표본이 모집단을 대표한다는 추론의 타당성에 영향을 미친다. 연락이 어렵거나, 참여 의사를 철회한 사람들은 보통 참여자와 다른 경향이 있다. 연구의 일반화 가능성을 훼손할 정도의 무응답 비율은 연구 질문의 성격 및 응답을 하지 않는 이유에 따라 결정된다. 일례로 무응답률 25%는 많은 경우에 있어서 훌륭한 결과라고 할 수 있다. 하지만 질병 자체가 무응답의 이유인 경우라면, 이는 유병률 추산치를 심각하게 왜곡 할 수 있다.

　연구 과정에서 무응답자 표본에 대한 추가적인 정보를 획득하여 무응답 편향(nonresponse bias)의 기술연구 결론에 대한 영향의 정도를 추정할 수 있다. 하지만, 무응답 편향을 처리하는 가장 좋은 방법은 바로 무응답자 수를 최소화 하는 것이다. 표본에 선정된 사람들과 연락하는 것이 어려운 경우에는, 다양한 방법(우편, 이메일, 전화, 자택방문)을 활용한 일련의 반복적인 접촉 시도를 통해서 문제를 최소화 할 수 있다. 연락이 닿은 사람들이 연구 참여를 거부하는 경우에는, 연구의 효율과 흥미를 개선하고, 침습적이고 불편한 검사를 피하도록 연구를 설계하고, 홍보 책자나 개인 상담을 통해 우려와 불편함을 경감시키고, 교통비 보조 및 검사 결과 등의 인센티브를 제공하고, 이중 언어를 구사하는 직원과 번역된 설문지를 도입하여 언어 장벽을 극복하는 등의 노력을 통해 연구참여 거부율을 최소화 할 수 있다.

1　연구 피험자 모집 과정에서(이번 장의 주제) 무응답의 문제는 주로 기술 연구—특정 모집단에서 변수들의 분포를 추정하는 것이 일차 목표—에서의 문제이다. 추적관찰 과정에서 무응답은 장시간에 걸쳐 코호트를 추적하는 연구 및 응답률에 변화를 줄 수 있는 개입에 대한 임상시험에서 중요한 문제점이다(제 10장).

충분한 수의 피험자 확보

임상 연구에서 가장 흔한 문제 중의 하나가 모집률 미달이다. 연구를 계획할 때, 포함 기준을 만족하고 연구참여에 동의한 피험자의 수가 점차 감소될 것을 미리 고려하는 것이 좋다. 때로는 초반에 예상된 수의 몇 분의 일에도 미치지 못하기도 한다. 모집에서 발생할 문제의 정도를 미리 예비 조사를 통해 파악하고, 필요한 것보다 더 큰 규모의 접근 가능한 모집단을 대상으로 연구를 계획하며, 추가적으로 피험자가 필요한 경우에 대한 비상대책을 수립하는 것이 해결 방법이다. 일단 연구가 진행되는 도중에는 모집률 달성 여부를 면밀히 주시하고 미달 이유를 체계화하는 것이 중요하다. 연구의 각 단계에서 피험자들이 탈락하는 원인을 분석하면, 피험자 손실을 줄이는 전략을 생각해 낼 수 있다.

예를 들어 연구자의 클리닉에 내원하는 환자들에게 새로운 치료 방법을 연구하는 경우처럼 모집시 종종 연구진 누군가가 알고 있는 환자를 선정하는 경우가 생긴다. 이런 경우, 연구의 장점과 단점을 분명히 밝히면서, 참여의 기회를 공정하게 제공해야 한다. 연구참여를 논의할 때, 연구자는 환자의 주치의로서 조언과 연구자로서 흥미가 서로 상충할 때 발생하는 윤리적 딜레마를 반드시 인식해야 한다(제14장).

피험자 모집 과정에서 연구진이 알지 못하는 모집단에 연락해야 하는 경우가 흔히 생긴다. 이런 경우, 연구진 중 적어도 한 명이 피험자 가능성이 있는 사람들과 연락하는 방법에 대해 경험이 있으면 도움이 된다. 쇼핑몰같이 공공 장소나 직장에서의 선별조사, 운전면허증 보유자와 같은 대규모 명단에 우편물 발송, 인터넷광고, 임상의들에게 의뢰 요청, 후향적 기록 검토, 클리닉과 병원의 환자 목록을 검토하는 등의 방법들이 이에 속한다. 특히 마지막에 열거한 두 가지는 사생활 침해 우려가 있으므로 기관윤리심의위원회(IRB, Institutional Review Board)로부터 승인을 받아야 한다.

주요 기관들로부터 지원을 받으면 모집을 준비할 때 유용하다. 예를 들어, 병원 행정 책임자와 만나 원내 표본에 관해 토의할 수 있고, 의학계 지도자나 지역 보건 책임자와 만나 지역사회 선별조사 방법이나 의사들에게 우편물을 발송하는 것을 계획할 수 있다. 연구 기금 지원서에는 후원 기관의 승인을 첨부할 수도 있다. 대규모 연구의 경우, 관련 주제에 관한 공개 강의 및 라디오, TV, 신문, 전단지, 웹사이트, 우편 광고 등을 통해 지역 사회 내 우호적인 분위기를 만드는 것이 도움이 된다.

■ 요약

1　모든 임상 연구는 철학적으로나 실질적으로 모집단을 대표하는 표본을 사용하는 데 기반한다.

2　표본추출의 장점은 효율성이다. 상대적으로 적은 시간과 비용을 투자하여 하위 집단을 검토함으로써 대규모 모집단에 대한 추론을 이끌어 낼 수 있다. 그러나 표본추출의 단점은 오류의 근원이 된다는 점이다. 만약 표본이 해당 연구 질문에 대하여 충분히 대표성을 갖지 못한다면, 연구의 결과를 표적 모집단으로 일반화하기 어려울 것이다. 만약 표본의 크기가 충분히 크지 않다면, 연구 결과는 우연의 역할을 충분히 최소화 하지 못하게 된다.

3　표본 설계의 첫 단계는 표적 모집단의 개념을 정하는 일이다. 포함 기준은 연구 질문에 적합한 피험자

의 인구통계학적, 임상적 특성을 정의한다.

4 그 다음 지리적 및 시간적으로 편리한 접근 가능한 집단을 선정하고, 비윤리적이거나 연구에 부적절한 피험자를 제거하는 엄격한 배제 기준을 정의한다.

5 다음 단계는 표본추출 방법을 정하는 것이다. 편의표본은 일부 주제에 대한 초기 연구의 경우 특히 적절하고, 연속표본은 흔히 좋은 선택이다. 단순 무작위 표본추출은 필요한 경우 표본의 크기를 줄일 때 사용할 수 있다. 기타 확률적 표본추출(계층화표본 및 군집표본)은 특정 환경에서 유용하다.

6 마지막으로, 연구자는 피험자 표본을 모집하는 전략을 설계하고 실행해야 한다. 피험자 표본은 계통 오류를 제어하기 위해 표적 모집단을 충분히 대표해야 하고, 무작위 오류를 제어할 만큼 충분한 크기여야 한다.

부록 3

표 3.2는 난수표에서 10% 무작위 표본을 추출하는 간단한 서면 방법을 보여주고 있다. 모집단에 모든 구성원을 열거하는 것(나열하고 번호를 매김)으로 시작한다. 그 다음 적절한 일련의 숫자를 획득하기 위한 규칙을 정한다. 예를 들어, 당신의 목록에 741개의 요소가 있다고 하면(즉, 1부터 741까지 번호를 붙임), 아래 표에서 각 열을 수직으로 따라가면서 각 숫자의 첫 세자리를 사용하여(좌측 상단에서 시작해서 104, 223, 등등), 1부터 741까지 범위 안에 있는 서로 다른 숫자 74개를 차례로 선택한다고 규칙을 정할 수 있다. 최종적으로, 임의적 과정에 따라(눈을 감고 연필로 표 안의 숫자를 지목하는 등의 방법) 시작점을 정한 다음, 규칙을 적용하기 시작한다. 전산화된 일련의 무작위 수를 사용하는 현대적인 접근법도 기본적으로 이와 같은 방식을 따른다.

표 3.2 난수표를 이용한 무작위 표본추출

10480	15011	01536	81647	91646	02011
22368	46573	25595	85393	30995	89198
24130	48390	22527	97265	78393	64809
42167	93093	06243	61680	07856	16376
37570	33997	81837	16656	06121	91782
77921	06907	11008	42751	27756	53498
99562	72905	56420	69994	98872	31016
96301	91977	05463	07972	18876	20922
89572	14342	63661	10281	17453	18103
85475	36857	53342	53998	53060	59533

28918	79578	88231	33276	70997	79936
63553	40961	48235	03427	49626	69445
09429	93969	52636	92737	88974	33488
10365	61129	87529	85689	48237	52267
07119	97336	71048	08178	77233	13916
51085	12765	51821	51259	77452	16308
02368	21382	52404	60268	89368	19885
01011	54092	33362	94904	31273	04146
52162	53916	46369	58569	23216	14513
07056	97628	33787	09998	42698	06691
48663	91245	85828	14346	09172	30163
54164	58492	22421	74103	47070	25306
32639	32363	05597	24200	38005	13363
29334	27001	87637	87308	58731	00256
02488	33062	28834	07351	19731	92420
81525	72295	04839	96423	24878	82651
29676	20591	68086	26432	46901	20949
00742	57392	39064	66432	84673	40027
05366	04213	25669	26422	44407	44048
91921	26418	64117	94305	26766	25940

■ 참고문헌

1. www.framinghamheartstudy.org/about/background.html, accessed 7/23/12.

CHAPTER 4

측정 방법:
정밀도, 정확도, 타당성

통계적으로 분석할 수 있는 용어로 현상을 설명하는 것이 측정이다. 한 연구의 타당성은 설계된 변수들이 관심 현상을 얼마나 잘 대표하고 있는가에 좌우된다(그림 4.1). 예를 들면, 휴대용 혈당측정기가 혈당을 얼마나 정확하게 측정하는가? 불면증 설문이 수면의 질과 양을 얼마나 잘 파악하는가? 등의 질문이다.

우선 본 장에서는 측정 척도를 어떻게 선정하느냐에 따라 측정의 정보 내용이 영향을 받는 것에 대하여 살펴볼 것이다. 그 다음 주요 목표인 측정 오류의 최소화에 대해 설명할 것이다. 즉 비교적 정밀하고(precise, 무작위 오류가 없음) 정확한(accurate, 계통 오류가 없음) 측정 방법을 설계하여, 측정 결과로부터 관심 현상으로의 추론을 도출하는 과정의 유효성을 강화시키는 방법을 설명한다. 또한 타당성(정확도의 질적요소)의 개념을 설명하고, 마지막으로 추후 측정을 위해 검체를 저장하는 것의 이점을 언급하면서 임상 및 중개 연구에서 고려할 사항들로 결론을 맺을 것이다.

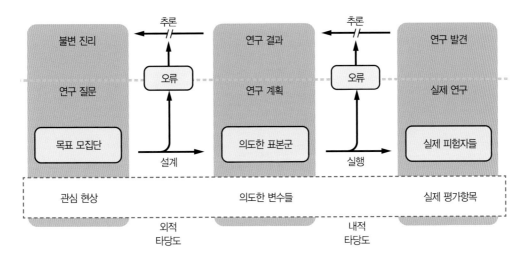

■ 그림 4.1 **관심 현상을 대표하는 측정방법의 설계**

■ 측정 척도

표 4.1에서 측정 척도의 단순화된 분류 및 도출되는 정보를 나타낸다. 이러한 분류가 중요한 의미를 갖는 이유는 일부 유형의 변수들은 다른 변수에 비해 보다 많은 정보를 제공하고, 연구의 검정력 (power)를 보강하거나 필요한 표본의 크기를 줄여주며, 더욱 상세한 분포 양상을 나타내기 때문이다.

수치 변수: 연속 변수와 이산 변수

수치 변수(numeric variables)는 숫자(수치)로 정량화될 수 있다. 연속 변수(continuous variables)는 무한대의 척도에서 정량화된다. 예를 들어, 체중 측정치를 제한하는 것은 측정 기계의 민감도뿐이다. 연속 변수는 다양한 정보를 제공한다. 이산 변수(discrete numeric variables)는 고정된 단위—대부분 정수—를 가진 척도에서 정량화하는 변수로, 예를 들면 한 여성이 임신한 횟수는 이산 변수이다. 측정값이 상당히 많은 이산 변수는 통계 분석에서 연속 변수와 유사한 성질을 가지므로 측정방법 설계용으로는 동일하게 취급할 수 있다.

범주형 변수: 이분변수, 명목변수, 서열변수

정량화시키기에 적절하지 않은 현상은 범주로 분류하여 측정한다. 단지 두 개의 값만 가질 수 있는 범주형 변수(예, 사망 또는 생존)는 이분 변수(dichromatous variable)라고 지칭한다. 두 개 이상으로 분류되는 범주형 변수는 다분적이라고 하며, 포함하는 정보의 형태에 따라 세분화 될 수 있다. 이 중, 명

표 4.1 측정 척도

측정 유형	변수의 특성	예시	기술 통계	통계 검정력
		범주형 변수		
이분	두 개의 범주	생사 여부 (생존 또는 사망)	합산, 비율	낮음
명목	순위가 정해지지 않는 범주	인종, 혈액형	위와 동일	낮음
서열	정량화될 수 없는 간격 이지만 순위가 정해지는 범주	통증의 정도, 사회 계층	위에 추가하여 : 중앙값	중간
		수치형 변수		
연속 또는 이산+	정량화할 수 있는 간격이며 순위가 정해진 범주	체중, 하루에 피우는 담배 개피수	위에 추가하여 : 평균, 표준편차	높음

+ 연속 변수는 무한한 측정값을 가진다(예, 체중). 반면 이산 변수는 보다 제한적이다(예, 하루에 피우는 담배 개피수). 다수의 측정값을 가지는 이산 변수는 실질적인 통계 검정력과 분석에서는 연속 변수와 유사하다.

목 변수(Nominal variables)는 순위를 정할 수 없는 범주들을 가진다. 예를 들어, O형 혈액형은 B형보다 순위가 높거나 낮지 않다. 명목 변수들은 측정하기 쉬운, 정성적으로 절대적인 특성을 갖는 경우가 많다. 서열 변수(Ordinal variables)의 범주는 순위를 가진다. 예를 들면, 통증을 극심, 중증도, 경미한 통증으로 분류하는 것이다. 명목 변수에 비해서는 추가적인 정보를 제공하나, 특정 범주와 그 다음 순위의 범주 사이에 수치상 또는 균일한 차이를 구체화하지 않기 때문에 이산 변수나 연속 변수보다는 정보량이 적다.

측정 척도의 선택

선택 가능한 경우 범주형 변수 보다는 연속 변수를 선호하는 것이 일반적 원칙이다. 왜냐하면 연속 변수에 포함된 추가 정보가 통계적 효율성을 향상시키기 때문이다. 예를 들어, 몇 가지 치료법의 항고혈압 효과를 비교하는 연구에서, 혈압을 mmHg 단위로 측정하면 모든 피험자에서 혈압 변화의 정도를 관찰할 수 있다. 반면, 고혈압 또는 정상혈압으로만 분류하여 측정하게 되면 치료 효과를 평가하는데 한계가 있다. 연속 변수는 더 많은 정보를 포함하고 있으므로, 검정력(power)이 더욱 강화되고 표본 크기는 줄어든 연구를 할 수 있다(제6장).

　또한 연속 변수는 데이터를 변수의 특성 또는 연관성의 형태에 맞추는데 있어서 범주형 변수에 비해 보다 유동적이다. 특히 복잡한 양상의 관련성이 있는 경우에 연속 변수가 유리하다. 예를 들어, 비타민D와 다양한 암의 관련성에 대한 연구에서 U자형 양상(U-shaped pattern)을 관찰하기 위해서는 비타민D를 연속 변수로서 측정해야 한다. 여기서 U자형 양상(U-shaped pattern)이란 중간 수준의 비타민D 수치를 지닌 피험자에 비해서, 비타민D 높거나 낮은 피험자에서 치사율이 높게 관찰되는 양상을 보여주는 것이다[1]. 그리고 저체중 출생(low birth weight)의 예측인자(predictor)에 대한 연구에서는 일반적 문턱값(threshold)인 2,500g 이상 또는 이하로 분류하기 보다는, 실제 출생 체중을 기록해야 한다. 실제 체중 측정치를 기록하면 다양한 분석이 가능하므로 저체중 출생을 정의하는 경계점을 변화시킬 수도 있고, 출생 체중의 몇 가지 범주들로 서열 척도를 구성할 수도 있다(예, >2500 g, 2000–2499 g,1500–1999 g, <1500 g).

　마찬가지로 음식 선호도에 대한 질문에서처럼, 서열 척도(ordinary scale)에서 응답 범주의 수를 정한다고 할 때, 여섯 개의 선택 범주–'매우 싫음'부터 '매우 좋아함'까지– 를 제공하는 것이 유용할 때가 많다. 그 결과를 나중에 이분화하여(싫음과 좋음) 단순화 시킬 수도 있겠지만, 그 반대 방향으로는 불가능하기 때문이다.

　통증과 같은 증상이나 생활양식 등의 수많은 특성들을 범주 또는 숫자로 설명하기는 어려운 일이다. 그러나 흔히 이러한 현상들은 진단과 치료를 결정할 때 중요한 역할을 하기 때문에, 이들을 측정하려는 시도는 서술 및 분석을 향한 과학적 접근의 필수 부분이다. 이는 이산 점수 측정에 따라 삶의 질을 평가하는 표준 설문지인 SF–36에 예시되어 있다[2].

　분류와 측정 과정이 잘 수행되면 지식의 객관성이 증가하고, 편향이 줄어들며, 소통의 수단이 될 수 있다.

■ 정밀도(precision)

변수의 정밀도란, 측정을 반복할 때 거의 동일한 값으로 재현이 가능한 정도를 뜻한다. 체중 측정 저울의 바늘은 훌륭한 정밀도로 매번 같은 값을 가리킨다. 반면 삶의 질을 측정하는 상담 결과는 관측자마다 다르기 쉽다. 정밀도는 연구의 검정력(power)에 지대한 영향을 미친다. 측정이 정밀할 수록, 정해진 표본크기에서 평균값을 추산하고 가설을 시험하는 통계적 검정력이 증대된다(제6장).

정밀도(재현성[reproducibility], 신뢰성[reliability], 일관성[consistency]이라고도 불린다)는 무작위 오류(우연 변이성, chance variability)로부터 비롯된다. 무작위 오류가 클수록, 측정의 정밀도가 떨어진다. 측정 과정에서 무작위 오류가 발생하는 데에는 크게 세 가지의 원인이 있다.

- 관찰자 변이성(observer variability)은 관찰자 때문에 비롯된다. 상담 과정에서 선택한 어휘나 기기를 다루는 기술 등이 이에 속한다.
- 도구 변이성(instrument variability)은 도구로 인해 비롯된다. 변화하는 환경 요인(예, 온도), 기계 부품의 노후, 다른 시약 등을 포함한다.
- 피험자 가변치(subject variability)는 연구 변수들과는 관계없이 연구 피험자의 내인성 생물학적 가변치(intrinsic biologic variability)에 의해 발생한다. 측정한 날짜와 시간 또는 마지막으로 약이나 음식물을 섭취한 후 경과된 시간으로 인한 변이성이 여기에 속한다.

정밀도 평가

정밀도 평가는 반복된 측정의 재현성(reproducibility)을 평가하는 것으로서 동일인의 측정 값을 비교하거나(동일관찰자 재현성 within-observer reproducibility), 서로 다른 사람의 측정값(관찰자간 재현성 between-observer reproducibility)을 비교하여 평가한다. 마찬가지 방법으로, 동일기기의 재현성 및 기기별 재현성을 평가할 수도 있다. 연속 변수의 재현성은 흔히 동일피험자 표준오차(within-subject standard deviation) 또는 동일피험자 표준오차를 평균(mean)으로 나눈 값인 변동 계수(coefficient of variation)[1]로 표현된다. 범주형 변수의 경우에는 백분율 합치도(percent agreement), 계급간 상관 계수(interclass correlation coefficient), 카파(kappa) 통계값이 자주 사용된다(3-5).

---

1 피험자당 하나의 연속 변수에 대한 두 개의 측정치가 있을 경우, 상관 계수(correlation coefficient)를 사용하여 두 측정치가 일치함을 표현하려고 시도하기 쉽다. 그러나, 상관계수는 이상점(outlier)에 극도로 민감하기 때문에(3,4), 바람직한 접근법은 'Bland–Altman' plot을 통해서 두 측정치 간 차이를 평균의 기능으로 그리는 것이다. 측정치들 간 차이의 절대값이 평균과 함께 선형으로 증가한다면, 동일피험자 표준오차(within-subject standard deviation)보다는 변동 계수(coefficient of variation)가 변이성을 요약하기 더 좋은 방법이다.

정밀도를 높이기 위한 전략

무작위 오류를 최소화하여 측정의 정밀도를 높이는 방법은 크게 다섯 가지로 나뉜다(표 4.2).

1 측정방법의 표준화

모든 연구 프로토콜은 측정 방법에 대한 구체적인 설명을 명시해야 한다(조작적 정의, operational definitions). 여기에는 측정 환경과 피험자를 준비시키는 방법, 상담의 진행과 기록 유지 방법, 기기 교정법 등에 대한 문서화된 지침이 있어야 한다(부록 4). 이러한 일련의 문서들은 연구실행 매뉴얼(operational manual)의 일부로서 대규모 복합적 연구에 필수적이며, 소규모 연구에서도 권장되는 사항이다. 심지어 관측자가 한 명밖에 없을 지라도 매 측정을 위한 세부 지침 문건이 있으면 연구 전반에서 일관된 업무 수행을 할 수 있고, 결과를 논문으로 출판할 때 측정 방법을 설명하는 근간이된다.

2 관찰자에 대한 교육 및 인증

교육은 측정 기술의 일관성을 향상한다. 특히 여러 관측자가 관여되는 경우에는 더욱 그러하다. 연구실행 매뉴얼에 명시된 기술의 숙련도에 관한 공식 평가를 만들어 필요한 숙련 정도를 획득한 관측자들에게 인증서를 교부하도록 체계화 하는 것이 좋다(제 17장).

표 4.2 정밀도를 향상하기 위해 무작위 오류를 줄이는 전략. 고혈압 약물치료 연구의 통해 설명

무작위 오류 감소 전략	무작위 오류 출처	무작위 오류 예	오류 예방 잔략의 예
1. 시행 매뉴얼에서 측정 방법의 표준화	관찰자	혈압계 커프의 공기를 빼는 속도에 따른 혈압 측정의 변이	커프의 공기를 빼는 속도를 2mmHg/second으로 명시
	피험자	혈압 측정 전 조용히 앉아 있는 시간의 차이에 따른 혈압의 변이	혈압 측정 전 피험자가 조용한 방에서 5분동안 앉아있도록 명시
2. 관찰자에 대한 교육 및 인증	관찰자	관찰자의 측정방법에 따른 혈압의 변이	표준 방법을 교육
3. 도구 개선	도구, 관찰자	혈압계 오작동으로 인한 혈압의 변이	새로운 고성능 혈압계 구입
4. 도구 자동화	관찰자	관찰자의 측정방법에 따른 혈압의 변이	자동화 혈압 측정기 사용
	피험자	관찰자에 대한 피험자의 감정적 반응으로 인한 혈압의 변이	자동화 혈압 측정기 사용
5. 측정 반복	관찰자, 피험자 도구	모든 측정치와 모든 유형의 변이	혈압을 2번이상 측정하여 평균값을 사용

3 도구 개선

기계와 전자도구들은 변동성을 줄이도록 조작할 수 있다. 마찬가지로, 설문지와 상담기법도 문서화하여 명확성을 높이고 모호한 표현을 피하도록 한다(제15장).

4 도구 자동화

관찰자의 측정방법에서 발생하는 변이는 자동화 기기 및 자가응답 설문지를 통해 줄일 수 있다.

5 반복

반복 측정하고 두 개 이상의 결과치의 평균을 이용하면, 모든 원인에서 발생하는 무작위 오류의 영향을 줄일 수 있다. 이러한 방법으로 정밀도를 상당히 증대시킬 수 있지만, 이로 인한 문제점은 반복 측정에 따른 추가 비용과 실제 운영상의 어려움일 것이다.

연구의 모든 측정 과정에 대하여, 연구자는 상기 전략들을 얼마나 적극적으로 추진할 것인지를 결정해야 한다. 변수들의 중요도, 정밀도와 관련된 예상 문제의 규모, 각 방법의 실현가능성과 관련 비용들을 감안하여 결정을 내린다. 일반적으로 처음 두 가지 방법(표준화와 교육)은 항상 필요하며, 다섯 번째(반복)은 실현가능하고 비용을 수용할 수 있을 때 정밀도를 개선하기 위하여 선택할 수 있는 사항이다.

■ 정확도

어떤 변수의 정확도(accuracy)란 그 변수가 참값을 대표하는 정도이다.

표 4.3에서 정밀도와 정확도의 차이를 설명하였듯이, 둘이 반드시 연관되어 있는 것은 아니다. 예를 들어, 실수로 두 배로 희석한 표준용액으로 혈청 콜레스테롤을 반복 측정했다면, 결과는 부정확할 것이나 여전히 정밀도는(2배로 일관되게) 유지된다. 그림 4.2에서 이 개념을 보다 자세히 설명하였다. 하지만 정밀도를 증대시키는 많은 방법들이 정확도도 개선시키기 때문에, 정확도와 정밀도는 같이 움직이는 경우가 많긴 하다.

표 4.3 정밀도와 정확도

	정밀도	정확도
정의	변수를 반복 측정할 때 거의 동일한 값으로 재현되는 정도	변수가 참값에 근접하는 정도
가장 좋은 평가 방법	반복 측정값들을 비교	'최적 표준'과 비교
연구에서의 가치	효과를 측정하는 검정력이 증가	결론의 타당성이 증가
위협 요인	관찰자, 피험자, 도구에 의해 초래되는 무작위 오류(우연)	관찰자, 피험자, 도구에 의해 초래되는 계통 오류(편향)

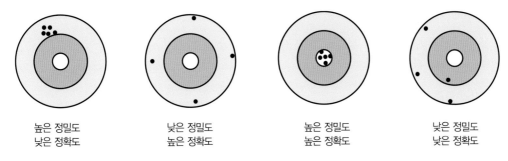

| 높은 정밀도 | 낮은 정밀도 | 높은 정밀도 | 낮은 정밀도 |
| 낮은 정확도 | 높은 정확도 | 높은 정확도 | 낮은 정확도 |

■ 그림 4.2 **정밀도와 정확도의 차이**

정확도는 계통 오류(편향)로부터 비롯된다. 계통 오류가 클수록, 그 변수의 정확도는 떨어진다. 앞서 정밀도에서 설명한 측정 오류의 세 가지 주요 원인에 대한 상대적인 개념을 여기서 설명한다.

• 관찰자 편향(observer bias)
  관찰자가 측정치를 기록하거나 개념화할 때 무의식적 또는 의식적으로 발생하는 왜곡 현상을 지칭한다. 혈압측정치의 끝자리수를 생략하거나, 피험자 상담시 유도 질문을 사용하는 경향에서 볼 수 있듯이, 도구를 운용하는 측면에서 발생하는 계통 오류를 나타낸다.
• 도구 편향
  기기의 오작동 때문에 발생하는 치우침이다. 예를 들면, 최근 영점 조정(calibrate)을 하지 않은 저울은 실제보다 낮은 값을 표시하게 되어 지속적으로 낮은 체중 측정치를 보여준다.
• 피험자 편향
  연구 피험자에 의한 측정 과정에서 비롯되는 왜곡 현상을 말한다. 예를 들어, 어떠한 사건을 보고하는 과정에서 발생하는데(응답자 또는 기억회상 편향), 알코올이 발병 원인이라고 믿는 유방암 환자는 자신의 알코올 섭취량을 과장하여 보고할 수 있다.

측정의 정확도를 평가하는 가장 좋은 방법은 측정값을 '최적 표준(gold standard)'과 비교하는 것이다. 최적 표준이란 해당 특성의 참값을 가장 잘 나타낸다고 여겨지는 기법에 의해 측정된 참고치를 지칭한다. 어떠한 측정 방법을 최적 표준치로 정할 것인가에 대한 결정은 쉽지 않고, 관련 분야의 기존 연구를 검토하여 판단해야 한다.

연속척도의 측정값에 대한 정확도는 전체 연구 피험자에서 연구방법에 따른 측정치와 최적표준치 사이 차이의 평균으로 표현할 수 있다. 이분 척도로 측정하는 경우, 최적표준치와 비교한 정확도를 민감도(sensitivity) 및 특이도(specificity)의 측면에서 설명한다(제12장). 두 개 이상의 응답 선택사항이 있는 범주형 척도의 측정값에 대해서는 각 범주에 대한 백분율 정확도(percent correct)를 계산한다.

정확도를 높이기 위한 전략

정확도를 높이기 위해서는 앞서 정밀도 향상 전략에서 언급한 네 가지 방법과 더불어 세 가지 추가 전략을 사용한다(표 4.4).

1 측정방법의 표준화
2 관찰자 교육 및 인증

표 4.4 정확도를 향상하기 위해 계통 오류를 줄이는 전략. 항고혈압제 치료 연구를 통해 설명

계통 오류 감소 전략	계통 오류 출처	계통 오류 예	오류 예방 전략의 예
1. 시행 매뉴얼에서 측정 방법의 표준화	관찰자	청음이 줄어드는 시점에 측정하여 이완기 혈압이 지속적으로 높게 관측됨	운용 매뉴얼에서, 청음이 완전히 소실되는 지점을 이완기 혈압으로 정의한다고 분명히 명시함
	피험자	계단을 통해 진료실로 올라온 직후 측정하여 혈압이 지속적으로 높게 관측됨	피험자는 혈압측정 전 조용한 방에서 5분 동안 휴식을 취해야 함을 명시함
2. 관찰자에 대한 교육 및 인증	관찰자	운용 매뉴얼에 명시된 절차를 따르지 않아서 혈압이 지속적으로 높게 측정됨	교육 담당자는 청진기 양면(bell and diaphragm)을 사용하여 관찰자 측정치의 정확도를 체크함
3. 도구 개선	도구	팔이 굵은 피험자에게 표준 커프를 사용하여 혈압이 지속적으로 높게 측정됨	비만 환자에서 폭이 큰 특수 커프를 사용함
4. 도구 자동화	관찰자	무작위로 배정된 실제 약물 그룹에서, 관찰자가 의식적 또는 무의식적으로 혈압을 낮게 측정하려고 하는 경향을 보임	자동화 혈압 측정기 사용
	피험자	매력적인 직원이 혈압을 측정할 때 혈압이 상승됨	자동화 혈압 측정기 사용
5. 비간섭적 측정	피험자	피험자가 연구 약물에 대한 순응도를 과대평가 하려는 경향	소변에서 약물 농도 측정
6. 도구 보정	도구	혈압계의 보정 오류로 혈압이 지속적으로 높게 측정됨	매달 영점 조정을 검사, 수정함
7. 맹검	관찰자	치료군 환자에 대해, 관찰자가 의식적 또는 무의식적으로 혈압을 낮게 측정하려고 하는 경향을 보임	치료군 배정을 숨기기 위해, 이중-맹검 위약군을 사용함
	피험자	실제 치료약을 복용하는 사실을 알고 있는 피험자가 부작용을 과도하게 보고하는 경향을 보임	치료군 배정을 숨기기 위해, 이중-맹검 위약군을 사용함

3 도구 개선

4 도구 자동화

5 **비간섭적 측정**(unobtrusive measurements)

　때로는 피험자가 인식하지 못하는 측정 방법을 설계하여, 피험자가 의식적으로 변수에 편향을 유발할 수 있는 가능성을 제거하기도 한다. 예를 들어, 손소독제와 손위생에 대한 포스터를 병원 식당에 배치하여 발생하는 효과를 평가한 연구에서, 관찰자들은 식당 고객과 섞여서 피험자들을 관찰하였다(6).

6 **도구 보정**

　특히 기계 및 전자 기기들은 주기적으로 최적 표준치로 보정하면 정확도를 높일 수 있다.

7 **맹검**(Blinding)

　맹검은 고전적인 기법으로서 측정의 전체적인 정확도를 보장해주지는 못하지만, 특정 연구 집단에만 더 큰 영향을 미치는 차등 편향(differential bias)을 제거할 수는 있다. 예를 들어, 이중 맹검 임상시험에서는 피험자와 관찰자 모두 어느 것이 실제 약이고 어느 것이 위약(placebo)인지 알 지 못하므로 측정 결과의 부정확도는 양쪽 집단에서 동일하게 될 것이다.

　정밀도에 대해서 설명할 때에도 언급하였지만, 7가지 각 전략을 어느 정도 추구할 지는 연구자가 판단해야 한다. 연구자는 예상되는 부정확도가 연구결론에 미칠 영향과 각 전략의 비용 및 실현성 여부를 고려해야 한다. 첫 두 가지 전략(표준화와 교육)은 항상 요구되며, 시간이 지나면서 변할 가능성이 있는 모든 도구에 대해서는 보정이 필요하다. 또한 실현 가능하다면 맹검은 필수적이다.

■ 타당성

타당성(validity)은 정확도와 유사하지만, 측정치가 관심 현상을 얼마나 잘 대표하는가 하는 질적 측면이 추가된다. 예를 들어, 신장으로 배설되는 두 가지 주요 화학물질인 크레아티닌과 시스타틴C을 혈액에서 측정한 값은 똑같이 정확할 수 있다(예, 참값의 1% 이내). 그러나 크레아티닌 수치는 근육량에 의해서도 영향을 받으므로, 시스타틴C가 신장 기능을 측정하는데 보다 타당하다고 볼 수 있다(7). 그림 4.2에서 보면 타당성은 과녁의 중심이 올바른 표적에 있는가를 설명한다고 생각할 수 있다.

　고통의 정도나 삶의 질처럼 주관적이고 추상적인 현상을 설명하는 경우, 타당성을 최적표준치와 비교하여 평가할 수는 없다. 사회과학자들은 이러한 측정 방법의 타당성을 설명하기 위한 정성적, 정량적 사고 체계를 고안하였다.

• **내용 타당성**(content validity)

　예를 들어, 삶의 질을 평가하기 위한 사회적, 신체적, 심리적, 지적 기능에 관한 질문들과 같은 평가의 내용이, 연구 대상 현상의 모든 측면을 어느 정도 대표하고 있는가를 검토한다.

- 표면타당성(face validity)

  10점 척도상 통증의 측정, 가계 수입에 따른 사회적 지위 등에서처럼, 측정값이 본질적으로 합리적인지 여부를 설명한다.

- 구성타당성(construct validity)

  특정 측정 도구가 이론적 구성에 적합한 정도를 말한다. 예를 들어, IQ 검사는 이론적으로나 다른 측정 방법에 의해 지적 수준이 다르다고 판단되는 사람들을 구별할 수 있어야 한다.

- 예측 타당성(predictive validity)

  측정값이 결과를 예측하는 능력을 뜻한다. 예를 들면, 우울증을 평가하도록 설계된 설문지가 실업 또는 자살을 얼마나 잘 예측하는가?

- 기준관련타당성(criterion-related)

  새로운 측정법이 기존에 인정받은 측정법과 상관된 정도

주관적이고 추상적인 현상을 측정하는 일반적 접근은 이미 타당성이 검증된 적절한 도구(일반적으로, 설문지)을 찾기 위해 먼저 관련 문헌을 검색하고 전문가와 상담하는 것이다. 그러한 도구를 사용하면, 관련 영역의 이전 연구에 필적할 만한 새로운 결과를 만들 낼 수 있는 이점이 있고, 또한 보조금을 지원하거나 결과를 발표하는 절차를 간편하면서도 효과적으로 만들 수 있다. 반면 단점으로는 타당성이 최적의 과정으로 검증되지 않았을 수 있고, 기존의 도구가 시대에 뒤떨어진 것이거나 연구 주제와 맞지 않을 수도 있다.

기존의 도구들이 연구에서 요구되는 바와 맞지 않는다면, 새로운 도구를 개발하여 스스로 타당성을 증명해야 한다. 이는 전체 학계에 기여할 가치가 큰 흥미로운 도전일 수 있지만, 많은 시간과 노력을 필요로 한다(제 15장). 또한 그 과정은 '타당성(validation)'이라는 단어가 시사하는 것과는 달리 결론이 쉽게 내려지지 않는다고 볼 수 있다.

■ 측정 과정의 다른 특성들

측정에서는 연구자가 중시하는 특성의 차이를 탐지할 정도의 민감도가 있어야 한다. 어느 정도의 민감도(sensitivity)가 필요한가 하는 것은 연구 질문에 따라 다르다. 예를 들어, 새로운 약이 금연을 돕는 효과가 있는지를 알아보는 연구는 하루에 피우는 담배 개피수에 대한 민감도가 낮은 결과 측정법을 사용한다. 반면, 연구 주제가 담배의 니코틴 함량 감소가 하루에 피우는 담배 개피수에 미치는 영향이라면, 매일 피우는 담배 개피수의 차이에 민감한 방법을 채택해야 한다.

이상적인 측정법은 단 하나의 관심 특성을 대표하는 특이성(specific)이 있어야 한다. 날숨의 일산화탄소 수치는 흡연 습관을 측정하는 데 있어서는 단지 중도의 특이성을 가진다. 왜냐하면 일산화탄소 수치는 자동차 배기가스 등 다른 요인에 의해서도 영향을 받기 때문이다. 흡연 습관 평가의 특이성을 증가시키려면 대기오염에 의한 영향을 받지 않는 측정값(자가보고서, 혈청 코티닌[cotinine] 수치)을 추가해야 한다.

　측정법은 연구의 목적에 적합해야(appropriate)한다. 예를 들어, 심근경색의 선행인자로서 스트레스를 연구한다면, 스트레스 측정을 위한 조작적 정의를 내리기 이전에 어떤 종류의 스트레스(심리적 또는 신체적, 급성 또는 만성)에 초점을 맞출 것인지 고려해봐야 한다.

　측정값은 연구 표본에서 적절한 반응분포(distribution of responses)를 보여야 한다. 피험자에 따라 측정값이 높거나 낮은 분포를 나타낸다면, 기능적 상태측정이 매우 유용하다. 예비조사를 시행하는 주요 목적은 실제 반응이 가능한 반응 범위의 한 쪽 끝에 몰려 있지 않음을 확인하는 것이다(제17장).

　가능한 한 주관적 판단을 최소화 하도록 측정을 설계해야 한다. 관찰자의 참여를 줄이고 자동화 기기를 사용함으로써 객관성(objectivity)을 획득할 수 있다. 하지만 이러한 전략에서 일어날 수 있는 위험은 좁은 시야를 가지게 된다는 것이다. 이는 관찰의 범위 및 예상치 못한 현상을 발견하는 능력을 제한한다. 이러한 문제점을 해결하기 위해서는 개방형 질문들을 포함하고, 객관적, 정량적 측정에 주안점을 두면서도 주관적, 정성적 데이터를 수집할 기회를 놓치지 않아야 한다.

　연구를 설계할 때, 연구 질문에 핵심적이지는 않지만 흥미로울 수 있는 요소들을 계속 추가하게 되는 경향이 있다. 추가 측정이 기획단계에서 예상하지 못했던 흥미로운 결과를 발견할 가능성을 높이는 것은 사실이다. 그러나 능률성(efficiency)과 절약성(parsimony)의 가치를 반드시 기억해야 한다. 감당할 수 있는 시간적, 경제적 비용으로 유용한 데이터를 수집하도록 전체 측정을 계획해야 한다. 너무 많은 정보의 수집은 피험자를 지치게 하고, 측정을 하는 연구팀에게 과도한 부담이 되며, 데이터 관리 및 분석을 어렵게 한다. 비용이 더 많이 소요된 연구가 역설적으로 주요 연구 질문에 대해 성공적이 못한 답을 제시할 수도 있다.

■ 저장 자료의 측정

임상 연구에서는 한사람에 대해서 다양한 영역에 걸친 부분을 측정을 하게 된다. 이때 직접 연구 피험자와 접촉하여 측정할 수도 있으나, 많은 경우 생화학 및 유전자 분석을 위해 저장된 생물학적 검체, 또는 전자 파일로 저장된 방사선검사 및 기타 시술 영상을 이용하여 추후에 시행하기도 한다(표 4.5).

　이러한 저장 과정의 장점은 추적관찰을 통해 관심 결과를 보인 대상만을 상대로 측정함으로써 연구 비용을 줄일 수 있다는 것이다. 이러한 연구를 수행하는 최상의 방법은 코호트내 환자−대조군 연구 설계(nested case-control design)를 사용하는 것이다(제7장). 특히 단일 분석 배치(single analytic batch)에서 짝 맹검(Paired blinded)측정은 무작위 오류의 배치별(batch-to-batch) 요인을 제거할 수 있다. 두 번째 이점은 수년 후 과학전 진전을 통해 새로운 아이디어 및 측정 기술이 개발되어, 새로운 지원을 받아 연구가 실행될 수 있는 가능성이다.

　요즘 각광받고 있는 중개연구(제2장)에서는 새로운 측정법을 활용하여, 유전학 및 분자 역학(4,5) 및 영상의학 영역에서 임상 연구를 크게 확장하였다. DNA를 포함하고 있는 검체(예. 침, 혈액)의 측정으로 특정 질병을 일으키거나 치료에 대한 환자의 반응을 변화시키는 유전자형(genotype)에 대한 정보를 얻을 수 있다. 예를 들어, 염증 표지자는 다양한 질병의 병태생리에 대한 유용한 정보를 제공한

표 4.5 저장 자료에서 측정 가능한 유형들

측정 유형	예	향후 측정을 위한 저장소
병력	진단, 투약, 수술, 증상, 신체 징후	의무기록(서면 또는 전자식)
심리사회적 요인	우울증, 가족력	녹취 자료, 녹화 테이프
인체 측정	키, 체중, 체성분	사진
생화학적 측정	혈청 콜레스테롤, 혈장 피브리노겐 치	혈청, 혈청, 소변, 병리 검체
유전자/분자 검사	단일염기변이(SNP)	DNA
영상자료	골밀도, 관상동맥 칼슘	X-ray, CT, MRI
전자기계적 측정	부정맥, 선천성 심장질환	심전도, 심초음파

다. 검체의 품질을 유지하고 추후 다양하게 활용할 수 있도록 하기 위해서는 적절한 수집 용기 및 저장 조건에 대해 전문가와 상의하는 것이 중요하다. 또한 피험자에게 검체의 사용 가능 범위를 설명하고 사전동의를 얻는 것이 중요하다.

■ 요약

1 변수는 수치형 또는 범주형이다. 수치형 변수는 연속적이거나(무한 척도에서 계량), 이산적이다(유한 정수 척도에서 계량). 범주형 변수는 명목적(순위를 매기지 않음)이거나, 서열적(순위를 매김)이다. 단 두 가지의 범주를 가지는 변수를 이분적이라 한다.

2 임상 연구자는 더 많은 정보를 포함하는 변수를 선호한다. 이를 통해 검정력을 증대시키거나 표본 크기를 축소할 수 있기 때문이다. 연속 변수〉이산 변수〉서열 변수〉명목 및 이분 변수.

3 측정의 정밀도(즉, 반복 측정값의 재현성)는 검정력과 표본 크기를 결정하는 주요 요인들 중 하나이다. 관찰자, 피험자, 도구의 세 가지 변동성으로부터 비롯되는 무작위 오류(우연)때문에 정밀도가 줄어든다.

4 모든 연구에서 반드시 짚고 지나가야 하는 정밀도 증대 전략은 운용 매뉴얼에서 조작적으로 정의하고 방법을 표준화하는 것이다. 기타 유용한 전략으로는 관찰자를 교육 및 인증하고, 도구를 점검 및 자동화하며, 반복 측정값의 평균을 사용하는 방법이 있다.

5 측정의 정확도는 측정치가 최적표준에 근접하는 정도이다. 정밀도와 마찬가지로, 관측자, 피험자, 기기의 세 가지 변동성으로부터 비롯되는 계통 오류(편향)때문에 정확도가 줄어든다.

6 정확도 증대 전략에는 앞서 언급한 정밀도 증대 전략 중에서 반복을 제외한 모든 것이 동일하게 해당한다. 또한, 비간섭적 측정 과 도구 교정, 맹검을 통해 정확도를 증대시킬 수 있다.

7 타당성은 측정치가 측정하기로 의도한 현성을 대표하는 정도이다. 타당성은 보다 추상적이고 주관적

인 변수를 위해 사용되며, 내용 타당성, 표면 타당성, 구성 타당성, 예측 타당성, 기준관련타당성 등에 의해 평가된다.

8 개별 측정은 민감도, 특이도, 적합성, 객관성, 그리고 변수의 범위를 유지해야 한다. 결론적으로 말해서, 광범위하면서도 경제적이며, 적절한 시간 및 비용으로 연구 질문을 측정할 수 있어야 한다.

9 신기술 및 코호트내 환자−대조군 연구의 효율성을 활용할 수 있는 추후 연구를 위하여, 연구자는 영상과 기타 자료의 저장을 고려해야 한다.

부록 4
악력 측정을 위한 조작적 정의

운용 매뉴얼에서는 연구에서 측정된 모든 결과를 수행하고 기록하는 방법을 설명한다. 아래 예로든 프로토콜은 골다공증에 의한 골절 연구의 운용 매뉴얼에서 발췌한 것으로, 악력의 강도를 측정하기 위한 악력계의 사용을 설명하고 있다. 관찰자와 관찰자 사이, 피험자와 피험자 사이 지침을 표준화하기 위해서, 프로토콜에는 연구 참가자에게 그대로 읽어 줄 수 있는 대본이 포함되어 있다.

악력계로 악력을 측정하기 위한 프로토콜

양 손에서 악력의 강도를 측정한다. 참가자가 편하게 악력계를 잡을 수 있도록 손잡이를 조정한다. 다이얼이 손바닥을 향하도록 하여 오른손에 악력계를 놓는다. 참가자의 팔이 바닥에 평행이 된 상태에서 팔꿈치를 90도로 굽힌다.

1. 피험자에게 측정방법을 시연한다. 시연하는 동안 다음과 같은 설명을 사용한다. "이 장치는 당신의 팔과 상체 힘을 측정합니다. 우리는 당신의 양 팔에서 악력을 측정할 것입니다. 어떻게 측정하는지를 제가 보여줄 것입니다. 당신의 팔이 바닥에 평행한 상태에서, 팔꿈치를 90도로 구부리세요. 당신의 팔이 몸 측면에 닿지 않도록 하세요. 장치를 낮추고, 제가 셋을 세는 동안 할 수 있는 한 최대로 강하게 쥐어 짜세요. 당신의 팔이 완전히 펴지면, 손에 쥔 것을 놓을 수 있습니다."
2. 양 팔에서 각각 한번의 연습 시도를 하도록 하는데, 오른손잡이라면 오른쪽 팔부터 시작하도록 한다. 두 번째 시도에서, 다이얼에 표시된 힘(kg)을 0.5kg 단위로 기록한다.
3. 다이얼을 재설정한다. 반대쪽 팔에 대해 상기 절차를 반복한다.

팔이 몸에 닿아서는 안된다. 악력계를 쥘 때는 갑자기 움직이는 것이 아니라, 천천히 지속적으로 쥐어 짜는 동작이어야 한다.

■ 참고문헌

1. Michaelsson K, Baron JA, Snellman G, et al. Plasma vitamin D and mortality in older men: a community-based prospective cohort study. Am J Clin Nutr 2010;92:841–848.

2. Ware JE, Gandek B Jr. Overview of the SF-36 health survey and the International Quality of Life Assessment Project. J Clin Epidemiol 1998;51:903–912.

3. Bland JM, Altman DG. Measurement error and correlation coefficients. BMJ 1996;313:41–42; also, Measurement error proportional to the mean. BMJ 1996;313:106.

4. Newman TB, Kohn M. Evidence-based diagnosis. New York: Cambridge University Press, 2009.

5. Cohen J. A coefficient of agreement for nominal scales. Educ Psychol Meas 1960;20:37– 46.

6. Filion K, Kukanich KS, Chapman B, et al. Observation-based evaluation of hand hygiene practices and the effects of an intervention at a public hospital cafeteria. Am J Infect Control 2011;39:464–470.

7. Peralta CA, Shlipak MG, Judd S, et al. Detection of chronic kidney disease with creatinine, cystatin C, and urine albumin-to-creatinine ratio and association with progression to end-stage renal disease and mortality. JAMA 2011;305:1545–1552.

8. Guttmacher AE, Collins FS. Genomic medicine: a primer. NEJM 2002;347:1512–1520.

9. Healy DG. Case–control studies in the genomic era: a clinician's guide. The Lancet Neurology 2006;5:701–707.

표본 크기 산출을 위한 준비
: 가설과 기본 원칙

연구 대상과 주제 및 설계 방법을 정한 다음에는 피험자 표본의 크기를 결정해야 한다. 아무리 탄탄하게 잘 설정되고 준비된 연구라도 표본 크기가 너무 작으면 연구 주제에 대한 결론을 도출하는 데 실패할 수 있다. 반면에, 표본 크기가 너무 크면 실행하기 어렵고 비용이 많이 든다. 표본 크기 산출의 목표는 주어진 연구 설계에 맞는 적절한 피험자 수를 구하는 것이다.

표본 크기 산출법은 유용한 지침이긴 하지만, 통계적 객관성에 대하여 잘못된 인상을 주기도 한다. 표본 크기 산출은 해당 데이터 및 추산치 만큼만 정확한 것에 불과하며, 단지 정보에 근거한 추측이라고 할 수 있다. 표본 크기 계획(sample size planning)은 대략적인 추측을 하는 수학적 과정이라고 생각하면 된다. 이를 통해 연구 설계가 실현 가능한지, 다른 예측 변수나 결과 변수가 필요한지를 밝혀내기도 한다. 그러므로 대규모 수정이 가능한 연구 설계의 초기 단계에서 표본 크기를 반드시 산출해야 한다.

제6장에서 일반적인 몇몇 연구 설계에 적합한 표본 크기를 산정하는 방법에 대하여 자세하게 들어가기 전에, 우선 기본 원칙(underlying principles)에 대하여 설명할 것이다. 이 원칙들이 어렵다고 느끼는 독자들도 걱정할 필요는 없다. 표본 크기 산출을 위해서 이 원칙들을 완벽히 이해할 필요는 없기 때문이다. 그러나, 요리사가 음식 재료와 성분에 대하여 익숙하다면 요리법을 더 잘 이해할 수 있듯이, 이러한 기본 개념에 익숙한 연구자는 표본 크기 산출 과정을 더욱 쉽게 느낄 수 있을 것이다. 만약 친절한 생물통계학자에게 표본 크기 계산을 부탁할 계획이라고 하는 경우라고 해도, 그 과정에 대해 어느 정도 이해하고 있으면 계산 과정에서 가정 및 추정에 더 적극적으로 참여할 수 있다.

■ 가설

표본산출 과정의 시작은 연구 질문을 연구 가설로서 다시 표현하는 것이다. 여기서 연구 가설(research hypothesis)은 연구의 주요 요소들—표본, 예측 변수, 결과 변수—을 요약한다. 예를 들어, 연구 질문이 십자말 풀이(crossword puzzle)를 하는 사람들에서 치매 발병 확률이 낮은가를 보는 것이라고 가정해보자. 연구 가설은 표본(예: 양로원에 거주하는 정상 인지 기능을 가진 사람들), 예측 변수(평균 주1회 십자말 풀이를 한다), 결과변수(2년의 추적관찰 후 표준 인지기능 검사상 비정상 점수)를 구체화할 필요가 있다.

모집단 내에서 특성의 분포를 서술하는 기술 연구(예, 양로원에서 인지 기능이 비정상인 사람의 비율)에서는 가설 그 자체가 필요하지는 않다. 그러나, 기술 연구에서 표본 크기 산출 과정이 필요치 않은 것은 아니다. 제6장에서 설명하겠지만, 단지 그 과정이 다를 뿐이다. 가설은 그룹 사이 결과를 비교하기 위해 통계적 유효성을 검사해야 하는 연구에서 필요하다. 예를 들어, 십자말 풀이를 정기적으로 하는 노인들에서 치매 발생 비율이 낮은가를 조사하는 연구 등이다. 대부분의 관찰 연구와 모든 실험은 비교와 관련된 연구 질문을 다루기 때문에, 대부분의 연구에서는 적어도 하나의 가설이 필요하다. 만약 연구 질문에 아래 용어들 중 하나라도 포함 경우, 그 연구는 단순 서술형이 아니며, 다음과 같은 가설을 필요로 한다(~보다 큰, ~보다 작은, ~보다 가능성이 높다, ~와 관련 있다, ~와 비교하여, ~에 연관되다, ~와 유사한, ~과 상관된. ~의 원인이 되다, ~를 유발하다).

좋은 가설의 특성

좋은 가설은 좋은 연구 질문으로부터 시작한다. 또한, 단순하고 구체적이며 미리 언급되어야 한다.

단순함 vs. 복잡함

단순 가설(simple hypothesis)에는 하나의 예측 변수와 하나의 결과 변수가 있다.

　2형 당뇨병 환자에서, 활동량이 적은 생활양식(Sedentary lifestyle)은 단백뇨(proteinuria) 발생 위험의 증가와 연관이 있다.

　복잡한 가설(complex hypothesis)에는 하나 이상의 예측 변수가 있거나:

　2형 당뇨병 환자에서, 활동량이 적은 생활양식(Sedentary lifestyle)과 음주(alcohol consumption)는 단백뇨(proteinuria) 발생 위험의 증가와 연관이 있다.

　또는 하나 이상의 결과 변수가 있다:

　2형 당뇨병 환자에서, 음주(alcohol consumption)는 단백뇨(proteinuria) 및 신경병증(neuropathy) 발생 위험의 증가와 연관이 있다.

　이와 같은 복합 가설은 하나의 통계학적 검사를 통해서는 쉽게 검증할 수 없고, 두 개 이상의 단순 가설을 이용하여 보다 쉽게 접근할 수 있다. 종종 예측 변수나 결과 변수를 결합하여 활용하기도 한다:

　2형 당뇨병 환자에서, 음주는 당뇨병의 미세혈관 합병증(단백뇨, 신경병증, 망막증) 발생 위험의 증가와 연관이 있다.

　위 예시에서 연구자는 발생한 합병증의 종류가 아나리, 합병증의 발생 유무에 중점을 두기로 결정하였다.

특정함 vs. 모호함

특정 가설(specific hypothesis)은 피험자, 변수, 통계학적 유효성 검사 방법에 대해서 어떠한 모호함도 허용하지 않는다. 피험자의 특성과 모집원, 어떻게 변수들을 측정할 지를 조작적 정의를 통해 간결하게 요약한다:

Longview 병원에서 심근경색으로 입원한 환자들에서, 같은 병원에서 폐렴으로 입원한 대조군에 비해, 6주 이상 삼환계 항우울제(Tricyclic antidepressant)를 복용한 경우가 더 많았다.

위 문장은 매우 긴 편이다. 그러나 연구의 특성에 대하여 분명하게 설명하고 있으므로, 일단 연구 결과를 검토한 이후에는 다른 것을 검증할 가능성을 최소화한다. 연구의 분석 단계에서 다중 가설 검증(multiple hypothesis testing, 본 장의 끝부분에서 자세하게 다룬다)에 대한 고려 없이, 예측 변수를 측정하는 다른 방법(예, 항우울제 복용에 대한 자가 보고서)을 대신 사용하는 것은 올바르지 않다. 보통, 연구 가설을 간결하게 하면, 세부 사항들이 연구 가설에서보다는 연구 계획에서 보다 분명하게 표현된다. 그러나, 연구자는 항상 연구 가설에 대한 분명한 개념을 갖고 있어야 하며, 이를 연구 프로토콜에서 자세히 설명해야 한다.

연구 가설을 통해서, 예측 변수 및 결과 변수가 이분적인지, 연속적인지 혹은 범주형인지를 대부분 명확히 알 수 있다. 만약 명확하지 않다면, 변수의 유형을 구체적으로 서술할 수 있다:

35세에서 59세 사이 비만이 아닌 남성들에서, 적어도 주1회 볼링 경기에 참여하는 것은 10년간 추적관찰 동안 비만(체질량지수>30 kg/m²)이 발생 위험의 증가와 관계가 있다.

만약 연구 가설이 너무 억지스러워 지는 경우에는, 정의가 다른 부분에서 분명히 설명되는 한 가설에서는 생략이 가능하다.

사전(in-advance) vs. 사후(after-the-fact)

가설은 연구 초반에 분명히 글로 작성되어야 한다. 이를 통하여, 연구에 쏟는 모든 노력이 일차 목적에 집중될 수 있다. 또한 데이터 검사 결과로 유추해낸 여러 개의 가설 보다, 단 하나의 미리 명시된 가설은 연구 결과를 해석하는 견고한 기반이 될 수 있다. 데이터 검사 후에 만들어진 가설은 다중 가설 검증의 한 형태로서 결과물의 중요성을 과도하게 해석할 가능성이 있다.

귀무가설과 대립가설

주의 통계학을 정식으로 배운 적이 없거나, 배운 내용을 잊어버린 경우에는, 다음의 몇 단락은 한 번 읽어서는 이해하기 어려울 수 있다. 용어들이 번잡하거나 이상해 보일지라도 끝까지 읽으려고 시도해보길 바란다.

시작은 연구가설을 수정하는 것이다. 즉, 비교하는 두 그룹 사이에 차이가 없다고 주장한다. 이러한 수정안을 귀무가설(null hypothesis)이라고 하며, 연구 마지막에 데이터를 분석할 때 통계적 유효성을 검증하는 공식 근거가 된다. 실제로 모집단 내에서 연관성이 없음을 가정함으로서, 통계적 검증은 연구 중 관찰되는 연관성이 우연에 의한 것일 확률을 추산할 수 있다.

예를 들어, 당신의 연구 질문이 정수되지 않은 수돗물의 음용과 소화성 궤양의 발병 위험 증가(아마도 H.pylori 오염 확률의 증가 때문) 사이의 연관성이라고 가정해보자. 귀무가설은 예측변수와 결과변수 사이에 연관성이 없다는 것이므로 다음과 같이 수돗물을 마실물로 사용하는 프놈펜(Phnom Penh) 사람들은 병에 든 생수를 마실물로 사용하는 사람들과 동일한 소화성 궤양 발병 위험을 가진다.

연관성이 있다는 명제("수돗물을 마시는 프놈펜(Phnom Penh) 사람들은 병에 든 생수를 마시는 사람들에 비해 소화성 궤양 발병 위험이 높다.")는 대립가설(alternative hypothesis)이라고 한다. 대립가설은 직접적으로 검증될 수 없다. 통계적 유효성 검사에서 귀무가설이 거부된다면 자동으로 대립가설이 수용된다(추후 자세히 설명).

여기서 또 하나의 혼동되는 용어가 사용할 필요가 있는데, 대립가설은 단측(ons-sided)이거나 양측(two-sided) 이다. 단측 대립가설은 예측 변수와 결과 변수간 연관성의 방향을 명시한다. 수돗물 음용이 소화성 궤양 위험을 증가시킨다는 가설은 단측 가설이다. 양측 대립가설은 연관성이 있다는 사실만은 언급하며, 방향은 명시하지 않는 경우다. 예를 들면, "수돗물 음용은 생수 음용과는 소화성 궤양의 발생위험이 다름—증가 또는 감소—을 뜻한다."

단측 가설은 연관성의 한 방향만이 임상적으로 중요하거나 생물학적으로 의미가 있는 등의 특정 상황에서 적합하다. '고혈압 치료 신약이 위약보다 발진을 유발할 가능성이 높다'라는 단측 가설이 일례; 이 경우, 신약이 위약보다 발진을 덜 일으킨다는 가능성에 대해서는 검증할 가치가 없는 것이다(만약 그 신약이 항염효과를 가지고 있다면 검증의 가치가 있을 것이다). 또한 어느 한 방향으로 연관성이 발생하기가 매우 드물다는 것이(예, 흡연과 뇌암발생 위험 사이의 연관성을 연구) 이전 연구들에서 입증된 경우에도 단측 가설이 적합하다. 흡연은 다양한 암 종류와 연관이 있기 때문에, 단측 대립가설(즉, 흡연이 뇌암 위험도를 증가시킨다)로 충분하다. 그러나, 널리 지지를 받아온 많은 가설들(예, 베타 카로틴 치료가 폐암 위험도를 줄인다. 심실 이소성 박동[ventricular ectopic beats] 횟수를 줄이는 약이 심실 부정맥 환자의 급성 사망[sudden death]을 감소시킨다 등)이 무작위 임상시험을 통해 잘못된 것으로 밝혀진다는 것을 기억해야 한다 실제로 위 두 가지 예로 제시한 가설의 경우, 훌륭히 수행된 임상시험의 결과는 연구자들이 찾고자 했던 것과 반대 방향으로 통계적으로 유효한 효과를 입증하였다(1-3). 일반적으로, 대부분의 대립가설은 양측성이어야 한다.

연구 가설(대부분 단측)과 표본 크기 계획을 위해 사용되는 대립가설(대부분 양측) 사이의 차이점을 인식하는 것이 중요하다. 예를 들어, 소아기 반복적인 항생제 사용과 염증성 장질환(inflammatory bowel disease)의 위험 증가와 관련이 있다는 연구 가설을 가정해보자. 이 가설은 예상 결과의 방향을 명시하고 있으므로 단측이다. 이 때 표본 크기를 산정하기 위하여 왜 양측 대립가설을 써야 하는가? 이는 대부분 대립가설의 양방향이(위험도가 높거나 낮거나) 모두 가치가 있어서, 관찰 방향이 어느 쪽이 나오든 연구자는 그 결과를 발표하고 싶기 때문이다. 통계학적으로, 연구자는 데이터를 분석하기 이전에 단측 가설을 쓸 것인지 양측 가설을 쓸 것인지를 미리 결정해야 한다; P값(아래 참고)을 줄이기 위해 양측 대립가설에서 단측 대립가설로 바꾸는 것은 옳지 않다.

또한(아마 이것이 양측 가설을 훨씬 더 많이 사용되는 진짜 이유일 것이다) 대부분의 연구비나 투고논문 심사할 때 양측 가설이 당연시되며, 단측 가설인 경우 비판적 방향으로 검토된다.

■ 기본 통계 원칙

당뇨병을 앓고 있는 중년 여성에서 매일 15분 또는 그 이상의 운동은 경우, 낮은 평균 공복혈당 수치와 관련이 있다는 연구 가설은 실제 현실에서는 참일 수도 있고 거짓일 수도 있다. 모든 중년 여성 당뇨병 환자를 연구하기란 불가능 하기 때문에, 표적 모집단의 표본에서 가설을 검증해야 한다. 그림 1.5에서 설명했듯이, 표본에서 관측된 현상으로부터 모집단 내 현상에 대한 추론을 이끌어 낼 필요가 있는 것이다. 불행히도, 단지 우연에 의해서는 표본에서 일어나는 현상이 전체 모집단의 연구에서 일어날 수 있는 현상을 반영하지는 못하는 경우들이 있다.

어떤 면에서는, 피고인에게 판결을 내리는 배심원과 연구자의 문제 의식이 비슷할 수 있다(표 5.1) 피고인이 실제로 범죄를 저질렀는가에 대한 절대적 진실은 보통 결정될 수 없다. 대신에, 배심원은 우선 피고인의 결백을 가정하면서 시작한다. 즉, 피고인이 해당 범죄를 저지르지 않았다고 가정한다. 그 다음, 배심원은 피고인의 결백하다는 추정을 뒤집을 만한 충분한 증거가 있는지를 검토해야 한다. 이 때 검토의 기준은 합리적으로 생각할 수 있는 모든 의심을 넘어설 수 있느냐의 여부(beyond a reasonable doubt)이다. 하지만, 배심원은 결백한 피고인에게 유죄 판결을 내리거나, 유죄를 무죄라 판결하면서 오류를 범할 수 있다.

마찬가지로, 연구자는 모집단에서 예측변수와 결과변수 사이의 연관성이 없다는 귀무가설을 가정하면서 시작한다. 표본에서 수집한 데이터를 근거로, 귀무가설을 기각하면서 모집단에서 연관성이 있다는 대립가설의 손을 들어 줄만한 충분한 증거들이 있는 지를 통계적으로 검증한다. 이 검증의 기준은 통계적 유의 수준(level of statistical significance)이다.

표 5.1 배심원 판결과 통계적 검정의 유사점

배심원 판결	통계적 검정
결백: 피고는 지폐를 위조하지 않았다.	귀무가설: 모집단에서 카로틴 섭취와 대장암 발병율 사이에 관련성이 없음
유죄: 피고는 지폐를 위조하였다.	대립가설: 카로틴 섭취와 대장암 발병율 사이에 관련성이 있음
결백함을 기각하는 기준: 합리적 의심을 넘어서는 것	귀무가설을 기각하는 기준: 통계적 유의수준(알파)
옳은 판단: 지폐위조자에게 유죄를 선고	옳은 추론: 모집단에서 관련성이 있을때, 카로틴 섭취와 대장암 사이에 관련성이 있다고 결론을 내림
옳은 판단: 결백한 사람에게 무죄를 선고	옳은 추론: 관련성이 없을때, 카로틴 섭취와 대장암 사이에 관련성이 없다고 결론을 내림
옳지 못한 판단: 결백한 사람에게 유죄를 선고	옳지 못한 추론(제1종 오류): 실제로는 관련성이 없는데, 카로틴 섭취와 대장암 사이에 관련성이 있다고 결론을 내림
옳지 못한 판단: 지폐위조자에게 무죄를 선고	옳지 못한 추론(제2종 오류): 실제로는 관련성이 있는데, 카로틴 섭취와 대장암 사이에 관련성이 없다고 결론을 내림

1종 및 2종 오류

연구자는 판사와 마찬가지로 잘못된 결론에 도달할 수 있다. 때로는 단지 우연에만 의해서는 표본이 모집단을 대표하지 못하고, 따라서 그 표본으로부터 얻은 결과는 모집단의 실제 상황을 반영하지 못하여 그릇된 추론에 이르게 된다. 제1종 오류(type I error, 위양성)는 모집단내에서는 실제로 참인 귀무가설을 연구에서는 기각하는 경우 발생한다. 제2종 오류(type II error, 위음성)는 모집단내에서는 실제로 거짓인 귀무가설을 연구에서는 기각하지 않아서 발생한다. 비록 제1종 및 2종 오류들을 완벽히 피해갈 수는 없지만, 표본 크기를 늘이거나(표본 크기가 클수록, 표본이 모집단과 현저히 다를 가능성이 줄어든다), 설계 및 측정방법을 앞으로 설명할 여러 방법들로 조정하여 오류 발생 가능성을 줄일 수는 있다.

본 장과 다음 장에서, 무작위 오류라고도 불리는 우연 변동(chance variation)으로부터 비롯되는 제1종 및 제2종 오류를 줄이는 방법들을 설명할 것이다. 위양성과 위음성 결과가 편향(bias)에 의해서도 발생할 수 있으나, 보통 편향에 의한 오류는 보통 제1종 및 2종 오류라 부르지 않는다. 그러한 오류는 난해한 경우인데, 왜냐하면 감지하기도, 통계적 방법으로 정량화하기가 어려울 뿐만 아니라 표본 크기를 늘인다고 해서 오류를 피할 수도 없기 때문이다(편향에 의한 오류를 줄이는 방법에 대해서는 제 1, 3, 4 장과 7~12장을 참조하기 바란다).

효과 크기(effect size)

어떤 연구에서 예측변수와 결과변수간의 표본 내 연관성을 감지해낼 수 있는 가능성은 해당 변수들이 모집단내에서 갖는 실제 연관성의 규모에 의해 좌우된다. 만약 모집단에서 연관성이 크다면(예, 공복 혈당의 차이가 20mg/dL), 그 연관성을 표본에서 감지해 내기가 더 용이한 것이다. 반대로, 연관성 규모가 작다면(예, 2mg/dL 차이), 표본에서 연관성을 찾기가 어려워진다.

안타깝게도, 연구자는 실제 연관성의 규모를 절대 알 수가 없다. 사실 연구의 목적 중 하나는 그 규모를 가늠하기 위함이 아닌가! 대신에, 연구자는 표본에서 찾아내고자 하는 모집단내 연관의 규모를 선택해야 한다. 그 규모를 효과 크기(effect size)라 부른다. 적절한 효과 크기를 정하는 것은 표본 크기 산정 과정 중 가장 어려운 부분이다(4). 우선 이전의 관련 연구들로부터 데이터를 찾아서, 그 정보를 기반으로 합리적 효과 크기에 대한 추측을 해야 한다. 대안으로, 가장 작다고 판단되는 효과 크기이면서도 의학적으로 의미 있다고 판단되는 규모를 고를 수도 있다(예를 들어 말하자면, 공복 혈당수치 10mg/dL 감소).

물론, 공중보건 측면에서, 공복혈당치를 2mg/dL에서 3mg/dL 줄이는 것은 중요할 수 있다. 효과 크기를 선정하는 것은 항상 임의적이며, 실행 가능성을 고려하는 것이 가장 중요한 경우가 많다. 사실, 가용 피험자의 수가 제한되어 있는 경우, 연구에서 감지 가능한 효과 크기를 결정하기 위해서는 거꾸로 연구를 진행해야 할 수도 있다(제6장).

많은 연구들이 여러 개의 효과 크기를 가지는데, 그 이유는 여러 개의 다른 예측 변수와 결과 변수들을 측정하기 때문이다. 연구를 설계할 때, 가장 중요한 가설에 적합한 효과 크기를 이용하여 표본 크기를 결정해야 한다. 그 다음으로 기타 가설들에 대한 표본 크기를 추산한다. 여러 개의 가설들이 중요도 면에서 비슷하다면, 가장 큰 표본 크기를 필요로 하는 가설에 맞추어 표본 크기를 정한다.

α, β 및 검정력(power)

연구가 끝난 다음에는 대립가설을 선호하면서 귀무가설을 기각하기 위한 통계적 검증과정을 거친다. 이는 마치 검사가 배심원단으로 하여금 피고인의 결백성을 기각하고 유죄 판결을 내리도록 설득을 펼치는 과정과 비슷하다. 귀무가설이 표적 집단에서 참이냐 거짓이냐, 그리고 연구에서 편향의 유무를 어떻게 가정하느냐에 따라 네 가지 경우가 가능하다(표 5.2), 이 중 두 경우에서는 표본에서 발견한 사항과 모집단에서의 실제 현상이 서로 일치하여, 연구자의 추론이 올바른 것이 된다. 나머지 두 경우에서는 제1종 오류나 제2종 오류가 발생하여 추론이 틀리게 된다.

연구자는 연구에 앞서 제1종 및 제2종 오류를 최대한 어느 확률까지 수용할 지를 정한다. 제1종 오류를 범할 최대 확률(실제로 참인 귀무가설을 기각함)을 α(알파)라고 부르며, α는 통계적 유의 수준(level of statistical significance)을 의미한다.

예를 들어, 공복혈당수치에 대한 운동의 효과 연구를 0.05의 α로 설계하면, 참인 귀무가설을 잘못 기각할 가능성(사실은 그렇지 않지만, 운동과 공복혈당수치가 모집단내 연관성을 가진다고 추론하는 경우)의 최대값을 5%로 정한 것이다. 이것은 연구자가 연구 종료 후 데이터 분석을 위해 통계적 검증을 할 때 기꺼이 수용할 수 있는 합리적 의심의 수준이다.

제2종 오류를 범할 가능성(실제로 거짓인 귀무가설을 기각하는데 실패하는 경우)을 β(베타)라 부른다. [1- β] 값이 검정력(power)이다; 검정력은 실제 모집단 내 효과가 특정 효과 크기와 같거나 큰 경우, 표본 내 귀무가설을 올바르게 기각할 확률을 의미한다.

β을 0.10으로 정하면, 주어진 효과 크기의 연관성이 존재함에도 불구하고 놓칠 가능성을 10%까지 수용하겠다고 결정한 것이다. 이는 검정력이 0.90임을 뜻한다; 즉, 해당 크기 혹은 그 이상 규모의 연관성을 감지해낼 가능성이 90%라는 것을 의미하는 것이다. 예를 들어, 운동이 정말로 전체 모집단 당뇨병 여성 환자의 공복혈당수치를 20mg/L만큼 줄인다고 해보자. 다양한 경우의 집단에서 표본을 뽑아 같은 연구를 반복(매번 동일한 90%의 검정력을 갖는 같은 방법으로 측정)했다고 하자. 이런 경우 10개 중에서 9개의 연구에서, 연구자는 특정 수준의 α(0.05)로 귀무가설을 올바르게 기각하여 운동이 공복혈당수치와 관계가 있다고 추론할 것이다. 이것의 의미는 연구자가 모집단내 더 작은 효과(예를 들어, 15mg/dL)를 감지해내지 못한다는 것이 아니다; 단지 그럴 수 있는 가능성이 90%보다 작을 것이라는 것을 뜻한다.

이상적으로는 α와 β를 0에 가까이 맞춰서, 위양성 및 위음성 가능성을 최소화 하는 것이다. 그러나 α, β를 줄이려면 대신 표본 크기의 증가, 또는 제6장에서 설명할 기타 전략들 중 한가지를 필요

표 5.2 모집단에서의 진실 vs. 연구표본에서의 결과 : 네가지 가능성

	모집단에서의 진실	
연구표본에서의 결과	예측인자와 결과 사이 연관성이 있음	예측인자와 결과 사이 연관성이 없음
귀무가설 기각	옳음	제1종 오류
귀무가설 기각 실패	제2종 오류	옳음

로 한다. 표본 크기를 정하는 것의 주된 목표는, α와 β가 수용할 정도로 작은 수준이면서도 연구의 비용과 난이도가 과도해지지 않을 만큼의 충분한 피험자의 수를 결정하는 것이다.

많은 경우 α를 0.05, β를 0.20(0.80의 검정력)로 설정한다. 이는 임의적인 숫자이며, 다른 경우도 있다: 통상적으로 α를 0.01~0.10, β를 0.05~0.20의 수준으로 정한다. 연구 주제가 제1종(위양성) 오류를 특히 범하지 않아야 하는 경우에는 α를 낮게 정하는 것이 일반적이다. 예를 들어, 잠재적으로 위험한 약물 복용의 효능을 검사하는 경우. 제2종(위음성) 오류를 범하지 않는 것이 특히 중요한 경우에는 β를 낮게 정해야 한다. 예를 들어, 독성 폐기물 매립장근처에 거주하는 것이 안전하다고 주민들을 확신시켜야 하는 것과 같은 경우이다.

P값(P value)

이제 귀무가설로 다시 돌아가서, 그 기본 목적을 분명히 할 차례이다. 귀무가설은 단 하나의 기능만을 가진다. 허수아비처럼 행동하는 것. 통계적 검증을 통해 거짓으로 기각될 수 있도록 참이라고 가정한다. 데이터를 분석할 때 이러한 검증 과정에서 P값을 정하는 데, 이는 실제 귀무가설이 참일 경우 우연에 의하여 효과를 동일하거나 더욱 크게 인식하는 확률을 뜻한다. 만약 귀무가설이 사실이고, 모집단내에서 정말로 차이가 없다면, 연구 표본에서 차이는 우연에 의해서만 발견될 수 있다는 개념을 인식하는 것이 매우 중요하다.

그 우연의 정도가 작다면, 차이가 없다는 귀무가설은 기각될 수 있고 차이가 있다는 대립가설이 성립된다. "작다"는 것은, P값이 미리 결정한 통계적 유효도인 α보다 작음을 의미한다.

그러나, 유효하지 못한(nonsignificant) 결과(즉, P값이 α보다 큰 경우)가 모집단내 연관성이 없음을 의미하는 것은 아니다. 단지 표본 내에서 관찰된 결과가 우연히 발생하는 것보다 작은 것을 뜻할 뿐이다. 예를 들어, 어떤 연구자는 대학 대항 스포츠에 참여했던 여성들이 그렇지 않은 여성에 비해 노년기에 고관절 치환술을 받을 확률이 2배 높다는 것을 발견했다. 그러나 그 연구에서 고관절 치환술의 수가 작았기 때문에, 실제 효과는 P값이 0.08에 불과했다. 이는 곧, 모집단내에서 스포츠 활동과 고관절 치환술이 서로 연관되어 있지 않더라도, 연관 관계를 발견할 확률이 8% 임을 의미한다; 즉, 적어도 연구자가 우연히 관찰할 확률만큼의 크기라는 것이다. 만약 그 연구자가 유의 수준을 양측 α값 0.05로 정했다면, 표본에서 발견된 연관 관계가 "통계학적으로 유의하지 않다"고 결론지었을 것이다.

연구자가 생각을 바꾸어 단측 P값으로 변경하여 "P = 0.04"라고 발표하고 싶을 수도 있다. 더 좋은 연구자의 선택은 결과를 95% 신뢰구간으로 보고하고, "결과에서 연관성을 유추할 수는 있으나 통계적 유의성(P = 0.08)은 만족하지 못했다"라고 발표하는 것이다. 이러한 해결책은 기존의 양측 가설 설계를 온전히 보존하면서, 동시에 통계적 유의성이 전부-또는-전무(all-or-none) 상황은 아니라는 것을 명시하는 것이다.

대립가설의 측면

대립가설에 두 가지 측면이 있다고 앞서 설명하였다. 두 가지 모두 표본에서 단측 혹은 양측(one- or

two-sided)[1] 통계 검정을 통해 검사할 수 있다. 양측 통계 검정을 사용하는 경우, P값에 양방향으로 제1종 오류를 범할 확률이 포함되며, 이는 어느 한 쪽으로만 오류를 범할 가능성의 두 배이다. 단측 P값을 양측 P값으로 변환하는 것은 쉬운 일이며, 그 반대 방향으로도 손쉽게 바꿀 수 있다. 예를 들어 단측 P값이 0.05인 경우 보통 양측 P값이 0.10인 것과 같다(비대칭적인 통계 검정인 경우가 있기 때문에, 여기서 '보통'이란 표현을 썼다).

연구자 대립가설의 한쪽 면에만 흥미가 있는 드문 상황에서는(예, 새로운 항생제가 현재 사용되는 항생제보다 효과가 떨어지지 않는다는 것을 입증하기 위해 설계된 비열등 시험[noninferiority trial; 제 11장 참조]), 표본 크기도 그에 따라 계산될 수 있다. 하지만, 단지 표본 크기를 줄이기 위해서 단측가설을 써서는 안 된다.

통계적 검정의 종류

표본 크기를 계산할 때 쓰이는 공식들은 수학적 가정에 기반하여, 이는 각 통계적 검정마다 다르다. 표본 크기를 계산하기 전에 우선, 데이터를 분석하는 통계적 접근법부터 정해야 한다. 이는 주로 연구에 쓰이는 예측 변수 및 결과 변수의 종류에 따라 좌우된다. 표 6.1에서 데이터 분석에 많이 쓰이는 통계들을 열거하였다. 제6장에서 이러한 통계들을 이용하여 표본 크기를 산정하는 단순화된 기법을 설명할 것이다.

■ 추가적으로 검토할 사항

분산도(variability)

효과의 크기만 중요한 것이 아니라, 분산도를 고려해야 한다. 통계적 검정은 비교 대상 집단 간의 차이점을 파악할 수 있는가에 그 성패가 달려있다. 피험자의 결과 변수에서 분산도(혹은 퍼짐, spread)가 클수록, 해당 집단들의 값이 서로 겹치는 경향이 크며, 각 집단 간의 전반적인 차이를 설명하기가 더욱 어려워진다. 측정 오류로 말미암아 전체적인 분산도가 생겨나므로, 측정의 정밀도가 떨어지면 표본 크기를 더욱 크게 해야 한다(5).

여기 비만환자 20명을 대상으로 두 개의 식단(저지방과 저탄수화물)이 체중 감량에 어느 정도 효과가 있는지를 검토하는 연구를 살펴보자. 만약 저지방 식단 군의 모든 환자들이 약 3kg을 감량했고, 저탄수화물 식단 군의 환자들은 체중을 거의 감량하지 못했다면, 저지방 식단이 실제로 더 좋을 가능성이 높다(그림 5.1A). 반면에, 평균 체중 감량 분이 저지방 식단군은 3kg이고 저탄수화물 식단 군은 0kg이었다면, 두 집단 간에 상당한 범위가 서로 겹치게 된다(그림 5.1B 의 상황). 분산도가 클수록 두 식단군 사이의 차이를 감지하기가 어려워지며, 더 많은 표본 크기가 필요하게 되는 것이다.

표본 크기를 산정할 때 쓰인 변수 들 중의 하나가 연속적이라면(그림 5.1의 체중처럼), 그 연속변수의 분

1　때로는 one- or two-tailed test라고 칭한다; 통계 분포의 tail(양 극단 영역)을 의미한다.

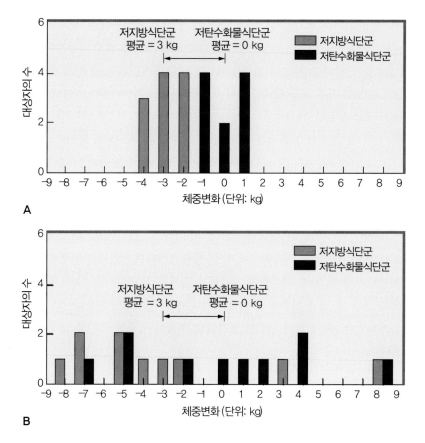

■ 그림 5.1 **A: 두 종류의 식이요법으로 성취한 체중감량**. 저지방식단군의 모든 대상자들은 2kg에서 4kg에 해당하는 체중감소를 보인 반면, 저탄수화물식단군의 대상자들은 −1kg에서 +1kg에 해당하는 체중변화를 보였다. 두 집단 사이에 겹치는 부분이 없기 때문에 저지방식단군이 저탄수화물식단군에 비해 체중감량을 더 잘 했다고 추론하는 것이 합리적이다(t 검정결과 p값이 0.0001보다 작은 것으로 확정되었다). **B: 두 종류의 식이요법으로 성취한 체중감량**. 두 집단 사이에 체중변화에 있어 상당한 부분이 겹치고 있다. 효과크기는 3kg으로 그림 A와 같지만, 어느 한 식단군이 다른 식단군에 비해 낫다는 근거가 되지 못한다(t 검정결과 p값이 0.19로 확정되었다).

산도를 추산해야 한다(자세한 내용은 제6장의 t검정 부분 참조). 분산도가 이미 표본 크기 공식과 표에서 감안 된 다른 파라미터들에 포함되어 있는 다른 경우들에서는 별도로 명시할 필요가 없다.

다중 사후 가설(Multiple and Post Hoc Hypotheses)

연구에서 한 개 이상의 가설을 검정하는 경우, 특히 그 가설들 중 하나가 데이터가 분석된 이후에 수립되었다면(사후 가설), 적어도 한 가설은 단지 우연에 의하여 통계적 유효성을 얻을 가능성이 증가 한다. 예를 들어, 20개의 독립 가설을 0.05의 α로 검정하는 경우, 그 가능성은 상당히 커서(64%; [1− 0.9520]), 적어도 한 가설은 우연에 의하여 통계적 유효성을 획득하게 된다. 일부 통계학자들은 한 개 이상의 가설을 검정하는 경우 통계적 유의 수준을 조정해야 한다고 주장한다. 이 경우 모든 발견 사항들이 우연에 의한 것일 때, 대립가설들 중 어느 하나를 수용하는 전반적인 확률을 특정 수준으로 유지하게 될 것이다. 예를 들어, 수 백 개(혹은 수 천 개)의 유전자형과 한 질병간의 연관성을 찾는 유전 연구는 0.05보다 훨씬 작은 α를 써야 할 것이다. 그렇지 않은 경우, 위양성 연관성이 많이 나올 위험이 있다.

수학자 Bonferroni의 이름을 딴 방법에서는 유효 수준(여기서는 0.05)을 검정할 가설의 수로 나눈다. 예를 들어, 네 개의 가설이 있다면, α를 0.0125(=0.05÷4)로 각각을 검정해야 한다. 이 경우, 각 가설을 0.05의 α로 검정할 때보다 훨씬 많은 표본 크기가 필요할 것이다. 그러므로, 어떤 특정 가설에 대하여 Bonferroni 방법은 제1종 오류의 가능성을 줄이는 대신, 제2종 오류의 가능성을 높이거나 더 큰 표본 크기를 필요로 한다. Bonferroni 조정 이후에도 연구 결과가 여전히 통계적으로 유의하다면, 검정력의 손실은 문제가 되지 않는다. 그러나, Bonferroni 조정 이후에 통계적 유의성을 상실한 결과는 문제가 된다. 이것은 모집단내 실제로 존재했던 연관성을 지지하는데 실패하였음을 의미한다(제2종 오류).

이런 경우에 특히, 어떠한 유의 수준을 사용할 것인가 하는 문제는 검증되는 가설의 수보다는 각 가설의 사전 확률(prior probability)에 의존한다. 이러한 이유로, 일반적으로 다중 가설을 검정할 때 무조건 Bonferroni 방법을 사용하는 것은 너무 엄격하다. 도움이 될 가능성이 있는 진단 검사를 사용하는 것과 유사하다(6, 7). 진단 검사 결과를 분석할 때 의사는 검사를 받은 환자가 실제로 해당 질병을 가지고 있을 확률에 대하여 고려한다. 예를 들어, 건강한 사람에게서 약간 비정상적인(moderately abnormal) 검사 결과가 나온 경우라면(정상 한계치보다 15% 높은 serum alkaline phosphatase level), 아마도 의학적 중요도가 거의 없는 위양성 검사일 것이다. 마찬가지로, 가능성이 낮은 가설에서 P값이 0.05라면 역시 위양성 결과일 것이다.

그러나 alkaline phosphatase 수치가 정상 한계치보다 10배 내지 20배 정도 높다면 우연히 발생하였을 가능성은 적다(실험실 오류일 가능성은 있다). 그래서 매우 작은 P값(보통, ⟨0.001)도 우연에 의해 발생했을 가능성이 적다(편향에 의해 생겼을 수는 있다). 비록 해당 질병이나 가설의 사전 확률이 매우 낮더라도, 상당히 비정상적인 검사 결과를 위양성으로 혹은 매우 낮은 P값을 우연에 의한 것으로 무시해버리기란 어려운 일이다.[2]

게다가, 순위가 매겨진 검사의 횟수나 검정할 가설들이 항상 연관되어 있는 것은 아니다. 관절의 부종과 통증을 호소하는 환자에서 혈청 요산 수치 상승을 분석할 때에는, 의사가 단 하나의 검사(요산 수치)만 실행했는지, 아니면 다양한 20개의 검사들을 병행 실행했는지 여부에 의해 흔들려서는 안 된다. 마찬가지로, 타당성 있는 연구 가설의 P값을 해석할 때, 그 연구자가 가능성이 희박한 가설 여러 개를 검정한 바가 있다는 것이 중요한 고려 대상이 되어서는 안 된다. 가장 중요한 것은 검정하는 연구 가설의 합리성이다; 즉, 올바르다는 사전 확률(prior probability)이 상당히 크다(이러한 "Bayesian" 방법에서의 사전 확률은 보통 다른 출처에서 비롯된 증거들에 기반한 주관적 판단이다). 연구 설계 과정에서 수립된 가설은 보통 이 조건을 만족시키기 마련이다. 무엇보다도, 그게 아니라면 왜 연구자가 시간과 노력을 들여 이 연구를 하고 있겠는가?

---

2 일부 유전자 연구는 예외이다; 수백만 혹은 수십억의 연관성을 보일 수 있다.

연구 결과 수집 및 분석과정에서 나타나는 예기치 못했던 연관성에 대해 생각해 보자. 이는 종종 가설 생성(hypothesis generation)이라고 부르지만, '데이터 뒤지기'나 '주제 낚기'등의 악명으로 불리기도 한다. 데이터 분석 중에 이루어지는 많은 비공식적인 비교 과정은 일종의 다중 가설 검정이다. 데이터 분석과정에서 변수를 재정의하거나 결과물이 표본의 하부 집단에 제공되었을 경우 비슷한 문제가 발행한다. 연구 설계 과정에서 고려되지 않고 데이터가 생성해낸 가설의 P값이 큰 것은 종종 우연에 의한 것이다. 이는 회의적인 시선으로 검토되어야 하고, 향후 연구를 위한 잠재적 연구 주제로 고려되어야 한다.

그러나, 때때로 데이터를 분석할 때 가설이 합리적으로 보이는 데도 불구하고, 미리 특정 가설을 수립하지 못하는 경우가 있다. 예를 들어, 연구가 진행 중에 다른 연구진이 새로운 위험 요소를 발견해내거나, 아니면 단순히 연구자가 연구 설계 과정에서 특정 가설을 생각해내지 못했을 때 이런 일이 발생한다. 가설이 연구가 시작되기 전에 수립되었느냐의 여부가 중요한 것이 아니다. 다른 원인들에 근거한 증거들에 기반해서 검토했을 때 가설이 참일 사전 확률이 합리적인가가 중요한 것이다 (6, 7).

연구를 기획할 때 한 개 이상을 수립하면 확실히 이점이 있다. 여러 개의 연관되지 않은 가설(multiple unrelated hypotheses)을 쓰면 연구의 효용성이 증대되며, 단일한 연구 노력으로 여러 개의 질문에 대한 해답을 찾을 수 있고, 모집단 내 존재하는 진정한 연관성을 더 많이 발견할 수 있다. 또한, 여러 개의 연관된 가설을 수립하는 것도 좋은 방법이다. 발견 사항들의 일관성이 유지된다면, 연구 결과가 더욱 강력해지기 때문이다. 심부전 환자에 대한 연구는 안지오텐신전환효소억제제(angiotensin-converting enzyme inhibitors)를 사용하면 심장 질환으로 인한 입원, 심혈관 사망률, 전체 사망률을 줄이는데 도움이 된다는 것을 알아냈다. 만약 이 중 하나의 가설만 검정했다면, 결과물은 결정력이 다소 적었을 것이다. 그러나, 공짜 점심은 없는 법이다. 이렇게 연관 지어 미리 수립한 가설들을 검정했는데, 단 하나의 가설만 통계적 유효성 검정을 통과했다고 하자. 이런 경우, 그 통계적으로 유효한 결과가 참인지, 통계적으로 유효하지 못했던 결과가 참인지, 아니면 둘 다 참인지에 대하여 결정을 내려야 한다(그리고 논문 편집자와 독자들도 확신시켜야 할 것이다).

1차 및 2차 가설(primary and secondary hypotheses)

특히 대규모 무작위 임상시험에서 몇 개의 가설들을 '2차(secondary)'로 정하곤 한다. 이런 경우 보통 연구 설계의 기본이 된 하나의 1차 가설(primary hypothesis)이 있지만, 연구자들은 다소 중요도가 낮은 다은 연구 주제들에 대해서도 관심을 갖고 있다. 예를 들어, 아연 보충제 임상시험에서 1차 결과는 상부 호흡기 감염에 의한 입원 또는 응급실 방문이다. 2차 결과는 결근 또는 결석 일수를 자가 보고하는 것이다. 제약 업체가 승인을 받기 위해 이 연구를 하는 것이라면, 1차 결과가 관할 기관에게 가장 중요할 것이다. 미리 2차 가설을 수립하면, 가설을 검증할 때 결과의 신뢰도를 높일 수 있다.

특히 임상시험에서 좋은 방법은, 타당한 가설을 최대한 많이 미리 세워놓고 단 하나만 일차 가설로 정하는 것이다. 일차 가설은 다중 가설 검정을 위한 조정이 필요성에 대한 논란 없이 대해 통계적으로 검정될 수 있다. 더욱 중요한 것은 일차 가설을 정함으로써 연구가 주요 목적에 집중되고 표본 크기 산정 과정을 위한 분명한 기반이 정해진다는 점이다.

대다수의 통계학자와 역학자들은 P값에 중점을 두는 가설 검증 보다는, 신뢰구간(confidence interval)을 사용해서 연구 결과의 정밀도를 보고히는 방식을 점차 채택하고 있나(8-10). 실제로, 일부 저자들은 가설을 기반으로 표본크기를 계획하는 전 과정이 어폐가 있다고 생각한다; 왜냐하면 그 과정은 모르는 수치(효과 크기) 또는 임의의 수(α, β)에 의존하기 때문이다(11). 그러나, 우리가 설명한 접근 방법은 실용적인 것으로서, 임상 연구 계획에서 여전히 표준으로 받아들여지고 있다.

■ 요약

1 분석적 및 서술적 연구에서 표본 크기를 정하는 것은 중요한 과정이다. 연구 설계 과정 초기에 표본 크기를 구해야 적절히 필요한 수정을 할 수 있다.

2 분석적 연구와 실험에서는 주요 예측 변수와 결과 변수 간의 예상되는 연관성에 대하여 명시하는 가설을 수립해야 통계적 검정을 수행할 수 있다. 완전히 서술적인 연구는 비교 기법이 없으므로 가설이 필요 없다.

3 좋은 가설은 상세하게 모집단으로부터의 표본 추출 방법, 변수 측정법을 명시해야 하며, 단순한 가설로(단 하나의 예측 변수와 단 하나의 결과 변수만 있는 경우), 사전에 미리 수립해야 한다.

4 귀무가설은 예측 변수와 결과 변수가 서로 연관되어 있지 않다고 가정하며 통계적 유효도 검정의 기반이 된다. 대립가설은 예측 변수와 결과 변수가 서로 연관되어 있다고 가정한다. 통계적 검정을 통해 연관성이 없음을 가정하는 귀무가설을 부정하고 연관성이 있음을 주장하는 대립가설을 수용하려 시도하게 된다.

5 대립가설은 단측(연관성의 한 쪽 방향만 검정함) 혹은 양측(양 쪽 방향을 모두 검정함)일 수 있다. 단측 가설은 연관성의 한 쪽 방향만 임상적으로나 생물학적으로 의미가 있는 매우 특이한 경우에만 사용해야 한다.

6 분석적 연구 및 실험에 있어서 표본 크기란, 주어진 효과 크기(effect size)와 분산도(variability) 상황에서 제1종(위양성) 및 제2종(위음성) 오류를 범할 가능성을 일정 부분 지닌 채, 연관성을 찾아내기 위해 필요한 피험자의 수이다. 제1종 오류를 범할 최대 확률을 α라 부르며, 제2종 오류를 범할 최대 확률은 β라 한다. 1에서 β를 뺀 값(1−β)을 검정력(power)이라 하며 이는 모집단 내에 실제로 연관성이 있을 경우, 표본에서 주어진 효과 크기 혹은 그 이상의 연관성을 찾아낼 수 있는 가능성을 의미한다.

7 하나 이상의 가설을 미리 수립하면 바람직한 경우가 많다. 그러나 연구자는 단일한 1차 가설을 정하여 표본 크기는 이를 기준으로 산출해야 한다. 데이터로부터 얻어지는 예상치 못했던 결과물을 포함하여 표본 내의 다중 가설을 검정하여 얻는 결과물을 분석하는 과정은, 그 결과물들이 모집단 내에서 일어나는 현상을 설명하는 사전 확률(prior probability)에 대한 판단에 근거한다.

■ 참고문헌

1. The Alpha-Tocopherol, Beta Carotene Cancer Prevention Study Group. The effect of vitamin E and beta carotene on the incidence of lung cancer and other cancers in male smokers. N Engl J Med 1994;330:1029–1035.

2. Echt DS, Liebson PR, Mitchell LB, et al. Mortality and morbidity in patients receiving encainide, flecainide, or placebo. The Cardiac Arrhythmia Suppression Trial. N Engl J Med 1991;324:781–788.

3. The Cardiac Arrhythmia Suppression Trial II Investigators. Effect of the antiarrhythmic agent moricizine on survival after myocardial infarction. N Engl J Med 1992;327:227–233.

4. Van Walraven C, Mahon JL, Moher D, et al. Surveying physicians to determine the minimal important difference: implications for sample-size calculation. J Clin Epidemiol 1999;52:717–723.

5. McKeown-Eyssen GE, Tibshirani R. Implications of measurement error in exposure for the sample sizes of casecontrol studies. Am J Epidemiol 1994;139:415–421.

6. Browner WS, Newman TB. Are all significant P values created equal? The analogy between diagnostic tests and clinical research. JAMA 1987;257:2459–2463.

7. Newman TB, Kohn, MA. Evidence-based diagnosis. New York: Cambridge University Press, 2009. Chapter 11.

8. Daly LE. Confidence limits made easy: interval estimation using a substitution method. Am J Epidemiol 1998;147:783–790.

9. Goodman SN. Toward evidence-based medical statistics. 1: The P value fallacy. Ann Intern Med 1999;130:995–1004.

10. Goodman SN. Toward evidence-based medical statistics. 2: The Bayes factor. Ann Intern Med 1999;130:1005–1013

11. Bacchetti P. Current sample size conventions: flaws, harms, and alternatives. BMC Med. 2010;8:17.

CHAPTER 6

표본 크기 산출과 검정력
: 응용과 사례

제5장에서 표본 크기 계산에 관련된 기본 원칙을 소개하였다. 이 장에서는 연구 계획수립에 필요한 표본 크기를 산정할 때, 이러한 원칙들을 활용하는 상세한 기법을 설명한다. 우선 분석적 연구 및 실험용 표본 크기 계산법을 다룬다. 여기에는 다변량 분석(multivariate analysis)과 같은 특수한 연구와 관련된 문제도 포함될 것이다. 두 번째로는 주로 서술적인 연구에 관해 고려해 볼 것이다. 그 다음에는 표본 크기가 고정되어 있는 연구, 검정력을 최대화시킬 수 있는 전략, 정보가 충분하지 않을 때 표본 크기를 산정하는 방법에 대해 설명한다. 마지막으로는 흔히 범하는 오류와 이를 피하는 방법을 다룬다.

본 장 끝의 부록에 표본 크기를 산정하는 몇 가지 기본 방법에 쓰이는 표와 공식들을 실었다. 또한, 이 책 저자의 홈페이지(www.epibiostat.ucsf.edu/dcr)에 계산기가 있고, 다른 많은 웹사이트에서도 온라인으로 즉석에서 표본 크기를 계산해 주는 도구들을 제공한다. 인터넷에서 '표본 크기 계산기(sample size calculator)'를 검색해보면 된다. 대부분 통계 패키지로도 일반적인 연구 설계용 표본 크기를 산정할 수 있다.

■ 분석적 연구 및 실험을 위한 표본 크기 기법

분석적 연구 및 실험용으로 표본 크기를 정하는 방법은 다양하지만, 몇 가지 공통 단계들이 있다.

1. 귀무가설과 단측 혹은 양측 대립가설을 수립한다.
2. 위 가설의 예측 변수와 결과 변수의 유형에 근거하여, 표 6.1에서 적절한 통계 검정법을 선택한다.
3. 합리적인 효과 크기를 선택한다(필요하다면, 분산도 선택한다).
4. α와 β를 정한다. 대립가설이 확실히 단측이 아니라면, 양측 α를 정한다.
5. 부록에 있는 적절한 표나 공식, 온라인 계산기, 또는 통계 패키지를 활용하여 표본 크기를 결정한다.

이 중 한 두 개의 값이 불확실할 지라도 연구 설계의 초기 단계에서 표본 크기를 산정하는 것이 중요하다. 표본 크기 계산을 마지막 순간까지 미루면, 갑자기 당황스러워질 수 있다. 완전 새로운 요소가 필요할 지도 모르고, 이로 인해 전체 연구를 다시 설계해야 할 수도 있다. 그래서 이 주제에 관해 이 책의 초반부에 언급하는 것이다.

표 6.1 표본 크기 산출에 사용하는 기본 통계 검정법[*]

예측 변수	결과 변수	
	이분형	**연속형**
이분형	카이제곱 검정법(chi-squared test)[+]	t 검정법(t test)
연속형	t 검정법(t test)	상관계수(correlation coefficient)

[*] 순서형 변수를 검정하거나 다른 유형의 통계 검정으로 데이터를 분석하고자 하는 경우, "기타 고려 사항 및 특수한 문제" 부분을 참조한다.

[+] 카이제곱 검정법은 항상 양측성이다. 이에 대응하는 단측성 검정법은 Z 통계량(Z statistics)이다.

모든 분석적 연구가 다음에 설명할 표본 크기 계산의 세 가지 범주 중 하나에 정확히 들어맞는 것은 아니다. 예측변수와 결과변수가 둘 다 이분형이면 카이제곱 검정법(chi-squared test), 둘 중 하나는 이분형이고 다른 하나는 연속형이면 t 검정법(t test), 둘 다 연속형이면 상관계수(correlation coefficient)를 사용하는 상관분석법으로 정한다. 다소 빈번히 발생하는 예외사항의 일부에 대해서는 "기타 고려 사항 및 특수한 문제" 부분에서 설명할 것이다(60 페이지 참조).

t 검정법(t test)

t 검정법(개발자의 필명을 따라 "Student's t test"라 부르기도 한다)은 한 집단의 연속변수 평균값이 다른 집단의 값과 확연히 다른 가를 검토할 때 흔히 사용된다. 예를 들어, 두 가지 항우울제를 투여 받은 환자들의 평균 우울 지수, 또는 당뇨병이 있는 피험자와 없는 피험자 사이 평균 체질량지수 등을 비교할 때에 t 검정법이 적절할 것이다. t 검정법에서는 두 집단의 각 변수들의 분포(spread)가 정상 분포(종형)에 가깝다고 가정한다. 그러나, t 검정법은 놀라울 정도로 강력하기 때문에, 피험자 수가 적거나(30-40 미만), 또는 극심한 이상치(outlier)가 있지 않는 한 거의 대부분의 분포에 사용할 수 있다.

보통 t 검정법은 연속형 결과변수의 비교에 사용되지만, 이분형 결과변수(예, 환자-대조군 연구)의 표본크기를 추정하기 위해서도 사용될 수 있다. 이 경우, t 검정법은 환자군과 대조군의 예측변수 평균치를 비교한다.

연속형 결과변수의 평균을 t 검정법으로 비교하는 연구에서 표본 크기를 정하기 위해서는(예제 6.1 참조), 아래 사항을 반드시 수행해야 한다.

1. 귀무가설을 수립하고 대립가설이 단측 혹은 양측인지 명시한다.
2. 두 연구 집단의 결과변수 평균값의 차이를 이용하여 효과 크기(E)를 정한다.
3. 표준편차(S)를 이용하여 결과 변수의 분산도를 정한다.
4. 표준화된 효과 크기(E/S)—효과 크기를 결과변수의 표준편차로 나눈 값—를 계산한다.
5. α와 β를 정한다.

효과 크기 및 분산도는 이전 문헌들이나 전문가와의 상담을 통해 정할 수도 있다. 때로 변수의 표준편차를 구하기 위해 소규모의 예비 조사를 해야 할 수도 있다(70페이지 "정보가 충분치 않을 때 표본 크기를 산출하는 방법" 참조). 결과변수의 변화 값이 연속적으로 측정되었다면(예, 체중 변화에 대한 연구), 그 변화 값의 표준편차를 표본 크기 산출 과정에 써야 한다(그 변수 자체의 표준편차를 쓰는 것이 아니다). 한 변수 변화 값의 표준편차는 보통 그 변수 자체의 표준편차보다 작다. 그러므로 표본 크기 또한 작아지게 될 것이다.

때로는 변수의 표준편차에 대한 의미있는 정보를 얻지 못할 수도 있다. 이런 경우, 표준화된 효과 크기(standardized effect size)를 사용하는 것이 바람직하다. 표준화된 효과 크기(standardized effect size)란 단위가 없는 양으로서, 표본 크기를 산정을 가능하게 하며, 다양한 변수들 사이 효과 크기의 비교를 간소화한다. 표준화된 효과 크기는 단순하게 효과 크기를 변수의 표준편차로 나눈 값이다. 예를 들어, 혈청 콜레스테롤 수치 차이가 10mg/dL이고 모집단의 표준편차가 약 40mg/dL이면, 표준 효과 크기는 0.25가 된다. 표준 효과 크기가 클수록, 필요한 표본의 크기는 작아진다. 대부분의 연구에서, 표준 효과 크기는 0.1 이상일 것이다. 이보다 작아서 감지하기 어려운 효과 크기(이런 경우, 대규모의 표본 크기를 필요로 한다)는 보통 임상적으로 그다지 중요치 않다.

부록 6A에서 다양한 α와 β의 조합과 표준화된 효과 크기에서의 표본 크기 요구사항에 대하여 정리하였다. 표 6A를 이용할 때엔, 가장 왼쪽 열에서 표준화된 효과 크기를 찾는다. 그 다음, 표를 가로질러 가면서 선택한 α와 β에 맞는 필요한 집단별 표본 크기를 구한다(표 6A의 숫자들은 동일한 크기의 두 집단을 비교하고 있다고 가정한다. 이 가정과 다를 경우, 표 하단부의 공식이나 쌍방향 웹 프로그램을 사용한다).

연구 피험자가 30명 이상이고, 검정력 0.80(β=0.2), α(양측)=0.05 인 경우, 표본 크기를 대략 추산하는 쉬운 방법이 있다. 그 공식은 다음과 같다.

$$\text{표본 크기(동일한 크기의 집단별)} = 16 \div (\text{표준화된 효과 크기})^2$$

예제 6.1에서, 표본 크기를 이 방법으로 추산하면, $16 \div (0.2)^2 = 400$(각 집단당)이 된다.

예제 6.1 t 검정법으로 표본 크기 계산하기

문제 천식 치료에 있어서 salbutamol과 ipratropium bromide의 효과 차이를 분석하는 연구가 있다. 2주 동안 투여한 후, 이 약들이 FEV₁(forced expiratory volume in 1 second)에 보이는 효과에 대하여 무작위 시험을 하려고 한다. 이전의 연구에 따르면, 천식으로 치료 중인 환자의 평균 FEV₁이 2.0리터, 표준편차는 1.0리터였다. 연구자는 두 치료 집단의 평균 FEV₁이 10% 이상 차이가 난다고 증명하려 한다. α(양측) = 0.05, 검정력(power) = 0.80인 경우 각 집단(salbutamol과 ipratropium)에서 몇 명의 환자가 필요한가?

해답 표본 크기를 계산하는 방법은 다음과 같다.
1. 귀무가설: salbutamol과 ipratropium을 2주 동안 천식환자에게 각각 투여한 후, 두 집단의 평균 FEV₁는 동일하다.
   대립가설(양측): salbutamol을 2주 동안 투여한 천식환자와 ipratropium을 동일 기간 동안 투여한 천식환자의 평균 FEV₁는 서로 다르다.
2. 효과 크기 = 0.2리터(10% × 20리터)
3. FEV₁ 의 표준편차 = 1.0리터
4. 표준화된 효과 크기 = 효과 크기 ÷ 표준편차 = 0.2리터 ÷ 1.0리터 = 0.2
5. α(양측) = 0.05; β= 1−0.80 = 0.20.(β = 1− power)

표 6A의 맨 왼쪽 열에서 표준화된 효과 크기는 0.200이고, α(양측) = 0.05, β= 0.20인 경우, 집단별로 필요한 환자의 수는 394명이다. 이는 연구에 필요한 각 집단의 환자 숫자이다. 중간에 탈락/누락되는 수를 감안하면 더 많은 숫자가 필요할 것이다. 이러한 표본 크기는 현실적이지 않을 수 있다. 그러므로 연구 설계를 다시 고려하거나, 효과 크기를 더 늘려야 할 수도 있다. 쌍체표본(Paired samples)에서 t 검정법을 활용하는 부분(예제 6.8)에서 좋은 해답을 찾을 수 있다.

카이제곱 검정(Chi-Squared Test)

카이제곱 검정(Chi-Squared Test, $x2$)은 이분적 결과물을 갖는 두 집단에서 피험자의 비율을 비교할 때 쓰인다. 예를 들면, 엽산(folate)과 위약을 각각 투여 받는 남성 환자 집단간의 관상동맥질환 발생률 비교 연구가 이에 해당한다. 카이제곱검정은 항상 양측이며, 단측 가설용으로 동일한 검정법은 단측 Z검정이라 한다.

실험이나 코호트 연구에서는, 한 집단에서 해당 결과를 가질 것이라 예상되는 피험자의 비율 P_1 과, 다른 집단에서 그 결과를 가질 것이라 예상되는 피험자의 비율 P_2의 차이를 통해 효과 크기를 정한다. 예를 들어, 고혈압이 있는 남성 집단과 여성 집단 사이에서 말기신질환의 발생 위험을 비교하는 코호트연구에서, P_1은 말기신질환이 발생한 남성의 비율이 되고, P_2는 은 말기신질환이 발생한 여성의 비율이 된다. 분산도는 P_1과 P_2의 기능이므로, 구체적으로 명시될 필요가 없다.

반면, 실험군-대조군 연구에서 표본 크기를 계산하는 목적으로, P_1과 P_2는 서로 달리 정의된다. 이분형 예측변수(예, 남자에서 말기신질환 환자의 비율)의 특정값을 가지고 있으리라 예상되는 실험군과 대조군의 비율이다. 따라서, 실험군-대조군 연구에서 P_1은 특정 예측변수를 가지고 있을 것으로 예상되는 환자군의 비율(예, 예측변수의 유병률)을 의미하고, P_2는 그 예측변수를 가지고 있을 것으로 예상되는 대조군의 비율을 의미한다.

두 비율을 비교하기 위하여 카이제곱검정이나 Z검정법으로 분석되는 연구에서 표본 크기를 산정하려면, 다음 과정을 수행해야 한다.

1. 귀무가설을 수립하고 대립가설이 단측 혹은 양측인지 명시한다.
2. 한 집단에서 특정 결과물의 비율인 P_1과 다른 집단에서 특정 결과물의 비율인 P_2를 이용하여, 효과 크기와 변산도를 추정한다.
3. α와 β를 정한다.

부록 6B에서 다양한 α와 β의 조합 및 여러 P_1과 P_2값에 대한 표본 크기 요구사항에 대하여 정리하였다. 표본 크기를 구하려면, P_1과 P_2중에서 더 작은 것을 골라(필요하다면, 가장 근접한 0.05단위로 반올림), 표 6B.1이나 6B.2의 가장 왼쪽 열을 아래 방향으로 검토해 본다. 그 다음, 표를 가로질러 가면서 P_1과 P_2의 차이를 찾는다. 선택한 α와 β에 맞춰서 집단 별로 필요한 표본 크기를 표에서 찾는다.

예제 6.2　카이제곱검정을 활용하여 표본 크기 계산하기

문제 연구 질문은 태극권을 수련하는 피험자가 조깅을 하는 피험자에 비해 등부위 통증 발생 위험이 더 낮은 가이다. 이전의 연구에 따르면, 조깅을 하는 사람들에서 2년 후 등 통증의 발생률이 약 0.30이다. 연구자는 태극권이 그 위험을 적어도 0.10 감소시킨다는 것을 보여줄 수 있기를 바란다. α(양측) = 0.05, 검정력(power) = 0.80인 경우, 태극권을 하는 사람들의 2년 후 등통증 발병률이 0.20(또는 이하)라는 것을 확인하려면 몇 명의 피험자가 필요하겠는가?

해답 표본 크기를 계산하는 방법은 다음과 같다.
1. 귀무가설: 태극권을 수련하는 사람과 조깅을 하는 사람에서 등통증 발병률은 동일하다.
대립가설(양측): 태극권을 수련하는 사람과 조깅을 하는 사람에서 등통증 발병률은 서로 다르다.
2. P2(조깅을 하는 사람들에서 발병률)은 0.30이고, P1(태극권을 수련하는 사람들에서 발병률)은 0.20이다. 이 중 작은 값은 0.20 이고, 둘 사이 차이(P1 − P2)는 0.10이다.
3. α(양측) = 0.05; β= 1−0.80 = 0.20

표 6B.1의 가장 왼쪽 열의 0.20부터 가로 방향으로, 예상 차이값 0.10부터 아래 방향으로 검토하여, α(양측) = 0.05; β= 0.20 의 중간 값이 이 연구를 완수하기 위해 필요한 표본 크기이다. 즉, 조깅하는 사람 313명, 태극권을 하는 사람 313명.

　두 피험자 집단 결과물의 상대적 위험도(relative risk) 즉, 위험률(risk ratio)로 효과 크기를 표시하는 경우가 있다. 예를 들면, 어떤 연구자는 경구 피임약을 사용하는 여성이 그렇지 않은 여성보다 적어도 두 배는 심근경색이 발병할 가능성이 높은가를 연구할 수 있다. 코호트 연구(혹은 실험)에서는 P_1을 P_2로 나누기만 하면(혹은 반대로) 상대적 위험도를 구할 수 있기 때문에, 상대적 위험도와 두 비율(P_1과 P_2)을 서로 치환하는 것은 간단하다.

　그러나 대조군 연구에서는 다소 방법이 복잡해진다. 교차비(혹은 승산비, odds ratio)를 이용해 상대적 위험도의 근사값을 구해야 하기 때문이다:

$$OR = [P_1 \times (1-P_2)] \div [P_2 \times (1-P_1)]$$

　교차비(OR)와 P_2(예측 변수에 노출된 대조군의 비율)를 정하고, 그 다음에 P_1(예측 변수에 노출된 실험군의 비율)은 다음 공식으로 구한다.

$$P_1 = \frac{OR \times P_2}{(1-P_2)+(OR \times P_2)}$$

　예를 들어, 대조군 중 10%가 경구 피임약에 노출되어 있다고 예상하고(P_2 = 0.1), 이 노출비와 관련하여 교차비를 3으로 검출하고자 한다면, P_1은:

$$P_1 = \frac{3 \times 0.1}{(1-0.1)+(3 \times 0.1)} = \frac{0.3}{1.2} = 0.25$$

상관계수(correlation coefficient)

표본 크기를 정할 때 상관계수(correlation coefficient, r)를 흔히 사용하지는 않는다. 하지만 예측 변수와 결과 변수 모두 연속적인 경우에는 유용할 수 있다. 상관계수는 두 변수간의 선형적 연관성의 정도를 측정하며, −1부터 +1까지의 값을 갖는다. 음수인 경우에는 한 변수가 증가할 때, 다른 변수는 감소한다(예. 어린이의 혈중 납 농도와 IQ). r의 절대값이 1에 가까워질수록 연관 관계는 커지며, 0에 가까울수록 연관성이 작아진다. 예를 들어, 어떤 모집단에서 성인의 키와 몸무게는 r ≈ 0.9로 매우 연관성이 높다. 그러나 이렇게 높은 상관 정도는 매우 드문 경우이다. 많은 생물학적 연관성은 상당히 작은 상관계수를 갖는다.

상관계수는 행동의학(behavioral medicine)같은 특정 임상 연구 분야에서 흔히 사용되지만, 표본 크기 산정용으로 상관계수를 사용하면 단점이 뒤따른다. 상관계수는 직관적으로 시사하는 바가 거의 없는 것이다. 상관계수를 제곱하면(r^2), 예측변수와의 선형적 연관성에서 비롯되는 결과변수의 퍼짐(분산, variance) 비율을 나타낸다(또는 그 반대 방향). 그렇기 때문에 표본이 충분히 크면 의학적으로나 과학적으로는 의미가 없어도, r≤0.3처럼 매우 작은 상관계수는 통계적으로 유효할 수 있다. 이는 r이 기껏해야 분산의 9%를 설명하기 때문에 그렇다.

별로 쓰이지는 않지만 예측 변수와 결과 변수가 모두 연속적인 연구에서 표본 크기를 구하는 다른 방법은, 둘 중 하나를 이분화 시켜서(중간 값을 기준하는 등의 방법으로) t 검정법을 쓰는 것이다. 이렇게 하면 효과 크기를 두 집단의 "차이"로 표현하게 되는 장점이 있다. 상관계수를 이용하여 분석하는 연구에서 표본 크기를 산정할 때에는 다음 방법을 수행해야 한다.

1. 귀무가설을 수립하고 대립가설이 단측 혹은 양측인지 명시한다.
2. 검출해내고자 하는 가장 작은 상관계수(r)의 절대값을 이용하여 효과 크기를 정한다(변동성은 r의 함수이므로 이미 표와 공식에 포함되어 있다).
3. α와 β를 정한다.

부록 6C, 표 6C의 가장 왼쪽 열에서 아래 방향으로 효과 크기(r)을 찾아 본다. 그 다음, 표를 가로질러 가면서 선택한 α와 β에 맞춰서 필요한 전체 표본 크기를 표에서 찾는다. 예측 변수와 결과 변수간의 연관성이 없다 가정하는(즉 r = 0) 귀무가설을 기각하려 할 때, 표 6C에서 적절한 표본 크기를 구할 수 있다. 연구의 상관 계수가 0과 다른지(즉 r= 0.4)를 알아보려면 표 6C밑의 설명을 참조해야 한다.

예제 6.3 **단면조사 연구(cross-sectional study)에서 상관계수를 활용하여 표본 크기 계산하기**

문제 소변 코티닌 지수(최근 흡연 강도 측정용)가 흡연자의 골밀도와 상관되어 있는가를 분석하는 연구가 있다. 이전의 연구는 흡연 보고량(일일 흡연 개피 수)과 골밀도 간에 약간의 상관도(r = −0.3)가 있다는 것을 발견하였다. 연구자는 소변 코티닌 지수가 적어도 비슷한 정도로 상관되어 있을 것이라 예상한다. α(양측) = 0.05, β = 0.10인 경우, 몇 명의 흡연자가 이 연구에 필요하겠는가?

> **해답**　표본 크기를 계산하는 방법은 다음과 같다.
>
> 1. 귀무가설: 흡연자의 소변내 코티닌 지수와 골밀도는 연관이 없다.
>   대립가설: 흡연자의 소변내 코티닌 지수와 골밀도는 연관이 있다.
> 2. 효과 크기(r) = |−0.3|= 0.3
> 3. α(양측) = 0.05; β= 0.10
>
> 표 6C를 이용하여 가장 왼쪽 열의 r= 0.30으로부터 가로 방향으로, α(양측) = 0.05; β= 0.10으로부터 아래 방향으로 보면 113명의 흡연자가 필요하다는 것을 알 수 있다.

■ 기타 고려 사항 및 특수한 문제

탈락(dropouts)

분석을 하려면 모든 피험자 표본이 필요하다. 연구에 등록되었으나 결과 상태를 확신할 수 없는 탈락의 경우에는 표본 크기에 해당할 수 없다. 만약 한 명이라도 추적관리 기간에 누락되리라 예상된다면 그에 맞춰 등록 피험자 수를 늘여야 한다. 예를 들어, 추적관리기간에 표본의 20%가 탈락하리라 예상된다면 그 만큼 (1÷ [1−0.20]), 즉 1.25만큼 표본 크기를 늘여야 한다.

범주형 변수

순서형 변수는 종종 연속 변수로 취급할 수 있다. 특히 범주의 개수가 상대적으로 많거나(6개 이상) 해당 변수의 값을 평균하는 것이 더욱 타당한 경우에는 더욱 그러하다.

그렇지 않은 경우, 가장 좋은 방법은 약간 연구 가설을 변경하여 범주형 변수를 이분화하는 것이다. 예를 들어, 영어를 제2외국어로 사용하는 것이 당뇨병 환자가 매년 족부전문의(podiatrist)를 찾는 횟수와 관련이 있는지를 연구한다고 가정해보자. 이 경우 병원에 간 횟수는 불규칙하게 분포되어 있다. 어떤 사람들은 아예 가지 않을 것이며, 한 번 가는 사람들도 있고, 아주 일부의 사람만 두 번 이상 내원할 것이다. 이러한 경우, 결과 변수가 이분적인 것처럼(내원하지 않음 vs. 1회 이상 내원) 표본 크기를 구할 수 있을 것이다.

생존 분석(survival analysis)

두 가지 처방 중 어느 것이 진행형 유방암 환자의 생명 연장에 더 효과가 있는지를 비교하는 것과 같이, 생존 또는 기타 시간 대 사건 데이터(time-to-event data)를 비교하고자 하는 경우, 생존 분석(survival analysis)은 이러한 데이터 분석을 위한 적절한 기법이다(2,3). 비록 결과 변수(예, 생존 개월 수)가 연속적으로 보이기는 하나, 실제적으로 검토하는 것은 시간(연속 변수)이 아니라 특정 시간에 생존하고 있는 피험자의 비율(이분적 변수)이기 때문에 t 검정법은 적절치 못하다. 유사하게, 두 그룹에서 결과의 발생 비율을 비교하는 연구를 수행할 수도 있다. 두 그룹에서 그 결과를 나타낼 것으로 예상되는 피험자의 비율을 추정하고, 카이제곱검정으로 표본 크기를 산정함으로서 간단하게 합리적인 근사값을 구할 수 있다. 그러나, 그 결과가 피험자 대부분에서 발생할 것으로 예상되는 경우(예, 진행형 유방암 연구에서 사망), 더 좋은(전체 표본크기를 최소화하는) 전략은 추적기간 중 전체 결과의 약 절반이 발생하는 시점에 각 그룹에서 결과를 발현한 피험자의 비율을 근거로 표본크기를 산출하는 것이다. 예를 들어, 유방암 환자에서 표준 치료를 받은 그룹과 실험 치료를 받은 그룹의 무병생존(disease free survival)을 비교하는 연구에서, 표준 치료를 받은 그룹의 60%, 실험 치료를 받은 그룹의 40%는 2년 이내 사망할 것으로 예상된다. 따라서 "(치료 후) 2년째 생존"을 이분적 결과로 사용하여 표본크기를 산출 할 수 있다.

군집표본(clustered samples)

피험자를 집단 별로 모아 모집하는 군집 표본(제11장)이 필요한 연구가 있다. 예를 들면, 의사 연수강좌에서 금연에 대해 교육하는 경우, 그 의사들의 환자들에서 금연율이 향상되는지에 대한 연구가 이에 해당한다. 금연 교육을 받는 집단에 20명의 의사를 무작위적으로 배정하고, 20명의 의사를 대조군에 배정했다고 하자. 1년 후, 각 의사에 속하는 환자들로부터 무작위로 뽑은 과거 흡연자 50명씩의 차트를 분석하여 몇 명이 금연했는지를 살펴보려 한다. 이 때 표본 크기는 40(의사의 수)인가 아니면 2,000(환자의 수)인가? 정답은 이 두 극한 값 사이에 존재하며, 한 의사의 환자들간 유사성(금연 가능성)을 다른 모든 환자들의 유사성과 비교하여 결정한다. 이런 경우, 비슷한 연구가 이미 수행되지 않았다면, 시범 데이터를 구하는 것이 필수적일 때가 많다. 군집 표본을 사용하는 연구에서 필요한 표본 크기를 구사는 방법은 여러 가지가 있다(4-7). 그러나 상당히 어려운 편이고 대부분 통계학자의 협조를 받아야 한다.

맞춤(Matching)

다양한 이유 때문에(제9장), 맞춤 설계(matched design)를 선택할 수 있다. 본 장에서 언급한 방법들은 맞춤 기법(matching)을 고려하지 않았지만, 나름 필요한 표본 크기에 대한 합리적인 근사값을 구할 수 있다. 보다 정밀한 근사값은 표준 접근법(8)이나 통계 소프트웨어, 쌍방향 웹 프로그램을 통해 구할 수 있을 것이다.

다변량 조정(multivariate adjustment) 및 기타 특수한 통계 분석

관찰 연구를 계획할 때에는, 한 개 혹은 그 이상의 변수가 예측변수와 결과 변수간의 연관성을 교란시킬지를 결정하고, 이러한 교란변수(confounder)를 결과 분석 시 조정하는 통계적 기법을 사용할 계획을 세워야 한다. 1차 가설 검증용으로 이러한 조정이 포함되는 경우에는 표본 크기 근사값을 고려해야 한다.

교란 변수를 조정하는 분석법은 표본 크기를 증가시키는 경우가 많다(9,10). 이러한 증가 분량은 여러 가지 요인에 의하여 결정되는데, 여기에는 교란 변수의 흔한 정도(prevalence)와 교란 변수와 결과 변수간의 연관 정도가 포함된다. 이 효과들은 복합적이어서 모든 상황을 설명할 만한 일반적인 방법이 없다.

통계학자들이 개발한 선형 회귀나 로지스틱 회귀분석 등 다변량 조정 기법을 이용하여 교란 변수에 조정을 가할 수 있다. 널리 쓰이고 있는 통계적 기법중의 하나는 Cox 비례위험분석(Cox proportional hazards analysis)으로 교란 변수 및 추적관리기간의 차이 모두를 조정할 수 있다. 데이터 분석 시 이러한 기법들 중 하나를 사용하려고 한다면 이에 맞춰 해당하는 표본 크기를 산정하는 방법을 써야 한다(3,11-14). 잠재적 유전 위험 요인(potential genetic risk factors)이나 후보 유전자(candidate genes) 연구(15-17), 경제학 연구(18-20), 용량-효과 연구(dose-response studies)(21) 혹은 두 개 이상의 집단이 관련된 연구(22)에 적합한 표본 크기 기법들이 있다. 다시 한번 말하지만, 인터넷을 통해 보다 정확한 기법들을 구할 수 있다(예를 들어 "표본 크기 sample size"나 "로지스틱 회귀분석 logistic regression"으로 검색).

대부분의 경우, 아니면 적어도 처음 시작하는 연구자라면, 카이제곱검정이나 t 검정법처럼 좀 더 쉬운 분석법을 기반으로 표본 크기를 계산하는 것이 용이하다. 예를 들어, 혈청내 콜레스테롤 수치 (연속 변수)와 뇌종양 발생(이분적 변수)이 연관되어 있는지를 살피는 환자-대조군 연구를 계획 중이라고 하자. 최종적으로는 로지스틱 회귀분석 기법으로 데이터를 분석할 계획일 지라도 대략적인 표본 크기는 t 검정법으로 가늠할 수 있다. 단순화된 방법을 사용해도 보통 복잡한 기법으로 계산해낸 표본 크기와 비슷하게 산출된다. 그러나, 비용 규모가 큰 연구 제안서를 쓰고 있다면 경험 있는 통계학자와 상의해볼 필요가 있다. 연구제안서를 검토하는 심사위원들은 표본 크기 산출이 결과의 위험성, 효과 크기 등에 대한 추측에 근거한다는 것을 인정할지라도, 다소 세련되고 정밀한 분석 기법의 사용을 기대하기 마련이다. 또한 통계학자에 의한 표본크기 산출은 당신의 연구 데이터를 관리하고 분석할 협력자가 있다는 메세지를 전달한다. 실제로, 생물 통계학자는 연구 설계 및 실행에 다양한 방법으로 도움을 준다. 그러나 임상 연구자가 그 주제에 대해 고민해보고 최소한 표본크기를 산출하려고 시도해본다면, 생물 통계학자는 기꺼이 함께 협력하고자 할 것이다.

동등성 시험(equivalence trials) 및 비열등 시험(non-inferiority trials)

때때로 예측변수와 결과변수 사이에 중요한 연관성을 배제하는 것이 연구의 목적인 경우가 있다. 동등성 시험은 신약이 기존약만큼 효능이 있는지를 검증한다. 이 경우에는 효과 크기의 기대값이 0 또는 매우 작기 때문에, 표본 크기를 구할 때 문제가 생긴다. 비열등 시험은 이러한 동등성 시험 설계의 단측(ons-sided)형태로서, 신약이 기존약에 비해 적어도 상당히 효과가 떨어지지는 않는지를 검증한다.

이러한 연구 설계에서 표본크기 계산은 복잡하고(23-26), 경험있는 통계학자의 조언이 도움이 된다. 가능한 방법 중 하나는 검정력을 크게(0.90이나 0.95) 설계하는 것이다. 그래서 효과 크기가 의학적으로 중요치 않을 정도로 작은 경우에는 귀무가설을 기각한다(예시. 평균 공복 혈당값 차이 5 mg/dL). 이처럼 검정력이 큰 연구에서 "효과 없음(no effect)"(즉, 95% 신뢰 구간에 미리 정한 차이값 5mg/dL이 포함되지 않음)으로 결과가 나온다면, 두 약이 유사한 효과를 가진다는 것을 합리적으로 확신할 수 있을 것이다. 그러나 동등성 및 비열등 시험에서 문제점은 추가 검정력과 작은 효과크기는 흔히 매우 큰 표본을 필요로한다는 것이다. 이 두 가지 중에서 비열등 시험은 단측성으로 더 작은 표본크기 또는 더 작은 알파값으로 연구 설계가 가능하다는 이점이 있다.

또 다른 문제점은 귀무가설 수립 및 검증 과정에 내재된 일반적인 안전 장치의 손실이다. 이러한 안전장치들은 진짜 약을 위약과 비교하는 일반적인 연구 등에서 제1종 오류(잘못하여 귀무가설을 기각함)를 범하지 않게 해준다. 부정확한 측정방법을 쓰거나 추적기간 중 과다한 피험자 탈락처럼 연구 설계 및 수행과정에서 많은 문제들이 생겼을 때는 귀무가설을 기각하기가 어려워 진다. 귀무가설을 기각하려고 노력하는 일반적인 연구의 경우, 연구자들은 이를 가능한 한 최고의 연구로 만들려는 자극을 받게 된다. 그러나 비열등 시험에서의 목표는 차이점을 못 찾아 내는 것이므로, 귀무가설의 안전 장치가 작동하지 않게 된다.

■ 서술적 연구를 위한 표본 크기 기법

진단 검사 연구를 포함하는 서술적 연구에서 표본 크기를 산정하는 방법은 다소 다른 원칙에 기반한다. 이러한 연구에서는 예측 변수나 결과 변수가 없으며 다른 집단을 비교하지도 않는다. 그러므로 검정력이나 귀무, 대립가설 개념이 해당하지 않는 것이다. 대신 평균이나 비율 같은 서술적 통계값을 계산해야 한다. 그러나 서술적 연구(특정 치료시설의 노인 환자 중 어느 정도가 우울증을 겪고 있는가?)를 분석적 문제(이러한 환자들의 우울증을 예측할 수 있는 인자는 무엇인가?)에 대한 해답을 찾는데 사용되기도 한다. 이러한 경우 중점 주제에 검정력이 떨어져 버리는 흔한 문제를 피하기 위해, 분석적 연구와 마찬가지로 표본 크기를 산정해야 한다.

서술적 연구를 보고할 때는 표본 평균값이나 비율과 관련된 범위인 신뢰 구간(confidence intervals)을 사용한다. 신뢰 구간으로 표본 추정값의 정밀도를 측정할 수 있다. 95%나 99%등 신뢰 구간을 정한다. 신뢰의 정도가 클수록(99%) 작은 신뢰구간(90%)에서보다 간격이 넓어지고 참 모집단 값을 포함할 가능성이 커진다.

신뢰 구간의 간격은 표본 크기에 의해 좌우된다. 예를 들어, 인터넷 강의(Web-based-curriculum)를 수강한 특정 학생 집단에서 미국의사면허시험(U.S. Medical Licensing Examination)의 평균 점수를 가늠하려고 한다. 표본 학생 50명으로부터, 95%신뢰구간이 205부터 225에 걸치며 전체 학생 모집단의 평균 점수를 215라고 추산한다. 20명으로 표본 크기가 작아지면, 평균은 비슷할 지 모르나 95%신뢰 구간의 간격이 훨씬 넓어질 것이다.

서술적 연구에서 표본 크기를 정할 때에는 우선 신뢰 구간의 값과 간격의 기대치를 정해야 한다. 그 후에 부록의 표와 공식으로부터 표본 크기를 구할 수 있다.

연속 변수

관심 변수가 연속적일 때엔 그 변수 평균 값 주위의 신뢰구간을 보고하는 경우가 많다. 특정 신뢰 구간에 맞는 표본 크기를 구하려면 다음 단계 방법을 수행한다.

1. 관심 변수의 표준편차를 구한다.

2. 신뢰 구간에서 원하는 정밀도(구간의 간격)를 정한다.

3. 그 간격에 맞는 신뢰 정도를 선택한다(예를 들어, 95%나 99% 등).

　부록 6D를 사용하려면 구간의 총 간격을 표준화하라(변수의 표준편차로 나눈다). 그리고 표 6D 맨 왼쪽 열에서 아래로 내려 가며 표준화된 간격 예상치를 찾는다. 그 후, 표를 가로질러 가며 선택한 신뢰의 정도에 맞게 필요한 표본 크기를 찾는다.

예제 6.4　연속형 변수를 갖는 서술적 연구에서 표본 크기 구하기

문제 도시지역 3학년 학생의 평균 헤모글로빈을 95%신뢰 구간 ± 0.3으로 구하려 한다. 이전의 연구에서 비슷한 도시의 헤모글로빈 표준편차를 1 g/dL로 보고한 바 있다.

해답 표본 크기를 계산하는 방법은 다음과 같다.

1. 변수의 표준편차(SD) = 1 g/dL.
2. 구간의 총 간격 = 0.6 g/dL(위로 0.3 g/dL 아래로 0.3 g/dL). 구간의 표준화된 간격 = 총 간격 ÷ SD = 0.6 ÷ 1 = 0.6.
3. 신뢰 구간 = 95%

표 6D의 맨 왼쪽 열에서 표준화된 간격 0.6을 찾아 오른쪽으로 가로질러 가며 95%신뢰도에 해당하는 부분을 찾는다. 필요한 3학년 학생 표본의 수는 43명이다.

이분형 변수

이분형 변수를 사용하는 서술적 연구에서는, 특정 값을 갖는 피험자의 추정 비율 주변의 신뢰 구간으로 결과를 나타낼 수 있다. 여기에는 진단 검사의 민감도나 특이도 연구가 포함된다. 언뜻 보기에는 연속형 변수처럼 보이나 실제로는 이분형 변수이므로 %로 표현되는 비율이다(제12장). 특정 신뢰 구간에 맞는 표본 크기를 구하려면 다음 단계 방법을 수행한다.

1. 모집단내 관심 변수의 예상 비율을 추정한다(만약 모집단의 절반 정도가 특정 성질을 갖고 있다고 예상된다면, 그 성질을 갖고 있지 않으리라고 예상되는 비율에 근거하여 표본 크기를 구하라).
2. 신뢰 구간에서 원하는 정밀도(총 간격)를 정한다.
3. 그 간격에 맞는 신뢰 정도를 선택한다(예를 들어, 95%).

　부록 6E의 표 6E 맨 왼쪽 열에서 아래로 내려 가며 관심 변수의 예상 비율을 찾는다. 다음, 표를 가로질러 가며 선택한 신뢰의 정도와 간격에 맞게 필요한 표본 크기를 찾는다.

　예제 6.5에서 진단 검사의 민감도를 연구하기 위한 표본 크기 계산법을 설명하였다. 이를 통해 해당 질병을 갖고 있는 피험자의 수를 구하게 된다. 검사의 특이도를 연구할 때에는 해당 질병을 갖고 있지 않은 피험자의 수를 구해야 한다. Receiver operating characteristic(ROC) 곡선(27)과 가능성 비율(likelihood ratios)(28), 신뢰도(reliability)(29) 연구를 위한 표본 크기를 구하는 기법들도 있다(제12장).

예제 6.5 이분형 변수를 갖는 서술적 연구에서 표본크기 구하기

문제 새로 나온 췌장암 진단 검사의 민감도에 대하여 연구하려 한다. 예비 조사에 따르면, 췌장암 환자의 80%가 양성 반응을 보인다. 본 검사의 민감도를 0.80 ± 0.05, 신뢰 구간을 95%로 하려면 몇 명의 환자가 필요한가?

해답 표본 크기를 계산하는 방법은 다음과 같다.

1. 예상 비율 = 0.20(0.80은 절반보다 큰 값이기 때문에 반대 결과를 가지리라 예상되는 비율, 즉, 0.20에 기준하여 표본 크기를 구한다)
2. 총 간격 = 0.10(아래로 0.05와 위로 0.05)
3. 신뢰 구간 = 95%

표 6E의 맨 왼쪽 열에서 0.20을 찾아 오른쪽으로 가로질러 가며 총 간격 0.10에 해당하는 부분을 찾는다. 중간값(95%신뢰 구간에 해당하는)으로 필요한 췌장암 환자 표본의 수를 246명으로 구할 수 있다.

■ 표본 크기가 고정되어 있는 경우

특히 2차적 데이터 분석하는 경우에 표본 크기가 이미 연구를 설계하기 이전에 정해져 있을 수 있다. 처음부터 연구를 설계한다고 해도, 가용한 연구 참여자의 수는 흔히 제한되어 있다. 실제로, 대부분의 연구자들이(정직하게 말한다면) 흔히 고정된 혹은 현실적인 표본크기로부터 "거꾸로 작업"하여 합당한 검정력을 가지는 효과크기를 결정한다는 것을 인정할 것이다. 이는 표본크기 산출을 마치 돌에 새겨진 듯한 불변의 값으로 취급하는 것이 어리석은 이유 중의 하나이다. 연구자가 고정된 표본크기에서 거꾸로 작업해야만 하는 경우(예 6.6), 주어진 검정력(보통 80%)에서 감지할 후 있는 효과크기를 추정하거나, 드물긴 하지만, 주어진 효과를 감지해내기 위한 검정력을 산출해내기도 한다. 연구자는 부록에 표본크기 표를 사용할 수도 있고, 효과 크기를 산출하는 부록에서 표본 크기 공식을 사용할 수도 있다.

일반적인 규칙은, 한 연구가 합당한 효과 크기를 감지해내기 위해서는 검정력이 80% 또는 그 이상이 되어야만 한다. 80%에서 어떤 마술이 있는 것은 아니다. 때로는 운이 좋아서 제한된 검정력을 가지고도 통계학적으로 유의한 결과를 발견할 수도 있다(50%로 낮은 검정력으로도, 모집단에 실제로 존재하는 표본에서 통계학적으로 유의한 효과를 관찰할 확률은 50:50이다). 따라서 이미 수집된 데이터를 분석하는 경우처럼 비용이 적게 든다면, 검정력이 80%이하인 연구를 할만한 가치가 있다. 뿐만 아니라, 최신 치료법이 만성 난치성 폐동맥 고혈압 환자에서 폐동맥 혈압을 50%이상 낮춘다는 것을 보여주는 연구에서처럼 두 세명의 피험자로 구성된 표본크기로 충분히 향후 연구(임상 결과의 안정성과 영향)의 필요성을 제시할 수도 있다.

그러나, 불충분한 검정력으로 인해 연관성을 발견하지 못한 연구를 해석하고 논문을 출판하는 데 있어 어려움이 있을 수 있다는 점을 기억해야 한다. 신뢰 구간이 넓으면, 표본 크기가 작은 모집단에서 상당히 의미 있는 효과의 가능성을 찾아낼 수 있다. 또한 "운이 좋아서" 통계적으로 유의한 결과를 얻은 "검정력이 낮은" 연구는 비판을 받을 수도 있다는 것을 이해해야 한다. 연구자가 특정 연관성을 정말로 찾고자 했는지, 아니면 가설의 점수들을 시험해서 유의한 P값을 보이는 결과만 선별했는지에 대해 논문심사위원들은 회의적이기 때문이다.

예제 6.6　표본 크기가 정해진 경우 감지 가능한 효과 크기 계산하기

문제　한 연구자는 연구강사과정 동안 200명의 새로운 쌍둥이 엄마들을 보게 될 것이라고 추정한다. 계획한 연구는 이완법을 설명하는 팜플렛을 받은 대조군과 비교하여 6주간 명상 프로그램이 스트레스를 감소시키는가 하는 것이다. 소규모 예비연구에 기초하여, 이 중 약 절반의 여성(100명)이 해당 연구에 기꺼이 참여할 것으로 예상된다. 스트레스 점수의 표준편차가 대조군과 치료군 모두에서 5점이리라 예상된다면, α(양측) = 0.05 그리고 β = 0.20 에서 연구자는 두 그룹간 차이를 어느 정도 크기로 감지해낼 수 있겠는가?

해답　표 6A에서 α(양측) = 0.05, β = 0.20에 해당하는 곳(중간 부분에서 가장 오른쪽 열)에서 아래로 내려 간다. 표준화된 효과 크기를 0.6, 즉 3점(0.6 x 5 점)으로 하기 위해서는 집단 별로 45명의 환자가 필요하다는 것을 알 수 있다. 집단 별로 약 50명의 환자를 예상하고 있는 연구자는 두 집단 간의 차이를 3점보다 약간 작게 감지해 낼 수 있을 것이다.

■ 표본 크기를 최소화하고 검정력을 최대화하기 위한 전략

산출해낸 표본 크기가 실제적으로 연구할 수 있는 피험자의 수보다 큰 경우, 다음 단계 방법들을 따라야 할 것이다. 첫째, 계산값을 확인해 본다. 실수하기가 쉽기 때문이다. 다음으로는 설계의 "기본 요소들"을 점검해본다. 효과 크기가 비합리적으로 작지는 않은가? 변동성이 너무 크지는 않은가? α 또는 β 값이 비합리적으로 작지는 않은가? 아니면 신뢰 수준이 너무 높거나 신뢰 구간이 비합리적으로 좁은가?

이렇게 기술적인 조정을 가하는 것은 유용한 일이다. 그러나 중요한 것은 궁극적으로 데이터에 포함된 정보에 의해 통계 검증이 좌우됨을 깨닫는 것이다. 검정력을 90%에서 80%로 줄이는 등 수없이 기술적으로 조정을 해도 데이터의 양이나 품질은 바꿀 수 없다. 그러나 주어진 표본 크기에서 필요한 표본 크기를 줄이거나 검정력을 늘임으로써, 실제적으로는 수집된 데이터의 정보량을 늘이는 전략이 있다. 대부분 이러한 전략에는 연구 가설의 수정이 동반된다. 따라서 연구자는 새로운 가설이 연구 질문에 여전히 부합되는지 주의 깊게 검토해야 한다.

연속형 변수의 사용

연속 변수를 선택할 수 있다면 보통 이분적 변수보다 표본 크기가 줄어든다. 예를 들어 혈압은 mmHg(연속형) 또는 고혈압 존재 유무(이분형)로 표현될 수 있다. 전자의 경우 검정력을 고정시키면서 표본 크기를 줄이거나, 표본 크기를 고정하면서 검정력을 증가시킬 수 있다.

예제 6.7에서, 연속형 결과는 노인에서 근력에 대한 영양보조제의 효과를 나타낸다. 이분형 결과는 적어도 최소 근력을 가진 피험자의 비율에 대한 효과를 뜻하며, 낙상 관련 이환율(morbidity)을 설명하기엔 더욱 효과적이다.

예제 6.7 연속형 변수 vs. 이분형 변수

문제 요양원에 거주하는 노인들에서 영양보조제의 근력에 대한 효과를 검사하는 위약–대조군 시험을 하려 한다. 이전의 연구에 따르면 대퇴사두근력(Newton–meters 단위의 최고점 토크)은 평균값 33N·m, 표준편차 10N·m로 정상 분포에 가까우며, 약 10%의 노인의 근력이 매우 약하다고 한다(근력 〈 20 N·m). 6개월 동안 영양 보조제를 섭취하면 일반 식단의 경우 보다 근력을 5 N·m 늘일 수 있다고 예상하고 있다. 이러한 평균 근력의 변화는, 노인의 대퇴사두근력 분포에 근거할 때, 매우 근력이 약한 노인의 비율을 5% 줄이는 것에 해당한다. 근력을 이분형 변수로 취급하는 연구 설계를 할 수 있다: 매우 약함 vs. 매우 약하지는 않음. 또한, 측정에 포함된 모든 정보를 포함하여 근력을 연속형 변수로 취급할 수도 있다. α(양측) = 0.05, β = 0.20 일때, 각 설계에서 몇 명의 피험자가 필요한가?

해답 이분형 결과 변수(매우 약함 vs. 매우 약하지는 않음)를 사용하는 경우, 다음과 같이 표본 크기를 산출한다.

1. 귀무가설: 요양원 거주 노인 중에서 매우 근력이 약한 비율은(최고점 대퇴사두근력 토크 〈 20 N·m), 6개월 동안 영양 보조제를 섭취한 집단과 일반 식단을 섭취한 집단을 비교할 때 그 비율이 동일하다.
대립가설 : 요양원 거주 노인 중에서 매우 근력이 약한 비율은(최고점 대퇴사두근력 토크 〈 20 N·m), 6개월 동안 영양 보조제를 섭취한 집단과 일반 식단을 섭취한 집단을 비교할 때 그 비율이 다르다.
2. P1(일반 식단을 먹은 집단 중 근력이 매우 약한 비율) = 0.10; P2(보조제를 섭취한 집단) = 0.05 이 중 작은 값은 0.05이고(P1 − P2) 차이는 0.05이다.
3. α(양측) = 0.05; β= 0.20
4. 표 6B.1의 가장 왼쪽 열의 0.05부터 가로 방향으로, 예상 차이값 0.05부터 아래 방향으로 검토하면 α(양측) = 0.05; β= 0.20의 중간 값으로 이 설계에서 필요한 표본 크기는 집단 별로 473명씩이다.

연속형 결과 변수(대퇴사두근력의 최고점 토크)를 쓰는 경우 표본 크기를 산출하는 방법은 다음과 같다.

1. 귀무가설: 요양원 거주 노인 중 6개월 동안 영양 보조제를 섭취한 집단의 평균 대퇴사두근력(N·m단위의 최고점 토크)은 일반 식단을 섭취한 집단의 평균 대퇴사두근력과 동일하다.
   대립가설 : 요양원 거주 노인 중 6개월 동안 영양 보조제를 섭취한 집단의 평균 대퇴사두근력(N·m단위의 최고점 토크)은 일반 식단을 섭취한 집단의 평균 대퇴사두근력과 다르다.
2. 효과 크기 = 5 N·m
3. 대퇴사두근력의 표준편차 = 10 N·m
4. 표준화된 효과 크기 = 효과 크기 ÷ 표준편차 = 5 N·m ÷ 10 N·m = 0.5.
5. α(양측) = 0.05; β= 0.20

표 6A의 맨 왼쪽 열에서 표준화된 효과 크기는 0.500이고, α(양측) = 0.05, β= 0.20인 경우, 본 설계에서 필요한 집단 별 환자의 수는 약 64명이다(본 예제에서 57쪽의 빠른 공식을 사용하면 16 ÷ (표준화된 효과 크기)2, 즉 16 ÷ 0.52로서 같은 64명의 집단 별 피험자 수를 구할 수 있다). 중요한 것은 연속형 결과 변수를 사용하면 연구 주제에 필요한 표본 크기를 훨씬 줄일 수 있다는 것이다.

쌍체 측정법(paired measurements)의 사용

연속형 결과 변수를 사용하는 실험이나 코호트 연구 중 일부에서는 각 피험자에 대하여 쌍체 측정법—한 번은 연구 초기에, 한 번은 연구 결론에서—을 활용할 수 있다. 이 때 결과 변수는 두 측정 값의 변화량이 된다. 이러한 경우 쌍으로 연결된 측정값에 대해 t 검정법을 사용하여 두 집단간 변화량의 평균값을 비교할 수 있다. 이렇게 하면 표본 크기가 줄어드는 경우가 많다. 왜냐 하면 각 피험자를 자신과 비교함으로써, 결과 변수 변동성의 피험자간 초기값을 제거하기 때문이다. 예를 들어, 최종 체중은 초기 체중과 연관성이 크기 때문에, 특정 식단에서의 체중 변화는 최종 체중보다 변동성이 적다. 이러한 t검정을 위한 표본 크기는 보통 방법으로 구할 수 있으나(예제 6.8), 다만 표준화된 효과 크기(표 6A에서의 E/S)가 변수 변화량의 예상 차이값을 그 변화량의 표준 편차로 나눈다는 것이 다르다.

예제 6.8 쌍체 측정에서 t 검정법 활용

문제 예제 6.1의 연구를 다시 생각해보자. 천식 치료에 있어서 ipratropium bromide와 비교할 경우 albuterol 이 FEV_1을 200 mL만큼 향상시킬 수 있는지를 확인하려 한다. 표본 크기는 집단 별로 394명이 필요한 것으로 산출되었으나, 이는 가용한 수치보다 훨씬 많다. 다행히 한 동료가 천식환자들의 치료 전 FEV_1값이 환자 별로 큰 차이를 보인다고 지적한다. 이러한 환자 별 차이가 치료 후 FEV_1 변동성의 대부분을 차지하여 치료의 효과를 흐리고 있다. 쌍체 t 검정법을 써서 두 집단간의 FEV_1 변화량을 비교하는 것이 어떤가? 예비 조사에 따르면 FEV_1 변화량의 표준 편차는 250 mL에 불과하다고 한다. α(양측) = 0.05, β = 0.20인 경우 각 집단에서 몇 명의 피험자가 필요한가?

해답 표본 크기를 계산하는 방법은 다음과 같다.

1. 귀무가설: albuterol과 ipratropium bromide를 2주 동안 각각 천식환자에게 투여한 후, 두 집단에서 나타난 평균 FEV_1 변화량은 동일하다.
    대립가설(양측): albuterol과 ipratropium bromide를 2주 동안 각각 천식환자에게 투여한 후, 두 집단에서 나타난 평균 FEV_1 변화량은 다르다.
2. 효과 크기 = 200 mL
3. 결과 변수의 표준편차 = 250 mL
4. 표준화된 효과 크기 = 효과 크기 ÷ 표준편차 = 200 mL ÷ 250 mL = 0.8
5. α(양측) = 0.05; β= 1−0.80 = 0.20

표 6A를 사용하면, 본 설계에서 필요한 집단별 참여자의 수는 대략 26명으로 예제 6.1에서 구한 394명보다 훨씬 합리적이라는 것을 알 수 있다. 본 예제에서 표본 크기를 구하는 빠른 공식을 사용하면, 16 ÷ (표준화된 효과 크기)², 즉 16 ÷ 0.8²로서 비슷한 집단 별 피험자 수 25명을 구할 수 있다.

간략한 기술적 언급

이 장에서는 항상 두 집단 t 검정(two-sample t test)을 논하고 있다. 즉, 두 개 피험자집단으로부터의 결과 변수 평균값을 비교할 때 t 검정을 사용하는 것이다. 결과 변수 자체를 두 개 집단 사이에서 비교한다면(예제 6.1 참조) 두 개 표본 t 검정에서 쌍을 해제할 수 있다. 만약 결과 변수가 측정된 쌍의 변화값이라면 쌍으로 연결할 수 있다(예제 6.8 참조)

t 검정법의 세 번째 종류는 단일 표본 쌍체 t−검정(one-sample paired t test)이다. 단일 집단내에서 쌍으로 측정한 평균값의 변화량을 무변화(zero change)와 비교한다. 보통 무작위화하기에 어려운 시술(예를 들어, 예정된 자궁적출술이 삶의 질에 미치는 영향에 대한 연구에서 수술에 대해 동전 던지기로 결정하려는 여성은 거의 없을 것이다)을 검사하는 사전−사후 접근법인 시계열(time series)설계에서 합리적으로 이러한 분석 과정을 선택하곤 한다(제11장). 그러나, 비교 대상 집단이 없어서 시술 받지 않을 경우 발생할 현상에

대하여 알기 어렵다는 점에서 이는 상당히 취약한 설계 방법이다. 단일 표본 쌍체 t-검정법으로 분석하려고 한다면, 전체 표본크기는 부록 6A에서 나열된 집단별 표본크기의 절반이다. 예를 들어, α (양측) = 0.05; β = 0.2에서, 0.5 표준편차 차이(E/S=0.5)를 감지하기 위해서는 64/2 = 32명의 피험자가 필요하다. 부록 6F에서 단일 집단 및 두 집단 t 검정법의 사용과 오용에 대해 추가적으로 설명하였다.

정밀도가 높은 변수의 사용

보다 정밀한 변수를 쓰면 변동성이 줄어들기 때문에, 표본 크기가 줄어든다. 이는 분석적 연구나 서술적 연구 둘 다 마찬가지이다. 심지어 정밀도를 약간만 변화시켜도 표본 크기에 상당한 변화를 줄 수 있다. 예를 들어, 표본 크기를 구하기 위하여 t 검정법을 쓰는 경우 결과 변수에서 표준 편차가 20% 감소하면 표본 크기는 36%가 줄어든다. 중복 측정 등 변수의 정밀도를 늘이는 기법에 대해서는 제4장에서 설명하였다.

크기가 동일하지 않은 집단의 사용

전체 피험자의 수는 같을 지라도 각 집단에 동일한 숫자의 피험자가 있으면 검정력이 가장 크다. 부록의 표 6A, 6B.1, 6B.2에서는 두 집단의 표본 크기가 동일하다고 가정한다. 그러나 때로 두 집단에 피험자가 달리 분포할 수 있다. 아니면 어떤 집단에서 연구 피험자를 모집하는 것이 다른 집단보다 쉽거나 비용이 덜 들 수 있다. 예를 들어, 어떤 코호트 연구에서는 흡연하는 피험자 중 30%에 맞춰서 표준 크기를 정하려 한다(담배를 피우지 않는 70%와 대조된다). 또는 어떤 실험군-대조군 연구에서 특정 질병을 앓고 있는 환자의 수는 적을 수 있다. 그러나 그 대조군은 훨씬 많은 수를 구할 수 있는 것이다. 일반적으로 한 집단의 크기를 다른 집단의 두 배로 늘리면 검정력이 상당히 증가한다. 세 배나 네 배로 늘이면 점차 검정력 증가분이 줄어든다. 동일하지 않은 집단들의 표본 크기는 부록 6A와 6B에 첨부된 공식이나 통계 소프트웨어 또는 인터넷 상의 표본크기 계산기를 이용하여 계산할 수 있다.

다음은 유용한 표본 크기 근사값 공식으로(30), 한 실험군당 c개의 대조군을 사용하는 결과물과 이분적 위험 요인을 지닌 실험군-대조군 연구에 활용할 수 있다. n은 실험당 한 개의 대조군에 필요한 실험군의 수를 뜻한다(α, β, 효과 크기는 고정되어 있다). 이때 필요한 실험군의 근사값은

$$n' = [(c+1) \div 2c] \times n$$

예를 들어 c = 2 실험당 대조군이라면 $[(2+1) \div (2 \times 2)] \times n = 3/4 \times n$이며, 실험군 중 오직 75%만 필요하다. c가 커질수록, n'은 n의 50%값에 접근한다(예를 들어, c = 10이면, n' = 11/20 × n).

예제 6.9　실험군-대조군 연구에서 단일 실험군당 여러 개의 대조군을 쓰는 경우

- -

문제 가정용 살충제에의 노출이 재생불량성 빈혈(aplastic anemia)의 위험 요인이 되는지를 연구하려 한다. 원래 한 실험군당 한 대조군을 쓸 경우, 필요한 표본 크기가 25개 실험군으로 산출되었다. 가용한 실험군이 단지 18명이라고 하자. 연구자는 어떻게 해야 하는가?

해답 한 실험군 당 여러 대조군을 쓰는 방법을 고려해봐야 한다(결국, 재생불량성 빈혈을 앓고 있지 않은 환자는 많이 구할 수 있을 것이다). 예를 들어 한 실험군당 세 개의 대조군을 쓴다고 하면, 필요한 실험군의 근사 값은 다음과 같다. [(3+1) ÷(2 x 3)] x 25 = 17.

발현율이 높은 결과를 사용

이분형 결과를 가지는 연구를 계획할 때, 보다 빈번히 나오는 결과물을 사용할수록(최대 빈도 0.5까지) 검정력이 더욱 커진다. 따라서 결과의 정의를 바꾸는 것은 검정력을 증가시키는 가장 좋은 방법이다: 결과가 더욱 빈번하게 나타날수록, 예측 변수를 감지할 가능성이 커진다. 사실상, 검정력은 사실상 전체 피험자의 수보다는 특정 결과를 지닌 피험자의 수에 의해 좌우된다. 건강한 여성에서의 유방암 발생 정도처럼 발현율이 낮은 결과를 연구할 때엔 적절한 검정력을 갖기 위해서 매우 큰 크기의 표본이 필요하다.

　결과의 발현율을 늘이는 좋은 방법 중 하나는, 해당 결과가 발생할 위험도가 높은 피험자를 구하는 것이다(예를 들어, 유방암 가족력이 있는 여성). 또 다른 방법으로는 추적관리 기간을 늘여서 결과물이 축적될 시간을 확보하거나 결과물을 다소 느슨하게 정의하는 방법이 있다(예를 들어, ductal carcinoma in situ를 포함한다). 그러나 이러한 기법들은 연구 질문을 변형시킬 수 있으므로 주의해서 사용해야 한다.

예제 6.10　발현율이 높은 결과 사용

- -

문제 항균 구강청결제(antiseptic gargle)와 위약 구강청결제(placebo gargle)의 상기도 감염 예방 효과를 비교하려 한다. 자원 대학생 200명을 표본으로 활용하려던 초기 계산은 적절하지 못했다. 왜냐하면, 피험자의 20%만 3개월의 추적관리 기간 동안 상기도 감염에 걸릴 것이라 예상했기 때문이다. 연구 계획에 몇 가지 수정 안을 제시하라.

해답 세 가지 가능한 해결책이 있다. (1) 소아과 인턴 및 레지던트에서 표본을 구한다. 이들은 대학생들보다 상기도 감염에 걸릴 가능성이 훨씬 높다. (2) 상기도 감염이 더욱 빈번한 계절인 겨울에 연구를 수행한다. (3) 추적관리 기간을 6개월이나 12개월 정도로 늘인다. 세 가지 방법 모두 연구 가설을 수정해야 한다. 그러나 둘 다 항균 구강청결제(antiseptic gargle)의 효용성에 관한 전반적인 연구 질문에는 큰 영향을 미치지 않는다.

■ 정보가 충분치 않을 때 표본 크기를 산출하는 방법

연구 설계를 하다 보면, 표본 크기를 산출하기 위한 요소들 중 하나가 없어서 당황할 수 있다. 자신이 직접 설계한 도구(예를 들어, 복압요실금 환자와 절박요실금 환자에서 삶의 질을 비교하는 새로운 설문지)를 사용하는 경우라면 이는 더욱 빈번히 일어나는 문제다. 그 도구 상의 점수에서 어느 정도의 표준편차가 임상적으로 유의한가를 어떻게 결정할 수 있을까?

첫 번째 방법은 유사한 연구 주제에 관한 이전의 연구와 관련 연구 결과를 광범위하게 검색하는 것이다. 대략적으로라도 비교할 수 있는 상황이나 기존의 연구, 최근의 결과라도 충분하다. 예를 들어, 다른 비뇨기과적 질환이 있거나 colostomy 등 유사한 질병을 가진 환자의 삶의 질에 관한 데이터가 있는가? 문헌을 살펴봐도 별 수확이 없다면, 다른 연구자들에게 발표되지 않은 연구 중 혹시 연관이 있을 만한 사항이 있는지, 그리고 예상되는 결과에 대한 의견을 물어본다.

그래도 쓸만한 정보가 없다면, 소규모의 예비 조사를 하거나 본 연구를 시작하기 전에 부족한 요소를 채우기 위해 이차적 분석 데이터 수집을 고려해 볼 수 있다. 사실, 예비 조사를 하는 것은 새로운 기법과 측정법, 모집 전략을 사용하는 대부분의 연구에 있어서 상당히 바람직한 일이다. 연구자가 본 연구를 계획할 때보다 잘할 수 있게 되어 최종적으로 시간이 절약된다. 예비 조사는 측정값의 표준 편차와 특정 성질을 갖는 피험자의 비율을 구할 때 유용하다. 또 다른 방법은 대충 종형으로 분포된 연속 변수의 표준 편차를 구할 때, 극한 값들은 무시하면서 빈도가 높은 범위의 최고와 최저값 간 차이의 1/4로 추산하는 것이다. 예를 들어, 대부분의 피험자들의 혈청 나트륨 수치가 135와 143 mEq/L 사이에 속한다면, 혈청 나트륨의 표준 편차는 2 mEq/L(8 mEq/L ÷ 4)이 된다.

연속형 변수나 범주형 변수의 평균과 표준 편차가 불확실할때 쓸 수 있는 또 다른 전략은 그 변수를 이분화하는 것이다. 범주는 두 개로 모아서 분류할 수 있고, 연속형 변수는 평균이나 중간값을 기준으로 양쪽을 가를 수 있다. 예를 들어 삶의 질을 "중간값보다 좋음"이나 "중간값보다 못함"으로 이분화하면 표본에서 표준 편차를 구할 필요가 없어진다. 비록 두 연구 대상 집단 중에서 중간값 이상의 삶의 질을 누리는 피험자의 비율은 여전히 구해야 하지만 말이다. 카이제곱검정을 사용하여 다소 크지만 합리적인 표본 크기를 구할 수 있게 된다.

하지만, 검출 가능한 효과 크기를 의학적으로 의미 있는 값에 근거하여 선택해야 하는 경우가 흔히 있다. 이 경우, 연구자는 그 분야의 동료들과 함께 자신의 선택을 점검해야 한다. 예를 들어, 한 연구자가 심각한 난치성 위마비(severe refractory gastroparesis)—환자의 5%만 저절로 호전—를 위한 새로운 침습적 치료법(invasive treatment)을 연구한다고 하자. 이 치료법이 효과적으로 보인다면, 소화기내과 전문의들은 최대 5명의 환자까지 시술을 할 것이고 이중 단 한 명에서 지속적인 효과를 볼 수 있을 것이라도 시술한다(이 치료법은 상당한 부작용이 있고 비용이 높기 때문에 치료 가능 숫자가 5명을 넘지 않으리라 예상된다). 필요한 치료 환자수(NNT, number needed to treat) 5명은 위험도 차이 20%(NNT = 1/위험도 차이)에 해당한다. 그러므로 표본 크기는 P_1 = 5%와 P_2 = 25%를 비교하여 산출해야 한다(즉, 검정력 0.80, 양측 α가 0.05인 경우 집단 별 피험자의 수는 59명이다).

만약 위에서 언급한 모든 방법을 쓸 수 없다면, 부족한 값을 최대한 지식과 경험을 기반으로 가늠해야 한다(educated guess). 문제를 통찰적으로 분석하고 결과를 예측하는 과정을 통해 합리적인 추측값을 얻을 수 있는 경우가 많다. 이것이 바로 표본 크기를 산출하는 과정인 것이다. 연구를 설계하면서 단순히 80%검정력에 양측 α를 0.05로, 표준화된 효과 크기를 적당히 0.5로 두 집단(이렇게 하면 집단별 n=64가 된다)을 연구해버리자고 마음먹어버리는 것보다는 이것이 훨씬 좋은 방법이다. 연구 기금 선정심사를 받을 때 이러한 작위적 결정은 수용되기 어려울 것이다.

■ 피해야 할 흔한 실수들

많은 초보 연구자들이(그리고 몇몇 숙련된 연구자들도) 표본 크기를 산출할 때 오류를 범한다. 흔한 실수들은 다음과 같다.

1. 가장 흔한 오류는 연구 설계 과정에서 너무 늦게 표본 크기를 구하는 것이다. 연구 초기 단계에서 원초적인 수정이 가능할 때 표본 크기를 구하라.
2. 이분적 변수가 퍼센트나 비율로 표현되면 연속적으로 보일 수 있다. 예를 들어, 생존 상태(생존 또는 사망)를 생존자의 백분율(percent alive)로 표현하면 연속 변수로 착각할 수 있다. 마찬가지로 생존 분석에서의 생존 개월 수 중간값처럼 이분적 결과물이 연속적으로 보일 수 있다. 이러한 경우, 결과 변수 자체가 실제로는 이분적이므로 표본 크기를 구하는 적합한 단순 기법은 카이제곱 검정이다.
3. 표본 크기는 결과 데이터를 갖는 피험자의 수를 추산한 값이다. 등록 대상 인원이 아닌 것이다. 연구자는 늘 데이터가 손실될 피험자의 경우와 탈락 인원에 대비해야 한다.
4. 본장 후반부의 표는 두 집단의 표본 크기가 동일하다고 가정하였다. 실제로는 이것이 맞지 않을 수 있다. 예를 들어, 비타민 보조제 섭취 시 태양열 화상의 위험도가 줄어드는 지를 살피는 코호트 연구에서는 아마도 비타민을 섭취한 집단과 그렇지 않은 집단의 표본 크기가 다를 것이다. 표본 크기가 동일하지 않은 경우에는 표에 설명된 공식이나 인터넷 또는 통계 프로그램의 계산기를 사용해야 한다.
5. 표본 크기를 산출하기 위하여 t 검정법을 쓸 때 중요한 것은 결과 변수의 표준 편차이다. 그러므로 결과 변수가 연속 변수의 변화값이라면, 그 변수 자체의 표준 편차가 아니라 변화값의 표준 편차를 써야 한다.
6. 군집 데이터를 주의하라. 표본 크기에 두 단계(levels)가 있어 보인다면(예를 들어, 한 단계는 의사. 그 다음 단계는 환자) 군집일 가능성이 있고 부록의 표들은 적용할 수 없다.
7. 연구 표본크기 산출에 어려움이 있다면, 연구 가설이 이 장 초반부에 설명된 기준을 만족시키는지 확인한다(간단하고, 특이적이며, 미리 언급될 것).

■ 요약

1 분석적 연구에서 표본 크기를 구할 때에는 다음 단계를 수행하라.

 (a) 귀무가설과 대립가설을 수립하라. 양측인지 단측인지 명시하라.

 (b) 데이터를 분석할 때 쓸 수 있는 통계적 검정을 선택하라. 예측 변수와 결과 변수의 종류에 근거한다.

 (c) 효과 크기를(필요하다면 변동성도) 정하라.

 (d) 제1종 및 제2종 오류를 범하지 않기 위한 중요도를 감안하여 α와 β를 정하라.

2 분석적 연구에서 표본 크기를 산출할 때 고려할 사항으로는 발생 가능한 탈락분에 대한 조정, 범주형 변수 처리 전략, 생존 분석, 군집 표본, 다변량 조정(Multivariate Adjustment), 동등성 연구 (Equivalence Studies)가 있다.

3 가설이 필요치 않은 서술적 연구에서 표본 크기를 산출하는 방법은 다음 단계를 따른다.

 (a) 이분적 결과물을 갖는 피험자의 비율이나 연속적 결과물의 표준 편차를 구한다.

 (b) 원하는 정밀도(신뢰 구간의 간격)를 정한다.

 (c) 신뢰도(예를 들어 95%)를 정한다.

4 표본 크기가 미리 결정되어 있다면, 역방향으로 작업하여 검출 가능한 효과 크기를 산출한다. 혹은 비교적 드문 경우지만 검정력을 산출한다.

5 연속 변수, 보다 정밀한 측정법, 쌍체 측정법(Paired Measurements), 크기가 동일하지 않은 집단, 빈도가 높은 결과물을 활용하면 필요한 표본 크기를 최소화할 수 있다.

6 표본 크기를 산출하기 위한 정보가 부족한 경우, 관련 분야의 문헌을 검토하고 동료들에게 자문을 구하여 임상적으로 의미있는 효과 크기를 선택하여야 한다.

7 피해야할 오류들은 다음과 같다. 표본 크기를 너무 늦게 산출하는 것; 백분율로 표시된 비율을 연속형으로 잘못 해석하는 것; 빠진 피험자와 데이터를 고려하지 않는 것; 군집 데이터와 쌍을 이룬 데이터를 적절히 설명하지 않는 것.

부록 6A

연속형변수의 평균을 비교하기 위한 t 검정에서 각 집단에 필요한 표본크기

표 6A 두 개의 평균을 비교하기 위해 집단마다 필요한 표본크기

단측 α = 양측 α =	0.005 0.01			0.025 0.05			0.05 0.10		
E/S* β =	0.05	0.10	0.20	0.05	0.10	0.20	0.05	0.10	0.20
0.10	3,565	2,978	2,338	2,600	2,103	1,571	2,166	1,714	1,238
0.15	1,586	1,325	1,040	1,157	935	699	963	762	551
0.20	893	746	586	651	527	394	542	429	310
0.25	572	478	376	417	338	253	347	275	199
0.30	398	333	262	290	235	176	242	191	139
0.40	225	188	148	164	133	100	136	108	78
0.50	145	121	96	105	86	64	88	70	51
0.60	101	85	67	74	60	45	61	49	36
0.70	75	63	50	55	44	34	45	36	26
0.80	58	49	39	42	34	26	35	28	21
0.90	46	39	21	34	27	21	28	22	16
1.00	38	32	26	27	23	17	23	18	14

* E/S는 표준화된 효과크기(the standardized effect size)로, 기대되는 효과크기(E)를 결과변인의 표준편차(S)로 나눈 값이다. 표본크기산출을 위해서는, 표의 제일 왼쪽 세로축에서 표준화된 효과크기(E/S) 값을 찾은 후, 연구설계에서 정한 α와 β값에 맞는 각 집단에 필요한 표본크기를 찾는다.

분산도의 계산(Calculating variability)

분산도는 대개 표준편차 또는 평균의 표준오차(standard error of the mean, SEM)로 보고된다. 표본크기 산출을 위해서는, 그 변수의 표준편차가 가장 유용하다. 다행스럽게도, 표준편차와 표준오차는 서로 쉽게 변환할 수 있다: 표준편차는 표준오차에 평균값을 구한 대상자수의 제곱근값을 곱해주면 된다. 예를 들어, 어떤 연구에서 저식이섬유 체중감량요법을 사용한 25명의 사람에서 평균체중감량이 10 ± 2kg(평균 ±SEM)이었다면 표준편차는 $23 \times \sqrt{25}$kg이 된다.

다른 값들에 대한 일반 수식

E, S, α, β 등의 값 또는 균등하지 않은 표본크기를 구하기 위한 일반 수식은 아래와 같다.

z_α=α에 따른 표준 정규편차

(만약 대립가설이 양측검정인 경우, 유의수준 α=0.01, z_α=2.58; 유의수준 α=0.05, z_α=1.96 유의수준 α=0.10, z_α=1.645, 대립가설이 단측검정인 경우, 유의수준 α=0.05, z_α=1.645),

Z_β=β에 따른 표준 정규편차

(β=0.20일 때 Z_β=0.84, β=0.10일 때 Z_β=1.282)

q_1=집단 1의 대상자 비율
q_2=집단 2의 대상자 비율
N=필요한 대상자의 전체 수

로 정의할 때, 계산식은

$$N=[1/q_1+1/q_2)S^2(z_\alpha+z_\beta)^2]\div E^2$$

이 수식을 이용하여 직접 계산하는 작업을 건너뛰고 싶은 독자는 원저자의 웹사이트(www.epibio-stat.ucsf.edu/dcr)에 있는 계산프로그램을 이용해서 즉각적인 답을 얻을 수 있다(이 수식은 z 통계를 이용한 t 검정통계 근사치를 근거로 만들어진 것이기 때문에 전체 피험자수가 30보다 적을 경우 표본크기를 약간 적게 산출할 가능성이 있다. 표 6A는 표본크기산출을 위해 t 검정통계를 사용한다).

부록 6B

이분형 변수의 비율을 비교하기 위한 카이제곱 검정 또는 z 검정을 사용할 경우 각 집단에 필요한 표본크기

표 6B.1 두 집단의 비율을 비교하기 위해 집단마다 필요한 표본크기

위숫자: α=0.05 (단측) 또는 α=0.10(양측); β=0.20

중앙숫자: α=0.025(단측) 또는 α=0.05(양측); β=0.20

아래숫자: α=0.025(단측) 또는 α=0.05(양측); α=0.10

P_1과 P_2 중에 적은 값*	P_1과 P_2의 차이									
	0.05	0.10	0.15	0.20	0.25	0.30	0.35	0.40	0.45	0.50
0.05	381	129	72	47	35	27	22	18	15	13
	473	159	88	59	43	33	26	22	18	16
	620	207	113	75	54	41	33	27	23	19
0.10	578	175	91	58	41	31	24	20	16	14
	724	219	112	72	51	37	29	24	20	17
	958	286	146	92	65	48	37	30	25	21
0.15	751	217	108	67	46	34	26	21	17	15
	944	270	133	82	57	41	32	26	21	18
	1,252	354	174	106	73	53	42	33	26	22
0.20	900	251	121	74	50	36	28	22	18	15
	1,133	313	151	91	62	44	34	27	22	18
	1,504	412	197	118	80	57	44	34	27	23
0.25	1,024	278	132	79	53	38	29	23	18	15
	1,289	348	165	98	66	47	35	28	22	18
	1,714	459	216	127	85	60	46	35	28	23
0.30	1,123	300	141	83	55	39	29	23	18	15
	1,415	376	175	103	68	48	36	28	22	18
	1,883	496	230	134	88	62	47	36	28	23
0.35	1,197	315	146	85	56	39	29	23	18	15
	1,509	395	182	106	69	48	36	28	22	18
	2,009	522	239	138	90	62	47	35	27	22
0.40	1,246	325	149	86	56	39	29	22	17	14
	1,572	407	186	107	69	48	35	27	21	17
	2,093	538	244	139	90	62	46	34	26	21
0.45	1,271	328	149	85	55	38	28	21	16	13
	1,603	411	186	106	68	47	34	26	20	16
	2,135	543	244	138	88	60	44	33	25	19
0.50	1,271	325	146	83	53	36	26	20	15	—
	1,603	407	182	103	66	44	32	24	18	—
	2,135	538	239	134	85	57	42	30	23	—
0.55	1,246	315	141	79	50	34	24	18	—	—
	1,572	395	175	98	62	41	29	22	—	—
	2,093	522	230	127	80	53	37	27	—	—

표 6B.1 두 개의 평균을 비교하기 위해 집단마다 필요한 표본크기(계속)

위숫자: α=0.05 (단측) 또는 α=0.10(양측); β=0.20

중앙숫자: α=0.025(단측) 또는 α=0.05(양측); β=0.20

아래숫자: α=0.025(단측) 또는 α=0.05(양측); α=0.10

P_1과 P_2 중에 적은 값*	P_1과 P_2의 차이									
	0.05	0.10	0.15	0.20	0.25	0.30	0.35	0.40	0.45	0.50
0.60	1,197	300	132	74	46	31	22	—	—	—
	1,509	376	165	91	57	37	26	—	—	—
	2,009	496	216	118	73	48	33	—	—	—
0.65	1,123	278	121	67	41	27	—	—	—	—
	1,415	348	151	82	51	33	—	—	—	—
	1,883	459	197	106	65	41	—	—	—	—
0.70	1,024	251	108	58	35	—	—	—	—	—
	1,289	313	133	72	43	—	—	—	—	—
	1,714	412	174	92	54	—	—	—	—	—
0.75	900	217	91	47	—	—	—	—	—	—
	1,133	270	112	59	—	—	—	—	—	—
	1,504	354	146	75	—	—	—	—	—	—
0.80	751	175	72	—	—	—	—	—	—	—
	944	219	88	—	—	—	—	—	—	—
	1,252	286	113	—	—	—	—	—	—	—
0.85	578	129	—	—	—	—	—	—	—	—
	724	159	—	—	—	—	—	—	—	—
	958	207	—	—	—	—	—	—	—	—
0.90	381	—	—	—	—	—	—	—	—	—
	473	—	—	—	—	—	—	—	—	—
	620	—	—	—	—	—	—	—	—	—

단측 추정치는 z 검정을 사용함.

* P_1은 한 집단에서 기대되는 대상자의 비율을 의미하고, P_2는 다른 집단의 대상자의 비율을 의미함(사례–대조군 연구의 경우, P_1은 예측변수값이 있는 사례의 비율을 의미하고, P_2는 대조군의 비율을 의미함). 표본크기 산출을 위해, P_1과 P_2 중에 적은 값에 해당하는 위치를 표의 세로축에서 찾고, P_1과 P_2의 차이값에 해당하는 위치를 찾아가야 함. 해당위치의 세 숫자 중 α와 β값에 맞는 값이 각 집단의 표본크기가 됨. P_1과 P_2의 차이값이 0.01에서 0.10 사이에 해당하는 경우는 표 6B.2에 자세히 기술되어 있음.

다른 값들에 대한 일반 수식

P_1과 P_2가 위와 같이 정의되었을때, z 검정통계를 사용하는 연구에 필요한 전체 표본크기(N)를 구하기 위한 일반 수식은 아래와 같다($Z_α$와 $Z_β$에 대한 정의는 부록 6A를 참고).

q_1 = 집단 1의 대상자 비율

q_2 = 집단 2의 대상자 비율

N = 전체 대상자의 수

$P = q_1 P_1 + q_2 P_2$

로 정의할 때, 계산식은

$$N = \frac{[z_\alpha \sqrt{P(1-P)(1/q_1 + 1/q_2)} + z_\beta \sqrt{P_1(1-P_1)(1/q_1) + P_2(1-P_2)(1/q_2)}]^2}{(P_1 - P_2)^2}$$

　이 수식을 이용하여 직접 계산하는 작업을 건너뛰고 싶은 독자는 원저자의 웹사이트(www.epibio-stat.ucsf.edu/dcr)에 있는 계산프로그램을 이용해서 즉각적인 답을 얻을 수 있다. (이 수식은 Fleiss-Ty-tun-Ury continuity correction을 포함하지 않고 있어서 약 10%까지의 비율에 대한 통계검정에 요구되는 표본크기에 해당하는 경우 표본크기를 적게 산출할 가능성이 있다. 표 6B.1과 표 6B.2는 이 continuity correction을 포함시킨 결과이다.)

표 6B.2 두 집단의 비율이 0.01에서 0.10 사이로 작은 경우를 비교할 때 집단마다 필요한 표본크기

　　위숫자: α=0.05 (단측) 또는 α=0.10(양측); β=0.20

　　중앙숫자: α=0.025(단측) 또는 α=0.05(양측); β=0.20

　　아래숫자: α=0.025(단측) 또는 α=0.05(양측); α=0.10

P_1과 P_2 중에 적은 값*	\multicolumn{10}{c}{P_1과 P_2의 차이}									
	0.01	0.02	0.03	0.04	0.05	0.06	0.07	0.08	0.09	0.10
0.01	2,019	700	396	271	204	162	134	114	98	87
	2,512	864	487	332	249	197	163	138	120	106
	3,300	1,125	631	428	320	254	209	178	154	135
0.02	3,205	994	526	343	249	193	157	131	113	97
	4,018	1,237	651	423	306	238	192	161	137	120
	5,320	1,625	852	550	397	307	248	207	177	154
0.03	4,367	1,283	653	414	294	224	179	148	126	109
	5,493	1,602	813	512	363	276	220	182	154	133
	7,296	2,114	1,067	671	474	359	286	236	199	172
0.04	5,505	1,564	777	482	337	254	201	165	139	119
	6,935	1,959	969	600	419	314	248	203	170	146
	9,230	2,593	1,277	788	548	410	323	264	221	189
0.05	6,616	1,838	898	549	380	283	222	181	151	129
	8,347	2,308	1,123	686	473	351	275	223	186	159
	11,123	3,061	1,482	902	620	460	360	291	242	206
0.06	7,703	2,107	1,016	615	422	312	243	197	163	139
	9,726	2,650	1,272	769	526	388	301	243	202	171
	12,973	3,518	1,684	1,014	691	508	395	318	263	223
0.07	8,765	2,369	1,131	680	463	340	263	212	175	148
	11,076	2,983	1,419	850	577	423	327	263	217	183
	14,780	3,965	1,880	1,123	760	555	429	343	283	239
0.08	9,803	2,627	1,244	743	502	367	282	227	187	158
	12,393	3,308	1,562	930	627	457	352	282	232	195
	16,546	4,401	2,072	1,229	827	602	463	369	303	255
0.09	10,816	2,877	1,354	804	541	393	302	241	198	167
	13,679	3,626	1,702	1,007	676	491	377	300	246	207
	18,270	4,827	2,259	1,333	893	647	495	393	322	270
0.10	11,804	3,121	1,461	863	578	419	320	255	209	175
	14,933	3,936	1,838	1,083	724	523	401	318	260	218
	19,952	5,242	2,441	1,434	957	690	527	417	341	285

단측 추정치는 z 검정을 사용함.

부록 6C
상관계수를 이용할 경우 필요한 전체 표본크기

표 6C 상관계수가 영이 아닌 지를 결정하는 연구를 위한 표본크기

단측 $\alpha =$ 양측 $\alpha =$	0.005 0.01			0.025 0.05			0.05 0.1		
$\beta =$ r^*	0.05	0.10	0.20	0.05	0.10	0.20	0.05	0.10	0.20
0.05	7,118	5,947	4,663	5,193	4,200	3,134	4,325	3,424	2,469
0.10	1,773	1,481	1,162	1,294	1,047	782	1,078	854	616
0.15	783	655	514	572	463	346	477	378	273
0.20	436	365	287	319	259	194	266	211	153
0.25	276	231	182	202	164	123	169	134	98
0.30	189	158	125	139	113	85	116	92	67
0.35	136	114	90	100	82	62	84	67	49
0.40	102	86	68	75	62	47	63	51	37
0.45	79	66	53	58	48	36	49	39	29
0.50	62	52	42	46	38	29	39	31	23
0.60	40	34	27	30	25	19	26	21	16
0.70	27	23	19	20	17	13	17	14	11
0.80	18	15	13	14	12	9	12	10	8

* 표본크기를 추정하기 위해, 기대되는 상관계수 값(r)의 위치를 표의 세로축에서 찾고 α와 β값에 맞추어 표본크기를 찾아감.

다른 값들에 대한 일반 수식

r, α, β 이외의 값들에 대한 일반 수식은 아래와 같다 (Z_α와 Z_β에 대한 정의는 부록 6A를 참고).

r = 기대되는 상관계수
$C = 0.5 \times \ln[(1+r)/(1-r)]$
N = 필요한 전체 대상자의 수

로 정의할 때, 계산식은

$$N = [Z_\alpha + Z_\beta) \div C]^2 + 3$$

두 상관계수 사이의 차이에 대한 표본크기를 산출하기

어떤 상관계수 r1과 r2가 다른지를 검정하려고 하면,

$C_1 = 0.5 \times \ln[(1+r_1)/(1-r_1)]$
$C_2 = 0.5 \times \ln[(1+r_2)/(1-r_2)]$

로 정의할 때, 계산식은

$$N = [Z_\alpha + Z_\beta) \div (C_1 - C_2)]^2 + 3$$

부록 6D
연속형 변인에 대한 서술적 연구를 위한 표본크기

표 6D *W/S*의 공통값들을 위한 표본크기*

	신뢰구간		
W/S	**90%**	**95%**	**99%**
0.10	1,083	1,537	2,665
0.15	482	683	1,180
0.20	271	385	664
0.25	174	246	425
0.30	121	171	295
0.35	89	126	217
0.40	68	97	166
0.50	44	62	107
0.60	31	43	74
0.70	23	32	55
0.80	17	25	42
0.90	14	19	33
1.00	11	16	27

* *W/S*는 기대하는 변수의 전체너비(*W*)를 그 변수의 표준편차(*S*)로 나누어서 산출된 표준화된 신뢰구간의 너비(width)임. 전체 표본크기 산출을 위해, 표준화된 신뢰구간 너비 값의 위치를 표의 세로축에서 찾고, 해당하는 신뢰수준 값의 위치에 해당하는 표본크기를 찾아감.

다른 값들에 대한 일반 수식

W, *S*, 신뢰수준(1 − α) 이외의 값들에 대한 필요한 전체 대상자의 수는

$$N = 4z^2_\alpha S^2 \div W^2$$

(Z_α에 대한 정의는 부록 6A를 참고)

부록 6E
이분형 변인에 대한 서술적 연구를 위한 표본크기

표 6E 기대되는 비율에 대한 표본크기

위숫자: 90% 신뢰수준
중앙숫자: 95% 신뢰수준
아래숫자: 99% 신뢰수준

기대되는 비율 (P)*	신뢰구간의 전체 너비 (W)						
	0.10	0.15	0.20	0.25	0.30	0.35	0.40
0.10	98	44	—	—	—	—	—
	138	61	—	—	—	—	—
	239	106	—	—	—	—	—
0.15	139	62	35	22	—	—	—
	196	87	49	31	—	—	—
	339	51	85	54	—	—	—
0.20	174	77	44	28	19	14	—
	246	109	61	39	27	20	—
	426	189	107	68	47	35	—
0.25	204	91	51	33	23	17	13
	288	128	72	46	32	24	18
	499	222	125	80	55	41	31
0.30	229	102	57	37	25	19	14
	323	143	81	52	36	26	20
	559	249	140	89	62	46	35
0.40	261	116	65	42	29	21	16
	369	164	92	59	41	30	23
	639	284	160	102	71	52	40
0.50	272	121	68	44	30	22	17
	384	171	96	61	43	31	24
	666	296	166	107	74	54	42

* 표본크기 산출을 위해, 관심변인에 대한 기대되는 비율(P)의 위치를 표의 세로축에서 찾고, 기대되는 신뢰구간의 전체범위를 가로축에서 찾아 해당하는 표본크기를 찾음. 세가지 숫자는 90%, 95%, 99%의 신뢰수준을 위해 요구되는 표본크기임.

다른 값들에 대한 일반 수식

P, W, 신뢰수준$(1-\alpha)$ 이외의 값들에 대한 일반 수식은 P와 W를 위와 같이 정의했을 때, 다음과 같다.

Z_α=양측검정의 유의수준 α에 대한 정규분포의 표준편차이며, 신뢰수준은 $(1-\alpha)$에 해당한다(예를 들면, α=0.05이면 95% 신뢰수준, z_α=1.96; 90% 신뢰수준 z_α=1.65; 99% 신뢰수준 z_α=2.58).

로 정의할 때, 필요한 전체 대상자의 수(N)는:

$$N = 4z^2_\alpha P(1-P)^2 \div W^2$$

부록 6F

t 검정의 바른 사용과 잘못된 사용

두 집단에 대한 t 검정은 제6장의 주된 초점이 되는 내용인데 두 집단의 대상자의 특정 변인에 대한 평균값을 비교할 때 사용한다. 무작위 임상시험에서 활성약과 위약 집단, 또는 코호트 연구에서 위험요인이 있는 집단과 없는 집단 처럼 두 집단은 예측 변인으로 정의될 수도 있고 혹은 사례-대조군 연구에서처럼 결과변인에 의해 두 집단이 정의 될 수도 있다. 두 집단에 대한 t 검정은 한 시점에서 얻어진 자료가 두 집단 사이에서 비교되어질 때는 쌍을 이루지 않지만 두 시점에서의 측정값의 변화, 즉, 치료 전과 후의 변화가 집단들 사이에서 비교되어질 때는 쌍을 이루게 될 수도 있다. 세 번째 t 검정의 유형은 단일집단에서 쌍체 t 검정법(one sample paired t-test)의 경우로, 한 집단 안에서 두 시점에서의 차이가 0과 비교해서 차이가 있는지를 검정한다.

표 6F는 독립표본 비교로 설계된 한 연구—새로운 수면제가 삶의 질에 미치는 영향에 대한 무작위 맹검연구—에서 단일집단 쌍체 t 검정이 잘못 사용된 예를 보여준다. 이러한 조건에서 일부 연구자들은 치료군과 위약군에서 두 번의 독립적인 단일집단 t 검정을 이용한 통계분석을 시행해 왔다 (심지어 이러한 결과가 논문으로 출판되기도 했다!).

표에는, 단검표시(t=, dagger)된 P값들은 단일집단 쌍체 t 검정의 결과이다. 첫 번째 P값인 0.05는 연구기간동안 치료집단에서 삶의 질 변화가 유의한 것을 보여준다 두 번째 P값인 0.16은 대조군에서의 변화는 유의하지 않았음을 보여준다. 하지만, 이러한 분석은 두 집단 사이의 차이에 대한 통계적 추론을 할 수 없는 방법이고, 따라서 치료효과가 유의하였다고 결론을 내리는 것은 잘못일 수 있다.

별표(*)로 표시한 P값들은 적절한 두 집단 t 검정의 결과들이다. 처음에 나오는 두 개의 P값(0.87과 0.64)는 두 집단의 독립표본 t 검정 결과로 처음과 마지막에 측정된 삶의 질 값이 두 집단사이에 통계적으로 유의한 차이를 보이지 않음을 보여준다. 마지막에 나오는 P값(0.17)은 두 집단의 쌍체 t 검정 결과이며, 이 값은 쌍으로 연결된 평균의 차이값으로 표준편차가 작기 때문에 연구 마지막에 측정된 삶의 질의 비교에서 나온 P값(0.64)에 비해 0.05에 가까운 값이다. 그렇지만, 치료집단에서 삶의 질이 향상된 것(1.3)은 대조집단에서의 변화(0.9)와 비교해서 통계적으로 유의하지 않았고 따라서 이 연구는 치료가 효과적이라는 것을 발견하지 못한 것으로 결론짓는 것이 옳다.

표 6F 쌍으로 연결된 자료를 분석하는 올바른(그리고 올바르지 못한) 통계방법들

측정시점	삶의 질, 평균 ± 표준편차		P 값
	치료집단 ($n = 100$)	대조집단 ($n = 100$)	
치료 전	7.0 ± 4.5	7.1 ± 4.4	0.87*
치료 후	8.3 ± 4.7	8.0 ± 4.6	0.64*
P값	0.05†	0.16†	
차이값	1.3 ± 2.1	0.9 ± 2.0	0.17*

■ 참고문헌

1. Lehr R. Sixteen S-squared over D-squared: a relation for crude sample size estimates. Stat Med 1992;11:1099–1102.

2. Barthel FM, Babiker A, Royston P, Parmar MK. Evaluation of sample size and power for multi-arm survival trials allowing for non-uniform accrual, non-proportional hazards, loss to follow-up and cross-over. Stat Med 2006;25(15):2521–2542.

3. Ahnn S, Anderson SJ. Sample size determination in complex clinical trials comparing more than two groups for survival endpoints. Stat Med 1998;17(21):2525–2534.

4. Donner A. Sample size requirements for stratified cluster randomization designs [published erratum appears in Stat Med 1997;30(16):2927]. Stat Med 1992;11:743–750.

5. Kerry SM, Bland JM. Trials which randomize practices II: sample size. Fam Pract 1998;15:84–87.

6. Hemming K, Girling AJ, Sitch AJ, et al. Sample size calculations for cluster randomised controlled trials with a fixed number of clusters. BMC Med Res Methodol 2011;11:102.

7. Jahn-Eimermacher A, Ingel K, Schneider A. Sample size in cluster-randomized trials with time to event as the primary endpoint. Stat Med 2013;32(5):739–751.

8. Edwardes MD. Sample size requirements for case–control study designs. BMC Med Res Methodol 2001;1:11.

9. Drescher K, Timm J, Jöckel KH. The design of case–control studies: the effect of confounding on sample size requirements. Stat Med 1990;9:765–776.

10. Lui KJ. Sample size determination for case–control studies: the influence of the joint distribution of exposure and confounder. Stat Med 1990;9:1485–1493.

11. Latouche A, Porcher R, Chevret S. Sample size formula for proportional hazards modelling of competing risks. Stat Med 2004;23(21):3263–3274.

12. Novikov I, Fund N, Freedman LS. A modified approach to estimating sample size for simple logistic regression with one continuous covariate. Stat Med 2010;29(1):97–107.

13. Vaeth M, Skovlund E. A simple approach to power and sample size calculations in logistic regression and Cox regression models. Stat Med 2004;23(11):1781–1792.

14. Dupont WD, Plummer WD Jr. Power and sample size calculations for studies involving linear regression. Control Clin Trials 1998;19:589–601.

15. Murcray CE, Lewinger JP, Conti DV, et al. Sample size requirements to detect gene-environment interactions in genome-wide association studies. Genet Epidemiol 2011;35(3):201–210.

16. Wang S, Zhao H. Sample size needed to detect gene-gene interactions using linkage analysis. Ann Hum Genet 2007;71(Pt 6):828–842.

17. Witte JS. Rare genetic variants and treatment response: sample size and analysis issues. Stat Med 2012; 31(25):3041–3050.

18. Willan AR. Sample size determination for cost-effectiveness trials. Pharmacoeconomics 2011;29(11):933–949.

19. Glick HA. Sample size and power for cost-effectiveness analysis (Part 2): the effect of maximum willingness to pay. Pharmacoeconomics 2011;29(4):287–296.

20. Glick HA. Sample size and power for cost-effectiveness analysis (Part 1). Pharmacoeconomics 2011;29(3): 189–198.

21. Patel HI. Sample size for a dose-response study [published erratum appears in J Biopharm Stat 1994;4:127]. J Biopharm Stat 1992;2:1–8.

22. Day SJ, Graham DF. Sample size estimation for comparing two or more treatment groups in clinical trials. Stat Med 1991;10:33–43.

23. Guo JH, Chen HJ, Luh WM. Sample size planning with the cost constraint for testing superiority and equivalence of two independent groups. Br J Math Stat Psychol 2011;64(3):439–461.

24. Zhang P. A simple formula for sample size calculation in equivalence studies. J Biopharm Stat 2003;13(3):529–538.

25. Stucke K, Kieser M. A general approach for sample size calculation for the three-arm 'gold standard' non-inferiority design. Stat Med 2012;31(28):3579–3596.

26. Julious SA, Owen RJ. A comparison of methods for sample size estimation for non-inferiority studies with binary outcomes. Stat Methods Med Res 2011;20(6):595–612.

27. Obuchowski NA. Sample size tables for receiver operating characteristic studies. AJR Am J Roentgenol 2000;175(3):603–608.

28. Simel DL, Samsa GP, Matchar DB. Likelihood ratios with confidence: sample size estimation for diagnostic test studies. J Clin Epidemiol 1991;44:763–770.

29. Sim J, Wright CC. The kappa statistic in reliability studies: use, interpretation, and sample size requirements. Phys Ther 2005;85(3):257–268.

30. Jewell NP. Statistics for epidemiology. Boca Raton: Chapman and Hall, 2004, p. 68.

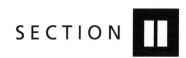
Study Designs

연구 설계

CHAPTER 7

단면조사 연구 및 코호트 연구의 설계

관찰연구(observational study)는 두가지 목적을 가진다: (1) 서술적-모집단에서 예측변수와 결과변수의 분포를 살펴보고, (2) 분석적-이러한 예측변수와 결과변수 사이 연관성의 특성을 분석한다. 이번 장에서는 측정하는 기간에 따라 분류된 두 가지 기본적인 관찰연구를 설명한다.

단면조사 연구(cross-sectional study)에서, 연구자는 단 일회 또는 짧은 기간 내에 모든 측정을 하게 된다. 모집단내에서 하나의 표본을 추출하고 그 표본 내 변수들의 분포를 살피고, 때로는 생물학적 개연성(biologic plausibility)과 기존의 정보를 기반으로 그 변수들을 예측변수와 결과변수로 지정한다. 예를 들어 체중과 혈압과의 관계 연구에 관심이 있다면, 한번 병원에 내원했을 때 각각의 피험자에게 이 변수들(체중과 혈압)을 측정하고 체중이 많이 나가는 피험자가 고혈압인 경우가 많았는지를 조사할 수 있다.

코호트 연구에서는, 연구 초기에 구성된 피험자 그룹(즉, "코호트")에서 일정 기간에 걸쳐 측정을 하게 된다. 따라서 코호트 연구를 정의하는 특징은 연구 초기에 구성된 피험자 집단을 시간 흐름에 따라 추적하는 것이다. 예를 들어 연구 피험자 코호트에서 처음 병원을 방문했을 때 체중과 혈압을 측정하고, 이후 5년 동안 추적관찰하여 처음 체중과 고혈압 발병률 사이 연관성을 밝힌다. 이번 장에서는 전향적 코호트 연구, 후향 코호트 연구, 그리고 다중 코호트 설계를 설명한다. 또한 통계적 분석 방법 및 추적관찰 기간 동안 최대한 코호트를 유지(cohort retention)해야하는 중요성을 다룰 것이다.

■ 단면조사 연구(cross-sectional studies)

단면조사 연구에서는 모든 측정이 동시에 이루어지고, 추적관찰 기간이 없다(그림 7.1) 단면조사 설계는 변수와 그 분포 양상을 서술하는 목적에 잘 부합된다. 예를 들어, National Health and Nutrition Examination Survey(NHANES) 에서, 1970년대 초반에 1세에서 74세까지 미국 전체 인구를 대표하도록 설계된 표본을 면담하고 조사하였다. 이 단면조사 연구는 해당 연도에 미국 인구의 건강과 생활습관에 대한 정보의 주요 출처였고, 다양한 인구통계학적 집단에서 흡연율 등의 추산치를 제공하였다. 이 후 NHANES 단면조사가 주기적으로 시행되었고, 모든 NHANES 데이터는 공공 사용을 위해 제공되고 있다(www.cdc.gov/nchs/nhanes.htm).

단면조사 연구는 연관성 검사를 위해 사용될 수도 있지만 어떤 변수를 예측변수 또는 결과변수로 지정할지 결정하는 것은 연구 설계가 아닌 연구자의 원인-결과 가설에 따라 결정된다 . 이런 변

현재

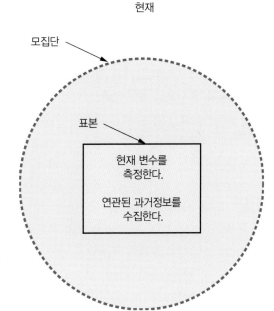

모집단

표본

현재 변수를
측정한다.

연관된 과거정보를
수집한다.

■ 그림 7.1 **단면조사 연구의 단계**

• 선정 기준을 정의하고 모집단에서 표본을 모
집한다.
• 예측변수와 결과변수의 현재 값을 측정한다.
종종 과거 정보가 추가적으로 도움이 된다.

수의 지정은 나이, 인종, 성별 등의 체질 요인(constitutional factor)의 경우 쉽다; 이들은 다른 변수들에 의해 변화될 수 없기 때문에 항상 예측변수이다. 하지만 다른 변수들의 경우에는 양쪽 모두 선택이 가능하다. 예를 들어, NHANES III에서, 소아기 비만과 TV 시청 시간 사이에 단면적 연관성이 있었다[1]. 비만 또는 TV시청 시간 중에 어느 인자를 예측변수 또는 결과변수로 지정할지는 연구자의 인과적 가정에 따르게 된다.

종적으로 시간을 따라 관찰하고 발생률(incidence = 일정 시간 동안 어떤 질병이 발생한 사람들의 비율) 추정을 위해 사용되는 코호트 연구와 달리, 단면조사 연구는 유병률(prevalence = 한 시점에 어떤 질병을 가지고 있는 사람들의 비율)에 대한 정보를 제공한다. 유병률은 임상의사에게 중요하다. 진료실에 내원한 환자가 특정 질병을 가질 가능성을 추정해야만 한다; 유병률이 클수록, 그 질병의 '선험적 확률(prior probability: 여러 진단검사 결과가 나오기 이전의 그 질병의 확률; 제 12장)'이 커진다. 이는 무릎 통증을 호소하는 환자들 대부분이 재발성 류마티즘 보다는 퇴행성관절염을 가지고 있는 이유를 설명해준다. 또한 유병률은 보건 계획을 수립할 때에도 유용한데, 얼마나 많은 사람들이 특정 질병을 가지고 있는지를 파악하여 치료를 위한 자원을 배정할 수 있다. 단면조사 연구를 분석할때, 노출된 사람들과 노출되지 않은 사람들 간 결과의 유병률을 비교할 수 있다; 이것이 결과의 상대적 유병률(relative preva-lence)이며, 단면조사 연구에서는 상대적 위험도에 해당한다(부록 8A의 예시 참조).

때로 단면조사 연구는 무언가를 한적이 있거나 어떤 질병을 앓았던 적이 있는 유병률을 나타내기도 한다. 이 경우, 노출된 사람들과 노출되지 않은 사람들에서 추적관찰 기간이 동일함을 확인하는 것이 중요하다. 이는 예시 7.1에 나와있다; 배우가 흡연하는 영화에 다양한 정도로 노출된 어린이들의 단면조사에서 흡연을 한번이라도 시도했던 유병률을 조사했다. 물론, 영화를 더 많이 본 어린이들의 나이가 더 많았고, 따라서 흡연을 시도할 수 있었던 기간이 더 길었기 때문에 다변량 분석에서 나이를 조정하는 것이 중요했다(제 9장 참조).

단면조사 연구의 장점과 단점

단면조사 연구의 주요 이점은 결과가 발생할 때까지 기다리지 않는다는 것이다. 따라서 빠르고 경제적이며, 추적관찰시 손실의 문제가 없다. 또 다른 장점은 별도의 추가 비용 거의 없이 코호트 연구 또는 임상시험의 첫 단계로 포함될 수 있다는 것이다. 그 결과는 연구 집단의 초기 인구통계학적, 임상적 특징을 정의하고, 때로는 관심 대상의 단면적 연관성을 나타낼 수도 있다.

그러나 앞서 설명했듯이, 종종 단면적 데이터로부터 인과 관계를 확립하기 어렵다. 또한 표본을 일반적 모집단이 아닌 질병에 이환된 모집단에서 추출하지 않는 이상, 단면조사 연구를 통해 희귀 질환을 연구하는 것은 불가능하다. 이런 종류의 사례 일련 연구(case series)는 해당 환자들과 건강한 사람들 사이의 차이점 분석보다는 질병의 특성을 기술하기에 적합하다. 물론 때로는 과거 경험과 비공식적인 비교를 통해 매우 강한 위험 인자를 확인할 수는 있다. 예를 들어, 처음 1,000명의 AIDS 환자들 case series 에서, 727명은 동성애자 또는 양성애자 남성이었고, 236명은 주사 마약 사용자였다(3). 이 집단들에서 AIDS 위험이 높다고 결론 내리는 데에는 정식 대조군이 필요하지는 않았다. 게다가, 표본내에서 흥미로운 연관성이 발견되기도 하였다. 예시) 동성애자 AIDS 환자들이 주사 마약 사용자 AIDS 환자들보다 Kaposi 육종의 위험이 높았다.

단면조사 연구는 발병률이 아닌 유병률을 측정하므로, 어떤 질병의 원인, 예후, 자연적 경과에 대한 추론을 도출할 때 주의해야 한다. 질병의 유병률과 연관된 요인은 그 질병의 원인일 수도 있지만, 그저 그 질병의 과정과 연관된 것일 수도 있다. 예를 들어, 만성 신부전의 유병률은 발병률 뿐 아니라, 일단 발병하게 되면 생존율에 의해서도 영향을 받는다. 비만이 투석 환자들의 높은 생존률과 연관성이 있다는 관찰을 기반으로(4), 만성 신부전의 예측변수를 보는 단면조사 연구는 비만과 신부전 사이의 연관성을 과다 평가할 수 있다.

예제 7.1   **단면조사 연구**

Sargent 등은(2) 배우가 흡연하는 영화에 노출되는 것이 흡연 시작과 관련이 있는지를 검증하고자 했다. 연구를 수행한 단계는 다음과 같다:

1. **선정 기준을 정의하고 모집단 표본을 모집한다.** 연구자들은 10세에서 14세 사이 미국 어린이 6,522명을 대상으로 무작위–디지털–다이얼 설문조사를 시행했다.

2. **예측변수와 결과변수를 측정한다.** 연구자들은 532편의 인기 영화에서 흡연장면을 계산하였고, 각 피험자에게 무작위로 선정된 50편의 영화 하위집단 중 어느 영화를 본적이 있는지 질문했다. 그리고 피험자들에게 나이, 인종, 성별, 부모의 흡연과 교육 수준, 자극 추구(예, "나는 위험한 것들을 하는 것이 좋다"), 자존감(예, "나는 내가 다른 사람이었으면 하고 바란다") 등과 같은 다양한 공변인(covariate)에 대해서도 질문하였다. 결과변수는 그 어린이의 흡연 시도 여부였다.

흡연을 한 번이라도 시도한 적이 있는 유병률은 다양하게 분포하였는데, 흡연장면을 보여주는 영화에 노출된 사분위수가 가장 낮은 경우에는 2%, 가장 높은 경우에는 22%를 보였다. 나이와 기타 혼동변수 조정 후에, 이러한 차이는 통계적으로 유의하였다; 저자들은 흡연 시작의 38%가 극 중 배우가 흡연하는 영화에 노출된 경험에 기인한다고 추정하였다.

순차적 설문조사(Serial Surveys)

때로는 연구자들이 동일한 모집단에서 일련의 단면조사 연구들을 시행하기도 한다(예를 들어, 매 5년마다). 이러한 연구 설계는 시간에 따라 변하는 양상에 대한 추론을 도출하기 위해 사용될 수 있다. 한 가지 예로, Zito 등은 ⑸ 매년 단면조사 연구를 시행하여, 중부 대서양 지역에서 메디케이드(Medic-aid)에 해당하는 20세 이하 청소년들에서 향정신성 약물 처방이 1987년부터 1996년 사이 3배 이상 증가하였음을 보고하였다. 순차적 단면 설문조사(serial cross-sectional surveys)는 종적인 시간을 따르지만, 매번 새로운 표본이 추출되기 때문에 코호트 연구와는 다르다. 결과적으로, 한 개인 내에서 일어나는 변화를 평가할 수 없으며 출생, 사망, 이민 등으로 모집단(그리고, 표본)에 들어오고 나가는 사람들에 의해 결과가 영향 받을 수 있다.

■ 코호트 연구(Cohort Studies)

전향적 코호트 연구(Prospective Cohort Studies)

코호트(cohort)란 함께 진군했던 병사 집단을 뜻하는 로마어로, 임상연구에서의 코호트란, 연구초기에 지정되어 시간에 따라 추적해나가는 피험자 집단을 뜻한다. 전향적 코호트 연구(Prospective Co-

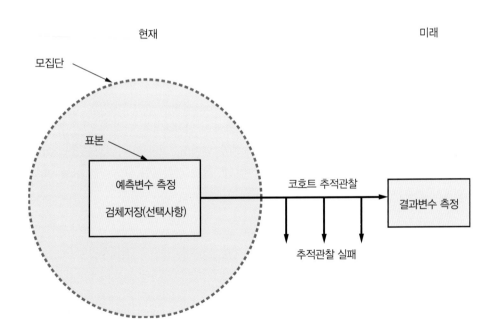

■ 그림 7.2 **전향적 코호트 연구의 단계**
- 선정 기준을 정의하고 모집단에서 표본을 구성한다("코호트").
- 예측변수와 결과변수의 현재 값을 측정하고, 적절하다면 결과변수의 기저치를 측정한다.
- 예측변수의 향후 분석을 위해 검체, 영상 등을 저장할 방법을 고려한다.
- 시간에 따라 코호트를 추적관찰하고, 이 과정에서의 손실을 최소화한다.
- 추적관찰 중 결과변수를 측정한다.

표 7.1 관찰연구에서 질병 빈도를 표현하는 통계 방법

연구 유형	통계 방법	정의
단면조사	유병률	특정 시점에 특정 질병 또는 질환을 가지고 있는 사람들의 수 / 위험요인을 가진 사람들의 수
코호트	발생률	특정 질병 또는 질환을 얻은(발병한) 사람들의 수 / 위험요인을 가진 사람들의 수 × 위험요인에 노출된 기간

hort Studies)에서는 우선 피험자 표본을 구성하는 것으로 시작한다(그림 7.2). 연구자는 각 피험자로부터 추후 결과를 예측해낼 수 있는 특성들을 각 피험자로부터 측정하고, 이 피험자들을 대상으로 관심 결과에 대해 주기적으로 측정하며 추적해간다.

전향적 코호트 연구의 장점과 단점

단면조사 연구와 달리 코호트 연구의 가장 큰 장점은 발생률(일정 기간 동안 새로 발생한 특정 질병 및 상황의 횟수)을 계산할 수 있다는 것이다(표 7.1). 결과가 발생하기 이전에 예측 변수의 수준을 측정함으로써 변수들의 시간 배열(time sequence)을 정하고, 이는 연관성의 인과 관계를 추론하는 과정을 강화한다. 또한 전향적 코호트 연구는 결과에 의해 예측 변수 측정값이 영향 받는 것을 방지하므로, 후향 연구에서보다 변수들을 보다 완벽하고 정확하게 측정할 수 있다. 이는 식습관처럼 피험자가 정확하게 기억하기 어려운 예측 변수들을 연구할 때 중요한 점이다. 치명적인 질병을 후향적으로 연구하면, 사망자에 대한 예측 변수를 진료 기록이나 친지를 통해 간접적으로 재구성해낼 수 밖에 없다.

모든 코호트 연구는 관찰 연구의 일반적인 단점(임상 시험과 비교할 때)을 공유한다. 즉, 인과관계 추론이 어렵고 교란변수로 인해 해석 과정이 뒤죽박죽 되는 경우가 흔하다(제9장). 특히 전향적 설계는 비용이 많이 들고, 빈도가 낮은 결과를 분석할 때 효율이 떨어진다는 단점이 있다. 유방암처럼 상대적으로 흔한 질병도 한 해 동안에는 발생 빈도가 매우 낮아서, 의미 있는 결과물을 얻어내려면 매우 많은 사람들을 오랜 기간 추적 관찰해야 한다. 빈도가 높고 즉각적인 이분형 결과 및 연속형 결과일 경우 코호트 연구가 효율적이다.

예제 7.2 **전향적 코호트 연구**
···

전통적인 간호사 건강연구(Nurses' Health Study)는 여성에게 흔한 질병의 발생율과 위험 인자에 대해 연구한다. 이 연구를 수행한 기본적인 단계는 다음과 같다.

1. **선정기준을 정의하고 코호트를 구성한다.**
   1976년, 가장 인구가 많은 11개 주에서 25~42세 간호사에게 연구 참여의사를 묻는 우편을 보내어 이에 동의한 사람들을 대상으로 코호트로 구성하였다.
2. **잠재적인 교란 변수를 포함한 예측변수를 측정한다.**
   체중, 운동량, 기타 잠재적인 위험 요인 등에 관한 설문지를 보내어 121,700명의 간호사로부터 답변을 받았다. 추가적인 위험 요인을 찾고 이전에 측정된 위험 요인의 상태를 업데이트하기 위해서 정기적으로 설문지를 발송하였다.

3. **코호트를 추적관찰하고 결과를 측정한다.**

　　정기적 설문지에는 연구자들에 의해 검증된 다양한 질병의 발현 여부를 묻는 질문들도 포함되었다. 전향적 연구법은 연구자들이 기저치를 측정하고, 이후 연속적인 결과에 대한 데이터 수집이 가능하게 하였다. 코호트의 큰 규모와 긴 추적관리기간 때문에 암과 기타 질병에 대한 위험 요인을 연구하는 데 상당한 검정력을 얻을 수 있었다.

　　일례로, 연구진들은 체중이 늘면 폐경기 이후 유방암 위험도가 증가한다는 가설을 연구하였다(6). 여성들은 초기 설문지에서 18세일 때의 체중을 기록했고, 이후 추적 설문지에서 당시 체중을 보고했다. 전체 여성의 95%를 추적하는데 성공하였고, 12년간 1,517건의 유방암을 확인하였다. 체중이 많이 나가는 여성일수록 폐경기 이후 유방암 위험도가 높았으며 18세 이후 체중이 20kg 이상 증가한 경우 유방암 발생 위험도가 2배로 높았다(상대적 위험도 = 2.0; 95% 신뢰구간 1.4에서 2.8). 잠재적인 교란 요인을 보정해도 결과는 바뀌지 않았다.

후향적 코호트 연구(Retrospective Cohort Studies)

후향적 코호트 연구를 설계하는 방법은(그림 7.3); 코호트의 구성, 초기 측정, 추적관리 기간이 모두 과거에 일어 났다는 점에서 전향적 연구와는 다르다 . 후향적 연구는 임상이나 행정 전산 데이터베이스와 같이(예제 7.3) 다른 목적을 위해 구성된 피험자 코호트에서 예측변수에 적절한 데이터를 얻을 수 있는 경우에만 가능하다.

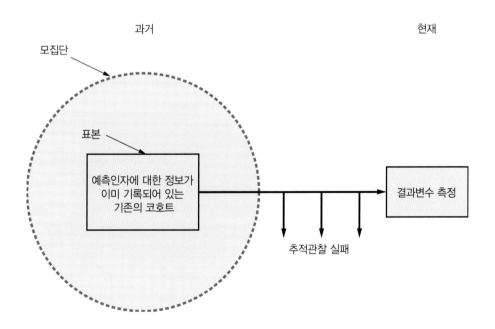

■ **그림 7.3** 후향적 코호트 연구에서 코호트 선정 및 추적관찰은 이미 과거에 이루어졌기 때문에 연구 단계는 다음과 같다.

- 특정 예측인자에 대한 정보가 이미 기록되어 있는 기존의 코호트를 찾는다.
- 추적관찰 시 손실에 대해 평가한다.
- 이미 발생한 결과변수를 측정한다.

후향적 코호트 연구의 장점과 단점

후향적 코호트 연구는 전향적 연구 대부분의 장점을 가지고 있으면서, 비용이나 시간은 덜 소요된다는 이점을 갖고 있다. 피험자는 이미 구성되었고 기본적 초기 측정이 완료된 데다가, 추적관리기간은 이미 예전에 지나가 버린 것이다. 주요 단점은 모집단에서 표본을 모집하는 방법과 예측변수의 특성 및 품질에 관해 연구자가 할 수 있는 일이 제한되어 있다는 것이다. 기존 데이터가 불완전하거나 부정확할 수 있고 연구 주제에 잘 부합되지 않게 측정이 이루어졌을 수도 있다.

예제 7.3   **후향적 코호트 연구**

Pearce 등은 소아기 두부 CT촬영과 연관된 백혈병 및 뇌종양의 위험을 기술하기 위하여 영국의 National Health Service Central Registry data를 이용하였다(7). 이 연구를 실행한 단계는 다음과 같다:

1. **이미 존재하는 적절한 코호트를 파악한다.**
   코호트는 1985년에서 2002년 사이 두부 CT 촬영을 받은 22세 미만의 어린이와 성인 178,604명으로 구성되었다.
2. **예측 변수 데이터를 수집한다.**
   연구자들은 환자의 기록을 검토하여 성별, 나이, 방사선 검사 유형 및 추정 방사선량에 대한 정보를 수집하였다.
3. **결과 데이터를 수집한다.**
   암 진단에 사용된 CT촬영을 포함하지 않기 위해서, 2008년 까지의 데이터를 검토하여 첫 번째 CT촬영후 적어도 2년 이내에 발생한 백혈병과 5년이내 발생한 뇌종양을 기록하였다.
   소아기 CT촬영은 백혈병과 뇌종양의 위험을 유의하게 증가시켰으며, 이는 선량에 비례하여 증가되었다; 누적 용량 50~60 mGy는 백혈병과 뇌종양의 위험을 3배 증가시켰다. 그러나, 절대적인 위험의 증가는 낮았으며 두부 CT 10,000건당 각 결과가 한례씩 발생하였다. 연구자들은 CT 촬영의 이점이 위험보다 훨씬 크다는 것을 언급하면서도, 소아에서 CT촬영 시 가능한 방사량을 최소로 할 것과 이온화 방사선에 노출을 피할 수 있는 대체 검사법의 사용을 강조했다.

다중-코호트 연구(multiple-cohort studies)와 외부 대조군(external controls)

다중-코호트 연구(multiple-cohort studies)에서는 우선 두 개 이상의 다른 피험자 표본으로 시작한다: 보통 잠재적 위험요인에 노출된 집단과, 전혀 노출되지 않거나 노출 정도가 낮은 한 개 이상의 집단으로 정의한다(그림 7.4). 관심을 두고 있는 예측변수에 대해 서로 다른 정도로 노출된 코호트를 정의한 다음 연구자들은 다른 코호트 연구와 마찬가지로 예측 변수를 측정하고 코호트를 추적하여 결과를 평가한다(예제 7.4).

이중-코호트 설계(double-cohort design)에서 서로 다른 피험자 표본 두 개를 사용하는 경우, 환자-대조군 설계의 두 가지 표본과 혼동하지 말아야 한다(제8장). 이중-코호트 연구에서 두 피험자 집단은 예측변수의 정도에 따라 선택하는 반면, 환자-대조군 연구에서의 두 집단은 결과의 존재 유무에 따라 선택한 것이다.

다중-코호트 설계의 변형으로, 한 코호트의 결과 비율을 다른 모집단의 인구조사(census) 및 등록(registry) 데이터의 결과 비율과 비교할 수 있다. 예를 들어, 우라늄 광부가 폐암 발생률이 높은지를 연구하는 고전적인 연구에서 Wagoner 등은[10] 우라늄 광부 3,415명과 같은 주에 거주하는 백인 남성의 호흡기 암 발생률을 비교하였다. 광부들에게서 관찰된 높은 폐암 발생률로, 이온 방사능에 대한 직업적 노출을 폐암의 주요 원인으로 규정할 수 있었다.

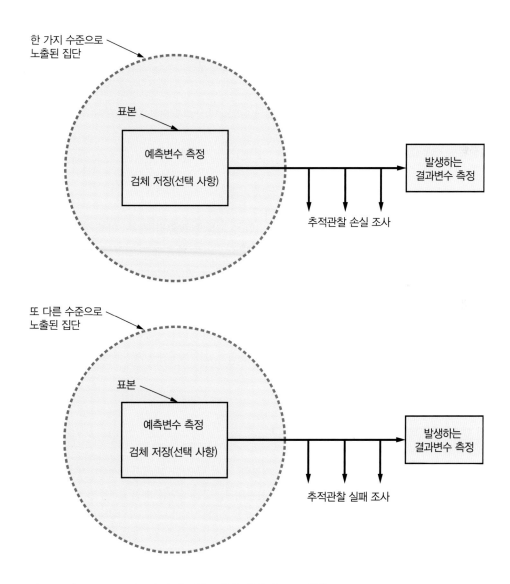

■ 그림 7.4 **이중 코호트 연구의 단계(전향적 혹은 후향적으로 시행)**

• 다양한 수준으로 노출된(주요 예측변수) 모집단에서 2개 이상의 코호트를 선정한다.
• 기타 예측변수를 측정한다.
• 추적관찰 중 결과변수를 측정한다.

예제 7.4 **다중-코호트 연구 설계**

신생아 황달(neonatal jaundice)이나 탈수가 심한 경우 신경발달에 유해한 작용이 있는지를 살펴보기 위하여, UCSF와 Kaiser Permanente of Northern California의 연구진은(8,9) 삼중-코호트 연구를 수행하였다. 본 연구의 기본적 수행 단계는 다음과 같다.

1. **노출 정도가 다른 코호트를 파악한다.**
   연구진은 전산 데이터베이스를 검토하여 만삭이거나 만삭에 근접하여 출생한 신생아 중 다음의 기준을 충족하는 코호트를 선정하였다.
   (1) 혈청 총 빌리루빈 최대치가 25mg/dL 이상이거나;
   (2) 탈수(혈청 나트륨 농도 150mEq/L 이상 또는 출생 시보다 12% 이상 체중 감소) 소견으로 재입원하거나;
   (3) 출생 코호트에서 무작위로 선정
2. **결과 데이터를 수집한다.**
   전산 데이터베이스에서 신경학적 질환(neurological disorders)으로 진단받은 신생아를 검색하였고, 이 중 동의한 피험자를 대상으로 5세에 전반적 신경발달 검사를 시행하였다(피험자가 상기 세가지 코호트 중 어디에 속하는지는 맹검처리 되었다).
   고빌리루빈혈증(Hyperbilirubinemia)과 탈수 모두 유해 결과와 연관이 없었다.

다중-코호트 설계의 장점과 단점

다중-코호트 설계는 잠재적인 직업 및 환경상 위험에 드물게 노출될 경우, 이를 연구하기 위한 유일한 접근법이다. 인구조사나 등록 데이터를 외부 대조군으로 활용하는 경우 모집단에 근거하면서 경제적이라는 부가적 이점이 있다. 그 외 장점은 다른 코호트 연구와 비슷하다.

다중-코호트 연구에서는 결과에 영향을 미칠 만큼 주요한 부분에서(예측 변수에 대한 노출 정도 외에 다른 점) 각기 다른 인구집단으로부터 코호트를 구성하기 때문에 교란(confounding) 문제가 더욱 두드러진다. 비록 나이나 인종 같은 차이점들은 맞추거나 통계학적으로 조정할 수 있으나, 다른 특성들은 측정할 수 없어 연관성을 분석할 때 문제를 일으킬 수도 있다.

■ 코호트 연구에 대한 통계학적 접근

위험도(risks), 대응비(odds), 비율(rates)은 일정 기간에 걸쳐 추적한 피험자에서 이분형 결과 빈도의 추산치이다. 이 세 측정치들은 서로 밀접하게 연관되고, 같은 분자(이분형 결과가 발생한 피험자의 수)를 공유한다. 이러한 측정치들에 내포된 개념은 위험에 노출되어 있다는(at risk) 것이다; 즉, 피험자들은 연구 초기에 관심 결과를 아직 가지고 있지 않다. 당뇨병의 예측인자에 대한 전향적 연구에서, 당뇨병을 가지고 있었던 여성은 이미 관심 결과를 가지고 있는 것이므로 위험에 노출되어 있다고 할 수 없다. 반면, 입원을 요하는 심부전과 같이 삽화적으로 발생하는 질환들의 경우 관심 결과는 새로운 삽화가 발생하는 "사건"이 되며, 이미 그 질환을 가지고 있는 사람에서 발생하는 경우에도 마찬가지이다.

표 7.2 1,000명을 2년 동안 추적관찰한 결과, 해마다 8건의 새로운 폐암이 발생한 연구를 대상으로, 위험도(risk), 대응비(odds), 비율(rate) 계산

통계	공식	예
위험도(risk)	결과가 발생한 사람의 수 / 위험에 노출된 사람의 수	16/1,000=0.016
대응비(odds)	결과가 발생한 사람의 수 / 결과가 발생하지 않은 사람의 수	16/984=0.0163
비율(rate)*	결과가 발생한 사람의 수 / 위험에 노출된 사람-시간	16 사례(case)/1,992 사람-연도(person-years) = 0.008 사례(case)/ 사람-연도(person-years)

*비율의 분모는 첫해에 위험에 노출된 사람의 수(1,000)에 두번째 해에 위험에 노출된 사람의 수(992)를 더한 값이다.

1,000명을 2년 동안 추적하여 폐암 발병을 관찰하는 연구에 대해 생각해 보자. 이 중 해마다 8건의 새로운 폐암이 발병한다고 할 때, 표 7.2에 위험도(risks), 대응비(odds), 비율(rates)이 설명되어 있다.

세가지 측정법 중에서, 위험도는 가장 친숙하고 이해하기 쉽다—2년 동안 폐암이 발생할 위험도는 16/1,000이다. 대응비는 직관적으로 이해하기 더 어렵다—폐암이 발생할 대응비는 16/984였다; 다행히 이 경우처럼 드문 결과에서는 대응비가 양적으로 위험도와 유사하며, 특별한 이점이 없다. 또한 두 집단을 비교하는 연구에서도, 결과가 드문 경우 교차비(odds ratio)는 위험비(risk ratio)와 유사하다. 이러한 사실은 두가지 상황에서 유독 중요하다: 이는 로지스틱 회기 계산에 대한 근거이며, 환자-대조군 연구에서 상대적 위험도를 추정하기 위해 사용된다(부록 8B). 비율은 일정 기간에 걸쳐서 축적된 사건들을 고려하므로, 사건의 수를 위험에 노출된 사람-시간(생존해 있으면서, 연구에 남아있고, 아직 결과를 나타내지 않은 연구 피험자 각각에 대한 추적관찰의 총량)으로 나눈 값으로 표현된다.

일부 코호트 연구에서 추적관찰시 손실, 불균등한 추적관찰, 사망 또는 기타 사건들이 발생하여 결과 확인이 불가능하게 될 수도 있다. 이러한 경우에는 집단 간 발생률(발생한 결과 수를 위험에 노출된 사람-시간으로 나눈 값)을 비교하는 것이 도움이 된다. 연구에서 각 피험자는 코호트에 들어온 시점부터 사망 또는 추적관찰시 손실로 '삭제(censored)'되거나 관심결과가 발생될 때까지 수개월에서 수년의 사람-시간에 기여한다. 연구에서 어떤 집단의 발생률은 그 집단에서 발생한 결과의 수를 그 집단에서 위험에 노출된 사람-시간의 총합으로 나눈 값이다. 위험비(즉, 상대적 위험도)에서와 마찬가지로, 비율비(rate ratio)는 특정 위험 인자를 가지고 있는 사람들과 가지고 있지 않은 사람들의 비율로 추산될 수 있다. 콕스 비례 위험 모델(Cox proportional hazard model)은 이런 유형의 다변량 분석을 위한 방법을 제공하며(때로는 '시간 대 사건 time to event' 데이터로 불린다), 이를 이용해서 위험비(hazard ratios)를 추정할 수 있다. 위험비는 비율비와 유사하며, 콕스 회귀분석(Cox regression analyses)에서 연관성 측정을 위해 광범위하게 사용되고 있다.

기타 코호트 연구와 관련된 문제들

코호트 연구에서 가장 중요한 점은 추적관찰기간 초기에 피험자 집단을 정의해야 한다는 데 있다. 피험자는 연구 주제에 맞고 추적관찰이 가능해야 하며, 결과물을 일반화시킬 모집단과 충분히 유사해야 한다. 피험자의 수는 검정력이 충분해야 한다.

연구의 질적 수준은 예측 변수와 결과 변수 측정값의 정밀도와 정확도에 달려 있다(제 4장). 인과관계 추론 능력은 모든 잠재적인 교란 변수(potential condounders)를 어느 정도로 측정했느냐에 달려있다(제 9장). 그리고 모집단의 하위집단에서 일반화할 수 있는 능력은 모든 효과 변경의 원인(sources of effect modification)을 어느 정도로 파악하여 측정했는지에 달려 있다. 연구 도중에 예측 변수는 변할 수 있다; 측정의 빈도와 반복 횟수는 비용, 예측 변수가 변화할 가능성, 그리고 이러한 변화를 관찰하는 것이 연구에 얼마나 중요한지에 달려있다. 결과 변수는 표준화된 기준으로 평가되어야 하며, 주요 위험 인자를 인식하여 평가에 영향을 줄 수 있는 경우에는 예측변수에 대해 평가자를 맹검처리하는 것이 도움이 된다.

전체 코호트에 대한 추적관찰(follow-up of the entire cohort)이 중요하고, 전향적 연구에서는 이를 위해 몇 가지 단계를 수행해야 한다(표 7.3). 연구 도중 이주할 계획이 있거나 기타 이유로 추적하기 어

표 7.3 추적관찰 동안 손실을 최소화하기 위한 전략

등록기간 중	1. 다음과 같은 손실 가능성을 배제
	  a. 이사 계획이 있는 경우
	  b. 회신의 의지가 불분명한 경우
	  c. 연구 질문과 연관이 없는 병약 상태이거나 치명적인 질병이 있는 경우
	2. 향후 추적이 가능한 정보를 취합
	  a. 대상자의 주소, 전화번호, 이메일 주소
	  b. 주민등록번호/의료보험증번호
	  c. 대상자와 동거 중이지 않은 친척이나 친구 한 두 명의 이름, 주소, 전화번호, 이메일 주소
	  d. 주치의의 이름, 이메일, 주소, 전화번호

추적관찰 중	1. 정보를 수집하고, 결과를 제공하며, 관심을 표현하기 위해 대상자와 주기적으로 접촉
	  a. 전화: 주말과 저녁에 전화 요망
	  b. 편지: 이메일, 우편, 반신용 카드를 이용하여 반복적인 전달
	  c. 기타: 소식지, 상품권
	2. 전화나 우편으로 연락이 닿지 않는 경우*
	  a. 친구, 친척, 주치의와 연락
	  b. 우체국에서 새주소 파악
	  c. 전화번호부, 인터넷, 신용조사기관 등의 공적 자료를 통한 주소 파악
	  d. 의료보험 혜택을 받는 대상자의 경우, 사회보장국을 통해 병원 퇴원 기록을 수집
	  e. 보건복지부나 통계청 국가사망기록 등을 통해 생존여부 확인

항상	1. 감사와 친절, 존경의 마음으로 연구대상자를 대하고, 그들이 연구에 성공적인 파트너로 참여를 원할 수 있게 연구 질문을 이해하는 데 도움을 주어야 한다.

*연구 참가자가 향후 정보를 추적하고 연락을 한다는 것에 대해 미리 고지하고 동의를 한 경우에 가능하다.

려운 경우는 초기에 배제시켜야 한다. 이사 가거나 사망하는 피험자를 찾을 수 있도록, 연구자는 초기에 피험자에 대한 신상 정보를 수집해야 한다; 피험자의 주소, 전화번호, 이메일 주소, 개인 주치의, 한 두 명의 친한 친구나 같은 집에 거주하지 않는 친척들에 대한 정보가 이에 해당한다. 휴대전화번호와 개인 이메일은 이사를 가거나 이직을 하더라도 변하지 않는 경우가 대부분이므로 매우 유용한 정보이다. 가능하다면, 사회보장번호(한국의 경우 주민등록번호)는 추적 관찰시 놓친 피험자들의 상태를 파악하는데 도움이 된다; 메디케어(의료보장제도)에 포함된 피험자에 대해서는 사회보장국으로부터 병원 퇴원 기록을 얻을 수도 있다. 피험자와 일년에 한 두 번 정도 정기적으로 연락하는 것은 관심 결과를 적시에 정확하게 기록할 수 있게 한다. 추적 평가를 위해 피험자를 찾는 작업은 우편, 이메일, 전화, 심지어는 자택 방문 등의 여러 방법을 통한 지속적이고 반복적인 노력을 요하는 경우가 많다.

■ 요약

1 단면조사 연구에서 모든 변수는 한 시점에 동시에 측정되며, 예측변수와 결과변수 사이에 구조적 특성의 차이는 없다. 단면조사 연구에서 예측변수는 결과변수에 선행한다고 보여지지 않으므로, 인과관계를 입증하는 증거를 제공하기에는 코호트 연구에 비해 취약한 측면이 있다.

2 단면조사 연구는 유병률에 대한 서술적 정보를 제공하기에 적절하며, 추적관찰 설계에 소모되는 시간, 비용 및 피험자 탈락의 문제를 피할 수 있다는 장점이 있다. 흔히 코호트 연구 또는 실험의 첫 단계로 활용되기도 하며, 독립적 표본의 순차적 설문조사와 연계되어 시간에 따른 인구 변화를 나타내기도 한다.

3 일반적인 모집단에서 흔하지 않은 질병과 변수들을 연구하는 경우, 단면조사 연구는 큰 크기의 표본을 필요로 하지만, 드문 질환의 일련의 증례 보고(case series)에서 유용하게 사용될 수 있다.

4 코호트 연구에서는 다양한 결과에 해당하는 다양한 예측 변수(위험 인자)를 분석하고 특정 질병의 자연 이력 및 발현율을 설명하기 위해 피험자를 시간의 흐름에 따라 추적한다. 결과물이 발현하기 이전에 예측 변수를 측정함으로써 사건의 시간적 배열(sequence of events)을 정립하고 측정의 편향을 조절할 수 있다.

5 전향적 코호트 연구는 추적관리기간 착수 시점에 시작하므로 장기간 추적할 피험자가 대규모로 필요할 수 있다. 이러한 단점은 예측 변수 측정이 이미 완료된 후향적 코호트를 파악함으로써 극복할 수 있다.

6 다중-코호트 연구는 예측 변수의 정도("노출")가 다른 코호트에서 결과물의 발현 정도를 비교하여 희귀한 직업적 노출의 효과를 연구할 때 유용하다.

7 위험도(risks), 대응비(odds), 비율(rates)은 일정 기간에 걸쳐 추적한 피험자에서 이분형 결과 빈도의 추산치이다. 이들 중, 발생률(incidence rate)은 사망이나 질병 발생 없이 연구에 남아있고 사건이 발생하지 않은 피험자들의 사람-시간을 고려하므로, 콕스 비례 위험 모델(Cox proportional hazard model)을 활용하여 다변량 위험비(multivariate hazard ratios)를 계산하는 현대적 접근

방식의 기반이 된다.

8 인과 관계 추론 능력은 초기에 잠재적인 교란 변수를 모두 측정함으로써 강화될 수 있다. 결과물을 분석하는 사람이 예측 변수 값을 모르도록 하고 측정법을 표준화 함으로써 결과물 측정시의 편향을 예방할 수 있다.

9 피험자를 완벽하게 추적하지 못했을 경우 코호트 연구 설계의 장점을 약화시킬 수 있다. 추적관찰 기간에 응하지 못할 피험자를 초기에 배제하고, 추적에 도움이 될 만한 기본 정보를 수집하며, 정기적으로 모든 피험자와 연락을 유지하는 등의 방법으로 피험자 손실분을 최소화할 수 있다.

■ 참고문헌

1. Andersen RE, Crespo CJ, Bartlett SJ, et al. Relationship of physical activity and television watching with body weight and level of fatness among children: results from the Third National Health and Nutrition Examination Survey. JAMA 1998;279(12):938–942.

2. Sargent JD, Beach ML, Adachi-Mejia AM, et al. Exposure to movie smoking: its relation to smoking initiation among US adolescents. Pediatrics 2005;116(5):1183–1191.

3. Jaffe HW, Bregman DJ, Selik RM. Acquired immune deficiency syndrome in the United States: the first 1,000 cases. J Infect Dis 1983;148(2):339–345.

4. Kalantar-Zadeh K, Abbott KC, Salahudeen AK, et al. Survival advantages of obesity in dialysis patients. Am J Clin Nutr 2005; 81: 543–554.

5. Zito JM, Safer DJ, DosReis S, et al. Psychotropic practice patterns for youth: a 10-year perspective. Arch Pediatr Adolesc Med 2003;157(1):17–25.

6. Huang Z, Hankinson SE, Colditz GA, et al. Dual effect of weight and weight gain on breast cancer risk. JAMA 1997;278:1407–1411.

7. Pearce MS, Salotti JA, Little MP, et al. Radiation exposure from CT scans in childhood and subsequent risk of leukemia and brain tumors: a retrospective cohort study. Lancet 2012;380:499–505.

8. Newman TB, Liljestrand P, Jeremy RJ, et al. Outcomes of newborns with total serum bilirubin levels of 25 mg/dL or more. N Engl J Med 2006;354:1889–1900.

9. Escobar GJ, Liljestrand P, Hudes ES, et al. Five-year neurodevelopmental outcome of neonatal dehydration. J Pediatr 2007;151(2):127–133, 133 e1.

10. Wagoner JK, Archer VE, Lundin FE, et al. Radiation as the cause of lung cancer among uranium miners. N Engl J Med 1965;273:181–187.

CHAPTER 8

환자-대조군 연구의 설계

제7장에서 설명한 코호트 연구는, 측정의 시간적 배열이 원인 및 결과의 순서와 동일하다: 먼저 예측 변수를 측정하고, 그 다음에 추적관리 기간 동안 결과를 관찰한다. 반면 환자-대조군 연구는 반대로 진행된다. 우선 결과를 가지고 있는 환자 모집단으로부터 하나의 표본을 선택하고(실험군 case), 결과를 가지고 있지 않은 모집단으로부터 또 다른 표본을 구한다(대조군 control). 그 다음에 두 표본에서 예측변수의 수준을 비교하여 어느 예측변수가 결과와 연관되는지를 살펴본다. 예를 들어, 안구 흑색종(ocular melanoma) 환자군과 건강한 대조군으로 구성된 환자-대조군 연구는 환자군과 대조군 각각에서 과거 아크용접에 노출된 정보를 모아서 노출 정도가 안구 흑색종의 위험에 미치는 영향을 추정한다. 환자-대조군 연구는 비교적 경제적이고, 드문 질환에 대해서는 독보적으로 효율적이다.

또한 이번 장에서는 위에서 언급한 단순 환자-대조군 설계의 몇 가지 변형에 대해서도 설명할 것이다. 코호트내 환자-대조군(nested case-control) 연구는 하나의 코호트 연구에서 형성된 발생 사례들(환자군)을 나머지 코호트에서 무작위로 추출된 대조군과 비교하는 설계 방법이다: 이것은 표본추출 및 측정 편향을 통제할 뿐 아니라, 비용이 많이 드는 예측변수의 측정을 코호트 연구 초기에 수집하여 저장된 검체 및 영상에서 할 수 있는 경우에 비용을 절약하는 방법이기도 하다. 발생-밀도 환자-대조군(incidence-density case-control) 연구에서는 시간에 따른 위험인자 수준의 변화 및 추적관찰 중 탈락을 감안하여, 위험도 관계를 분석할 수 있다. 코호트내 환자-대조군 연구에서는 전체 코호트의 무작위 표본을 대조군으로 설정하여 여러 환자군을 대상으로 사용할 수 있다. 끝으로 제7장과 8장에서 설명한 관찰연구 설계 방법들을 선택하는 데에 있어 주의할 점들을 언급하면서 이번 장을 끝맺을 것이다.

■ 실험군(환자)-대조군 연구

대부분의 질환이 비교적 흔하지 않기 때문에, 코호트 연구와 단면조사 연구는 모두 비용이 많이 드는 연구 설계 방법으로, 위암과 같이 미국에서 희귀한 질환의 경우 위험인자를 밝혀내기 위해서는 수 천명의 대상자가 필요하다. 제 7장에서 언급되었던 것처럼 일반 대중에서의 위험 인자 빈도에 관한 사전 지식을 이용하여, 해당 질병 환자의 실험군 연구(case series)를 통해 확실한 위험 인자(AIDS의 경우엔 주사마약을 사용하는 것)를 찾아낼 수 있다. 그러나 대부분의 위험 인자의 경우 참고 집단을 구성함으로써, 해당 질병 환자(실험군)가 특정 위험요인에 노출된 정도를 질병이 없는 피험자(대조군)의 노출 정도와 비교하는 것이 꼭 필요하다.

실험군–대조군 연구는 후향적이다(그림 8.1). 우선 질병을 앓고 있는 환자 집단과 그렇지 않은 피험자 집단을 파악하여 왜 실험군은 질병을 갖게 되었고, 대조군은 그렇지 않았는지를 설명할 수 있는 예측 변수들의 차이를 두 집단에서 거꾸로 찾아 낸다(예제 8.1).

환자–대조군 연구는 질병의 위험 인자를 찾아내려는 역학연구로 시작되었다. 이런 이유와 앞서 언급한 내용들과의 원활한 연결을 위하여, 본 저서에서는 "실험군 case"은 질병에 이환된 환자를 의미한다. 그러나 이미 특정 질병을 앓고 있는 환자들 중 신체장애처럼 다른 결과들을 분석하기 위해 실험군–대조군 연구를 활용하기도 한다. 추가로, 원하지 않는 결과들이 예외적이지 않고 일반적인 경우, 실험–대조군 연구의 "실험군 case"은 마치 치명적인 질병에서 회복한 사례처럼 좋은 결과가 나오는 드문 환자를 의미할 수 있다. 실험군–대조군 연구는 다양한 연구 설계 방법 중 보다 안전하고 위험이 적으면서 비용은 상대적으로 적게 들지만 때로는 놀라울 정도로 좋을 수 있다. 실험군–대조군 연구 설계는 편향이 생길 가능성이 높기 때문에 까다로울 수 있으나 잘 설계된 실험군–대조군 연구가 중요한 결과를 도출해낸 전례가 많이 있다. 산모의 diethylstilbestrol 복용과 딸의 질암(vaginal cancer) 발생간의 관계를 본 연구(단 일곱 증례에 근거하여 확실한 결론을 내렸던 고전적 연구의 표본이다!)(1), 영유아돌연사증후군(sudden infant death syndrome)과 엎드려 자는 자세간의 관계를 본 연구(2) 등이 수천 명의 목숨을 구한 간결한 결과물의 예시이다(3).

예제 8.1 실험군–대조군 연구

미국에서는 통상적으로 모든 신생아에게 비타민K를 근육주사하기 때문에 주사를 맞은 신생아들에서 소아암 발생 위험률이 두 배로 증가한다고 보고한 한 쌍의 연구는 큰 반향을 일으켰다(4, 5). 이 연관 관계를 좀 더 분석하기 위하여, 독일 연구진은 다음 단계의 연구를 수행하였다(6).

1. **환자군 표본 선정** : 독일 소아암 등록 데이터(German Childhood Cancer Registry)에서 뽑은 백혈병 소아 환자 107명.
2. **대조군 표본 선정** : 진단 당시 환자군과 같은 도시에 거주하는 어린이들 중 무작위로 선정하여 성별 및 출생날짜를 맞춘 어린이 107명(지방 관공서의 주민 등록 데이터 사용)
3. **예측 변수 측정** : 의무 기록을 검토 하여 어떤 환자군과 대조군이 신생아기에 비타민K 근주를 투여 받았는지 확인.

연구진은 환자군 107명중 69명(64%)과 대조군 107명중 63명(59%)가 비타민K 근주에 노출되었음을 확인하였고 교차비는 1.3(95% 신뢰구간[CI], 0.7 – 2.3)(자세한 계산은 부록 8A를 참조)이었음. 따라서 본 연구를 통해서는 신생아기에 비타민K 근주 투여와 소아 백혈병간의 연관성을 확인할 수 없었다. 95% 신뢰구간의 상한 경계점에서 표본을 추출한 모집단의 백혈병 발생률이 임상적으로 중요할 만큼 증가할 가능성이 있지만 다른 여러 연구들과 추가적으로 대조군 집단을 이용한 분석에서는 이 연관성을 증명하는 데 실패하였다(7, 8).

실험군–대조군 연구에서는 특정 질병의 발생률이나 유병률을 추측할 수 없다. 왜냐하면, 그 질병을 갖고 있는 연구 피험자의 비율이 모집단의 비율을 따르는 것이 아니라 연구자가 실험군 및 대조군 표본을 정하면서 결정되었기 때문이다. 실험군–대조군 연구는 실험군의 특성에 대한 서술적 정보를 제공하며, 무엇보다도 각 예측 변수가 질병의 유무와 연관되는 정도를 유추할 수 있다. 이는 교차비의 형태로 표현되는데 노출된 피험자와 노출되지 않은 피험자 모두에서 질병의 위험도가 상대적으

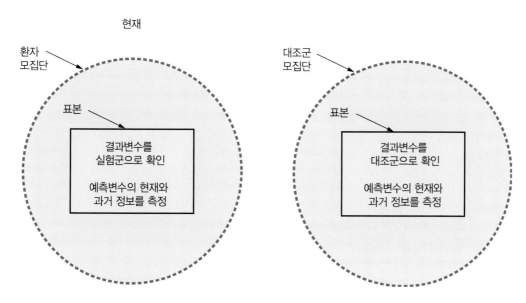

현재

환자
모집단

표본

결과변수를
실험군으로 확인

예측변수의 현재와
과거 정보를 측정

대조군
모집단

표본

결과변수를
대조군으로 확인

예측변수의 현재와
과거 정보를 측정

■ **그림 8.1 환자–대조군 연구의 단계**
• 선정 기준을 정하고, 환자 모집단과 대조군 모집단에서 각각 표본을 하나씩 모집한다.
• 적절한 변수들의 현재 값을 측정하며 흔히 기존의 정보(과거 측정치)가 추가적으로 도움이 된다.

로 낮을 경우(대략 10% 이하), 교차비는 상대적 위험도의 근사값이 된다(부록 8B 참조).

실험군–대조군 연구의 장점

결과물이 드문 경우의 효율성

실험군–대조군 연구의 큰 장점 중의 하나는 비교적 희귀한 피험자로부터 확실한 결과를 신속하게 찾을 수 있다는 것이다. 예를 들어 포경수술의 향후 음경암(carcinoma of penis) 발생에 대한 영향을 살펴보는 연구를 생각해보자. 이런 종류의 암은 포경수술을 받은 남성에게 매우 희귀하게 나타나지만 포경수술을 받지 않은 남성에게서도 마찬가지로 평생 누적 발생률이 약 0.16%로 드물다(9). 포경수술 여부에 상관없이 발생률이 대략 비슷하다고 가정하면, 어느 정도 합리적인 확률(80%)로 매우 강력한 위험 인자를 찾아내는(상대적 위험도를 50이라 하자) 코호트 연구에 피험자 남성 6,000명 이상을 여러 해 동안 추적 관찰하는 것이 필요하다. 출생 시 포경수술을 한 남성으로 무작위화 임상 실험을 한다 해도 비슷한 규모의 표본이 필요하지만 발생 증례의 중간값이 연구 착수 67년 후에 위치할 것이다. 즉, 역학자가 3세대에 걸쳐서 이 피험자들을 추적해야 하는 것이다!

이제 동일 주제를 실험군–대조군 연구법으로 설계해보자. 동일한 확률로 같은 상대적 위험도를 찾아내기 위해서 실험군 및 대조군이 각 16명씩 필요하다(연구자의 시간이 얼마나 절약되는 지는 말할 필요도 없다). 희귀하거나 원인의 노출과 발현 사이의 기간이 긴 질병의 경우 실험군–대조군 연구가 어떠한 다른 설계방법보다 훨씬 효율적이며 종종 현실적으로 가능한 유일한 연구방법인 경우가 많다.

가설 수립시 유용성

실험군-대조군 연구의 후향적 접근과 대규모 예측 변수를 다룰 수 있다는 점은 새롭게 질병이 발현되는 원인에 대한 가설을 수립할 때 유용하다. 예를 들어, 아이티 어린이에게 급성신부전으로 인한 사망이 급속히 증가한 것에 대한 실험군-대조군 연구는 현지 생산된 아세트아미노펜 시럽을 섭취한 경우 교차비가 53이라는 것을 밝혀냈다. 추가적 연구를 통해 아세트아미노펜 시럽이 diethylene glycol로 오염되었고, 이로 인한 독성이 신부전증을 유발하였으며, 불행히도 이러한 문제가 재발하였음을 밝혀냈다(11).

실험군-대조군 연구의 단점

실험군-대조군 연구는 훌륭한 장점들이 있으나, 주요한 단점도 가지고 있다. 첫번째, 코호트 연구나 단면조사 연구(그리고 임상시험)에서는 원하는 만큼 다양한 결과 변수를 연구할 수 있지만, 실험군-대조군 연구에서는 하나의 결과 밖에 다루지 못한다(두 표본을 추출하는 데 기준이 된 질병의 유무). 두번째, 실험군-대조군 연구에서 얻을 수 있는 정보에 한계가 있다: 사례가 발생한 모집단수와 기간에 대한 정보가 없다면, 해당 질병의 발생률이나 유병률을 추측해낼 직접적인 방법이 없으며, 기여 위험도 및 초과 위험도 역시 마찬가지이다. 그러나 무엇보다도 실험군-대조군 연구의 가장 큰 단점은 편향에 취약하다는 데 있다. 크게 두 가지 원인에서 편향이 발생한다: 실험군과 대조군을 분리해서 표본을 추출한다는 것(separate sampling)과 예측변수를 후향적으로 측정한다는 점(retrospective measurement)이다. 이 문제들과 그 해결방법을 다음 두 단락에서 설명할 것이다.

표본 편향과 그 해결 방법

실험군-대조군 연구에서 표본을 추출할 때는 우선 실험군부터 시작한다. 이상적인 경우, 실험군 표본은 연구 대상 질병이 발현된 모든 사람이거나 그 중 무작위적으로 추출한 표본이다. 하지만, 여기서 바로 문제가 발생한다: 누가 그 질병을 갖고 있는지 없는지를 어떻게 아는가? 단면조사 연구 및 코호트 연구에서는 모든 연구 참여자로부터 해당 질병을 구조적으로 찾아내지만 실험군-대조군 연구에서는 실험군을 이미 해당 질병으로 확진 받고 연구에 활용할 수 있는 인원 중에서 추출해야 한다. 이러한 표본은 해당 질병이 발현된 환자 전체를 대표할 수 없을 지 모른다. 왜냐하면 진단받지 않거나, 잘못 진단 받았거나, 연구에 활용할 수 없거나, 사망한 경우 연구에 포함되지 않기 때문이다(그림 8.2).

일반적으로, 표본 편향은 실험군 표본이 연구하고자 하는 위험 인자에 관해 대표성이 떨어질 때 크게 부각된다. 고관절 골절이나 외상성 절단(traumatic amputations)처럼 환자가 병원을 찾아올 가능성이 높고 상대적으로 진단이 용이한 질병의 경우에는 진단을 받고 가용한 실험군 표본을 안전하게 구할 수 있다. 반면 병원을 찾을 가능성이 적은 질병의 경우는 진단에 앞서서 선택이 이루어지기 때문에, 후향적 연구에 적합하지 않다. 예를 들어, 부인과에서 임신초기 자연 유산(spontaneous abortions)을 겪은 여성은 전체 모집단 중에서 자연 유산을 한 여성과 다를 것이다(상당수는 병원을 방문하지 않으므로). 그러므로 불임 과거력이 있는 환자는 의원 기반병 집단에서는 과대 보고 될 수 있고, 산전관리를 받기 어려운 경우에는 과소 보고 될 수 있기 때문이다. 관심을 두고 있는 예측

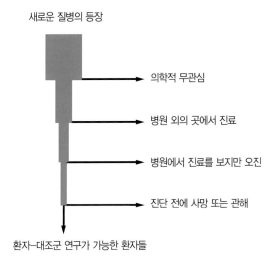

새로운 질병의 등장

→ 의학적 무관심

→ 병원 외의 곳에서 진료

→ 병원에서 진료를 보지만 오진

→ 진단 전에 사망 또는 관해

환자-대조군 연구가 가능한 환자들

■ **그림 8.2** 환자-대조군 연구에서 환자군이 질병의 모든 환자군을 대표하지 못하는 몇 가지 이유들이 있다.

변수가 모집단의 부인과 치료와 관련되어 있다면(예를 들어, 자궁내 장치 IUD의 과거 사용 여부), 병원에서 표본을 추출한 실험군은 심각하게 편향되어 있을 것이다.

반면, 예측 변수가 혈액형처럼 부인과 치료와 무관한 것이라면, 병원에서 표본을 추출한다고 해서 대표성이 떨어질 가능성은 적어질 것이다.

이러한 문제들을 감안하는 것이 중요하기는 하지만, 실제적으로는 가용 피험자가 제한되어 있기 때문에 실험군 선정작업은 단순해지기 쉽다. 실험군 표본에서 완벽한 대표성을 확보하지 못할 수 있으나, 연구자에게 별다른 선택의 기회가 없을 수 있다. 실험군-대조군 연구를 설계하면서 어려운 문제와 결정에 맞닥뜨리게 될수록, 대조군을 선정할 때에는 선택의 폭이 넓어지게 된다. 다른 점은 실험군과 유사하면서 특정 질병에 대한 위험에 처해 있는 모집단으로부터 대조군을 추출해야 하는 것이 관건이다. 다음에서 대조군 표본을 선정하는 네 가지 전략에 대하여 설명한다.

• **치료기관에서 추출한 대조군**

치료기관에서 실험군을 추출하여 발생할 수 있는 편향에 대하여 보상하기 위한 방법 중 하나는 대조군을 동일 기관에서 선정하는 것이다. 예를 들어, 과거 IUD 사용 여부를 자연 유산의 위험 인자로서 연구하려 한다면, 동일한 부인과 병원에 질염(vaginitis) 치료를 받으러 오는 여성 모집단에서 대조군을 추출할 수 있다. 동일 지역에 거주 하는 여성에서 무작위로 추출한 표본에 비교할 때, 이 대조군은 만약 자연 유산을 겪었다면 동일 병원을 내원하여 실험군이 되었을 모집단을 더욱 잘 대표할 수 있을 것이다.

그러나 대표성이 부족한 실험군 표본을 보상하기 위하여 역시 대표성이 부족한 대조군 표본을 선정하는 것은 문제일 수 있다. 관심을 두고 있는 위험 인자가 대조군이 치료를 받으러 오는 질병도 유발시킬 수 있다면, 대조군내 위험인자 빈도가 터무니 없이 높아져서 연구 결과를 그릇되게 편향시킬 것이다. 예를 들어 대조군내 많은 여성이 질염을 갖고 또한 IUD가 질염을 일으킨다면, 대조군 내에는 IUD 사용자가 과도하게 존재하게 되어, IUD와 자연 유산간의 실제 연관성이 가려지게 된다.

치료기관을 기준으로 대조군을 선정하면 보통 피험자의 건강상 문제가 있고 피험자가 앓고 있는 질병이 연구중인 위험 인자와 관련이 있을 지도 모르기 때문에, 결과물이 잘못 도출될 수 있다. 그러므로 치료기관을 기준으로 대조군을 선정의 편리성이 연구의 타당성에 위협을 줄 수 있는 위험을 감수할 만 한 가치가 있는지를 고려할 필요가 있다.

- **모집단에서 실험군과 대조군 표본 추출**

지정학적 모집단 및 치료 관련 기관으로부터 질병 등록 데이터를 활용할 수 있는 경우가 급속히 늘고 있기 때문에 모집단에서 표본을 선정하여 실험군–대조군 연구를 할 수 있는 질병은 많다. 이러한 데이터로부터 추출한 대조군은 일반적으로 해당 지역에서 그 질병을 갖고 있는 일반 대중 환자에 대한 대표성을 지니고 있기 때문에 대조군 선정 작업이 단순화 된다. 즉, 해당 데이터에 들어 있는 모집단에서 대표 표본을 뽑으면 되는 것이다. 예제 8.1에서 한 도시에 거주하고 있는 모든 주민은 정부 데이터에 등록되어 있어 여기서 표본을 선정하는 것은 쉬운 일이다.

등록된 데이터를 활용할 수만 있다면, 모집단에 기반한 실험군–대조군 연구가 훨씬 바람직하다. 질병 등록 데이터가 완전해지고 데이터가 해당하는 모집단이 안정될수록(이민자의 출입이 없는 경우), 이 모집단에 근거한 실험군–대조군 연구는 점차 코호트 연구나 임상시험 내에서 설계된 실험군–대조군 연구에 근접하게 된다(104 페이지). 코호트 연구나 임상시험 내에서 설계된 실험군–대조군 연구는, 모집단이 나열되고 연구자가 그 기록을 사용할 수 있는 경우 비교적 간단하다; 예제 8.1에서 설명한 비타민K와 백혈병에 대한 연구에서와 같이 등록번호가 존재하고 연구자들이 이 정보를 얻을 수 있다면 비교적 간단하다. 등록된 데이터가 없을 때 흔히 사용되는 방법은 해당 지역번호 다음에 무작위로 선정된 일반전화 번호로 전화를 거는 것이다(이런 방법으로 대조군을 선정할 때, 일반전화가 없는 대조군은 배제된다). 점차 휴대전화만을 사용하는 가구들이 늘어나면서, 이러한 방법은 문제가 있다(12). 무작위로 선정된 휴대전화 번호를 사용하는 것이 가능하지만, 매우 신중하게 행해져야 한다; 수신자가 운전 중에는 즉시 전화를 끊어야 하고, 수신자에게 요금이 부과되는 통화는 피해야 한다(13).

그러나, 정보를 얻기 위해서 피험자에게 연락을 취해야 하는 어느 경우에서든지 편향이 생길 수 있다는 것을 인식해야 한다. 왜냐하면 일부 피험자가 포함될 확률이 떨어질 수 있기 때문이다(예를 들어, 해당 언어로 소통이 안되거나, 청력에 문제가 있는 경우 등이다).

- **두 개 이상의 대조군 사용.**

특히 실험군이 특정 질병을 갖고 있는 집단에 대한 대표성이 부족한 경우에는 대조군 선정 작업이 까다롭기 때문에, 각기 다른 방법으로 선정한 두 개 이상의 대조군을 사용하는 것이 바람직한 경우가 있다. 예를 들어, 레이 증후군(Reye's syndrome)과 복용약에 대한 Public Health Service study(14)에서는 다음 네 개의 대조군을 활용하였다: 응급실 대조군(실험군과 동일한 응급실에서 구함), 입원환자 대조군(실험군과 동일한 병원에 입원), 학교 대조군(실험군과 같은 학교나 보육 기관에 다님), 지역사회 대조군(무작위 전화 통화를 통해 선정). 각각의 대조군과 비교하여, 실험군의 살리실산염(salicylate) 복용에 대한 교차비는 최소 30 이상으로 모두 통계적으로 유의했다. 여러 표본 편향을 지닌 대조군을 다양하게 사용하여 각 대조군에서 강한 연관성을 밝혀냄으로써, 모집단에 실제 연관성이 있다는 결론을 신뢰할 수 있게 되었다.

안타깝게도, 위의 경우처럼 큰 교차비 값을 가지는 연관성은 매우 드물고 대조군 선정의 여러 전략에서 발생하는 편향은 다양한 대조군을 활용한 결과들이 서로 상충되도록 하여, 해당 연구 질문에 대해 실험군-대조군 설계가 근본적으로 가지는 취약성을 드러낸다. 이러한 경우, 각 대조군에서 발생할 수 있는 편향의 크기를 가늠하기 위하여 추가적인 정보(예, 병원 대조군의 주호소 증상)를 찾아야 한다(제 9장). 어느 경우든지 대조군 하나만 갖고서 잘못된 결론을 짓는 것보다는 여러 대조군에서 일관되지 못한 결과들을 갖고서 결론 지을 수 없다고 하는 것이 훨씬 나은 것이다.

- **짝짓기**(Matching)

짝짓기란 연구자의 관심 대상은 아니지만 질병에 관련된 주요 인자들에 대하여 실험군과 대조군을 비교 가능할 정도로 맞춰 주는 단순한 방법이다. 예를 들어, 많은 위험 인자와 질병이 연령과 성별에 연관되어 있다. 즉, 실험군과 대조군이 이 두 변수에 관해 비교 가능할 정도로 맞춰져 있지 않다면 연구 결과의 신빙성이 떨어질 수 있다. 이 문제를 극복하는 방법 중 하나는 이러한 구조적 예측 변수들을 실험군과 맞춰서 대조군을 선정하는 것이다. 그러나 이 과정에서 부작용이 발생할 수 있는데, 특히 소득수준이나 혈청 콜레스테롤 수치처럼 조정할 수 있는 예측 변수를 맞춰야 하는 경우 심각한 문제가 발생한다. 이 문제의 원인과 다른 짝짓기 기법에 대하여 제9장에서 설명하겠다.

차별적 측정 편향(differential measurement bias)과 그 해결 방법

환자-대조군 연구에서 두 번째로 주요 문제는 측정 오류에서 비롯되는 편향이다. 이는 예측 변수를 측정할 때 후향적 접근법을 쓰는 데서 기인한다: 실험군과 대조군 모두 과거에 발생한 노출에 대해 회상하도록 질문을 받는다. 하지만 사람들의 과거 노출에 대한 기억은 불완전하다. 실험군과 대조군에서 그 기억이 유사한 정도로 불완전한 경우, 해당 노출에 대한 비차별적 오분류(nondifferential mis-classification)라고 지칭하며, 이는 연관성을 발견하는 것을 더욱 어렵게 만든다(역학적 용어로, 교차비가 1을 향해 편향된다). 하지만 더욱 문제가 되는 것은, 어떤 질병의 진단을 받은 환자들(실험군)은 과거 노출에 대해서 대조군과 다르게 기억하고 기록한다는 점이다; 이를 해당 노출에 대한 차별적 오분류(dif-ferential misclassification), 즉 회상 편향(recall bias)라고 지칭하며, 연구에서 측정하는 연관성에 대해 예측할 수 없는 효과를 가진다.

예를 들어, 태양광 노출과 악성 흑색종 사이 연관성에 대해서는 널리 알려져 있다. 따라서 악성 흑색종으로 진단받은 환자들(실험군)은 과거 태양광 노출에 대해 대조군과는 다르게 회상하게 되는 경향이 있다. Cockburn 등은(15) 흑색종 진단이 일치하지 않는 쌍둥이를 대상으로 한 연구에서 이러한 회상 편향의 증거를 발견하였다: 어린 시절에 누가 더 일광욕을 많이 했는가에 대한 질문을 쌍둥이 중 흑색종 진단을 받은 사람에게 했을 때 일광욕의 교차비는 2.2(95% 신뢰구간 1.0~4.7) 로 나타났다. 하지만, 같은 질문을 쌍둥이 중 흑색종 진단을 받지 않은 사람에게 했을 때 교차비는 단지 0.8(95% 신뢰구간 0.4~1.8)이었다. 그러나, 다른 질문들(예, 쌍둥이 중 누가 더 쉽게 햇볕에 그을리거나 화상을 입었는가)에서는 회상 편향의 증거가 없었다.

코호트 연구에서는 회상 편향이 나타날 수 없다; 왜냐하면 해당 질병의 진단이 내려지기 이전에 피험자에게 노출에 대해 질문하기 때문이다. 이전 여러 해 동안 수집된 일광 노출 데이터를 가지고 있는 한 코호트 내에서 형성된 악성 흑색종에 대한 환자–대조군 연구는 회상 편향을 직접적으로 시험하였다: 연구진은 실험군과 대조군 모두에서 노출 회상의 일부 부정확성을 발견하였으나, 회상 편향의 증거는 거의 없었다(16). 그러므로, 회상 편향의 가능성을 고려하는 것이 중요하지만, 회상 편향을 피할 수는 있다(17).

제4장에서 설명한 측정시 편향을 통제하는 전략들에 덧붙여서(변수들의 조작적 정의를 표준화, 객관적 접근법 선택, 다양한 정보원에서 구한 데이터로 주요 변수 보조하기 등), 실험군–대조군 연구에서 노출 여부를 측정할 때 편향을 피하기 위한 두 가지 전략은 다음과 같다.

• **결과 발생 이전에 기록된 데이터 사용.**

예를 들어, 암 위험인자로 비타민K 근육주사를 살펴보는 실험군–대조군 연구에서는 임신 중 기록을 검토할 수 있을 것이다. 이 전략은 매우 훌륭하긴 하나, 관심을 두고 있는 위험인자에 대한 기록의 유무와 신뢰성에 따라 제한을 받는다. 예를 들어, 비타민K에 관한 정보는 보통 의무기록에 빠져 있다. 그리고 이 빠진 정보를 어떻게 취급했느냐에 따라 비타민 K와 추후 암 위험도에 관한 연구 결과물이 영향을 받게 된다(8).

• **맹검**(Blinding) **활용**

맹검에 대한 일반적인 방법은 제4장에서 설명하였다. 하지만 여기서 실험군–대조군에서 상담 과정을 설계할 때 특히 유의해야 할 점이 있다. 관측자나 피험자가 각 실험자의 실험군–대조군 상태 및 연구 대상 위험 인자의 상태에 대하여 모르도록 할 수 있기 때문에 네 가지 형태의 맹검 기법이 가능하다(표 8.1).

이상적인 경우, 피험자나 관측자 모두 누가 실험군이고 대조군인지 몰라야 한다. 실제로는 이는 매우 어려운 경우가 많다. 피험자는 자신이 건강한지 상태가 안 좋은지를 잘 알고 있다. 따라서 피험자 자신이 생각하기에 연구 대상인 위험 인자와 관련이 있을 것이라 예상하는 질병을 대조군도 앓고 있다면, 맹검이 가능하다. 피험자의 응답 속에 단서가 되는 실마리들이 있거나 질병의 특성이 확연히 드러나는 경우(예, 피험자가 황달이 있거나 후두절제술을 받은 상태), 상담 관측자를 맹검 처리하는 것이 어려워 진다.

표 8.1 환자–대조군 연구에서 맹검 설문의 접근법

맹검된 사람	환자–대조군 맹검 상태	위험요소 측정맹검
대상자	위험요소가 질병을 일으킬 만한 것이라면 환자군과 대조군 모두 가능함	"모조" 위험 요소를 포함하고 환자군과 대조군이 다르면 의심하게 됨 질병의 위험인자가 이미 소개되었다면 효과를 발휘하지 못할 수 있음
관찰자	환자군이 외적으로 대조군과 구분할 만한 차이가 없으면 가능하지만, 대상자의 미묘한 징후, 진술 등이 이를 어렵게 함	설문자가 연구자가 아닌 경우 가능하나, 지속하기가 매우 힘이 듦

연구대상인 특정 위험 인자에 대해 모르게 하는 것은 보통 실험군-대조군 상태를 모르게 하는 것보다 쉽다. 실험군-대조군 연구는 보통 질병을 조사하는 첫 단계일 경우가 많으므로 관심을 두고 있는 위험 인자가 여러 개일 수 있다. 만약 위험 인자가 단 하나라면, 해당 질병과 관련되지 않은 그럴듯한 위험 인자들에 관해 가짜 질문들을 던짐으로써 진짜 연구 가설에 대하여 피험자와 상담 관측자가 완전히 모르게 할 수 있다. 예를 들어, 꿀 섭취가 영아 보툴리누스중독증(botulism) 위험도를 높일 수 있는지를 연구하려 한다면, 젤리, 요거트, 바나나처럼 비슷한 정도로 상세한 질문들을 상담에 포함시켜야 한다. 이러한 맹검 처리로는 실제로 차별적 편향을 배제시킬 수는 없으나, 무엇이 문제인지를 가늠할 수는 있다. 만약 실험군에서 꿀에 대한 노출도가 높고 다른 식품에서는 그렇지 않다면, 차별적 측정 편향이 발생할 가능성이 적다. 영아 보툴리누스중독증과 꿀 간의 관계가 이전에 널리 알려져 있거나, 가짜(dummy) 위험인자들 중 일부가 실제 위험인자로 밝혀지는 경우에 이 방법은 쓸모가 없다.

특히 관측자가 피험자의 실험군-대조군 상태에 대해 모르게 하는것은 혈액 검사나 x-ray등과 같은 실험실 측정(laboratory measurement)에서 매우 주효한 전략이다. 이러한 상황에서 맹검은 용이하고, 반드시 실행되어야 하는 사항이다. 예를 들어, 측정을 하는 사람 말고 다른 사람이 단순히 각 검체(또는 환자)에 인식 코드를 붙이는 것이다. 맹검의 중요성은 고관절 골절 환자와 대조군의 골밀도 측정 데이터를 분석한 15개 실험군-대조군 연구에서 밝혀졌다. 맹검 처리가 되지 않은 측정 데이터를 사용한 연구에서 맹검 처리가 된 데이터를 사용한 연구보다 훨씬 더 많은 차이를 찾아낸 것이다(18).

■ 코호트내 환자-대조군 연구(nested case-control study); 발생-밀도 코호트내 환자-대조군 연구(incidence-density nested case-control study); 환자-코호트 연구(case-cohort study)

코호트내 환자-대조군 연구(nested case-control)는 한 코호트 연구 내에서('nested') 환자-대조군 연구를 수행한다(그림 8.3). 공식적인 코호트 연구의 일부로서 이미 정해진 코호트가 있을 수 있다; 저장된 검체나 영상 등을 포함하고, 향후 결과 발생시 통계적으로 분석될 것이다. 또 다른 방법으로, 아직 정해지지 않은 코호트 내에서 처음부터 코호트내 환자-대조군 연구를 설계할 수도 있다; 이 경우 첫 단계는 코호트를 정의하는 것이다.

연구의 시작은 결과를 발현할 위험이 있는 피험자들의 코호트를 선정하는 것이다. 이 때 코호트는 연구 질문에 답을 제시할 수 있는 충분한 수의 환자군을 생성할 정도로 큰 규모여야 하고, 검체의 저장 또는 노출에 대한 정보를 포함하는 의무기록을 통해서 노출 변수를 측정할 수 있어야 한다. 제7장에서 설명했듯이, 코호트의 정의에는 위험인자를 가지는 모집단을 정의하는 구체적인 포함 및 배제기준이 명시되어야 한다. 뿐만 아니라, 각 피험자가 코호트에 들어온 날짜(date of entry)도 명시되어야 한다. 이는 하나의 특정한 날이 될 수도 있고(예, 2008년 1월 1일에 건강보험에 가입되어있는 사람들 중 포함기준을 만족시키는 모든 사람), 또는 위험요인에 노출된 기간이 시작되는 다양한

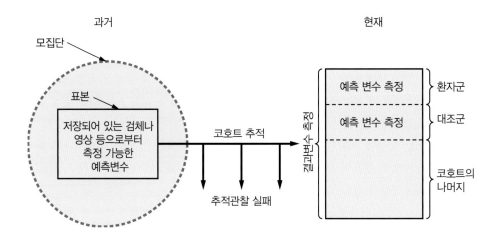

■ **그림 8.3** 코호트내 환자–대조군 연구(nested case–control)는 전향적 또는 후향적이다. 후향적 연구의 단계는 다음과 같다.

- 이미 저장된 검체, 영상, 기타 데이터를 가지고 있는 모집단에서 코호트를 선정한다.
- 환자군을 대조군과 구별하는 결과변수를 측정한다.
- 모든 환자군과 비환자군의 표본(대조군)에서, 코호트가 형성된 이후로 저장되어 있는 검체, 영상, 기타 데이터 등으로부터 예측변수 및 기타 변수들을 측정한다.

날짜일 수도 있다(예, 재발성 심근경색의 위험인자에 대한 연구에서 첫번째 심근경색 발생 날짜 또는 코호트 연구에 등록된 날짜).

다음 단계는 관심 결과의 발생을 정의하는 기준을 기술하는 것이다; 이때 관심결과는 코호트에 들어온 날짜(date of entry) 이후부터 정해진 추적관찰 기간 종료 전에 일어나야 한다. 결과가 흔하지 않고, 추적관찰이 거의 완료되었으며, 노출에 대한 측정이 연구 시작시 단 한번으로 충분하다면, 이 단계는 간단하게 진행될 수 있다. 해당 코호트 내에서 추적기간 종료까지 결과가 나타난 모든 사람들(환자군)을 확인하고 다음으로, 그 코호트에 속하지만 결과를 나타내지 않은 피험자들에서 무작위 표본을 선정한다(대조군). 그리고는 환자군과 대조군에 대해서 예측변수를 측정하고, 환자군의 위험인자 수준과 대조군 표본의 위험인자 수준을 서로 비교한다. 이것은 간단한 코호트내 환자–대조군 연구이다(예제 8.2).

예제 8.2 간단한 코호트내 환자–대조군 연구

Cauley와 동료들은(19) 성호르몬 수치가 높으면 유방암의 위험이 증가하는지를 검증하기 위해 코호트내 환자–대조군 연구를 수행하였다. 이 연구를 위한 기본 수행 단계는 다음과 같다.

1. **코호트 파악** : 연구진은 골다공증으로 인한 골절 연구(Study of Osteoporotic Fractures)의 코호트를 활용하였다. 이는 동일한 연구진이 해당 코호트의 초기 검사를 시행하고, 일찍이 본 연구의 설계를 준비하면서 코호트 구성원들의 혈청 샘플을 채취하여 영하 190℃ 에서 냉동보관하였기 때문에 좋은 선택이었다.

2. **추적관찰 종료 시점에 환자군 파악** : 추적 설문지 응답과 사망증명서를 검토하여, 3.2년의 추적관찰 기간 중 처음으로 유방암이 발생한 피험자 97명을 파악하였다.
3. **대조군 선정** : 해당 추적관리기간 동안 유방암이 발생하지 않은 코호트에서 무작위로 244명의 여성을 선정 하였다.
4. **예측 변수 측정** : 환자군과 대조군의 초기 검사시 채취한 동결 혈청 표본에서 성호르몬(에스트라다이올, 테 스토스테론) 수치를 측정하였다. 실험실 연구원은 해당 표본이 환자군 또는 대조군에 속하는지 알 수 없도록 맹검 처리 되었다.

에스트라다이올이나 테스토스테론 수치가 높았던 여성은 이 호르몬 수치가 낮았던 여성보다 추후 유방암 진 단의 위험도가 세 배 높았다.

추적관찰이 불완전하거나 관심 인자의 노출이 시간에 따라 변하는 경우, 환자군과 대조군의 무작 위 표본에서 노출의 측정은 코호트 진입시 단 한번으로 불충분하다. 이러한 경우, 발생-밀도 코호트 내 환자-대조군 연구(incidence-density nested case-control study)를 설계하고, 위험 집합(risk sets)에서 대조군 표본을 선정하는 것이 바람직하다. 위험집합이란 해당 환자와 같은 기간 동안 추적 관찰 되었지만 아직 환자군이 되지는 않은 코호트내 구성원을 의미한다(그림 8.4). 대조군과 환자군 을 짝짓는(matching) 다른 경우들과 마찬가지로, 이러한 추적 시간에 대한 짝짓기(matching)는 통 계 분석시 고려되어야 한다.

예를 들어, 코호트 진입 시점이 고정된 날짜라면(예, 2008년 1월 1일), 2009년 7월 1일에 진단을 받은 어떤 환자에 대한 대조군은 2009년 7월 1일에 아직 결과를 나타내지 않은 피험자들 중에서 선 택하는 것이다. 만약 코호트 진입 날짜가 다양하다면, 진입 18개월 후 진단을 받은 어떤 환자에 대 한 대조군은 18개월의 추적관찰 중 아직 환자로 판명되지 않은 사람들 중에 선정된다. 연구 가설에 따라서, 진입 당시 또는 이후 일정 시점에서 환자군과 대조군의 노출의 측정치를 비교할 수 있다.

위험집합에 따른 표본추출은 복잡한 과정이다; 동일한 피험자가 추적관찰 초기에 발병한 환자에 대해서는 대조군으로 선택되었다가, 이후 노출 변수가 변화되면 스스로 환자가 될 수 있기 때문이다. 사실상 이러한 설계의 역할은(적절한 통계 분석을 사용할때) 결과 발생 위험이 있는 사람-시간의 덩 어리들(chunks)을 순차적으로 고려하는 것이다; 각 덩어리의 경계는 환자들의 발생으로 규정되며, 예측변수 값을 사용하는 각각의 덩어리(chunk)는 그 사람-시간 덩어리 내에서 환자군의 발생을 예 측한다. 이것을 발생-밀도(incidence-density) 설계라고 지칭한다(예제 8.3).

코호트내 환자-코호트(nested case-cohort) 설계가 단순한 코호트내 환자-대조군 설계와 유사 하지만 단 하나 다른 점은, 관심 결과를 나타내지 않은 대조군을 선정하는 것이 아니라, 결과와 상 관없이 코호트내 모든 구성원 중에서 무작위로 표본을 선정한다는 것이다. 그러한 무작위 표본에 속 한 피험자 중 몇몇은 결과를 나타냈을 수도 있다(결과가 흔하지 않을 경우, 그 수는 매우 작다). 환 자-코호트 설계의 장점은 코호트에서 추출한 단 하나의 무작위 표본이 다양한 결과를 가지는 몇가 지 환자-대조군 연구들을 위한 대조군을 제공할 수 있다는 점이다. 또한, 코호트의 무작위 표본은 해당 코호트 내에서 위험인자의 전반적인 유병률에 대한 정보를 제공한다.

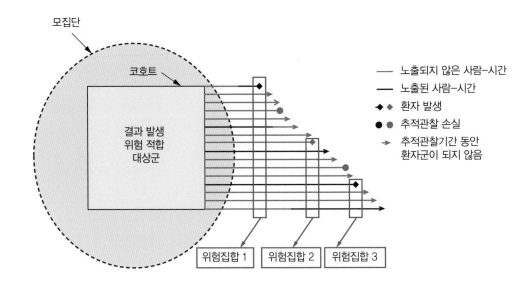

■ 그림 8.4 발생–밀도 코호트내 환자–대조군 연구(incidence–density nested case–control study)는 전향적 또는 후향적이다. 전향적 연구의 단계는 다음과 같다:

- 선정 기준을 정의하고 모집단에서 코호트를 구성한다.
- 코호트의 각 구성원에 대해 진입 날짜를 정하고 추적관찰 시간을 배열한다.
- 검체, 영상 등을 추후 분석을 위해 저장한다.
- 코호트를 추적하여 환자군과 그들이 진단 받은 날짜를 파악한다.
- 각각의 환자에 대해 "위험 집합"으로 부터 하나 이상의 대조군 표본을 추출한다. 위험집함이란 해당 환자와 같은 기간동안 추적관찰되었지만, 그 환자의 진단 시점에 아직 환자가 되지는 않았거나, 사망 또는 추적 손실이 발생하지 않은 코호트내 구성원을 의미한다.
- 환자군과 짝을 이룬 대조군에 대해, 초기 검사시 저장한 검체 및 영상 등에서 예측변수를 측정하고 기타 현재 변수들을 측정한다.

예제 8.3　**"발생–밀도" 코호트내 환자–대조군 연구**

경구 당뇨병 치료제인 pioglitazone(Actos)와 방광암의 연관성을 조사하기 위해서, 몬트리올의 연구진은(20) United Kingdon General Practice Research Database 내에서 환자–대조군 연구를 시행하였다. 이 Data-base는 영국 내 600개 이상의 일차 진료 시설에 등록된 천만명 이상의 사람들에 대한 일차 의료 기록 전부를 포함하고 있다. 연구 단계는 다음과 같다:

1. 결과 발생 위험이 있는 코호트와 기간을 확인한다.
연구자들은 1988년 1월 1일부터 2009년 12월 31일 사이에 처음으로 경구 당뇨병 치료제를 처방 받은 사람들 중, 처방 이전에 최소 1년 이상 데이터베이스에서 추적되어 왔으면서 처방 당시 연령이 40세 이상인 성인들을 포함시켰다. 처음으로 처방을 받은 날짜를 코호트 진입 날짜로 규정하였다. 연구 참여자들을 다음 중 하나에 해당하는 시점까지 추적관찰 하였다(먼저 발생하는 사건을 기준으로 함): (1) 방광암 진단. (2) 모든 원인에 의한 사망. (3) 해당 일차 진료 시설에 등록 종료. (4) 연구 기간 종료—2009년 12월 31일. 이전 방광암 과거력이 있는 사람들은 연구에서 제외하였다.

2. 환자군을 식별하고, 발생 날짜를 확인한다.

"Read codes(데이터베이스 에서 확인된 진단을 코딩하는 체계 [21])"를 이용하여 방광암 발생 환자군을 파악하였다. Pioglitazone의 암 위험에 대한 효과가 즉각적으로 나타나지 않을 것이라는 예상을 고려하여, 코호트 진입 후 첫해에 방광암이 발생한 환자들은 제외하였다. 그 결과, 연구진은 나머지 376명의 방광암 환자군을 확인하였다.

3. 각 환자와 짝을 이룬 "위험 집합"에서 대조군을 표본 추출한다.

각 환자에 대해 최대 20명의 대조군을 표본 추출하여 이들 대조군은 출생연도, 코호트 진입 연도, 성별, 추적 관찰 기간 등에서 해당 환자와 짝을 이루었으며(matching), 그 환자의 진단일 까지 방광암으로 진단받지 않은 사람으로 하였다. 짝을 이룬 대조군(matched control)은 총 6,699명이었다(환자당 평균 대조군의 수 = 17.8 명).

4. 예측변수를 정의하고 측정한다.

일차 관심 예측변수는 pioglitazone 또는 rosiglitazone(pioglitazone과 동일한 계열의 당뇨병 치료제)의 처방이었다. 해당 약제의 처방 날짜가 위험 집합 내에서 진단일보다 최소 1년 이전인 경우만을 고려하였다. 네 가지 노출 수준을 규정하였다: pioglitazone만 처방, rosiglitazone만 처방, 둘 다 처방, 둘 다 처방하지 않음.

저자들은 데이터를 분석하기 위하여 조건적 로지스틱 회귀분석을 적절하게 활용하였다; 이는 짝을 이룬 데이터의 특성을 반영하고, 위험–집합 표본추출 때문에 조정비율 비(adjusted rate ratio)의 추정을 가능하게 한다 (22). 측정된 조정비율 비(adjusted rate ratio)는 다음과 같았다: pioglitazone만 처방시 1.83(95% CI 1.10–3.05); rosiglitazone만 처방시 1.14(95% CI 0.78–1.68); 둘 다 처방시 0.78(95% CI 0.18–3.29)(둘 다 처방 했을 경우 보이는 넓은 신뢰구간은 표본크기가 훨씬 작음을 반영한다 [N = 환자군 2명, 대조군 56명]. 또한 pioglitazone 투약과 방광암 사이에 용량–반응 관계의 증거도 발견할 수 있었다: 누적용량 28gm 이상에서의 조정비율 비(adjusted rate ratio)는 2.54(1.05–6.14)였고, 용량–반응 성향에 대한 P = 0.03.

장점

연구 초반에 검사를 시행하여 향후 분석을 위해 저장된 혈청 및 기타 검체, 영상 등 비용이 많이 드는 측정법의 경우에 코호트내 환자–대조군 연구와 환자–코호트 연구는 특히 유용하다. 모든 환자군과 대조군 샘플에서 비용이 많이 드는 측정을 하는 것이 전체 코호트를 대상으로 비용이 많이 드는 측정을 하는 것보다 비용절감 효과가 있다. 이러한 설계는 결과 변수가 발현하기 이전에 예측 변수 데이터를 수집해놓는 것에 따른 모든 코호트 연구의 장점을 갖는다. 또한, 고전적인 실험군–대조군 연구에서 각기 다른 모집단으로부터 실험군과 대조군을 추출하고 사망한 실험군과 대조군에 대해 측정할 수 없는 것에 따르던 잠재적인 편향을 피할 수 있다.

단점

이러한 연구 설계는 다른 관찰 연구에서 나타나는 일부 단점들을 공유한다. 즉, 관찰된 연관성이 측정되지 않았거나 부정확하게 측정된 교란변수의 효과일 가능성이 있고, 초기 측정치가 증상 발현 전 질병에 의해 영향을 받았을 가능성이 있다.

기타 고려할 사항

코호트내 환자-대조군 연구와 환자-코호트 연구는 유용하게 활용될 수 있음에도, 지금까지 흔히 사용되지는 않았다. 대규모 전향적 연구를 계획하는 연구자는 추후 코호트내 환자-대조군 연구 분석을 염두에 두고, 값비싼 측정이 필요한 생물학적 검체(예, 동결 혈청) 및 영상, 기록 등을 저장하는 것을 고려해야 한다. 저장 환경이 관심 물질을 수 년 동안 보관할 수 있는지에 대해서도 확인해야 한다. 또한 추적관리 기간에 환자-대조군 비교시 활용 될 수 있는 새로운 표본 및 정보를 수집하는 것이 유용할 수도 있다.

■ 실험군교차 연구(Case-crossover studies)

간헐적 노출의 단기 효과에 대해 연구할 때에는 실험군-대조군 설계의 변형인 실험군교차(case-crossover) 설계가 유용하다. 보통 실험군-대조군 연구와 마찬가지로 우선 실험군 집단으로부터 시작하는 후향적 연구로 여기서 실험군은 관심 대상 결과물을 갖고 있는 사람들이다. 그러나 전통적인 실험군-대조군 연구에서 실험군의 노출도를 대조군의 노출도와 비교하는 것과는 달리, 실험군교차 연구에서는 각 실험군이 스스로의 대조군 역할을 한다. 결과물이 발현한 시점(혹은 그 직전)에 실험군의 노출도를 그 시점 이후에서의 동일 실험군의 노출도와 비교한다.

　예를 들어 McEvoy 등은[23] 교통사고로 상해를 입은 실험군을 연구하여 휴대 전화를 소지하고 있었는지 혹은 사용하고 있었는지를 연구했다. 통신회사의 기록을 활용하여 사고 10분전의 휴대 전화 통화기록과 사고 24시간 전, 72시간 전, 7일 전 동일 시간대의 통화 기록을 비교하였다. 사고 10분전에 통화하고 있었을 가능성이 교차비가 약 4로 높다는 것을 밝혀냈다. 실험군교차 연구를 분석하는 것은 맞춤 실험군-대조군 연구를 분석하는 것과 유사하다. 다만, 대조군의 노출과 동일한 시점이 아닌 다른 시점에서의 실험군의 노출도로 설정하는 것이 다를 뿐이다. 이는 부록 8A, 시나리오 4번에서 설명되어 있다. 대기 오염 수치와 같이 시간에 따라 변하는 노출을 연구하기 위해 대규모 모집단에서 실험군 교차 설계를 사용하였다; 심근경색[24, 25], 호흡기 질환으로 인한 응급실 방문[26], 심지어 영아 사망률[27]과의 연관성이 발견되었다.

■ 관찰 설계 방법의 선택

앞서 두 장에서 설명한 주요 관찰 설계 방법들의 장점와 단점을 표 8.2에 정리해놓았다. 이미 자세한 내용을 설명하였으니, 여기서는 한 가지 사항만 짚고 넘어가려 한다. 이 모든 설계 방법 중에서 어떤 것도 최상이거나 최악인 것은 없다; 각 방법은 연구 질문과 상황에 따라 적합한 위치와 목적을 가진다.

표 8.2 주요 관찰 설계의 장점과 단점

연구 설계	장점	단점*
	단면조사	
	비교적 짧은 기간. 코호트 연구 또는 임상시험을 위한 첫 단계로서 활용가능. 여러 개의 예측변수 및 결과변수의 유병률 산정.	사건의 시간적 순서를 확립하지 못함. 희귀한 예측변수나 결과변수에 대해서는 적용 불가능. 발생률을 산정하지 못함.
	코호트 연구	
모두	사건의 시간적 순서를 확립. 여러 개의 예측변수 및 결과변수. 결과 사건의 수가 시간이 지나면서 증가함. 발생률, 상대 위험도, 초과 위험도 산정.	종종 큰 표본크기를 필요로 함. 드문 결과에 대해서는 적용 불가능.
전향적 코호트	피험자 선정 및 측정에 대해 보다 통제력을 가짐. 예측변수 측정시 편향을 피할 수 있음.	장기간의 추적관찰. 대부분 비용 소모가 큼.
후향적 코호트	추적관찰은 과거에 이루어짐. 비교적 비용소모가 적다.	피험자 선정 및 측정에 대한 통제력이 약하다.
다중 코호트	특정 코호트들이 다양하거나 드문 노출을 가질 때 유용함.	특정 모집단의 표본추출시 편향과 교란변수.
	환자-대조군	
	드문 결과에 대해 유용함. 짧은 기간, 작은 표본크기. 비교적 적은 비용 소모.	두 모집단의 표본추출시 편향과 교란변수. 차별적 측정 편향. 결과변수가 한 개로 제한됨. 사건의 시간적 배열이 불분명. 코호트 내에서(nested) 시행되지 않는 이상, 유병률, 발생률, 초과 위험도 등을 산정하지 못함.
	복합 설계(Hybrid Designs)	
코호트내 환자-대조군	후향적 코호트 연구의 장점 공유. 예측변수의 측정에 비용이 많이 드는 경우 경제적.	미리 측정되지 않았거나 이미 저장된 검체 또는 영상을 기반으로 하지 않는 경우, 편향 가능성이 있는 위험인자를 측정해야 한다; 대부분 이미 정해진 코호트를 필요로 한다.
발생-밀도 코호트내 환자-대조군	시간에 따른 위험인자 수준의 변화 및 추적관찰에서 놓친 경우들을 고려하여 위험 관계를 분석할 수 있다.	추적관찰 기간 동안 시간에 따른 위험인자 수준 및 환자 발생을 측정해야 함; 대부분 이미 정해진 코호트를 필요로 한다.
코호트내 환자-코호트	코호트내 환자-대조군의 장점을 공유. 다양한 결과를 가지는 다수의 환자-대조군 연구에 대해 단 하나의 대조군을 사용할 수 있다.	코호트 내 환자-대조군의 단점과 같다.
실험군(환자)- 교차	환자군이 스스로의 대조군으로 기능하여, 무작위 오류 및 교란변수를 줄인다.	노출로 인한 효과가 즉각적이고 단기간일 경우 가능하다.

*모든 관찰연구 설계는(무작위 시험과 비교했을 때) 교란변수의 영향에 취약하다는 단점이 있다 - 제 9장 참조.

■ 요약

1   실험군-대조군 연구에서는 특정 질병이나 관심대상 결과물을 갖고 있는 피험자 표본(실험군, 환자)과 그렇지 않은 분리된 표본(대조군)의 위험 인자 빈도를 비교한다. 이 설계 방법은 질환 유무에 따라 개별적으로 대상을 모집하는 연구방법으로 상대적으로 비용이 적게 들고 희귀한 질병을 연구할 때 특히 효율이 높다.

2   실험군-대조군 연구의 문제점 중 하나는 표본 편향에 취약하다는 것이다. 이 표본 편향을 줄이는 방법은 다음 네 가지이다. (a) 동일한(다소 대표성이 부족한) 방법으로 대조군과 실험군을 추출한다. (b) 실험군과 대조군을 맞춘다(matching). (c) 모집단을 기반으로 연구한다. (d) 다양한 방법으로 추출한 여러 개의 대조군을 사용한다.

3   실험군-대조군 연구의 다른 큰 문제점은 후향적 설계 방법에 있다. 이로 인해 실험군과 대조군이 차별적으로 영향을 받는 측정 편향에 취약해진다. 측정 편향을 줄이려면 결과 변수가 발현되기 이전에 예측 변수를 측정하거나 관측자와 피험자에게 맹검 처리를 한다.

4   표본 편향과 측정 편향을 피하는 가장 좋은 방법은 코호트내 실험군-대조군 연구를 설계하는 것이다. 이 연구 설계는 보다 큰 규모의 코호트연구가 완료되는 시점에 그 코호트 내에서 실험군과 대조군의 무작위 표본을 추출하는 것이다. 앞서 언급한 편향을 통제할 수 있다는 장점 외에도, 코호트 연구 종료 시점에 비교적 작은 수의 연구 피험자를 대상으로 고가의 기초 측정(혈청, 영상 등)을 할 수 있다는 이점이 있다.

5   발생-밀도 환자-대조군 연구는 시간에 따른 위험인자 수준의 변화 및 추적관찰의 가용성을 고려하여 위험 관계를 분석할 수 있다.

6   코호트내 실험군-코호트 연구는 비실험군 대신에 전체 코호트에서 무작위 표본을 추출한다; 이러한 표본은 한 개 이상의 결과를 연구하기 위한 대조군으로 활용되며, 해당 코호트내 위험인자의 전반적인 유병률에 대한 직접적인 정보를 제공한다.

7   실험군교차 연구는 짝을 이룬(matched) 실험군-대조군 연구의 변형으로서, 두 번 이상의 시점에서 관찰하여 실험군이 자체적으로 대조군으로 기능하도록 하는 설계이다.

부록 8A
연관(association) 측정치의 계산

1. 단면조사(cross-sectional) 연구. Reijneveld(28)는 산모 흡연을 유아산통(infact colice)의 위험인자로 하는 단면조사연구를 수행하였다. 다음과 일부 결과를 얻었다.

예측 변인	결과 변인		
	유아 산통	비산통	계
산모 일 15 ~ 50개피 흡연	15(a)	167(b)	182(a + b)
산모 비흡연	111(c)	2,477(d)	2,588(c + d)
계	126(a + b)	2,644(b + d)	2,770(a + b + c + d)

흡연 산모에서의 산통 발병률 = a/(a + b) = 15/182 = 8.2%.
비흡연 산모에서의 산통 발병률 = c/(c + d) = 111/2,588 = 4.3%.
산통 전체 합계 = (a + c)/(a + b + c + d) = 126/2,770 = 4.5%.

$$상대적\ 발병률^2 = \frac{8.2\%}{4.3\%} = 1.9$$

$$초과\ 발병률^2 = 8.2\% - 4.3\% = 3.9\%$$

2. 환자-대조군 연구. 예시 8.2의 연구 질문은 비타민 K 근주(IM)와 아동 백혈병간에 상관이 존재하느냐이다. 연구 발견 결과는 사례집단에서 69/107가 통제집단에서 63/107이 IM 비타민 K를 받았다는 것이었다. 위 결과를 2×2 표로 다음과 같이 나타내었다.

예측 변인: 진료 이력	결과 변인: 진단	
	어린이 백혈병	통제집단
IM 비타민 K	69(a)	63(b)
IM 비타민 K 없음	38(c)	44(d)
계	1007	107

$$상대위험도 \approx 교차비 = \frac{ad}{bc} = \frac{69 \times 44}{63 \times 38} = 1.27$$

대상질병(이 경우 백혈병)이 희귀하기 때문에 교차비는 상대적 위험을 잘 나타내는 추정치가 된다[3].

---

2 상대적 발병 및 초과 발병은 상대적 위험 및 초과 위험에 대한 횡단적인 유사치이다.

3 짝짓기 설계에서 적합하다고 생각되는 경우 연구자들이 실제로 다변량 분석, 짝짓기 분석을 실시하였다. 그러나 이 경우에서는 단순한 매칭하지 않은 교차비가 연구에서 보고한 비율과 거의 동일하였다.

3. 짝짓기한 환자-대조군 연구(matched case-control study)

(짝짓기 환자-대조군 연구와 환자-교차 연구의 분석 간 유사성을 보여주기 위하여 두 경우에서 동일한 표본을 사용할 것이다.) 연구 질문은 휴대폰 사용이 휴대폰 소유주들의 자동차 사고 위험을 증대시키는가 하는 것이다. 전통적으로 짝짓기한 환자-대조군 연구라면 운전 중 휴대폰 사용에 대한 자가 신고빈도를 위험 인자로 고려할 것이다. 그러면 환자란 자동차사고로 다친 사람들이 될 것이며 사고가 나지 않은 사람들의 대조군집단과 연령, 성별, 휴대폰 사용여부 등으로 짝지워질 것이다. 환자집단과 대조군집단 사람들에게 운전 중 휴대폰을 사용한 적이 있는지를 질문할 것이다. (단순화하면 휴대폰 사용의 노출 여부를 이분화하여 사람들을 운전 중 휴대폰 사용자와 비사용자로 구분할 것이다.) 사고와 비사고에서 둘 다 사용자인 경우, 둘 다 사용자가 아닌 경우 한쪽에서만 사용자인 경우 등에 따라 각각의 환자/대조군 집단의 쌍을 분류할 것이다. 300쌍이 있다면 결과는 다음과 같을 것이다:

짝짓기한 대조군 집단	환자(사고 부상자 발생)		
	사용자	비사용자	계
사용자	110	40	150
비사용자	90	60	150
계	200	100	300

위의 표는 환자집단에서 운전중 휴대폰 사용 경험이 있었으나 대조군집단에서는 없었던 쌍이 90개 있었으며 대조군 집단에서는 사용경험이 있었으나 환자집단에서는 없었던 쌍이 40개 였다는 것을 나타낸다. 이 2×2 표는 상기의 짝짓기하지 않은 비타민 K 연구와는 다르다는 것을 상기하자. 비타민 K 연구에서는 표 안의 각각의 칸은 그 칸에 해당하는 사람들의 수를 나타냈다. 짝짓기한 환자-대조군 연구에서의 각 칸은 그 칸에 해당되는 피험자들의 쌍의 개수를 나타낸다. 위 표에서의 전체 총계는 600이다(환자집단 300 대조군통제집단 300). 이런 표의 교차비는 상이한 유형끼리 짝짓기한 두 칸의 비율이다 위 표에서 OR = 90/40 = 2.25이다.

4. 환자-교차(crossover) 연구

이제 동일한 질문에 대한 환자-교차연구를 검토해 보자. MaEvoy 등의 연구 데이터가 다음과 같다.

사고 전 7일 간	사고 기간		
	폰 사용 운전자	비사용	계
폰 사용 운전자	5	6	11
비사용자	27	288	315
계	32	294	326

환자-교차연구에서 표 안의 각 칸은 피험자들의 숫자이며 짝짓기한 쌍의 개수가 아니지만 각 칸은 한 피험자에 대하여 두 가지 기간을 나타낸다. 즉 사고전 7일 간이라는 비교기간과 충돌 직전 기간을 나타낸다. 따라서 좌측 상단에 있는 칸은 사고 직전에 휴대폰을 사용하고 있다가 사고가 난 운전자가 5명이라는 것이며 그 아래 27이란 숫자는 사고전 7일간 휴대폰을 사용하지 않다가 사고 직전 휴대폰을 사용한 운전자의 수를 의미한다. 합치하지 않는 기간별 숫자들의 비율이 교차비인데 이 사례에서는 27/6 = 4.5이다.

부록 8B
환자-대조군(case-control)연구에서 상대적 위험 추정치로 교차비(odds ratio)가 이용될 수 있는 이유

환자-대조군 연구 데이터는 두 가지 표본을 나타내고 있다: 이 사례들은 질병 비보유 대조군 집단 사람들 및 질병 보유집단 사람들에게서 얻은 자료이다. 예측변인을 측정하여 다음 2×2 표를 작성하였다.

	질병 보유	질병 비보유
위험 인자 존재	a	b
위험 인자 부재	c	d

이 2×2 표가 코호트(cohort) 집단에서 얻은 자료를 나타냈다면 위험 인자를 보유한 집단에서의 질병 발생 확률은 a/(a+b)가 될 것이며 상대적 위험은 단순히 [a/(a+b)]/[c/(c+d)]일 것이다. 그러나 환자-대조군 연구에서 이런 방식으로 발생확률 또는 상대적 위험을 산정하는 것은 적절하지 않다. 왜냐하면 두 가지 표본들이 동일 비율로 모집단에서 추출되지 않기 때문이다. 통상 환자 표본에는 환자집단 및 대조군집단이 개체수가 동일하지만 대조군집단 개체수보다 환자집단 수가 더 적은 경우도 많다. 환자-대조군 집단에서의 상대적 위험은 2×2 표의 교차 수치의 외적(cross-product)으로 산정한 교차비로 갈음할 수 있다.

이런 상당히 유용한 사실은 직관적으로는 이해하기 어려우나 대수적으로는 보여주기가 쉽다. 집단 전체를 대상으로 한 상황을 생각해 보자, 전체 집단 수치는 a', b', c', d'로 나타낸다.

	질병 보유	질병 미보유
위험 인자 존재	a'	b'
위험 인자 부재	c'	d'

이렇게 나타내면 위험인자 보유 집단의 질병 발병 위험은 $a'/(a'+b')$로 적절히 나타낼 수 있다. 위험인자 비보유 집단의 발병위험은 $c'/(c'+d')$로 나타낼 수 있다. 상대적 위험은 $[a'/(a'+b')]/[c'/(c'+d')]$이다. $a'/(a'+b')$가 $a/(a+b)$와는 다르다는 사실은 이미 논의하였다. 그러나 대상 질병이 상대적으로 흔하지 않은 질병이라면(대부분 그렇듯이) a'는 b'보다 훨씬 더 작아지며, c'는 d'보다 훨씬 더 작다. 이는 $a'/(a'+b')$가 a/b'와 근사하며 또 $c'/c'+d'$는 c/d'와 근사하다는 것을 의미한다. 따라서 집단의 상대적인 위험은 다음과 같이 근사하여 나타낼 수 있다.

$$\frac{a'/(a'+b')}{c'/(c'+d')} \approx \frac{a'/b'}{c'/d'}$$

뒤에 있는 부분이 집단의 교차비이다(문자 그대로 위험인자 비보유집단의 질병 발병 확률, c'/d'에 대한 위험인자 보유 집단의 질병발병 확률 a'/b'의 비율이다. 이는 다음 외적으로 다시 배열해 볼 수 있다.)

$$\left(\frac{a'}{b'}\right)\left(\frac{d'}{c'}\right) \approx \left(\frac{a'}{c'}\right)\left(\frac{d'}{b'}\right)$$

그러나, 사례가 집단 내 모든 사례를 나타내는 것이라면 집단의 a'/c'는 표본의 a/c와 동일해진다(즉, 동일한 위험인자 분포를 갖는다). 유사하게 통제집단이 대표성이 있다면 b'/d'는 b/d와 같아진다.

따라서 뒷부분의 모집단 모수는 표본 모수로 대체될 수 있고, 대상질병이 희귀하며 표본 추출 오차(무작위적이면서도 체계적인)가 작다고 한다면, 표본에서 관찰된 교차비 ad/bc는 모집단의 상대적 위험 근사치인 $[a'/(a'+b')]/[c'/(c'+d')]$라는 사실을 알게 된다.

■ 참고문헌

1. Herbst AL, Ulfelder H, Poskanzer DC. Adenocarcinoma of the vagina. Association of maternal stilbestrol therapy with tumor appearance in young women. N Engl J Med 1971;284(15):878–881.

2. Beal SM, Finch CF. An overview of retrospective case–control studies investigating the relationship between prone sleeping position and SIDS. J Paediatr Child Health 1991;27(6):334–339.

3. Mitchell EA, Hutchison L, Stewart AW. The continuing decline in SIDS mortality. Arch Dis Child 2007;92(7):625–626.

4. Golding J, Greenwood R, Birmingham K, Mott M. Childhood cancer, intramuscular vitamin K, and pethidine given during labour. BMJ 1992;305(6849):341–346.

5. Golding J, Paterson M, Kinlen LJ. Factors associated with childhood cancer in a national cohort study. Br J Cancer 1990;62(2):304–308.

6. von Kries R, Gobel U, Hachmeister A, et al. Vitamin K and childhood cancer: a population based case–control study in Lower Saxony, Germany. BMJ 1996;313(7051):199–203.

7. Fear NT, Roman E, Ansell P, et al. Vitamin K and childhood cancer: a report from the United Kingdom Childhood Cancer Study. Br J Cancer 2003;89(7):1228–1231.

8. Roman E, Fear NT, Ansell P, et al. Vitamin K and childhood cancer: analysis of individual patient data from six case-control studies. Br J Cancer 2002;86(1):63–69.

9. Kochen M, McCurdy S. Circumcision and the risk of cancer of the penis. A life-table analysis. Am J Dis Child 1980;134(5):484–486.

10. O'Brien KL, Selanikio JD, Hecdivert C, et al. Epidemic of pediatric deaths from acute renal failure caused by diethylene glycol poisoning. Acute Renal Failure Investigation Team. JAMA 1998;279(15):1175–1180.

11. Fatal poisoning among young children from diethylene glycol-contaminated acetaminophen - Nigeria, 2008–2009. MMWR Morb Mortal Wkly Rep 2009;58(48):1345–1347.

12. Puumala SE, Spector LG, Robison LL, et al. Comparability and representativeness of control groups in a case–control study of infant leukemia: a report from the Children's Oncology Group. Am J Epidemiol 2009;170(3):379–387.

13. Voigt LF, Schwartz SM, Doody DR, et al. Feasibility of including cellular telephone numbers in random digit dialing for epidemiologic case–control studies. Am J Epidemiol 2011;173(1):118–126.

14. Hurwitz ES, Barrett MJ, Bregman D, et al. Public Health Service study of Reye's syndrome and medications. Report of the main study. JAMA 1987;257(14):1905–1911.

15. Cockburn M, Hamilton A, Mack T. Recall bias in self-reported melanoma risk factors. Am J Epidemiol 2001; 153(10):1021–1026.

16. Parr CL, Hjartaker A, Laake P, et al. Recall bias in melanoma risk factors and measurement error effects: a nested case-control study within the Norwegian Women and Cancer Study. Am J Epidemiol 2009;169(3):257–266.

17. Gefeller O. Invited commentary: Recall bias in melanoma—much ado about almost nothing? Am J Epidemiol 2009;169(3):267–270; discussion 71–72.

18. Cummings SR. Are patients with hip fractures more osteoporotic? Review of the evidence. Am J Med 1985;78(3):487–494.

19. Cauley JA, Lucas FL, Kuller LH, et al. Elevated serum estradiol and testosterone concentrations are associated with a high risk for breast cancer. Study of Osteoporotic Fractures Research Group. Ann

Intern Med 1999;130(4 Pt 1):270–277.

20. Azoulay L, Yin H, Filion KB, et al. The use of pioglitazone and the risk of bladder cancer in people with type 2 diabetes: nested case–control study. BMJ 2012;344:e3645.

21. Hassey A, Gerrett D, Wilson A. A survey of validity and utility of electronic patient records in a general practice. BMJ 2001;322(7299):1401–1405.

22. Essebag V, Platt RW, Abrahamowicz M, et al. Comparison of nested case-control and survival analysis methodologies for analysis of time-dependent exposure. BMC Med Res Methodol 2005;5(1):5.

23. McEvoy SP, Stevenson MR, McCartt AT, et al. Role of mobile phones in motor vehicle crashes resulting in hospital attendance: a case-crossover study. BMJ 2005;331(7514):428.

24. Bhaskaran K, Hajat S, Armstrong B, et al. The effects of hourly differences in air pollution on the risk of myocardial infarction: case crossover analysis of the MINAP database. BMJ 2011;343:d5531. 116 Section II • Study Designs

25. Nuvolone D, Balzi D, Chini M, et al. Short-term association between ambient air pollution and risk of hospitalization for acute myocardial infarction: results of the cardiovascular risk and air pollution in Tuscany (RISCAT) study. Am J Epidemiol 2011;174(1):63–71.

26. Tramuto F, Cusimano R, Cerame G, et al. Urban air pollution and emergency room admissions for respiratory symptoms: a case-crossover study in Palermo, Italy. Environ Health 2011;10:31.

27. Scheers H, Mwalili SM, Faes C, et al. Does air pollution trigger infant mortality in Western Europe? A case-crossover study. Environ Health Perspect 2011;119(7):1017–1022.

28. Reijneveld SA, Brugman E, Hirasing RA. Infantile colic: maternal smoking as potential risk factor. Arch Dis Child 2000;83(4):302–303.

CHAPTER 9

관찰 연구에서의 인과 추론력 강화

대부분의 관찰연구는 결과의 원인이 될 수 있는 예측변수를 제시하도록 설계된다; 예를 들면, 브로콜리 섭취는 대장암의 위험을 줄일 수 있다(진단 및 예후 검사에 대한 연구는 예외인데, 이는 12장에서 자세히 설명된다). 예측변수와 결과변수 간의 인과적 연관성을 통해서, 어떤 질병의 기본적인 생물학적 특성을 이해할 수 있고, 그 질병의 발생을 줄이거나 예방하는 방법을 확인할 수 있으며, 심지어는 잠재적 치료법까지 제시할 수 있다.

그러나, 관찰연구에서 나타나는 모든 연관성이 원인-결과를 의미하는 것은 아니다. 실제로, 관찰연구에서 예측변수와 결과변수 사이 연관성에 대하여 서로 다른 네 가지의 일반적 설명이 가능하다 (표 9.1). 이 중 두가지는 우연과 편향인데, 연구 표본에서 예측변수와 결과변수 간 거짓 연관성을 만들어내지만, 이는 모집단에는 존재하지 않는다. 다른 두 가지, 결과-원인과 교란은 모집단내에서 실제 연관성을 만들어 내지만, 이는 관심 방향에서 인과적 관계가 아니다. 어떤 연관성에 대해 원인-결과가 가장 그럴듯한 설명이라고 주장하기 위해서는 이와 같은 네 가지 다른 설명들의 가능성이 없음을 입증해야 한다.

일반적으로 예측변수의 결과에 대한 인과적 영향은 연관성 측정(위험비 또는 교차비)을 사용하여 정량화한다. 예를 들어, 한 연구에서 커피 음용의 심근경색에 대한 위험도가 2.0 이라고 밝혀졌다고 가정해보자. 한가지 가능성은—아마도 연구자가 가장 관심 있는 가능성—커피 음용이 심근경색 위험을 두 배로 증가시킨다는 것이다. 그러나, 이러한 결론에 도달하기 이전에, 다른 네 가지 경쟁적인 설명들을 우선 고려한 다음 기각해야 한다.

우연과 편향에 의해 해당 연구 내에서 커피 음용이 심근경색의 위험성을 2배로 증가시켰지만, 실제 모집단에서 그 연관성은 존재하지 않는다. 따라서 우연과 편향은 연구 내에서 거짓(즉, 실제가 아닌) 연관성을 설명한다.

다른 두 설명들—결과-원인과 교란—은 실제 생물학적인 현상이다; 즉, 모집단내에서 커피 음용자들은 심근경색 위험이 2배로 증가한다. 그러나, 그러한 위험도 증가는 원인-결과 관계로 인한 것이 아니다. 어떤 경우, 그러한 연관성은 결과-원인 때문일 수 있다: 심근경색이 생기면 커피를 더 많이 마시게 될 수 있다(이는 단지 원인과 결과 관계의 반대이다). 마지막 가능성인 교란은 제3의 요인(예, 인격 유형)이 커피 음용과 심근경색 모두를 증가시킨다는 개념이다.

이번 장에서는, 관찰연구에서 발견된 연관성에 대해 위에서 설명한 네 가지 다른 설명들의 가능성을 추정하고 최소화하는 전략들에 대해 다루게 될 것이다. 연구를 설계하거나 연구 결과를 분석할 때, 이러한 전략들을 활용할 수 있다. 이 책이 연구 설계에 중점을 두고 있기는 하지만, 분석 방법을 이해하는 것은 연구 설계의 선택에 영향을 준다; 따라서, 이번 장에서는 설계와 분석, 두 가지 모두를 설명할 것이다.

표 9.1 커피 음용과 심근경색증(myocardial infarction)간의 연관성에 관한 5가지 가설들

설명	연관의 종류	실재 모집단에서 벌어지고 있는 상황	인과 관계
1. 우연(임의 오류)	거짓	커피 음용과 심근경색증의 발생은 무관하다.	—
2. 편향(계통 오류)	거짓	커피 음용과 심근경색증의 발생은 무관하다.	—
3. 결과- 원인 관계	실재	심근경색증은 커피 음용의 원인이다.	커피 음용 ← 심근경색증
4. 교란	실재	커피 음용은 심근경색증의 원인이 되는 제3의 요인과 연관되어 있다.	Factor X ↙ ↘ 커피 음용 심근경색증
5. 원인-결과 관계	실재	커피 음용은 심근경색증의 원인이다.	커피 음용 → 심근경색증

■ 우연에 의한 거짓 연관성(spurious associations due to chance)

실제 모집단에서는 커피 음용과 심근경색 간의 연관성이 없으며, 전체 모집단의 45%가 커피를 마신다고 가정해보자. 심근경색 환자 20명과 대조군 20명을 선정한다면, 각 집단에서 약 9명(20명중 45%)은 커피를 마실 것이라고 예상할 수 있다.

그러나 순전히 우연에 의해서, 심근경색 환자군 20명 중 12명이 커피를 마시고, 대조군 20명 중에는 6명만이 커피를 마실 수도 있다. 이러한 경우, 이 연구에서는 커피 음용과 심근경색 간의 거짓 연관성이 관측된다.

우연은 그 바탕이 되는 설명이 없으므로, 때로는 무작위 오류 라고 불린다. 이러한 무작위 오류에 의한 연관성이 통계적으로 유의 하다면, 제1종 오류가 된다(제5장).

무작위 오류를 줄이기 위해 연구의 설계 및 분석 단계에서 다양한 전략들을 활용할 수 있다(표 9.2). 측정의 정밀도를 높이고 표본 크기를 증가시키는 등의 설계 전략에 대해서는 제4장과 6장에서 각각 설명하였다. P값과 신뢰구간을 계산하는 분석 전략을 통해서, 관찰된 연관성의 크기를 순전히 우연에 의한 연관성과 비교하여 측정할 수 있다. 예를 들어, 만약 P값이 0.10 이라면, 연구자가 관찰할 수 있을 만큼의 차이가 순전히 우연에 의해서만 약 10% 확률로 일어날 수 있음을 뜻한다. 신뢰구간은 P값 보다 훨씬 더 유용하며, 해당 연구 내에서 추정되는 무작위 오류의 범위 내에 속하는 연관성을 설명하는 통계값을 제시한다.

■ 편향에 의한 거짓 연관성

다양한 종류의 편향—계통 오류—을 확인하였는데, 이러한 편향을 처리하는 것은 이 책의 주요 주제이다. 제 3, 4, 7장에서 설명한 구체적 전략들과 더불어, 이제는 편향의 가능성을 줄이는 일반적인 접근법에 대해 설명하고자 한다.

편향의 최소화(Minimizing Bias)

제1장에서 설명하였듯이, 거의 항상 원래의 연구 질문과 실제로 연구가 제시하는 답변은 차이가 있다. 이러한 차이점은 연구를 실현하기 위하여 감안했던 타협점 뿐만 아니라, 연구 설계 및 실행 시 실수들을 반영한다. 그러한 차이점들로 인해 연구에서 도출된 답이 연구 질문에 대한 올바른 답과 다르게 될 때, 편향이 발생한다. 연구의 설계 및 분석 단계 모두에서 이러한 편향을 최소화할 수 있는 몇 가지 전략들이 있다(표 9.2).

• 설계 단계

그림 9.1에서처럼 연구 질문과 연구 계획안을 나란히 작성하는 것으로 설계를 시작한다. 그리고 연구 주제에 대하여 아래 세 가지 사항에 대하여 주의 깊게 검토한다.

1. 연구 피험자 표본들(예를 들어, 실험군과 대조군 혹은 노출된 피험자와 노출되지 않은 피험자)이 관심 대상 모집단을 대표하는가?
2. 예측 변수 측정값이 관심을 두고 있는 예측 변수들을 대표하는가?
3. 결과 변수 측정값이 관심을 두고 있는 결과 변수들을 대표하는가?

각 고려사항들에 대해서 만약 대답이 "아니오" 혹은 "혹시 아닐지도 모른다"라면, 이러한 편향이 연구 대상 집단(예를 들어, 실험군과 대조군 혹은 노출된 피험자와 노출되지 않은 피험자)에 가해지고 있는 것은 아닌지, 또한 연구 주제에 대한 결론에 영향을 줄 정도로 그 규모가 큰 것은 아닌지 생각해본다. 커피와 심근경색 예시를 다시 이용하여, 심근경색 이외의 질환으로 입원한 환자들로부터 대조군 표본을 선정한 환자-대조군 연구를 생각해보자. 만약 이 환자들 중 대다수가 만성 질환을 앓고 있어서 이로 인해 커피 음용량이 줄게 되었다면, 이 대조군 표본으로는 심근경색 환자가 발생한

표 9.2 원인-결과에 의한 연관성 추론을 강화하는 전략 : 거짓 연관성의 가능성을 평가하고 감소시키는 방법

거짓 연관성 유형	설계 단계	분석 단계
우연(무작위 오류에 의함)	표본 크기를 늘리고, 정밀도 향상을 위한 기타 전략 사용(제 4장, 6장).	P값과 신뢰구간을 계산하고, 이전 증거에 비추어 해석한다(제 5장).
편향(계통 오류에 의함)	연구 질문과 실제 연구 계획 간 차이에서 기인했을 수 있는 요인을 세심히 검토한다(그림 9.1); 필요한 경우 연구 계획을 변경한다.	다른 연구들과의 일관성을 확인한다(특히 다양한 설계를 사용하는 연구들)
	발생 가능한 편향의 정도를 평가할 수 있는 추가 데이터를 수집한다.	추가 데이터를 분석하여 잠재적 편향이 실제로 발생하였는지 검사한다.
	관심 예측변수에 영향을 받는 변수들을 선별기준이나 짝지은(matching) 변수로 사용하지 않는다.	예측변수에 의해 영향을 받는 변수들에 대해 통제하지 않는다.

표적 모집단을 대표할 수 없다: 즉, 커피를 마시는 사람이 과도하게 적게 나오는 것이다. 또 커피에 의해 증상이 악화될 수 있는 식도 연축(esophageal spasm)을 심근경색으로 오진한 경우, 측정된 결과(심근경색 진단)가 관심 결과 변수(실제 심근경색)를 정확하게 반영하지 못했기 때문에 커피와 심근경색 간의 거짓 연관성이 나타나게 될 것이다.

다음 단계로, 각각의 편향 가능성을 예방하는 전략들에 대하여 생각해보자; 실험군−대조군 연구에서 한 개 이상의 대조군 집단을 선정하거나(제 8장), 측정 편향을 줄이는 전략들을 고려할 수 있다(제 4장). 각각의 경우, 편향이 생길 가능성, 그리고 연구 계획안을 어느 정도 수정하여 편향을 예방할 수 있는 지에 대한 판단이 필요하다. 편향을 손쉽게 예방할 수 있는 경우라면, 계획안을 수정하고 위의 세 가지 고려사항을 다시 생각해보자. 만약 편향을 쉽게 예방할 수 없다면, 편향이 생길 가능성과 결론에 대한 위협 정도를 감안하여 연구를 계속할 가치가 있는지를 결정하여야 한다.

잠재적 편향은 피할 수 없거나, 예방하기에는 비용이 많이 들거나, 또는 어느 정도로 문제가 될지 불확실한 경우도 있다. 어느 경우이던 간에, 편향의 심각성을 평가할 수 있는 추가 정보를 확보하는 것이 좋다. 예를 들어, 췌장암에 대한 연구를 하면서 환자군이 독성 화학물의 최근 노출에 대

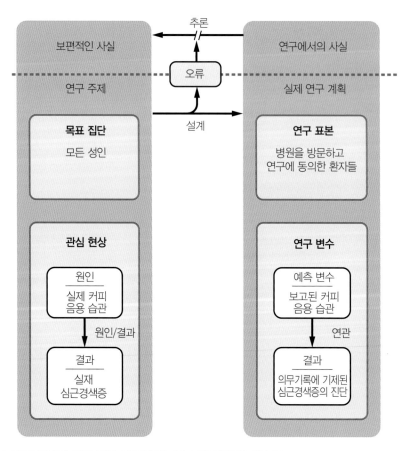

■ 그림 9.1 **연구 주제와 실제 연구 계획의 비교를 통한 편향의 최소화**

해 과다 보고할 가능성을 우려한다면(이런 환자들은 자신이 왜 췌장암을 앓게 되었는지에 대한 설명을 절실하게 찾고 있을 수 있으므로), 이전 연구에서 췌장암 위험에 아무런 영향이 없다고 밝혀진 요소들(예를 들어, 커피를 마시는 것!)에 대해서도 환자군에게 질문할 수 있다. 만약 설문 조사를 통해서 실제 커피 음용 정도를 정확하게 파악할 수 없을 거라 우려된다면(아마도 질문의 표현이 부정확하기 때문에), 환자군과 대조군의 하위집합에 맹검된 상담자를 배정하여 그들의 설문지 응답과 상담 결과가 일치하는지를 검사할 수 있다. 또한, 커피가 심근경색을 유발하기 보다는 심근경색 환자에서 생존율을 증가시킨다고 생각된다면(이런 경우, 심근경색 생존자 표본에서 커피를 마시는 사람들이 과다하게 나타나게 된다), 심근경색으로 사망한 환자들을 파악하여 그들의 배우자에게 사망한 환자의 생전 커피 음용 습관에 대해 질문할 수 있다.

• **분석 단계**

일단 데이터가 수집되면, 연구자의 목표는 편향의 최소화에서 편향의 심각성을 평가하는 것으로 넘어가게 된다. 첫 번째 단계는 그러한 목적으로 수집된 데이터를 분석하는 것이다. 예를 들어, 커피 음용에 대한 불확실한 기억을 우려하는 연구자는 환자군과 대조군이 스스로의 답에 대해 얼마나 확신하고 있는지에 대한 질문을 포함시켰을 수 있다. 따라서 커피 음용에 대한 확신에 대해 계층화한 이후에, 커피 음용과 심근경색 사이의 연관성을 조사하여, 과거 노출(커피 음용)에 대해 더 확신을 가지는 사람들에서 더 강한 연관성이 나타나는지를 살펴본다.

또한 다른 연구의 결과를 검토할 수도 있다. 결론들이 일관적이라면, 해당 연관성이 편향에 의한 것이 아닐 가능성이 높은 것이다. 이는 다른 연구들이 다른 설계 방법을 사용하여, 동일한 편향을 공유할 가능성이 적을 때 더욱 그러할 것이다. 그러나, 많은 경우에서 잠재적인 편향들은 중대한 문제가 아닌 것으로 드러나게 된다. 연구 과정에서 추가 정보를 구하기 위해 얼마나 노력해야 하는지, 그리고 연구를 보고할 때 이러한 문제들을 어떻게 잘 설명할 지에 대한 결정은 연구자의 판단에 달려있고, 이를 위해 동료들로부터 조언을 구하는 것이 도움이 될 것이다.

■ 원인–결과 이외의 실제 연관성들

우연 및 편향과 더불어, 실제로 존재하지만 원인–결과를 나타내지 않는 두 가지 유형의 연관성에 대해 고려해야만 한다(표 9.3).

결과–원인

한가지 가능성은 마차가 말 앞에 오는 상황이다. 즉, 결과가 예측 변수를 유발시키는 것이다. 결과–원인은 종종 단면조사 연구 및 실험군–대조군 연구에서 문제가 된다: 주로 앉아서 지내는 생활습관이 비만을 유발하는가, 아니면 그 반대인가? 결과–원인은 또한 환자군 교차연구에서도 문제가 될 수 있다. 예를 들어, 8장에서 언급한 휴대폰 사용과 자동차 사고에 대한 연구에서(1), 부주의한 운전자가 통화를 하다가 사고가 난 것이 아니라, 자동차 사고로 인해 전화 통화를 했을 수도 있다

표 9.3 인과 관계에 기초한 연관성을 얻을 수 있도록 추론력을 강화하기: 다른 실제 연관성의 배제

거짓 연관성의 종류	설계 단계	분석 단계
결과-원인 관계 (결과가 실제 예측변수의 원인인 경우)	전향적 연구를 시행한다. 변수들의 시간적 순서에 대한 자료를 수집한다(근본적인 해결책은 무작위 연구이다).	생물학적 타당성을 고려한다 다른 연구 방법을 가진 연구들의 결과를 참조한다.
교란(예측 변수와 연관된 또 다른 변수가 결과의 원인인 경우)	표 9.4 참조	표 9.5 참조

(사고 발생 후 이를 신고하기 위하여). 이 가능성을 설명하기 위해서, 연구자는 사고 운전자에게 통화를 사고 이전에 했는지 이후에 했는지를 질문했고, 대답 내용을 통화 기록 및 사고 추정 시간과 비교 확인했다.

코호트 연구에서는 아직 질병이 발현하지 않은 집단을 대상으로 위험인자를 측정하였기 때문에, 결과-원인이 문제가 되는 경우가 드물다. 그러나 만약 질병의 잠복 기간이 길고, 질병의 증상이 없는 환자가 초기에 파악되지 않았다면, 코호트 연구에서도 결과-원인이 발생할 수 있다. 예를 들어, 제2종 당뇨는 췌장암을 일으킬 위험이 있다. 이러한 연관성의 일부는 거의 확실한 결과-원인이다; 왜냐하면 췌장암은 인슐린을 분비하는 췌장의 섬세포에 영향을 주어 당뇨병을 유발한다. 췌장암의 위험도가 당뇨병 진단 직후 가장 높다는 사실은 결과-원인 관계와 일치한다(2). 이러한 연관성은 당뇨병의 기간이 길어질수록 감소하지만, 일부 연관성은 당뇨병 발생 후 4년 이상 동안 지속된다(2-4); 따라서 적어도 일부의 연관성이 원인-결과일 가능성을 완전히 배제할 수는 없다.

본 예시로 원인-결과를 배제시키는 일반적인 접근법을 알 수 있다: 추정되는 원인과 그 결과 사이에 연관성이 시간이 지나면서 감소되는 것을 찾는 것이다. 또 다른 접근법은 결과-원인 대비 원인-결과의 생물학적 가능성을 평가하는 것이다. 이 예시에서 췌장암이 췌장을 손상 시킬 수 있으므로 결과-원인이 가능했다; 하지만 10년 이상의 당뇨병력은 췌장암 뿐만 아니라 다양한 다른 암들의 위험도 증가와 연관된다는 관찰 결과는 당뇨병이 췌장암의 결과 중 하나이기 보다는 췌장암을 유발할 생물학적 가능성을 증가시킨다.

교란(confounding)

표 9.3에서의 다른 한 가지의 설명은 교란으로서, 제 3의 인자가 결과의 실제 원인이고 관심 예측변수는 이 제3의 인자와 연관되어 있지만 원인은 아닌 경우 발생한다. 예를 들어, 특정한 인격적 성향을 가진 사람이 커피를 더 많이 마시고 또한 심근경색의 위험도 높다고 하면, 이러한 인격적 성향은 커피와 심근경색 간 연관성을 교란한다. 이것이 실제 상황이라면, 커피와 심근경색의 연관성이 사실일지라도 원인-결과에 대한 대표성이 부족하다: 커피 음용은 인과 관계의 측면에서 명백한 방관자로 볼 수 있다.

교란변수는 관심 예측변수와 연관되어 있으면서 동시에 결과변수의 원인이어야 한다. 교란변수

는 훨씬 더 복잡할 수 있고, 때로는 또 다른 인자가 관여한다. 예를 들어, 업무 환경이 사람들로 하여금 커피 음용과 흡연을 유발하는 경우에, 흡연은 심근경색의 위험 인자이다. 부록 9A에서 흡연이 커피 음용과 심근경색 간의 연관성에 얼마만큼 영향을 미치는 지를 수치로 설명하였다.

만약 커피 음용이 흡연을 유발하고, 흡연이 심근경색을 일으킨 경우는 어떻게 될까? 이런 경우, 흡연은 커피 음용과 심근경색 사이(인과적) 연관성의 중재자(mediator) 라고 하며, 교란변수는 아니다. 일반적으로, 예측변수과 결과변수 사이 인과적 경로에 존재하는 인자들은 통제에서 제외하는 것이 좋다.

편향과는 달리, 교란은 원인-결과에 대해 유일한 대체 가능한 설명인 경우가 흔하고 따라서 배제해야 할 가장 중요한 요인이다. 이는 또한 매우 어려운 작업이므로, 이번 장의 나머지 부분을 이러한 교란 변수에 대처하는 전략에 할애하였다. 그러나 알아두어야 할 점은, 이러한 모든 전략들은 연구자의 판단을 필요로 한다는 것이다; 즉, 대상 질환의 생물학적 특성에 대한 이해 없이는, 아무리 뛰어난 역학적 또는 통계학적 지식이 있어도 소용이 없다.

■ 설계 단계에서 교란 변수를 처리하는 방법

교란 변수를 처리하기 위해서는 우선 이를 인지하고 측정할 수 있어야 한다. 관심대상 예측 변수와 관련되어 있으면서 결과의 원인이 될 가능성이 있는 변수들(성별이나 나이와 같은)을 열거하면 도움이 된다. 그 다음엔 이러한 잠재적 교란 변수의 영향을 제어하기 위한 전략을 설계 단계에서 수행할 지 아니면 분석 단계에서 할 지를 결정해야 한다.

표 9.4의 설계 단계 전략 중에서 처음으로 설명할 두 가지 방법은 특정화(specification)와 짝짓기 (matching)로, 샘플링 방법을 수정하는 것과 관련되어 있다. 실험군과 대조군(실험군-대조군 연구) 혹은 노출된 피험자와 노출되지 않은 피험자(코호트 연구) 표본을 구할 때 교란 변수의 값을 비교할 수 있도록 계획한다. 이를 통해 예측 변수와 결과 변수간에 관측되는 모든 연관성에 대한 교란 요인을 제거할 수 있다. 세 번째 설계 단계 전략은 기회주의적 연구 설계(opportunistic study design)를 활용하는 것이다. 이는 적절한 조건에 맞는 연구 주제에만 적용될 수 있다. 그러나 적용할 수만 있다면, 이 설계는 계측된 변수에 의해서만이 아니라 측정되지 않은 변수들에 의해서도 교란 변수를 제거하거나 줄일 수 있다는 점에서 무작위 시험과 유사해진다.

특정화(specification)

가장 간단한 방법은 잠재적 교란 변수 값을 규정하여 다른 값을 갖는 모든 것을 배제시키는 선별 기준(inclusion criteria)을 설정하는 것이다. 예를 들어, 커피와 심근경색을 연구할 때 비흡연자만 연구에 포함시키는 것이다. 이렇게 하면, 커피와 심근경색 간의 연관성을 찾아내었을 때 이는 흡연과 확실히 무관한 것이 될 것이다.

특정화는 효과적인 전략이긴 하다. 그러나 표본추출에 관련된 다른 모든 제한 사항들과 마찬 가지로 단점이 있다. 우선, 만약 커피가 비흡연자에게 심근경색을 유발시키지 않았다 해도 흡연자에게는 반대일 수 있다. 이러한 현상-심근경색에 대한 커피의 효과가 흡연자와 비흡연자에서 달리 나타나는 것-을 효과변경(effect modification) 또는 교호작용(interaction)이라 부른다; 부록 9A 참조. 즉, 특정화로 인해 연구로부터 얻은 정보를 일반화하는 것이 제한되는 것이다. 본 예시에서도 얻어진 결과를 흡연자에게까지 일반화할 수 없었다. 또 다른 단점으로, 가용한 환자들의 대부분이 흡연자라면, 충분한 수의 비흡연자 표본을 구하지 못할 수도 있다. 특정화를 통해 너무 많은 교란 변수를 통제하려 하거나 교란 변수들을 너무 좁게 제한하려 할 때 이러한 문제들이 심각해진다. 만약 어떤 연구를 저소득층, 비흡연자, 70~75세 남성으로 제한한다면, 표본 크기 및 일반화 가능성에 관련하여 매우 곤란하게 될 것이다.

짝짓기(Matching)

실험군-대조군 연구에서 짝짓기(matching)이란 교란 변수의 값을 맞춰서 실험군과 대조군을 선정하는 것을 뜻한다. 짝짓기와 특정화 기법은 모두 비슷한 수준을 공유하는 실험군과 대조군 만을 비교함으로써 교란 변수를 사전에 제거한다. 그러나 짝짓기는 특정화 기법과는 달리, 모든 수준의 교란 변수를 지닌 피험자를 연구할 수 있으므로 결과의 일반화 가능성을 지킬 수 있다.

짝짓기는 보통 개인별로 쌍을 이루어 작업한다(쌍별 짝짓기, pairwise matching). 예를 들어, 심근경색의 예측 인자로서 커피 음용을 연구할 때 각 실험군(심근경색 환자)을 거의 유사한 흡연량(예, 하루 10-20개피)을 가진 한 명 이상의 대조군과 짝지을 수 있다. 그 다음 각 실험군을 짝지어진 대조군(들)의 커피 음용 정도와 비교한다.

개인별 짝짓기 대신에, 집단 별로 맞출 수도 있다(빈도 짝짓기, frequency matching). 다양한 흡연량에 대하여 해당 양만큼 흡연하는 실험군의 수를 세어, 비슷한 양을 흡연하는 대조군을 적절한 숫자로 맞춘다. 한 실험군당 두 명의 대조군이 필요한 연구에서 하루에 10-20개피만큼 흡연하는 실험군이 20명 있다면, 이만큼 흡연하는 40명의 대조군을 선정하여 20명의 실험군에 집단 기준으로 맞출 수 있다.

짝짓기는 실험군-대조군 연구에서 가장 흔히 쓰이는 기법이지만, 다중-코호트 연구(multiple-cohort studies) 설계에서도 활용할 수 있다. 예를 들어, 1990-1991년 걸프전에 참전했던 재향군인의 수정능력(fertility)을 조사하던 Maconochie 연구진은(5), 걸프전 지역에 파견되었던 남성들과 그렇지 않은 남성들을 비교하였다. 이 때, 직군, 연령, 파견 적합도 등을 기준으로 빈도 짝짓기 기법을 사용했다. 연구진은 걸프전 참전 용사에서 불임의 위험도와(교차비~1.5) 수정까지의 시간이 오래 걸릴 위험성이 약간 상승함을 밝혀냈다.

짝짓기(matching)의 장점(표 9.4)

• 짝짓기는 연령, 성별, 인종처럼 결과 변수에 대한 결정력이 크지만 개입할 수 없고 인과관계에 끼어들 가능성이 적은 구조적 인자에 의한 교란을 사전에 예방하는데 효과적이다.

• 측정할 수 없거나 다른 방법으로는 측정 및 통제를 할 수 없는 교란 변수들을 제어할 때 짝짓기를 활용할 수 있다. 예를 들어, 형제자매끼리 짝짓기 기법을 쓰면(혹은 쌍둥이면 더욱 좋다), 측정 불가능한 모든 유전적 및 가계 요인을 제어할 수 있게 된다. 여러 치료시설이 관련된 연구에서 시설끼

표 9.4 교란 변수를 통제하기 위한 설계 단계의 전략들

전략	장점	단점
특정화	• 이해하기 쉽다. • 연구 주제에 적합한 표본에 초점을 맞춘다.	• 일반화에 한계가 있다. • 적절한 표본 크기를 얻기 어려울 수 있다.
짝짓기	• 연령과 성별 등 강력한 구성 교란요인의 영향을 배제할 수 있다. • 측정하기 어려운 교란요인의 영향을 배제할 수 있다. • 실험군과 대조군의 수를 조절해 연구의 검정력(power)을 증가시킬 수 있다. • 실험군-대조군 연구에서 대조군을 선정하는 것이 더 쉬울 수 있다(sampling convenience).	• 시간과 비용이 더 소모될 수 있다. 표본수를 증가시키는 것 보다 효율이 떨어진다. • 연구의 시작 단계에서 짝짓기 방법이 계획되며 분석과 결론에 번복할 수 없는 악영향을 미칠 수 있다. • 어떤 변수가 예측 변수 혹은 교란 변수가 될 것인지에 대한 결정이 일찍 이루어져야 한다. • 짝짓기에 사용된 변수를 예측 변수 혹은 개입 변수로 가정해 연구할 선택권이 없어진다. • 짝짓기 분석이 요구된다. • 과잉짝짓기(overmatching)의 위험성이 발생한다(예를 들어 짝짓기 대상 요인이 교란 변수가 아닌 경우 검정력을 떨어뜨린다). • 실험군-대조군 연구와 다중 코호트 연구에서만 적용될 수 있다.
"기회주의적" 연구 설계	• 인과관계 추론에 큰 힘을 제공할 수 있다. • 비용이 적게 들며 무작위 연구의 좋은 대안이 될 수 있다.	• 예측 변수가 무작위 혹은 거의 무작위로 배분되고 기기적 변수를 사용할 수 있는 특정 환경에서만 가능하다.

리 짝짓기 기법을 쓰면, 특정 시설을 찾는 집단에서 설명할 수 없는 차이점들에 대해 제어할 수 있게 된다.

• 짝짓기 기법으로 각 교란 변수의 수준에 맞춰진 실험군과 대조군의 수 균형을 맞춤으로써, 집단별 비교의 정밀도를 높일 수 있다(즉, 실제 연관성을 찾아내는 연구의 검정력도 증대된다). 이는 가용 실험군의 숫자가 제한되어 있거나 피험자를 연구하는 비용이 클 경우 더욱 중요한 문제일 것이다. 그러나 정밀도에 대한 짝짓기 기법의 효과는 그리 크지 않고 늘 바람직한 것도 아니다(125페이지 "과도한 짝짓기 overmatching 참조). 일반적으로 짝짓기 기법을 쓰는 것은 정밀도를 높이기 위해서라기 보다는 교란 변수를 제어해야 하기 때문인 경우가 많다.

• 마지막으로, 대조군 후보가 너무 많아 다른 방법으로는 그 수를 제한하기가 어려울 때, 표본 선정의 편의를 도모하기 위하여 짝짓기 기법을 쓴다. 예를 들어, 마라화나 사용이 고환의 종자세포 종양(germ cell tumor)의 위험인자인지를 알아보는 연구에서, 연구진은 환자군(고환종양 진단 남성)에게 대조군으로 포함될 비슷한 연령의 친구를 추천해달라고 요청할 수 있다(6). 그러나 이러한 편리성은 과도한 짝짓기(overmatching)의 위험을 지닌다.

짝짓기(matching)의 단점(표 9.4)

- 각 피험자와 맞는 쌍을 파악하는 짝짓기 기법을 쓰기 위해 별도로 시간과 비용이 필요한 경우가 많다. 예를 들어, 실험군–대조군 연구에서 맞춤 기준이 많을수록, 각 실험군에 맞추기 위해 더 많은 대조군을 검토해야 한다. 짝지을 대조군이 없는 실험군은 연구에 쓸 수 없을 것이다. 짝짓기를 통해 통계적 검정력이 증가할 수도 있겠지만, 이를 위해 손실되는 가용 실험군과 대조군도 감안해야 한다.

- 짝짓기는 표본 선정과 관련된 전략이다. 그러므로 짝짓기에 대한 결정은 연구의 초기 단계에서 이루어져야 하며 번복될 수 없다. 이로 인해 결과에 대한 짝지어진 변수들의 효과를 추가적으로 분석하는 것이 제한된다. 또한, 짝지어진 변수가 성별이나 연령처럼 고정된 것(구조적 변수)이 아니라 예측 변수와 결과 변수 사이의 인과 관계 통로에 위치한 중도적 변수라면 심각한 오류가 발생한다. 예를 들어, 알코올과 심근경색 위험간의 관계를 연구할 때, 혈청 고밀도 지단백질(HDL, high-density lipoprotein) 수치를 맞추는 경우 HDL증가를 통해 매개되는 알코올의 긍정적 효과를 놓치게 될 것이다. 비록 동일한 오류가 나중에 설명할 분석 단계 전략에서도 발생하긴 하지만, 짝짓기 기법으로 발생하는 오류는 돌이킬 수 없는 것이다. 분석단계 전략에서 오류는 단순히 해당 분석 방법을 적절하게 수정하여 피할 수 있는 것이다.

- 쌍으로 맞춰진 데이터를 교정 분석하려면, 교란변수 수준이 다른 그 외의 피험자들과는 비교하지 않고, 피험자 각각을 맞춰진 쌍하고만 비교하는 특별한 분석 기술(일치 분석, matched analysis)이 요구된다. 즉, 짝을 발견할 수 없는 대조군은 포함될 수 없음을 의미한다. 마리화나 사용과 종자세포 종양에 대한 연구에서, 187명의 대조군 중 39명은 친구 대조군을 제공할 수 없었다(6). 따라서 연구진은 이 39명을 일치 분석, matched analysis에서 제외하여야 했다. 짝짓기 기법을 쓴 데이터에 일반적인 통계 분석 기법을 쓰면 그릇된 결과를 얻게 될 수 있다(일반적으로 효과가 없는 쪽으로 치우친다). 왜냐하면, 독립적으로 표본을 선정했다는 가정이 깨졌기 때문이다.

- 마지막 단점은 과도한 짝짓기(overmatching)이다. 짝짓는 변수가 예측변수와는 연관되어 있지만 결과와 연관되지 않으므로 교란 변수가 아닌 것으로 드러날 때 이런 문제가 발생한다. 짝짓기가 과도해지면 실험군–대조군 연구의 검정력이 줄어든다; 왜냐하면 일치 분석에서는 동일한 노출 수준을 가지는 짝을 이룬 실험군–대조군 집합을 제외하기 때문이다(부록 8A.3). 예를 들어, 마리화나와 종자세포종양 연구에서 친구 대조군의 사용은 실험군과 짝을 이룬 대조군 사이 노출의 일치도를 증가시키므로 검정력이 감소한다: 친구들은 마리화나 사용에 있어서 유사한 성향을 보인다.

기회주의적 연구(Opportunistic Studies)

때로는 설계 단계에서 교란변수들을 측정하지 않고 제어할 수 있는 기회들이 있다; 일반적으로 가능한 것은 아니기에 이를 "기회주의적" 설계라고 부른다. 한 예로, 실험군 교차 연구는(제8장) 단기 노출의 즉각적 결과를 연구할 때 유용하다. 즉, 각 피험자를 다른 시점에서의 자기 자신에게만 비교함으로써, 시간에 상관없이 일정한 모든 잠재적 교란 변수들(예를 들어, 성별, 인종, 사회적 계급, 유전 인자)을 제어하는 것이다.

또 다른 기회주의적 설계는 자연 실험(natural experiment)이다. 여기에서는 피험자가 노출되거나 혹은 노출되지 않을 때, 피험자로 하여금 위험 인자나 개입을 받지 않도록 무작위적으로 배정된다. 예를 들어, Lofgren 연구진(8)은 그들이 속한 병원에서 오후 5시 이후 입원한 환자는 고년차 전공의들에게 번갈아 배정된다는 사실(계속해서 그 환자를 책임지거나 또는 다음날 아침 다른 팀으로 넘김)을 이용하여, 입원 치료의 불연속성의 영향을 연구하였다. 이 연구에서, 치료가 다른 팀으로 넘겨진 환자는 같은 팀에서 머물던 환자보다 실험실 검사를 37% 더 받았고(P=0.01), 입원 기간 중간값이 2일 더 길었다(P=0.06). 비슷하게, Bell과 Redelmeier 연구진(9)은 특정 진단을 받은 환자들이 주말에 입원한 경우와 주중에 입원한 경우의 결과를 비교하여 간호 인력의 영향에 대하여 연구하였다. 업무량대비인력률(staffing ratio)에 민감하리라 가설을 정한 세 가지 상태의 경우에 모두 사망률이 증가했으나, 다른 경우에는 상관이 없는 것으로 파악되었다.

노출 민감도에 대한 유전적 차이가 점차 밝혀짐에 따라, 멘델 무작위화(Mendelian randomization)라 불리는 전략(10)도 선택할 수 있게 되었다. 멘델 무작위화 기법은 일반적인 유전적 다형성(polymorphism)의 경우 수용하는 대립유전자(allele)가 가계 내에서 무작위적으로 결정되며 관련 교란 변수와는 보통 연결되지 않는다는 사실을 이용한다. 그러므로 특정 위험 인자 수용도가 높을 것으로 예상되는 대립유전자를 가진 사람이, 실제로 노출되지 않거나 노출이 되었어도 수용도가 낮은 사람에비해 질병 위험도가 크다면, 인과 관계에 대하여 강력한 증거를 확보할 수 있다.

예를 들어, 진드기나 이 등을 잡기 위해 양에게 살충제를 뿌리는 농부들이 직업상 살충제 노출에 기인할 수도 있는 증상들(예, 두통, 피로)을 호소하고 있다. 연구진은(11) paraoxonase-1 유전자의 다형성(polymorphism)을 이용하였다. 이것은 양 살충제로 사용되는 organophosphate 살충제(diazinon-oxon)를 각기 다른 정도로 가수분해하는 효소를 만들어 낸다. 살충제에 노출되어 건강상 문제가 생긴 농부는 paraoxonase-1 활성의 둔화와 관련된 대립유전자를 가질 가능성이 높다는 것이 이 연구에서 발견되었다. 이는 양 살충제에 대한 노출과 건강 악화 간에 강력한 인과적 관계가 있음을 증명하는 것이다.

자연적 실험과 멘델 무작위화 기법은 관찰적 연구에서 기기적 변수(instrumental variables)를 사용하여 인과적 추론력을 강화시키는 다소 일반적인 방법이다. 기기적 변수는 관심 대상 예측 변수와 관련되어 있으나 결과물과는 독립적으로 관련되어 있지 않다. 예를 들어. 주말에 입원하는가 여부는 업무량대비직원률(staffing rate)과 관련되어 있지만, 사망 위험도와 직접적으로 연관성이 있다고 생각되지는 않는다(연구 대상 진단 항목에 대하여); 그러므로 주말에 입원하는 것은 기기적 변수라 볼 수 있다. 마찬가지로 paraoxonase-1 효소의 활성은 양 살충제의 잠재적 독성과 연관되어 있으나, 건강 악화와 뚜렷이 관련되어 있지는 않다. 기기적 변수의 다른 예시로는, 베트남전 당시 군 복무의 사망률에 대한 지연 효과를 조사하기 위해 사용된 모병추첨번호(draft lottery number)를 들 수 있다(12); 그리고, 부분적 신장절제술 vs. 근치적 신장절제술을 시행하는 비뇨기과 전문의가 있는 병원에서 얼마나 가까이 거주하는 가에 따라서 초기 신장암의 장기 생존률이 달라지는가에 대한 연구도 또 다른 예이다(13).

■ 분석 단계에서 교란 변수에 대처하는 방법

설계 단계 전략인 특정화와 짝짓기에서는 어떤 것이 교란 변수인지 연구 초기에 결정해야 한다. 연구자는 그러한 교란변수의 영향을 추후에 산정할 수 없다. 반면, 분석 단계 전략에서는 연구자가 선택할 수 있는 기회가 열려 있으며, 분석 시에 어떤 변수를 통제할지를 바꿀 수 있다.

때로는 여러 예측 변수가 있어서 각각이 서로를 교란시킬 수 있다. 예를 들어 커피 음용, 흡연, 남성, 성격 등이 모두 심근경색과 관련되어 있으면서, 각각 서로와도 연관성을 갖는다. 따라서 심근경색과 독립적으로 연관되어 있는 예측변수는 무엇이며, 단지 다른(인과적) 위험 인자들과 연관되어 있기 때문에 심근경색과 연관성을 보이는 예측변수는 무엇인지를 밝혀내야 한다. 이번 장에서는 관찰 연구에서 예측 변수의 독립적 기여도를 평가하는 분석적 방법을 설명한다. 표 9.5에 이 방법들을 요약해놓았다.[1]

계층화(Stratification)

특정화나 짝짓기와 마찬가지로 계층화(stratification)도 비슷한 수준의 잠재적 교란 변수를 지닌 실험군 및 대조군만(혹은 이에 노출되거나 노출되지 않은 피험자만) 비교할 수 있다. 즉, 피험자를 잠재적 교란 변수의 정도를 기준으로 하여 여러 층(하부집단)으로 나누고 각 층에서 예측 변수와 결과 변수의 관계를 살펴본다. 부록 9A에서 계층화를 그림으로 설명하였다. 흡연자와 비흡연자를 분리하여 고려함으로써("흡연 여부를 기준으로 계층화"), 흡연이라는 교란 효과를 제거할 수 있다.

부록 9A에서는 효과 수정(effect modification)도 설명하였는데, 여기에서 계층화를 통해 제3의 변수의 수준에 따라 예측 변수와 결과 변수의 연관 관계가 변화하는 것을 보여준다. 효과 수정(effect modification)은 작업을 더욱 복잡하게 만드는데, 이는 연관성을 단 한 번 측정하는 것으로는 예측 변수와 결과 변수 간의 관계를 더 이상 요약할 수 없기 때문이다. 순전히 우연에 의해서는 다른 층에서의 연관성 추측값이 정확히 같아지기는 힘들 것이며, 결과가 효과 수정을 의미하는 것은 추청치에 큰 변화가 있을 때이다. 임상적으로 유의한 효과 수정이 관찰되는 것은 드문 일이다. 따라서, 효과 수정이 존재한다고 결론 내리기 이전에 통계적 유의성을 검토해야 하고, 특히 여러 하위집단을 검사하는 경우에는(통계적 유의성을 보이는 것 중 적어도 하나는 우연에 의할 가능성이 증가함) 또 다른 모집단에서도 되풀이될 수 있는지를 검토해야 한다. 또한 생물학적 가능성의 여부는 해석에 영향을 준다. 이러한 효과 수정의 문제는 임상 시험의 하부집단 분석(subgroup analyses)이나(제11장), 연구의 동질성을 고려하는 meta-analyses(제13장)에서도 발생한다.

계층화 기법은 유연하게 적용할 수 있다는 장점이 있다. 여러 번 계층화 분석을 수행하면, 어떤 변수가 교란 변수로 나타나고 나머지는 무시해도 될 지를 알아낼 수 있다. 이는 계층화 기법을 활용한 분석의 결과가 그렇지 않은 경우와 확연히 다른지를 결정하는 분석과 더불어, 인과 관계의 가능한

---

1   진단 검사 연구(제 12장)에서도 유사한 질문들이 언급된다. 하지만 이러한 상황에서 목표는 인과적 영향을 결정하는 것이 아니라, 연구 중인 검사가 그 당시 이미 가용한 정보에 대한 예측 검정력을 의미 있는 수준으로 증가시킬 것인지를 파악하는 것이다.

표 9.5 교란 변수를 통제하기 위한 분석 단계의 전략들

전략	장점	단점
층화	• 쉽게 이해할 수 있다. • 유연하고 가역적이다. 자료 수집 이후 어떤 변수를 이용해 층화할 지 선택할 수 있다.	• 각 군의 표본 크기에 따라 층화의 수가 제한된다. 　– 매우 적은 수의 공변수만 고려될 수 있다. 　– 공변수마다 나뉘어 질 수 있는 층의 수가 매우 적기 때문에 교란의 통제가 불완전할 수 있다. • 적절한 공변수들이 사전에 측정되어야 한다
통계적 보정	• 여러 교란 변수들이 동시에 통제될 수 있다. • 연속 변수의 정보가 최대로 활용될 수 있다. • 유연하고 가역적이다.	• 모형이 적합하지 않을 수 있다: 　– 교란의 통제가 불완전할 경우(모형이 교란–결과 관계에 적합하지 않을 때) 　– 효과의 크기가 부정확하게 평가되었을 경우(모형이 예측변수–결과 관계에 적합하지 않을 때) • 결과가 이해하기 어려울 수 있다(많은 사람들이 회기계수의 의미를 쉽게 이해하지 못한다). • 적절한 공변수들이 사전에 측정되어야 한다.
경향성 점수	• 여러 교란 변수들이 동시에 통제될 수 있다. • 연속 변수의 정보가 최대로 활용될 수 있다. • 치료를 받은 환자의 수가 결과물이 발현된 수보다 클 때 교란 통제가 강화된다. • 층화나 짝짓기 분석이 사용된다면 모형의 추정(assumption)이 필요하지 않다. • 유연하고 가역적이다.	• 결과가 이해하기 어려울 수 있다. • 적절한 공변수들이 사전에 측정되어야 한다. • 경향성 점수가 비슷한 표본들을 대상으로 노출 여부에 따른 차이가 비교되기 때문에 사용할 수 있는 표본 수가 줄어든다.

방향에 대한 지식을 조합하면 가능하다(부록 9A 참조). 계층화의 또 다른 장점은 가역적(reversible)이라는 것이다: 연구 초기에 나중에 후회할 수 있는 어떤 결정을 내려야 할 필요가 없는 것이다.

계층화 분석의 주요 단점은 동시에 제어할 수 있는 변수의 수가 제한되어 있다는 것이다. 예를 들어 커피와 심근경색 연구에서 가능한 교란 변수로는 연령, 성격, 수축기 혈압(systolic blood pressure), 혈청 콜레스테롤, 흡연 등을 들 수 있다. 이 다섯 가지 변수에 대하여 한 개당 세 층으로 나눈다면, 35(=243)층이나 필요하다! 이렇게 층이 많으면 대조군이나 실험군을 구할 수 없는 층도 생겨 활용할 수 없게 된다.

각 층에서 가용 피험자 수를 충분히 확보하려면, 하나의 변수를 넓은 범위의 층들로 나눈다. 그러나 각 층의 범위가 너무 광범위하면, 교란 변수를 적절히 제어하지 못할 수도 있다. 예를 들어, 앞서 예로든 연구에서 두 층으로만 연령을 계층화한다고 생각해보자(예를 들어 50세 미만과 50세 이상); 만약 각 층 내에서 커피를 많이 마시는 사람들은 나이가 많아서 심근경색 위험도 역시 증가할 수 있다면, 일부 교란이 잔재하게 될 가능성이 있다.

보정(adjustment)

교란 변수를 보정하기 위한 통계적 기법은 여러 가지가 있다. 이러한 기법들에서는 예측 변수와 교란 변수의 효과를 격리시키기 위하여 변수간 연관성의 성질을 모델링하여 이용한다. 예를 들어, 아동의 지능지수(IQ)에 대한 납의 영향을 연구할 때 부모의 교육 수준을 잠재적인 교란 변수로 볼 수 있다. 통계적 조정 기법에서 부모의 학력과 아동의 IQ간 관계를 직선으로 모델링하여 부모가 교육을 받은 햇수마다 아동의 IQ가 정해진 값만큼 증가하도록 설정할 수 있다. 부록 9B에서 설명한 방법을 이용하여 각기 다른 납 수치를 보이는 아동의 IQ를 조정하여 부모의 교육 수준이 일으키는 영향력을 제거하게 된다.

종종, 연구자는 몇 가지 잠재적 교란변수들을(연령, 성별, 인종, 교육수준 등) 동시에 보정하고자 한다. 이를 위해 다변량 보정 기법들을 활용한다; 다변량 직선 또는 로지스틱 회귀 분석, 콕스 비례 위험도 분석 등. 이러한 기법들의 또 다른 장점은 연속형 변수의 모든 정보를 활용할 수 있다는 것이다. 예를 들어, 부모의 교육 수준을 단지 두 개 층으로 나누지 않고 1년 간격으로 쉽게 보정할 수 있다. 뿐만 아니라, 변수들 사이 효과 수정을 모델링하기 위해 상호작용항(interaction term)을 사용할 수 있다.

그러나 다변량 보정 기법에는 단점들이 있다. 가장 중요한 단점으로, 모델링이 적합하지 않을 수 있다. 컴퓨터 통계 프로그램으로 이러한 모델링 작업이 훨씬 수월해졌기 때문에, 연구하면서 예측 변수와 결과 변수에 대하여 모델링 기법을 써야 옳은 지를 심각하게 고민하지 않게 되었다[2]. 부록 9B의 예를 들면, 부모의 학력과 아동의 IQ간의 관계가 실제로 선형적인지 검토해야 한다. 만약 선형 관계가 아니라면(예를 들어, 직선의 기울기가 교육 수준이 높아질수록 점점 가팔라진다면), 부모의 교육 수준에 대하여 선형 모델로 IQ를 보정하려는 시도는 문제가 있으며, 납의 독립적 효과에 대한 추정값은 부정확하게 될 것이다.

둘째, 결과로 도출되는 통계값을 직관적으로 이해하기가 어렵다. 만약 변수의 변형(예, 부모 교육수준의 제곱) 또는 상호작용항들이 사용된다면, 특히 더 어렵다. 연구자는 통계학자와 충분한 시간을 가지거나 필요한 통계 강좌를 수강하여, 보고하고자 하는 계수(coefficient) 또는 기타 복잡한 통계의 의미를 설명할 수 있어야 한다. 항상 간단하고 계층화된 분석으로 시작하는 것이 안전하며, 보다 복잡한 분석이 상당히 다른 결과를 도출하는 경우에는 해석을 위해 도움을 구하는 것이 좋은 방법이다.

경향성 점수(Propensity scores)

경향성 점수는 치료의 효용성을 밝히는 관찰 연구에서 적응증(indication)에 의한 교란을 제어하고자 할 때 특히 유용하다—특정 치료법의 적응증에 속하는(따라서 처방을 받은) 환자는 그 치료를 받지 않는 사람들보다 더 위험도가 높거나 그들과 본질적으로 다를 수 있다는 문제가 있다. 교란 변수는 동시에 예측 변수 및 결과 변수와 연관되어 있어야 한다고 앞서 설명하였다. 결과물을 예측 하는 다른

---

2 한 생물통계학자 동료가 농담삼아 말하기를, 사용하기 쉽고 직관적인 통계 프로그램을 개발하는 것은 어린아이가 페달에 닿을 수 있는 자동차를 설계하는 것과 같다.

모든 인자들을 조정하는 대신, 경향성점수 기법을 쓰면, 해당 치료를 받으리라 예측하는 다변량 모델을 형성할 수 있다. 그 다음 각 피험자를 해당 치료를 받을 확률 예측값에 배정하는데 이것이 경향성점수이다. 하나의 점수를 계층화 및 다변량 분석의 교란 변수처럼 활용할 수 있다.

또한, 해당 치료를 받은 피험자와 받지 않은 피험자를 경향성점수에 의해 짝짓고(matching), 짝지어진 쌍끼리 결과를 비교할 수도 있다. 설계 단계(표본추출)의 전략으로 짝짓기를 활용하는 것과는 달리, 경향성 짝짓기는 가역적이라는 점에서 다른 분석 단계 전략들과 유사하다. 그러나, 경향성 점수가 0이나 1에 가까워 짝짓기가 불가능한 피험자들에 대해서는 분석을 사용할 수 없다. 이것이 표본크기를 줄이기는 하지만 장점으로도 작용할 수 있다. 왜냐하면, 짝짓기가 안 되는 피험자들에서 경향성점수 분석은 다른 다변량 분석 방법에서는 명백하지 않았을 집단간 비교가능성이 없다는 사실과 교란에 대한 통제가 불가능하다는 사실을 확인시켜 주기 때문이다.

예제 9.1 경향성 분석

Gum연구진(14)은 스트레스 초음파 심장 검사(stress echocardiography)를 실시한 6,174명의 성인을 대상으로 전향적 연구를 수행했다. 그 중 2,310명(37%)은 아스피린을 복용 중이었고 276명은 3.1년의 추적 관리기간 동안에 사망하였다. 보정을 사용하지 않은 분석에서 아스피린 복용은 사망률과 연관이 없었다(양쪽 집단에서 모두 4.5%). 그러나 아스피린을 복용한 1,351명을 아스피린을 복용할 경향성이 동일하지만 실제로는 복용하지 않은 1,351명과 쌍을 지어 분석한 결과 치료를 받은 집단의 사망률이 47% 낮았다(P=0.002).

경향성점수를 이용한 분석은 몇 가지 장점이 있다. 첫째, 개입의 예측 변수로서 모델링 할 수 있는 잠재적 교란 변수의 수가 결과의 예측변수로서 모델링 할 수 있는 변수의 수 보다 많다. 왜냐 하면, 치료받은 환자의 수가 보통 결과물이 발현된 수보다 크기 때문이다(예제 9.1에서 2,310명과 276명을 비교한다). 더 많은 교란변수가 포함될 수 있는 또 다른 이유는 "과적합(overfitting)" 경향성 모델의 위험이 없다는 것이다–상호작용항, 이차항, 여러 표시변수 등이 모두 포함될 수 있다(15).

마지막으로, 연구자는 대부분 결과의 결정 요인이 아니라 치료의 결정 요인을 확인할 때 더 확신이 있다. 왜냐하면 치료에 대한 결정은 의사가 환자에 대한 제한된 수의 특성을 고려하여 내린 것이기 때문이다.

물론, 여타 다변량 기법과 마찬가지로 경향성점수를 쓸 때에도 잠재적인 교란 변수를 파악하고 측정해야 한다. 교란 변수와 결과물 사이의 관계에 대해서는 어떠한 정보도 얻을 수 없다는 데 경향성점수 기법의 한계가 있다. 즉, 모델링 한 예측변수(대개의 경우, 치료)에 관한 결과만 얻을 수 있는 것이다. 그러나 분석 단계에서 행할 수 있는 전략이기 때문에 전통적인 다변량 분석을 추가적으로 행할 수 있으며 보통 두 가지 분석이 동시에 이루어진다.

■ 인과관계의 영향을 측정할 때 기타 위험요소들

공유효과 조건화(Conditioning on a Shared effect)

공유효과 조건화에 의한 편향은 어려운 개념이다. 대부분의 설명들이 추상적인 도표나 표기법을 사용하기 때문에, 초급 교과서에서는 때로 빠지는 내용이다. 반면, 이 책에서는 우선 어떻게 그 편향이 발생하는 지에 대한 몇 가지를 예를 먼저 보여준 다음, 그 용어가 의미하는 바를 설명하고자 한다.

전년도에 체중이 15파운드 이상 감소한 사람들에 대한 연구를 생각해보자. 연구자는 다이어트를 했던 피험자가 그렇지 않은 피험자에 비해 암의 위험도가 낮다는 것을 발견한다. 당신은 다이어트가 이 피험자들에서 암을 예방했다고 생각하는가?

잠깐 멈추어서 생각해보면, '아니다'라고 대답할 것이다. 왜냐하면 암 또한 체중 감소를 유발하기 때문이다. 다이어트를 해서 체중이 감소한 사람과 비교했을 때, 명백한 원인 없이 체중이 감소하는 사람에서 암을 시사할 확률이 높다. 체중이 감소한 사람들 중에서, 다이어트에 의한 체중 감량이 아니라면, 이는 보다 심각한 상태에 의한 것일 가능성이 크다. 연구자는 공유효과(체중 감소—다이어트와 암 모두에 의해 초래됨)를 조건화하여(주의를 제한시킴), 다이어트와 암 사이에 역 연관성을 만들어냈다.

또 다른 예를 들어보자. 저체중아 중에서, 산모가 임신 중 흡연을 했던 영아들이 그렇지 않은 경우에 비해 영아 사망률이 낮다? 확실히 아니다! 이러한 관찰결과의 원인은 흡연이 저체중을 초래하지만, 다른 원인들(특히, 조산)에 의해서도 저체중이 발생하기 때문이다. 따라서 저체중이 흡연에 의한 것이 아니라면 조산에 의한 것일 가능성이 크다. 연구자는 공유효과(저체중—흡연과 조산 모두에 의해 초래됨)를 조건화 하여(주의를 제한시킴), 흡연과 조산(그리고 관련된 사망 위험) 간의 역 연관성을 만들어냈다

이제 "공유효과 조건화"라는 표현이 이해가 될 것이다. 조건화(conditioning)는 역학적 용어로, 일부 특징을 "조건으로(즉, 특정 수준의 특징에서)" 예측변수와 결과변수 사이의 연관성을 검토하는 것을 의미한다. 공유효과란 몇 가지 원인들을 가지는 하나의 특징(예, 체중 감소 또는 저체중 출산)을 지칭한다. 만약 연구대상 위험인자에 의해 초래되는 어떤 것을 포함 기준 내지는 짝짓기 변수, 또는 교란변수로서 다루게 된다면, 공유효과 조건화에 의한 편향이 발생할 수 있다.

인과관계 영향의 과소평가

지금까지 우리는 관찰된 연관성이 인과관계를 갖는가를 결정하는데 주안점을 두었다. 즉, 연관성에 대하여 다르게 설명할 수 있는 대안적 기반이 존재하는가에 초점을 맞추면서, 실제로 존재하지 않는 연관성에 대해 사실 혹은 인과관계가 성립한다는 잘못된 결론을 피하기 위해 노력했다. 그러나 인과 관계를 과소 평가하는 다른 종류의 오류도 발생할 수 있다. 우연, 편향, 교란은 모두 실제 연관성을 놓치거나 과소평가하게 만들 수 있음을 잊지 말아야 한다.

제5장에서 우연을 연관성을 놓치게 만드는 원인으로 설명하였다. 동시에 제2종 오류와 실제 연관성을 파악하기 위한 검정력을 적절하게 유지하는 표본 크기를 확보할 것을 논하였다. 그러나 연구가 완료된 후에는 검정력 계산이 더 이상 임의 오류로 인한 불확실성을 계량하는 가장 좋은 방법일 수가 없다. 이 시점에서는 특정 크기의 효과를 파악할 수 있는 가능성을 추정해내는 것이, 실제 관측

된 연관성의 추측값과 95% 신뢰 구간으로 표현된 결과보다 적절성이 떨어진다(17).

편향도 역시 연관성 추측 결과를 효과가 덜한 쪽으로 왜곡시킬 수 있다. 제8장에서 논했듯이, 실험군과 대조군에서 위험인자의 상태를 맹검 처리해야만 하는 것은 차별적 측정 편향(differential measurement bias)을 피하기 위함이었다. 예를 들어, 실험군과 대조군에게 질문을 하고 그 응답을 해석하는 방식이 다르면, 관측자는 자신이 원하는 방향으로 대답을 얻게 될 수 있다. 관측자가 기대하는 대답의 방향이 치우친 만큼, 차별적 측정 편향도 결과를 같은 방향으로 치우치게 할 것이다.

교란 역시 실제 연관성을 감쇄시킬 수 있다. 예를 들어, 커피 음용이 실제로 MI를 예방하는 효과가 있긴 하지만, 흡연자가 커피를 마시는 가능성이 훨씬 크다고 하자. 흡연을 제어하지 못하면 커피의 긍정적 효과를 놓치게 될 것이다. 즉, 커피를 마시는 사람이 흡연을 하는 경우가 많기 때문에 MI 위험도가 높으리라 예상되었지만, 커피를 마시는 사람이 커피를 마시지 않는 사람과 동일한 정도의 MI 위험도가 있는 것으로 나타나게 되는 것이다. 이렇게 결과의 원인과의 연관성으로 인해서 긍정적 인자의 효과가 숨겨지는 교란 효과를 억제(suppression)라고 부르기도 한다(18). 치료를 분석하는 관찰 연구에서 이는 흔한 문제다. 왜냐하면 치료는 보통 결과물이 나쁠 가능성이 높은 환자에게 적용되는 경우가 많기 때문이다. 앞에서도 언급했듯이, 적응증에 의한 교란(confounding by indication)이 통제되기 이전에는, 도움이 되는 치료가 쓸모 없거나(예제 9.1에서 아스피린의 경우) 심지어 해로운 것으로 나타날 수도 있다.

■ 전략의 선택

설계 혹은 분석 단계에서 교란 변수에 대처하기 위한 일반적인 지침은 무엇인가? 또한 그 방법을 어떻게 하면 잘 실행할 수 있겠는가? 모집단의 특정 하부 집단에 관심을 두는 대부분의 상황에서는 교란 변수를 제어하기 위해 특정화 기법을 사용하는 것이 적절한 경우가 많다. 이는 모든 연구에서 실제로 피험자를 선정하기 위한 기준을 수립하는 일반적인 과정의 한 특별한 방법이다(제3장). 그러나, 인과적 추론이 목표인 경우에는, 연구하고자 하는 예측변수에 의해 초래될 수 있는 선별기준을 피하도록 주의하여야 한다(즉, 공유효과 조건화).

연구의 설계 단계에서 결정해야 하는 중요한 사항중의 하나는 짝짓기 기법을 사용할 것인지의 여부이다. 짝짓기는 대부분의 실험군-대조군 연구와 연령, 인종, 성별과 같이 고정된 구조적 인자에 적합하다. 또한 알려진 교란 변수를 제어하기 위해 층을 나누기에는 표본 크기가 작고, 교란 변수를 측정하는 것보다 맞추는 것이 보다 용이할 때, 짝짓기가 더욱 유용해진다. 그러나 짝짓기는 실제 연관성을 파악할 수 있는 가능성을 영구적으로 침해하기 때문에 신중하게 선택해야 한다. 특히 일련의 인과 관계에 속할 수 있는 변수의 경우는 더욱 그러하다. 많은 경우에 있어서 분석 단계 전략들(계층화, 보정, 경향성점수)은 교란 변수를 제어하는데 손색이 없고, 가역적이라는 장점이 있다. 즉, 연구자가 다양한 인과관계 모델을 파악하기 위하여 공변량을 추가하거나 뺄 수 있는 것이다.

모든 연구 질문에서 가능하지는 않더라도, 기회주의적 연구설계의 가능성도 항상 고려해볼 만 하다. 이러한 연구들에 대해 고려해보고 동료들에게 의견을 구하기 위해 시간을 쓰지 않는다면, 이를 활용할 수 있는 아주 좋은 기회를 놓치게 될 것이다.

계층화, 조정, 경향성점수 중 어느 것을 사용할 것이냐에 대한 최종 결정은 데이터를 수집한 후에 내려도 늦지 않다. 대부분의 경우 연구자는 이 세 가지 방법을 모두 쓰고 싶어할 것이다. 그러나 연구를 설계하는 시점에서는 측정할 변수를 알아내기 위해 어떤 인자를 추후 조정에 활용할 것인지를 고려해야 한다. 또한 교란을 통제하는 다양한 분석 단계 전략들이 항상 같은 결과를 이끌어내는 것이 아니기 때문에, 미리 주요 분석 계획을 구체화하는 것이 좋다. 이렇게 하면, 가장 바람직한 결과를 내는 전략을 선정하고자 하는 유혹을 뿌리칠 수 있다.

인과관계를 보여주는 증거

지금까지 논한 인과관계 추론력을 강화시키는 방법은 다소 소극적이었다. 즉, 표 9.1에서 언급한 경쟁적 설명들—네 가지를 배제시키는 법—을 다룬 것이다. 이를 보완하는 전략 중 하나는 인과관계에 대해 긍정적 결과를 보여주는 연관성의 특성을 모색하는 것이다. 이 때 가장 중요한 것은 연관성의 일관성 및 강도, 용량—효과 관계(dose-response relation)의 존재, 생물학적 타당성이다.

결과물이 여러 방식으로 설계된 연구들에서 일관성이 유지된다면, 우연이나 편향이 연관성을 일으켰을 가능성이 희박하다. 그러나 결과–원인을 보이는 진짜 연관성이나 교란은 마찬가지로 일관성 있게 관측될 것이다. 예를 들어 모집단내에서 흡연자가 커피를 마실 가능성이 높고 MI 위험도도 높다면, 여러 연구에서 일관성 있게 커피 음용과 MI 사이의 관계를 관측하게 될 것이다.

연관성의 강도 또한 중요하다. 무엇보다도, 연관성이 클수록 P값이 커지며, 우연의 영향력이 작아지게 된다. 또한 연관성이 크면 교란 가능성이 줄이면서 인과관계에 대한 더 훌륭한 증거들이 나타난다. 교란이 유발시키는 연관성은 간접적이다(즉, 교란 변수를 통해서 발생한다). 그러므로, 직접적인 원인–결과 연관성보다는 일반적으로 약하다. 이를 부록 9A에서 설명하였다. 커피와 흡연간의 연관성(교차비 = 16)과 흡연과 MI간의 연관성(교차비 = 4)이 크기 때문에 커피와 MI간 연관성은 훨씬 약해진다(교차비 = 2.25).

용량–반응 관계는 인과성에 대한 긍적적 증거를 제시한다. 흡연과 폐암 간 연관성이 한 예이다: 중등도 흡연자는 비흡연자에 비해 폐암의 위험도가 높다, 그리고 심한 흡연자에서 위험도는 더욱 높다. 가능한 한 예측변수를 연속적 또는 몇 가지 범주로 측정하여야만, 존재하는 용량–반응 관계를 관찰할 수 있다. 그러나 다시 한번 강조하자면, 용량–반응 관계는 결과–원인 연관성 및 교란에서도 관찰될 수 있다.

마지막으로, 인과관계 추론 과정에서 생물학적 타당성을 감안해야 한다. 생물학적으로 타당성이 있는 원인 메커니즘을 제안할 수 있는지, 인과관계에 대한 증거들이 강화되었는지를 고려해야 하는 것이다. 현재 생물학을 이해하는 차원에서 타당성이 없는 연관성은 원인–결과를 대표할 가능성이 희박하다. 예를 들어, 생식세포종의 위험인자로서 마리화나에 대한 연구에서, 마리화나를 하루에 한번 미만으로 사용하는 것은 사용하지 않은 경우보다 낮은 위험도를 나타내었다(6). 이러한 연관성은 생물학적으로 설명하기 힘들다.

그러나 생물학적 타당성을 과도하게 강조하지는 않는 것도 중요하다. 연구자는 어떠한 연관성에 대해서도 타당성 있는 메커니즘을 찾아낼 수 있을 것이며, 또한 생물학적으로 타당하지 않아서 처음에 기각되다가 추후에 사실로 밝혀진 일부 연관성들이 있다(예, 소화성 궤양에 대한 세균성 병인).

■ 요약

1　관찰적 연구를 설계할 때는 연관성을 해석해야 한다는 것을 잊지 말아야 한다. 원인−결과 관계를 대표하는 연관성에 대한 추론력은 우연, 편향, 결과−원인, 교란의 네 가지 경쟁적 설명의 가능성을 줄이는 전략을 통해 강화될 수 있다.

2　우연은 적절한 표본 크기와 정밀도를 확보하도록 연구를 설계하여 제1종 오류를 범할 가능성을 작게 함으로써, 그 효과를 최소화할 수 있다. 일단 연구가 종료된 후에 우연이 연관성을 유발시켰을 가능성을 판단하는데, 이 때 P값과 이전 증거들에서 비롯된 결과물과의 일관성을 감안한다.

3　편향은 모집단과 연구 주제를 통해 얻어진 현상의 차이, 실제 피험자와 연구에서의 측정간의 차이에서 발생한다. 연구를 설계할 때 이러한 차이점들이 연구 주제를 그릇된 결과로 이끌게 될 것인지 여부에 대하여 판단을 내림으로써 편향을 피할 수 있다.

4　결과−원인은 시간적 배열을 평가하고 생물학적 타당성을 감안하여 연구를 설계함으로써 줄일 수 있다.

5　교란을 줄이는 방법은 다음과 같다. 대부분의 방법에서 잠재적 교란 변수를 예측하고 측정해야 한다.

　a. 설계 단계에서 특정화(specification)나 맞춤 기법(matching)은 표본 추출 방법을 통제하여 오직 비슷한 수준의 교란 변수를 갖는 집단만 비교하도록 한다. 이 전략은 연구에서 얻을 수 있는 정보를 치명적으로 제한시킬 수 있기 때문에 신중하게 선택해야 한다.

　b. 분석 단계에서 쓸 수 있는 계층화, 조정, 경향성 분석은 통계적 목표를 손색없이 달성하면서도 인과관계 도출에 관한 선택의 폭이 넓다. 직관적으로 이해하기에 가장 쉬운 계층화 기법과 조정을 통해 동시에 많은 인자를 제어할 수 있다. 경향성점수는 특히 치료의 효용성을 연구할 때 표지에 의한 교란을 설명하는 경우에 유용하다.

6　연구자는 늘 기회주의적 관찰 설계 방식을 쓸 수 있는지를 잊지 말고 살펴야 한다. 이 방식에는 자연 실험, 맨델 무작위화, 기기적 변수 설계가 해당하며 무작위화된 임상 실험에 근접하는 인과관계 추론력을 가질 수 있다.

7　공유효과에 대한 조건화를 피해야 한다—설계 단계에서 예측변수에 의해 야기될 수 있는 공변량을 근거로 피험자를 선정하지 않는다; 분석단계에서 이러한 공변량에 대해 통제하지 않는다.

8　인과관계 추론력은 긍정적 증거들을 통해 강화될 수 있다. 여기에는 주로 연관성의 일관성 및 강도, 용량−효과 관계의 유무, 생물학적 타당성에 대한 이전 근거 등이 해당한다.

부록 9A
교란과 상호작용 가설의 예

다음 표에 포함된 숫자들은 대상자들의 수이다. 따라서 좌측 상부의 숫자가 나타내는 것은 커피를 음용하면서 MI가 있는 대상자의 수가 90명이라는 의미이다.

1. 연구 대상자 전체를 고려하였을 때, 커피 음용과 MI간에 연관성이 관찰되었다(odds ratio=2.25).

	흡연자와 비흡연자가 모두 포함되었을 때	
	MI	No MI
Coffee	90	60
No coffee	60	90

커피 음용과 연관된 MI의 교차비(Odd ratio):

흡연자와 비흡연자가 모두 포함되었을 때 $= \dfrac{90 \times 90}{60 \times 60} = 2.25$(P=0.0005; 95% CI 1.4, 3.7)

2. 그러나 흡연 여부에 따른 층화를 시행한 표에서 나타나는 바와 같이 이것은 교란 때문일 수 있다. 이 표는 흡연군과 비흡연군 모두에서 커피 음용과 MI가 연관성이 없음을 나타내고 있다.

	흡연자		비흡연자	
	MI	No MI	MI	No MI
Coffee	80	40	10	20
No coffee	20	10	40	80

커피 음용과 연관된 MI의 교차비(Odd ratio):

(흡연자에서) $= \dfrac{80 \times 10}{20 \times 40} = 1$ (95% CI 0.4, 2.5)

(비흡연자에서) $= \dfrac{10 \times 80}{40 \times 20} = 1$ (95% CI 0.4, 2.5)

흡연은 커피 음용(밑의 좌측 표)과 MI(밑의 우측 표)와 강하게 연관되어 있기 때문에 교란 변수이다:

	MI와 No MI가 모두 포함되었을 때	
	Coffee	No Coffee
흡연자	120	30
비흡연자	30	120

	Coffee와 No coffee가 모두 포함되었을 때	
	Coffee	No Coffee
흡연자	100	50
비흡연자	50	100

흡연과 연관된

$$\text{커피 음용의 교차비} = \frac{120 \times 120}{30 \times 30} = 16$$

흡연과 연관된

$$\text{커피 음용의 교차비} = \frac{100 \times 100}{50 \times 50} = 4$$

3. 상호작용은 조금 더 복잡하다. 이 증례에서 커피 음용과 MI의 연관은 흡연자와 비흡연자에서 다르다(전체 연구에서 커피 음용과 MI간의 연관은 전적으로 흡연자에서 나타나는 강한 연관에서 기인한다). 상호작용이 있을 경우, 각 층 마다의 교차비가 다르고, 이는 분리되어 기술되어야 한다:

	흡연자	
	MI	No MI
Coffee	50	15
No coffee	10	33

	흡연자	
	MI	No MI
Coffee	40	45
No coffee	50	57

$$\text{OR} = \frac{50 \times 33}{15 \times 10} = 11 \ (95\% \ \text{CI, } 4.1, \ 30.6)$$

$$\text{OR} = \frac{40 \times 57}{45 \times 50} = 10 \ (95\% \ \text{CI, } 0.55, \ 1.9)$$

부록 9B
보정의 간략한 예

한 연구에서 아동의 지능지수에 대한 두 가지 주요 예측 요인을 발견했다고 가정해보자: 부모의 교육 수준과 아동의 혈중 납 농도이다. 정상 아동과 혈중 납 농도가 높은 아동에 대한 다음의 가상 자료를 살펴보자.

	부모의 평균 교육 연수	아동의 평균 지능 지수
상승된 혈중 납 농도	10.0	95
정상 혈중 납 농도	12.0	110

부모 교육 수준이 아동의 혈중 납 농도와도 연관되어 있음에 주목하라. 관건은 "지능 지수의 차이가 부모 교육 수준으로 설명될 수 있는 정도의 이상인가?"이다. 이 질문에 답을 얻기 위해 부모의 교육 수준의 차이가 어느 정도의 지능 지수의 차이를 만들어 내는지 살펴보자. 이것은 정상 혈중 납 농도를

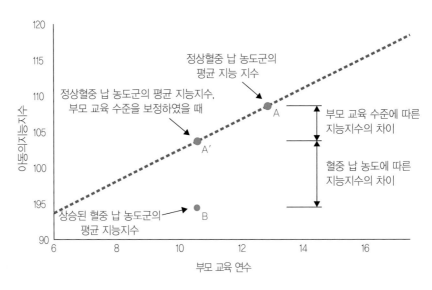

■ 그림 9.2 **부모 교육 연수와 아동 지능 지수 간의 가상의 선형 함수 그래프**

가진 아이들에서 부모 교육 수준과 지능 지수 간의 도표를 그려 봄으로써 알 수 있다(그림 9.2)[3].

그림 9.2에서의 도표는 정상 혈중 납 농도를 가진 아이들에서 부모 교육 수준과 지능 지수 간의 관계를 나타낸다 부모 교육 연수가 2년이 늘어날수록 아동의 지능 지수가 5점씩 증가하고 있다. 그러므로, A를 A′로 이동시킴으로써 정상 혈중 납 농도를 가진 아이들의 지능지수를 부모 교육 수준에 맞추어 보정시킬 수 있다(정상 혈중 납 농도를 가진 아이들은 평균 2년 정도 부모 교육 연수가 증가되어 있었기 때문에 상승된 혈중 납 농도를 가진 아이들의 부모 교육 수준과 일치 시키기 위해 지능 지수를 5점 하향시켜 보정하였다). 보정 이후에도 A와 B 사이에 10점의 차이가 남아 있으며 이것은 혈중 납이 독립적으로 지능지수에 이만큼의 영향을 미친다는 사실을 암시하고 있다. 따라서, 정상 혈중 납 농도와 상승된 혈중 납 농도를 갖는 아이들 간의 15점의 지능 지수의 차이 중에 5점은 부모의 교육 수준에서 기인한 것으로 설명될 수 있으며 나머지 10점은 납 중독으로 설명될 수 있다.

---

3 이 기술은 analysis of covariance(ANVOVA)을 단순화 한 것이다. 실제 부모 교육 연수는 정상 혈중 납 농도와 상승된 혈중 납 농도를 가진 군 모두에서 도표로 그려졌고 두 도표에서 가장 잘 적용될 수 있는 기울기가 사용되었다. 그러므로 이 보정의 모형은 두 군 모두에서 교육 연수와 지능지수 간의 선형 관계를 이루고 있으며 그 기울기도 같다고 가정하고 있다.

■ 참고문헌

1. McEvoy SP, Stevenson MR, McCartt AT, et al. Role of mobile phones in motor vehicle crashes resulting in hospital attendance: a case-crossover study. BMJ 2005;331(7514):428.

2. Magruder JT, Elahi D, Andersen DK. Diabetes and pancreatic cancer: chicken or egg? Pancreas 2011;40(3):339–351.

3. Huxley R, Ansary-Moghaddam A, Berrington de Gonzalez A, et al. Type-II diabetes and pancreatic cancer: a metaanalysis of 36 studies. Br J Cancer 2005;92(11):2076–2083.

4. Bosetti C, Rosato V, Polesel J, et al. Diabetes mellitus and cancer risk in a network of case-control studies. Nutr Cancer 2012;64(5):643–651.

5. Maconochie N, Doyle P, Carson C. Infertility among male UK veterans of the 1990-1 Gulf war: reproductive cohort study. BMJ 2004;329(7459):196–201.

6. Trabert B, Sigurdson AJ, Sweeney AM, et al. Marijuana use and testicular germ cell tumors. Cancer 2011; 117(4):848–853.

7. Newman TB, Kohn M. Evidence-based diagnosis. New York: Cambridge University Press, 2009. Chapter 10.

8. Lofgren RP, Gottlieb D, Williams RA, et al. Post-call transfer of resident responsibility: its effect on patient care [see comments]. J Gen Intern Med 1990;5(6):501–505.

9. Bell CM, Redelmeier DA. Mortality among patients admitted to hospitals on weekends as compared with weekdays. N Engl J Med 2001;345(9):663–668.

10. Davey Smith G, Ebrahim S. 'Mendelian randomization': can genetic epidemiology contribute to understanding environmental determinants of disease? Int J Epidemiol 2003;32(1):1–22.

11. Cherry N, Mackness M, Durrington P, et al. Paraoxonase (PON1) polymorphisms in farmers attributing ill health to sheep dip. Lancet 2002;359(9308):763–764.

12. Hearst N, Newman TB, Hulley SB. Delayed effects of the military draft on mortality. A randomized natural experiment. N Engl J Med 1986;314(10):620–624.

13. Tan HJ, Norton EC, Ye Z, et al. Long-term survival following partial vs radical nephrectomy among older patients with early-stage kidney cancer. JAMA 2012;307(15):1629–1635.

14. Gum PA, Thamilarasan M, Watanabe J, et al. Aspirin use and all-cause mortality among patients being evaluated for known or suspected coronary artery disease: A propensity analysis. JAMA 2001;286(10):1187–1194.

15. Klungel OH, Martens EP, Psaty BM, et al. Methods to assess intended effects of drug treatment in observational studies are reviewed. J Clin Epidemiol 2004;57(12):1223–1231.

16. Hernandez-Diaz S, Schisterman EF, Hernan MA. The birth weight "paradox" uncovered? Am J Epidemiol 2006;164(11):1115–1120.

17. Bacchetti P. Current sample size conventions: flaws, harms, and alternatives. BMC Med 2010;8:17.

18. Katz MH. Multivariable analysis: a practical guide for clinicians, 2nd ed. Cambridge, UK; New York: Cambridge University Press, 2006.

CHAPTER 10

무작위 맹검 시험의 설계

임상 실험에서는 연구자가 개입(intervention)하여 결과물에 대한 효과를 관찰한다. 관찰 연구에 비해 실험이 갖는 가장 큰 장점은 인과관계를 시연해낼 수 있다는 것이다. 무작위로 개입을 배정하여 교란 변수의 영향을 제거할 수 있으며, 맹검 처리로 치료군과 대조군에 대한 차별적 치료의 영향을 최소화 하고 결과에 대한 편향된 확신이나 불신에 영향을 받지 않게 할 수 있다.

그러나 임상 실험은 일반적으로 많은 비용과 시간이 소요될 뿐만 아니라 좁은 주제에만 가능하며, 때로는 참여자에게 잠재적인 위협을 가할 수도 있다. 이러한 이유 때문에 임상 실험은 비교적 증명된 연구 주제에 대하여 진행된다. 즉, 관찰 연구나 기타 증거들을 통해 해당 개입 과정의 유효성과 안전성이 제시되었으나, 공식적으로 승인되거나 추천되는 치료로 활용하기에는 더욱 강력한 증거가 필요할 때 임상 실험을 실시하는 것이다. 모든 연구 주제가 임상 실험 설계에 알맞은 것은 아니다. LDL-콜레스테롤 수치가 높은 어린이를 대상으로 한 약물 치료가 수십 년 후의 심장 발작을 예방할 수 있는지에 대하여 연구하는 것은 실제적으로 불가능하다. 또한 폐암에 대한 효과를 측정하기 위하여, 진짜 담배군과 가짜 담배군으로 무작위 배정하는 것은 비윤리적이다. 그러나 의학적 개입의 효과와 안전성에 대한 임상 실험의 증거는 가능한 한 확보되어야 한다.

본 장에서는 고전적인 무작위 맹검 시험의 설계에 중점을 둔다. 여기에는 개입과 대조군 조건의 선정, 결과와 부작용의 정의, 참여자 선정, 기초변수와 결과변수 측정, 무작위와 맹검 기법들에 대한 평가 등이 해당된다. 다음 장에서는 다른 실험 설계 방법과 실행 및 분석 관련 문제들을 다루도록 하겠다.

■ 개입과 대조군 조건의 선정

고전적인 무작위 시험은 평행, 집단간 설계(parallel, between-group design)이다; 즉, 검증할 개입을 받는 집단과 효과가 없는 치료를 받거나(위약 placebo) 다른 비교 대상 치료를 받는 집단이 있어야 한다 (그림 10.1).

개입의 선정

개입을 선정하는 것은 임상 실험을 설계하는 첫 단계로서 매우 중요하다. 개입을 설계하면서 여러 문제들을 고려해야 하는데, 여기에는 개입의 효과와 안전성의 측면에서 가장 균형 잡힌 개입의 강도, 기간, 빈도를 결정하는 것이 포함된다. 실제로 맹검 기법을 쓸 수 있는지, 한 가지 혹은 여러 개의 조합 치료를 행할 것인지, 그리고 임상에 적용할 수 있는 일반화 가능성이 있는지에 대하여 고려

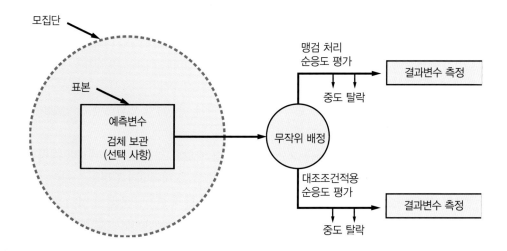

■ 그림 10.1 **무작위 맹검 시험의 단계**

• 모집단에서 개입에 적당한 피험자들의 표본을 선정한다.
• 예측변수를 측정하고, 필요한 경우 결과변수의 기저치를 측정한다.
• 향후 분석을 위해 혈액, 영상 등의 자료의 보관을 고려한다.
• 맹검 처리된 개입과 대조군(예, 위약)을 무작위 배정한다.
• 시간에 따라 코호트를 추적 관찰한다; 추적 관찰 시 피험자 손실을 최소화하고, 개입 및 중재에 대한 순응도를 평가한다.
• 결과변수를 측정한다.

하는 것도 중요하다. 어느 정도의 용량을 사용해야 효과와 안전성에서 균형을 맞출 수 있을 지와 같은 중요한 결정 사항들이 불확실한 경우, 예비 조사가 완료되어 이 문제를 해결할 수 있을 때까지 비용이 많이 소요되는 주요 시험을 연기하는 것이 좋다.

효과와 안전성에 대해 최적의 균형을 잡는 방법은 연구 대상 질병에 따라 다르다. 한쪽 측면에서, 효과는 심한 증상과 높은 사망률을 보이는 질환의 개입 설계 과정에서 가장 중요한 고려사항이다. 전이성 암(metastatic cancer) 치료제는 "견뎌낼 수 있는 최대한의 용량"으로 선택하는 것이 좋을 것이다. 반면, 다소 경한 질병을 치료하거나 예방 개입을 설계할 때에는 안전성을 최우선적으로 고려해야 할 것이다. 건강한 사람에 대한 예방적 치료는 매우 엄격한 안전성 검사를 통과해야 한다. 효과가 증명되었더라도, 예방 효과의 이익은 일부 사람에게 국한되고 그 치료를 받은 모든 사람들은 해당 약이 유발하는 부작용의 위험에 노출된다. 이러한 경우에는 "효과가 있는 최소한의 용량"으로 선택하는 것이 좋을 것이다. 이전 동물 및 인체 연구 결과를 검토해도 최적의 용량을 결정할 수 없다면, 대리적 결과물에 대한 다양한 용량의 효과를 비교하는 추가 실험이 필요할 것이다(11장의 2단계 실험을 참조).

때로는 여러 가지 용량 또는 강도를 단 하나의 대조군과 비교하는 경우도 있다. 예를 들어, Multiple Outcomes of Raloxifene Evaluation Trial을 설계할 당시, raloxifene용량을 60mg과 120mg 중에서 어느 것으로 할 지 확실하지 않았다. 그래서 척추 골절을 예방하는 raloxifene을 두 가지 용량으로 실험하였다(1). 이는 합리적인 선택인 경우가 많으나, 비용이 증가한다. 실험이 규모와 비용이 거대해질수록, 다중 가설을 처리하는 복잡도도 증가한다(제5장).

일부 치료제의 경우, 개개인의 환자에서 효과를 최적화하기 위해 용량을 조정한다. 이때는 임상 결과를 얻기 위해 치료약(active drug)의 용량을 적정선으로 조정하는(titration) 방식으로 개입이 설계되어야 한다(예, 임상결과가 hepatitis C viral load 감소인 경우). 맹검을 유지하기 위해서, 무작위로 선정되거나 위약군에서 짝을 이룬 참가자에 대한 위약의 "용량"도 이에 대응하여 변화해야 한다(임상시험의 다른 과정에는 관여하지 않는 사람에 의해 조정되어야 함).

단일한 개입에 관해 연구하는 실험은 보통 여러 시술을 조합한 것을 실험할 때보다 계획 및 실행 면에서 훨씬 용이하다. 그러나 HIV 감염이나 울혈성 심부전 등 대다수의 질병들은 여러 약과 시술을 조합하여 치료한다. 여러 치료의 조합을 실험할 때 가장 큰 단점은 결과물이 어느 한 종류의 개입에 관해 분명한 결론을 보여주지 못한다는 것이다. 예를 들어, Women's Health Initiative Trial 들 중 하나의 경우, 폐경 후 여성들은 에스트로겐과 프로게스틴 병합 요법 또는 위약 치료를 받았다. 이 개입으로 유방암 등 몇 가지 질병의 위험도가 증가하였다. 그러나 이것이 에스트로겐 때문인지 아니면 프로게스틴 때문인지가 불분명하였다(2). 일반적으로 두 연구 집단간의 차이를 설계할 때 중요한 것 하나에 집중하는 것이 좋다.

연구 참여자들이 제안된 개입을 얼마나 잘 수용할 것인지, 그리고 그 개입의 맹검 처리가 가능한지에 대해서도 고려해야 한다. 뿐만 아니라, 그 개입이 실제 임상진료에서 잘 적용될 수 있는지도 고려해야 한다. 단순한 개입이 복잡한 것보다 일반적으로 좋다(하루에 한번 약을 복용하는 것이 하루에 두세 번 피하주사를 맞는 것보다 환자들의 순응도가 좋을 것이다). 행동 변화를 위한 다측면 상담(multifaceted counseling)과 같은 숙련도가 요구되는 복잡한 개입은 일반적 상황에서 실행하기 어려울 것이다. 왜냐하면 임상 상황에서 재현이 어려우며 비용과 시간이 많이 소요되기 때문이다. 이런 개입들은 임상시험을 통해 효용성을 증명할 수 있더라도 공중보건 측면에서 의미 있는 결과라고 보기에는 무리가 있다.

대조군의 선정

가장 좋은 대조군은 맹검 상황에서, 어떤 효과적인 치료(no active treatment)도 받지 않는 것으로, 일반적으로 치료약과 구별이 어려운 위약이 필요하다. 이러한 방법으로 개입의 위약 효과(제시 또는 기대 등을 통한)를 보완하게 되어, 그 개입의 특정 효과에 의해서만 연구 집단간의 결과의 차이가 국한되도록 할 수 있다.

공동 개입(co-interventions)이 전혀 없을 때, 개입과 대조군 간 차이를 분명히 비교할 수 있다. 여기에서 공동 개입이란 연구상 설계된 개입 외에 관심 대상 결과물의 발현 위험성을 줄이는 각종 약제 처방, 시술, 행동을 포함한다. 맹검 처리가 효과적이지 못한 경우에는, 이러한 공동 개입이 실험 과정에서 각 집단에 가해지는 빈도의 차이를 통계적으로 조정할 수 있도록 연구를 설계해야 한다. 그러나 이렇게 무작위화 이후에 발생한 차이를 조정하는 것은 치료 목적 원칙(intention-to-treat principle)에 어긋나므로, 이차적이거나 설명적 분석(explanatory analysis)으로 간주되어야 한다(제11장).

종종 연구상 설계된 개입 이외의 시술을 중단할 수 없는 경우가 있다. 예를 들어 관상동맥질환(CHD) 환자의 심근경색 위험도를 줄이는 신약을 실험하는 경우, 아스피린, statins, beta-blockers 처럼 이미 진단받은 CHD에 대한 처방약 복용을 금지하는 것은 윤리적이지 못하다. 이럴 때에는 실험에 참여한 모든 피험자에게 표준화된 치료약(standard care drugs)을 제공할 수도 있다. 비록 이런 방법이 질병 발현율을 줄이고 필요한 표본의 크기를 증가시키지만, 집단간 공동개입의 차이로 인한 잠재적 영향력을 최소화하고 표준화된 치료가 주어진 조건 하에서 신약의 개선 효과를 검증할 수 있다.

연구하려는 치료법이 표준 치료법과 병용할 신약이라면, 비열등성(non-inferiority) 즉 동등성 실험(equivalence trial)으로 설계할 수도 있다. 즉, 새로운 치료법을 이미 효능이 증명된 것과 비교하는 것이다(제11장 참조).

■ 결과 측정법의 선정

시험의 특정 결과물에 대한 정의에 따라서 다른 설계 요소들이 영향을 받을 뿐만 아니라 해당 시험의 비용과 실현 가능성도 변한다. 풍부한 정보와 이차적 분석의 가능성을 열어두기 위해서는 여러 결과물을 측정해야 한다. 하지만 이들 중 하나는 주요 연구 주제를 반영하는 일차 결과물(primary outcome)로 선정되어야 한다. 이에 기준하여 표본 크기를 계산하고 연구 실행상의 우선 순위를 정한다.

임상 결과물(clinical outcomes)은 특정 치료를 써야 하는지, 어떻게 쓸 것인지에 관한 가장 좋은 증거가 된다. 그러나 암 발생 등과 같이 드문 결과물을 측정할 때에는 시험의 규모와 비용이 크고, 장기화되어야 한다. 제6장에서 언급했듯이 삶의 질처럼 결과를 연속 변수로 측정하면, 이분형 결과보다 필요한 피험자의 수와 추적관리기간을 줄일 수 있다. 하지만 대부분의 중요한 임상 결과는(예, 암의 재발) 이분형일 수 밖에 없다.

골밀도처럼 임상 결과에 연관된 측정값이 있는데 이를 중간 표지자(intermediate markers)라 한다. 중간 결과를 활용하면 병태생리학(pathophysiology)을 좀더 잘 이해할 수 있고, 임상 결과 시험에 사용할 최적 용량이나 치료의 빈도를 정하는 정보를 얻을 수 있다. 중간 결과를 가지는 시험의 임상적 연관성은, 이러한 중간 표지자에서 나타나는 변화(특히, 치료에 의한 변화)가 임상 결과의 위험도와 연관된 변화를 얼마나 잘 대표하느냐에 따라 좌우된다. 치료로 인해 표지자에서 발생한 변화가 치료로 인한 임상 결과의 변화를 일관성 있게 보여준다는 점에서, 중간 표지자는 임상 결과의 대리 표지자(surrogate marker)라 할 수 있다(3). 일반적으로 훌륭한 대리 표지자라면, 임상 결과를 결정짓는 주요 경로에 있는 중간 인자들의 변화를 측정해낸다.

HIV 바이러스 부담량(HIV viral load)은 이를 줄이기 위한 치료가 일관성 있게 HIV 감염 환자의 이환율(morbidity)과 사망률을 줄인다는 점에서 좋은 대리 표지자(surrogate markers)이다. 반면, 골밀도(BMD)는 대리 표지자로서는 별 효용이 없다(3). 뼈 일부분의 미네랄 함유량을 보여주기는 하지만 BMD 개선이 골절 위험에 주는 영향은 거의 없다. BMD 변화량 만으로 판단할 경우 해당 치료가 골절 위험을 어느 정도 경감시켰는지에 대해 상당히 과소평가할 수 있다(4). 어떤 생물학적 표지물을 활용하려면, 모든 피험자에서 대리 표지자(BMD)의 측정을 포함하는, 임상 결과(골절)에 대한 무작위 시험이 수행되어야 한다. 해당 표지가 좋은 대리 표지자라면, 그 표지의 변화에 대한 통계적 보정이 결과에 대한 치료 효과의 대부분을 설명하게 될 것이다(3).

결과 변수의 수

관심 현상의 다양한 측면을 측정하는 몇 가지의 결과 변수를 두는 것이 바람직한 경우가 많다. Heart and Estrogen/Progestin Replacement Study(HERS)에서 관상동맥질환(CHD)를 1차 평가 지표(primary endpoint)로 설정하였다. 호르몬 치료가 심혈관에 미치는 효과에 대해 좀더 자세한 결과를 얻기 위하여, 관상동맥 재개통술(coronary revascularization), 불안정 협심증(unstable angina)이나 울혈 성심부전으로 인한 입원, 뇌졸중(stroke), 일과성 허혈발작(transient ischemic attack), 정맥 혈전색전 성 질환(venous thromboembolic events), 모든 원인으로 인한 사망(all-cause mortality)을 모두 평가 검토 하였다(5). 그러나, 표본 크기 및 연구 기간을 계획하고, 다중 가설 검정을 분석할 때 발생하는 문제 점들을 피하기 위해서, 단일한 1차 평가지표(CHD 삽화)를 규정하였다(제5장).

혼합 결과(Composite outcomes)

일부 임상시험에서는 여러 가지 사건 및 측정치로 구성된 결과물을 사용하기도 한다. 예를 들어, 관 상동맥질환의 위험을 줄이는 중재시술에 대한 임상시험의 경우, 몇 가지 특정한 관상동맥 삽화— 심 근경색, 관상동맥질환으로 인한 사망, 관상동맥 재개통술 등—를 그 결과물에 포함한다. 각각의 결 과가 임상적으로 중요하고, 치료의 기전이 유사하며, 중재술(개입)이 각 삽화의 위험을 줄여준다고 예 상되는 경우, 이러한 연구 설계가 타당하다. 또한, 혼합 결과는 더 많은 삽화들을 포함하므로, 단일 결과에 비해 큰 검정력을 가진다. 그러나, 임상적으로 의미가 없는 사건들이 혼합 결과에 포함되거 나, 일부 결과가 다른 결과들에 비해 더 흔하게 발생한다면, 잘못된 결과가 도출될 수 있다. 예를 들 어, 만약 흉통의 평가를 위한 입원이 혼합결과에 추가된다면, 이는 그 혼합결과에서 가장 많은 수 를 차지하게 될 것이다; 왜냐하면, 심근경색, 관상동맥질환으로 인한 사망, 관상동맥 재개통술 등의 결과보다 이러한 입원이 훨씬 더 흔히 일어나기 때문이다. 따라서 그 혼합(즉, 입원)에 영향을 주는 개 입이 "관상동맥 삽화"의 위험을 줄인다고 보고될 수 있다; 하지만, 실제로는 이것이 단지 흉통으로 인한 입원의 위험만을 감소시킬 것이다.

복합 결과는 매우 신중히 설계해야 한다. 치료의 결과에 대한 영향이 작을 때, 게다가 그 결과가 비교적 흔한 경우, 통계적 검정력에 도움이 되지 못하거나 심지어는 효과의 감지에 필요한 표본크기 를 증가시킬 수 있다. 예를 들어, 뇌졸중이 복합적 "심혈관계 결과"에 추가된다면, 개입은 관상동맥 삽화의 위험을 줄일 수도 있고, 아무 영향이 없을 수도 있으며, 심지어는 뇌졸중의 위험을 증가시킬 수도 있기 때문에 "심혈관계" 혼합 결과에 영향이 없는 것으로 나타날 수도 있다.

부작용(adverse effects)

개입으로 인해 발생할 지도 모르는 부작용을 감지해내는 결과 측정치를 포함해야 한다. 개입으로 인한 긍정적 효과가 부작용보다 우세한지를 검증하는 것이 대부분 임상 실험의 주요 목적이다. 심 지어 건강 교육 프로그램처럼 분명히 무해한 것으로 보이는 처방을 검증할 때도 이는 마찬가지이다. 부작용은 일시적인 가벼운 발진 같이 상대적으로 경미한 증상부터 심각하고 치명적인 합병증에 이 르기까지 다양할 수 있다. 부작용을 감지해내기 위해 평가되는 발현 빈도, 치료의 영향, 필요한 표본 크기 등은 치료의 긍정적 효과를 파악하기 위한 것들과는 일반적으로 다르다는 것을 감안해야 한다. 안타깝게도 부작용의 빈도가 낮다면 실험의 규모가 아무리 커도 감지해내기 어려우며, 이러한 부작용은 개입으로 설계했던 치료가 실제 임상에 널리 퍼진 후에야 발견된다.

　새로운 시술을 시험하는 초기 단계에서는 잠재적인 부작용이 불분명하다. 이 때에는 광범위하게 여러 가능성을 배제하지 않는 질문들을 모든 종류의 잠재적 부작용에 대하여 던져보아야 한다. 대규모 실험의 경우에는, 모든 잠재적 부작용을 평가하고 데이터화하는데 쓰이는 비용과 시간이 막대해지면서 실제로 중요한 결과물은 매우 적을 수 있다. 이러한 부담을 최소화하면서도 개입으로 인한 잠재적 위험성을 적절히 평가할 수 있는 전략을 생각해야 한다. 예를 들어, 대규모 실험에서 상기도 감염이나 위장장애 등과 같이 경증의 흔한 증상은 일부 참여자에 국한하여 데이터를 수집할 수 있다. 이전 연구나 임상적 경험에서 중대한 잠재적 부작용이 예상된다면 이는 상세한 조사를 통해 분명히 짚고 넘어가야 한다. 예를 들어, statins 투여로 인한 부작용으로 횡문근융해증(rhabdomyolysis)이 보고된 바 있다면, 새로운 statin을 실험할 때는 반드시 근염(myositis) 증상의 발현과 조짐에 대하여 자세히 조사해야 한다.

　통계 분석을 위해서, 증상 또는 의학 용어로 보고된 부작용을 반드시 코딩하고 범주화해야 한다. MedDRA(www.ich.org/products/meddra.htm), SNOMED(https:// www.nlm.nih.gov/research/umls/)는 흔히 사용되는 용어사전으로, 증상, 특정 진단, 기관계 등 몇 가지 방식의 분류 체계를 사용한다. 예를 들어, "고열과 기침"으로 기록된 부작용과 "기관지염"으로 기록된 부작용은 다른 질환들(폐렴 등)과 더불어 "호흡기 감염"으로 분류되며, 고위 단계에서는 호흡기계 부작용으로 분류될 것이다. 이러한 분류 체계는 부작용을 일반적으로 잘 요약하고, 특정 진단이 붙은 질환(예, 골절)에 대해 상당히 정확하다. 그러나, 몇 가지 용어로 기술되는 부작용이 함께 묶이지 않는 경우, 중요한 부작용을 놓칠 수도 있다. 예를 들어, 골다공증에 의한 골절 예방을 위한 denosumab 임상시험에서, MedDRA는 봉와직염(cellulitis)과 얕은 연조직염(erysipelas)을 별도로 코딩하였다—이 둘은 동일한 유형의 감염에 대한 두 가지 다른 명칭이다. 두 가지 부작용을 결합하면, denosumab 군에서 봉와직염이 12건 발생한 반면, 위약군에서는 1건만 발생하였다(P⟨0.001)(6).

　일반적으로 부작용은 중증도에 의해서도 분류된다. 심각한 부작용(Serious adverse events, SAEs)의 정의는 다음과 같다; 사망 또는 생명을 위협하는 사건, 입원을 요하거나 입원기간을 연장시키는 사건, 장애 또는 영구 손상, 출생 시 결함, 다른 결과들의 발생을 막기 위해 내과적 또는 외과적 중재술을 필요로 하는 중요한 의학적 사건들(www.fda.gov/Safety/MedWatch/HowToReport/ucm053087.htm). 심각한 부작용은 반드시 임상시험심사위원회 및 임상시험 스폰서에게 보고되어야 한다.

　임상시험 데이터를 신약허가 승인용으로 쓰려면, 설계에서 부작용 보고에 관한 승인 기준이 만족되어야 한다(http://www.fda.gov/Drugs/ InformationOnDrugs/ucm135151.htm). 암과 같은 특정 질병에 대해서는 부작용 분류 방법이 이미 수립되어 있다(http://ctep.cancer.gov/protocolDevelopment/ electronic_applications/ctc.htm).

■ 참여자 선정

제3장에서 연구 주제에 적합한 표적 집단과 연구에 가용한 집단을 정의하는 진입 기준 규정 방법, 효율적이면서도 과학적인 참여자 선정 방법 설계, 모집 방법에 대하여 설명하였다. 본 장에서는 이러한 문제들이 특히 임상 실험과 어떻게 관련되어 있는지를 살펴보도록 하겠다.

진입 기준(entry criteria) 정의

임상 실험에서 선별 및 배제 기준은 활용 가능하고 윤리적이며 결과물에 대한 개입의 효과를 연구할 연관성이 있는 집단을 정의하는 데 공동 목표를 둔다. 포함 기준에서는 충분한 등록자 수가 확보되어야 한다. 결과물에 대한 중요한 효능을 파악해내는 검정력이 적절한 수준일 수 있도록 1차적 결과물 비율이 충분히 높아야 한다. 그러면서도 실험과 모집된 환자군으로부터 파악한 결과물을 최대한 일반화시킬 수 있는 기준이어야 한다. 예를 들어, 관심대상 결과물이 유방암과 같은 희귀한 질환이라면 결과물의 위험도가 높은 참여자를 모집해야 표본 크기와 추적관리 기간을 실행 가능한 수준으로 낮출 수 있다. 반면 선별 기준을 위험도가 높은 여성으로 설정하면 결과물의 일반화 가능성이 제한되고 실험에 참여할 인원을 모집하는 것이 어려워진다.

적절한 표본 크기를 구하기 위해서는 등록할 가능성이 있는 사람들에서 나타날 1차 결과의 비율을 신뢰할 수 있을 정도로 추정해내야 한다. 이 추정값은 생존율 통계, 수직적 관찰 연구, 이전 연구의 치료받지 않은 집단에서 관찰된 유사한 결과물의 비율 등의 데이터에 근거하여 구한다. 예를 들어 폐경기 여성 유방암 발생률 추정값은 암 등록(cancer registry) 데이터에서 구할 수 있다. 그러나 이러한 선별기준 검토작업과 건강한 자원자 효과(healthy volunteer effects)는 일반적으로 임상 실험에 포함된 참여자의 질환 발생률이 일반 대중에서보다 낮음을 암시한다. 비슷한 선별기준을 사용했던 다른 실험으로부터 위약 대조군의 유방암 발생률을 얻는 것이 더 바람직할 수도 있다.

결과에 대한 위험도가 높은 참여자를 포함시키면 실험에 필요한 피실험자의 수가 줄어든다. 결과물에 대한 위험 인자를 이미 규정하였다면 관심대상 결과물의 위험도를 최소한으로 갖는 참여자를 포함시키도록 선정 기준을 설계할 수 있다. 심장에 대한 Raloxifene 사용 실험(the Raloxifene Use for the Heart trial)에서는 심혈관 질환(CVD, cardiovascular disease)과 유방암에 대한 Raloxifene의 예방 효과를 시험하기 위해 위험 인자들의 조합을 기준으로 CVD위험도가 높은 여성을 등록시켰다(7). 결과 발현율을 높이기 위해 사용한 다른 방법은 이미 해당 질환을 앓고 있는 사람들을 등록하지 못하게 하는 것이다. 심장과 에스트로겐/프로게스틴 대체 연구(HERS, Heart and Estrogen/progestin Replacement Study)에서는 이미 CHD를 앓고 있는 여성 환자 2,763명을 포함하였는데 이는 에스트로겐과 프로게스틴이 함께 새로운 CHD질환의 발현 위험도를 낮추는지 여부를 검사하기 위함이었다(5). 이러한 방법은 Women's Health Initiative Trial 에서 동일한 연구 주제에 대해 CHD를 앓고 있지 않은 여성 참여자가 약 17,000명 필요했던 것에 비해 비용 면에서 경제적인 선택이다(8).

일반 대중에서 확률 표본을 추출하면 관찰적 연구의 장점을 가질 수 있으나, 이러한 샘플링은 사실상 어렵고 무작위 실험에서는 가치가 떨어진다. 다양한 특성을 지니는 참여자를 포함하면 실험 결과를 널리 적용시킬 수 있을 것이다. 그러나 무작위 치료에 대한 수용 여부를 미뤄 놓고 보면, 편의 표본(예, 광고를 보고 신청한 여성 CHD환자)을 대상으로 한 실험 결과는 가용한 집단(CHD를 앓고 있는 모든 여성)에서 추출한 확률 표본을 대상으로 한 연구의 그것과 유사해질 것이다. 때로는 치료 효능이 피험자 특성에 따라 달리 나타나기도 한다: 이를 효과수정 또는 상호작용 이라고 지칭한다(제11장 참조). 예를 들어, 일부 골다공증 치료제는 골밀도가 매우 낮은 여성에서(T-score <-2.5) 골절의 위험을 상당히 줄이는 반면, 골밀도가 높은 여성에서의 효과는 미약하다(상호작용에 대한 P=0.02)(9, 10). 이런 경우, 골밀도가 매우 낮은 여성만 임상시험에 포함시키게 되면, 효과크기가 증가하고 표본크기가 줄어든다.

인종별 집단처럼 특성에 따라 계층화 기법을 쓰면, 치료의 효과 및 일반화 가능성에 영향을 미칠 수 있는 특성을 지닌 참여자를 필요한 수만큼 등록시킬 수 있다. 해당 특성을 지니고 있는 참여자의 목표 수에 도달하면 한 계층의 모집 과정이 종료된다. 그러나, 대부분의 임상시험은 하위집단간 상호작용의 효과에 있어서 불균등성을 검사할 만큼의 충분한 표본크기를 가지고 설계되므로, 이러한 전략의 실질적 가치는 제한적이다.

배제 기준은 최소화해야 한다. 왜냐하면 불필요한 배제 기준으로 인해 결과의 일반화 가능성이 침해 받을 수도 있고, 필요한 수 만큼의 참여자를 모집하기가 힘들어 질 수 있으며, 모집 과정의 복잡성와 비용이 증가할 수 있다. 임상 실험에서 배제 기준을 만들어야 하는 다섯 가지 이유를 표 10.1에 정리해놓았다.

해당 치료법 또는 통제 방법이 잠재적 참여자에게 안전하지 않다면, 반드시 그 참여자는 배제해야

표 10.1 임상시험에서 제외 기준을 만들어야 하는 이유들

이유	예시 (심장질환의 예방을 위한 raloxifene vs. 위약 연구)
1. 연구에서 적용되는 치료가 유해할 수 있다.	
• 활성 치료의 부작용과 관련된 위험성이 높을 때	과거의 정맥 혈전색전 사례(raloxifene은 정맥 혈전색전 사례의 위험성을 증가시킨다)
• 위약 배정과 관련된 위험성이 높을 때	현재의 에스트로겐 수용체 양성 유방암(항-에스트로겐 약제를 이용한 치료가 효과적인 표준 치료이다)
2. 활성 치료를 통해 효과를 얻을 가능성이 적다.	
• 질환발생의 위험성이 낮을 때	관상동맥질환의 위험요인이 적은 경우
• 치료에 반응할 가능성이 적은 종류의 질환을 가지고 있을 때	
• 중재가 치료의 효과를 저해할 수 있는 치료를 받고 있을 때	에스트로겐 치료를 받고 있는 경우(에스트로겐은 taloxifene과 경쟁적으로 작용한다)
3. 중재를 유지할 가능성이 적다.	연구 등록 후 치료 순응도가 떨어지는 경우
4. 추적 관찰을 마칠 가능성이 적다.	시험 종료 전 이사할 예정이 있는 경우 심각한 질환으로 인해 기대 수명이 단축되어 있는 경우 무작위화 전 방문 시 시험 참여 결정의 신뢰도가 떨어질 때
5. 프로토콜을 따르기에 현실적인 문제점들이 있다.	정신 상태의 이상으로 인해 질문에 대한 정확한 답을 하기 어려울 경우

한다. 이미 알려져 있거나 의심되는 부작용에 취약한 사람들에게는 치료 과정이 안전하지 않을 수 있다. 예를 들어, 심근경색은 sildenafil(Viagra)의 매우 드문 부작용 중 하나이다. 그러므로 Viagra를 레이노 질환(Raynaud's disease)의 혈관수축으로 인한 통증의 치료제로 실험하려면 CHD환자를 배제시켜야 한다(11). 반대 상황에서는 위약그룹에 배정되는 것이 특정 참여자에게 안전하지 않을 수 있다. 예를 들어, bisphosphonates는 여성 척추 골절(vertebral fractures) 환자에게 이롭다고 알려져 있는데, 골다공증을 위한 새로운 치료법을 연구하는 위약–대조군 실험에 척추 골절 환자를 포함시키려면 bisphosphonates를 모든 실험 참여자에게 공급해야 한다. 중재과정에 잘 남아 있을 것 같지 않거나, 추적관리에 실패할 가능성이 있거나, 치료(active treatment)의 효과가 없을 것으로 예측되는 환자도 실험에서 배제시켜야 한다. 때로 지침을 따르기 어려울 정도로 정신적 장애가 있는 경우에는 배제를 시키는 것이 정당하다. 많은 사람에게 적용될 수 있는 잠재적인 배제 기준을 신중하게 고려해야 한다(예를 들어, 당뇨 혹은 최고연령제한). 왜냐하면, 이는 연구의 실현가능성과 모집 비용, 결과의 일반화 가능성에 큰 영향을 미치기 때문이다.

적절한 표본 크기 설계 및 상응하는 모집방법 계획

중요한 효과를 감지하기에 참여자가 너무 적은 시험은 낭비이고, 비윤리적일 뿐만 아니라 잘못된 결론으로 흐를 수도 있다(12). 따라서 표본 크기 산정은 초기 실험 계획 단계에서 가장 중요한 과정 중의 하나이다(제6장). 그리고 임상 시험의 결과 비율이 일반적으로 예측한 것보다 낮다는 것을 반드시 고려야 하는데, 이는 자발적 참여자 편향(volunteer bias)에서 비롯된다. 뿐만 아니라, 임상실험에서 참여자를 모집하는 것은 관찰 연구에서보다 훨씬 어렵다; 왜냐하면, 참여자들이 위약 또는 "실험적" 약물로 무작위 배정되는 가능성을 기꺼이 수용해야 하기 때문이다. 그러므로 대규모의 접근 가능한 모집단으로부터 적절한 수의 표본을 추출할 계획을 세우고, 각종 난관이 예상한 것보다 커지더라도 필요한 수 만큼 표본을 구할 수 있도록 충분한 시간과 자금을 확보해야 한다.

■ 기초 변수 측정

추적관리기간에 누락된 참여자에게 다시 연락이 닿기 위해서는, 참여자에게 항상 연락할 수 있는 친지 두 세 명 정도의 이름, 전화 번호, 주소, 이메일 등에 관해 알고 있어야 한다. 허용되는 경우라면, 주민등록번호나 기타 개인 신상 번호를 기록해두어도 좋다. 이를 이용하여 참여자의 생존여부(National Death Index 이용)를 알고, 병원기록을 이용해 주요 결과물을 파악(건강보험 데이터 활용)할 수 있다. 그러나 이는 비밀이 유지되어야 하는 "보안 건강 정보(protected health information)"이므로 늘 보안을 유지하고, 협력 및 스폰서 기관에 보내는 데이터에 첨부해서는 안 된다.

참여자에 대한 기술

개입의 효능에 영향을 미치는 참여자의 특성 및 결과물에 대한 위험인자와 관련된 정보를 수집해야 한다. 이를 통해서, 연구 시작 시 무작위 집단들 간의 비교 가능성을 확인하고, 결과의 일반화 가능성에 대해서도 평가할 수 있다. 여기서 목표는 연구 집단들 간 기본적 특성의 차이가 우연에 의해 예상되는 수준을 넘어서지 않도록 하는 것이다; 즉, 무작위과정에서 기술적 오류나 편향이 발생하지 않도록 확인하는 것이다. 소규모 임상시험의 경우, 무작위 배정된 집단 간 기본적 특성이 단지 우연에 의해서 상당히 차이가 나는 분포를 보이기가 쉽다; 이 때는 결과에 대한 중요한 예측변수를 측정하여 무작위 비교를 통계적으로 보정하고, 이러한 우연에 의한 불균형적 분포를 줄이도록 한다. 또한 예측변수를 측정하면, 개입이 기초 변수들에 의해 분류된 하위집합에 대해 다양한 효과를 가지는지 여부(효과 수정, 제11장 참조)를 검사할 수 있다.

결과 변수의 기초값 측정

결과물에서 변수량 변화가 나타난다면, 이 결과 변수는 연구 초기에 마지막 시점과 동일한 방식으로 측정되어야 한다. 연속형 결과변수를 가지는 연구에서는(우울증 점수에 대한 인지행동치료의 효과), 연구 전반에 걸쳐서 결과물의 변화를 측정하는 것이 가장 좋다. 통상적인 경우 이러한 방법을 통해 연구 참여자간의 결과물 변동성을 최소화하며, 임상시험 마지막에 측정값을 단순 비교하는 것보다 검정력이 커진다. CHD 발현 여부와 같이 이분형 결과물을 갖는 연구에서는, 해당 질환이 연구 초기에는 존재하지 않았음을 병력 및 심전도로 증명해야 할 것이다. 또한, 연구 초기에 2차 결과변수 및 계획된 보조 연구(ancillary studies)의 결과물을 측정하는 것도 유용하다.

기초 측정의 최소화

이렇게 기초 측정의 다양한 활용도에 대하여 언급하였지만, 여기서 임상 실험 설계 시 무엇인가를 측정해야 할 의무는 없음을 강조하려 한다. 왜냐하면 무작위 기법은 초기부터 존재하는 인자들로 인한 교란 문제를 최소화하기 때문이다. 측정이 늘면 비용과 복잡도가 증가한다. 예산이 한정된 무작위 실험에서는 표본 크기의 적절성, 무작위화 과정과 맹검의 성공, 추적관리의 종료 등과 같이 연구의 성공을 위해 보다 필요 불가결한 요소들에 시간과 비용을 투자하는 것이 좋다. Yusuf 등은 대규모 실험에서 최소한의 측정을 권유한 바 있다(13).

검체 저장

영상, 혈청, DNA등의 검체를 연구초기에 저장하면 향후 치료에 의한 변화 및 결과를 예측하는 표지자, 그리고 치료에 잘 반응하거나 그렇지 못한 피험자를 가려낼 수 있는 유전자형 등을 측정할 수 있다. 뿐만 아니라, 주요 결과와 직접적으로 연관되어 있지 않은 다른 연구 주제를 위한 자원으로 활용할 수도 있다.

■ 무작위배정과 맹검

그림 10.1에서 네 번째 단계는 참여자를 두 집단에 무작위로 배정하는 것이다. 가장 단순화된 설계에서는, 한 집단이 효과가 있는 치료 개입을 받고 다른 한 집단은 위약을 받는다. 무작위 배정을 통해서 무작위화된 집단간의 우연적 변동성만 제외하고, 관측된 연관성을 교란시킬 수 있는 나이, 성별 및 기타 예후인자들의 기본 특성들이 동등하게 분포하게 된다. 맹검은 임상시험시에 연구 집단들 간 비교가능성을 유지하고, 편향이 배제된 결과 측정을 가능하게 하는 중요한 요소이다.

무작위 배정

무작위화 과정은 임상 실험에서 가장 중요한 부분이다. 그러므로 이 과정에서 실수가 없어야 한다. 가장 중요한 두 가지는 실제로 치료를 무작위적으로 배정할 수 있는 절차를 준비하고, 그 배정 과정에 의도적이든 그렇지 않든 무작위화에 영향을 미칠 수 있는 어떠한 것도 개입되지 않도록 대비하는 것이다.

통상적으로 기초 데이터 수집을 마친 참여자가 실험에 포함될 수 있는 자격이 생기며, 무작위화 과정 이전에 연구에 대한 동의를 표명한다. 이후 전산 알고리즘이나 일련의 무작위 수를 적용하여 무작위적으로 배정된다. 일단 연구 집단에 대한 무작위적 배정 순서 목록이 완성된 후에는, 이를 연구에 참여하는 순서에 엄격히 맞춰서 적용해야 한다.

연구 참여자와 접촉하는 연구진이 배정에 개입할 수 없도록 무작위 배정 절차를 설계하는 것이 필수적이다. 예를 들어, 무작위화된 치료 배정을 미리 밀봉된 봉투에 넣어 준비하는 데 이 작업에 관련된 사람은 봉투를 열지 말아야 한다. 각각의 봉투에 번호를 부여하고(연구 종료 시점에 확인할 수 있도록), 봉투를 불투명하게(강한 불빛을 비추더라도 보이지 않게) 만드는 등 여러 개입을 방지할 방법을 활용한다. 참여자를 무작위화할 때는, 또 다른 관계자의 입회 하에 참여자의 이름과 다음 미개봉 봉투의 번호를 기록하고 두 명의 관계자 모두 그 봉투에 서명한다. 그 다음 봉투를 열어 안에 쓰여진 무작위 수를 그 참여자에게 배정하고 기록한다.

다기관 시험(Multicenter trials)에서는 조작이 불가능하도록 별개의 무작위 기관을 사용한다; 자격요건을 충족하는 피험자가 무작위 배정될 준비가 되면, 임상시험 관계자는 그 기관에 연락을 한다. 해당 관계자는 새로운 참여자의 이름과 연구 인식 번호를 제공한다. 이 정보는 기록되고, 이후 개입과 연결된 치료 배정 번호를 이용하여 치료 집단을 무작위적으로 배정한다. 단일 기관에서 개입이 방지된 컴퓨터 프로그램을 활용하면, 치료도 무작위적으로 배정할 수 있다. 무작위화 과정에 개입을 방지하기 위한 철저한 주의는 반드시 필요하다. 왜냐하면 위약-대조군 실험에서 치료군에 꼭 맞을 것처럼 보이는 참여자를 구했을 경우 연구자들이 무작위 과정에 개입하려는 압력을 종종 받게 되기 때문이다.

특수한 무작위 기법

개별 참여자에 대하여 단순 무작위과정을 통해 각 개입 집단에 속할 가능성을 동일하게 하는 것이 가장 좋은 방법이다. 중소 규모의 실험이라면 특수한 무작위 기법을 이용하여 집단 별로 포함되는 참여자의 수(블록 무작위 기법(blocked randomization)) 혹은 결과물에 영향을 미칠 것으로 예측되는 기초 변수의 분포(계층화 블록 무작위 기법(stratified blocked randomization))의 균형을 맞추어 검정력을 다소 증가시킬 수 있다.

블록 무작위 기법(blocked randomization)은 참여자를 연구 집단 별로 골고루 분포시키기 위해 흔히 쓰는 기법이다. 미리 정해진 크기로 "블록"을 설정하여 무작위 과정을 수행한다. 예를 들어 블록 크기를 6으로 정했다면, 우선 각 블록에서 세 번째 참여자까지 무작위 과정을 진행하고, 이후 블록의 6명이 완성될 때까지 나머지 참여자는 자동적으로 다른 집단에 배정한다. 즉, 참여자가 30명인 연구에서는 15명이 각 집단에 배정될 것이며, 참여자가 33명이라면 분포가 18:15이상으로 과도하게 한 쪽으로 치우치지 않을 것이다. 블록 크기를 고정한 블록 무작위화 기법은 맹검 처리가 되지 않은 연구에는 적합하지 않다. 왜냐 하면, 각 블록의 뒷부분에 있는 참여자들은 치료의 배정이 예측 가능하며 조작이 개입될 수 있기 때문이다. 이러한 문제는 블록의 크기(예를 들어 4부터 8까지)를 연구자는 알 수 없는 스케줄에 따라 변화를 주어 설계함으로써 최소화할 수 있다.

계층화 블록 무작위 기법(stratified blocked randomization)은 중요한 결과 예측 변수를 연구 집단 별로 좀더 균등하게(우연에만 의한 것보다는) 분포시킬 수 있다. 골절 예방 약제의 효과를 살펴보는 실험에서 사전 척추 골절 병력은 결과 변수 및 치료 응답도에 대한 강력한 예측 변수이다. 그러므로 척추 골절 환자를 각 집단에 비슷한 수로 배정하는 것이 중요하다. 이를 위해서 우선 참여자가 등록할 때 척추 골절의 유무에 따라 두 집단으로 나눈다 그 다음 이 나누어진 각각의 "계층"에 대하여 블록 무작위화 과정을 분리하여 수행한다. 계층화된 블록 무작위화 기법을 통해 소규모 실험의 검정력을 다소 증가시킬 수 있다. 이는 주요 기초 변수의 우연적인 왜곡 분포로 인한 결과 변수의 변동성이 감소하였기 때문이다. 참여자가 1,000명이 넘는 대규모 실험에서는 우연적 배정을 통해 이미 기초 변수가 거의 균등하게 분포되기 때문에 효과가 거의 없다.

계층화된 블록 무작위화 기법은 기초 변수 2~3개 미만에만 적용할 수 있다는 한계가 있다. 이러한 한계를 극복하는 방법으로, 적응 무작위화(adaptive randomization) 기법이 있다. 예를 들어, 해당 시점까지 무작위 배정된 모든 참가자를 기준으로 평가할 때 연구 집단에서 전체 위험도가 낮은 경우, "편향된 동전 biased coin"을 사용하여 새로운 참여자의 배정 확률을 변경하는 것이다 ; 즉, 기본 예후인자에 근거한 위험 점수가 높은 사람이 연구집단에 속하는 확률이 약간 높도록 조정한다. 이러한 기법의 단점으로는 연구 동의서를 얻는 과정에서 잠재적 참여자에게 연구 집단으로 배정 가능성을 설명하기 어려운 점과, 실행이 복잡하다는 것이다(편향된 동전 확률을 각각의 무작위 과정에 대해 다시 계산하는 쌍방향 전산 체계를 필요로 한다).

각 집단 별로 참여자 수를 동등하게 배정하는 무작위 기법을 사용할 때, 주어진 전체 표본크기에서 연구의 검정력이 최대화된다. 그러나 2:1 정도로 불균등하게 배분한다고 해도 이로 인한 검정력의 약화는 그리 크지 않고(14), 종종 치료군과 대조군에 각기 다른 수의 참여자를 배정하는 것(unequal allocation)이 더 적합한 경우도 있다(15).

- 치료군 대비 대조군의 비율을 증가시키면, 잠재적 참가자들의 임상시험에 대한 관심을 이끌어 낼수 있다; 예를 들어, HIV 감염환자들의 경우, 이러한 임상시험에 등록하게 되면 치료군에 속할확률이 더 크다.
- 치료군 대비 대조군의 비율을 감소시키면, 개입 과정에 소요되는 비용을 절감할 수 있다(특히, 비용소모가 큰 경우 유용); 예를 들어, Women's Health Initiative의 저지방 식단 시험(16).
- 여러 개의 치료군을 한 개의 대조군과 비교하는 실험에서 대조군에 배정되는 참가자의 비율을 높이면, 대조군 추산치의 정밀도가 증가하므로 비교의 검증력을 증대시킬 수 있다; 예, 관상동맥 약제 프로젝트(Coronary Drug Project) 실험(17).

맞춰진 쌍에 대해 무작위화 과정(randomization of matched pairs)을 수행하면 기본 교란 변수의 균형을 잡을 수 있다. 그러기 위해서는 나이, 성별과 같은 주요 인자에 기준하여 맞춰진 한 쌍의 피실험자를 선정하여 둘 중 하나를 각 연구 집단에 무작위적으로 배정해야 한다. 이 방법의 단점은 모집및 무작위 과정이 복잡해 적절한 쌍을 찾을 때까지 피실험자가 무작위화 과정을 기다려야 한다는데 있다. 대규모 실험에서는 무작위 배정을 통해 교란을 방지할 수 있기 때문에 맞춤 기법이 필요없다. 그러나 동일한 피실험자의 두 신체 부위에 대한 치료와 대조 효과를 비교하는 특수한 상황에서는 아주 유용하다. 예를 들어 당뇨성 망막변증 연구(Diabetic Retinopathy Study)에서는 각 실험자의한 쪽 눈은 photocoagulation치료에, 다른 눈은 대조군에 무작위로 배정한 바 있다(18).

맹검(Blinding)

연구 참여자 및 참여자와 접촉하는 연구진, 측정을 담당하는 사람, 결과물을 판독하는 사람 모두,가능한 한 연구 집단의 배정에 대해 알지 못하도록 개입 과정을 설계해야 한다. 이 인원들을 모두모르게 할 수는 없다면, 최대한 많은 인원을 모르게 하는 것이 좋다(예를 들어, 결과 측정을 하는 사람은 항상 맹검처리). 무작위 실험에서는 맹검이 무작위만큼이나 중요한 요소이다. 무작위화 과정만으로 무작위화 시점에 존재하는 교란 변수의 영향은 제거할 수 있으나, 추적관리기간 동안에 집단 별로 발현

표 10.2 무작위 맹검 시험에서 무작위화는 기저 변수들에 의한 교란을 제거하고 맹검은 동시 처치에서 기인한 교란을 제거한다.

연관에 대한 가설	경쟁 가설을 배제하기 위한 전략
1. 우연	관찰연구와 같음
2. 편향	관찰연구와 같음
3. 결과-원인 관계	(시험에서는 불가능한 가설)
4. 교란 → 무작위화 이전의 교란변수들	무작위화
→ 무작위화 이후의 교란변수들(동시 처치)	맹검
5. 원인-결과 관계	

되는 차이점들은 제거하지 못한다(표 10.2). 맹검은 무작위화 이후에 발생하는 편향의 원인들—공동 개입, 편향된 결과 측정—을 최소화한다. 공동개입이란 관심 결과의 발생 위험에 영향을 주는, 연구 개입 이외의 약물, 치료, 행동 등을 의미하며, 공동개입에 의한 편향을 방지하기 위한 맹검의 사용에 대해서는 이미 설명하였다(139 페이지 참조). 맹검의 또 다른 중요한 목적은 편향된 결과 판정(biased ascertainment and adjudication of outcome)을 방지하는 것이다. 비맹검 시험에서는 연구자가 치료 집단에서 결과물을 찾을 때보다 정밀해질 수 있고, 결과물을 보다 빈번히 진단하려 할 수 있다. 예를 들어, statin치료에 대한 비맹검 시험에서, 연구자는 치료 집단에 속한 여성들에게 근육통에 대해 더 질문하고 근염 진단을 위한 검사를 시행할 가능성이 더 높다. 결과가 자가보고 증상을 근거로 하는 경우에, 피험자의 맹검이 특히 중요하다.

발생 가능한 결과를 확인한 다음에는 그 결과의 판독이 필요할 수 있다. 예를 들어, 해당 시험의 결과가 심근경색이라면, 일반적으로 연구진은 주관적 증상, 심전도 결과, 심장 효소 등의 정보를 수집하게 된다. 그 다음, 치료군에 대해 맹검 처리된 전문가들은 이러한 데이터와 특정 기준을 사용하여, 심근경색의 발생 여부를 판정한다. 캐나다 협력 다발성경화증(Canadian Cooperative Multiple Sclerosis Trial) 실험의 결과는 비맹검 결과를 판독할 때 맹검의 중요성에 대하여 잘 설명하고 있다(19). 다발성경화증 환자들은 혈장 교환(plasma exchange)과 cyclophosphamide, prednisone을 동시에 투여하는 집단과 가짜로 혈장 교환을 실시하면서 위약을 투여하는 집단으로 무작위 배정되었다. 실험 종료 시점에서 다발성경화증의 정도를 평가할 때, 배정된 치료에 대하여 모르는 신경과 의사와 알고 있는 신경과 의사가 각각 검사하였다. 맹검 처리가 된 신경과 의사는 치료의 효과가 없다고 평가했으나, 맹검 처리가 되지 않은 신경과 의사는 치료가 통계적으로 유의한 효과를 지닌다고 평가했다. 맹검 처리가 되지 않은 신경과 의사가 의도적으로 결과를 편향시키려 한 것은 아니었지만, 치료 후에 환자가 호전되기를 바라는 인간의 욕구는 강하다(특히, 그 치료가 고통스럽거나 잠재적 위험을 수반한다면 더욱 그러하다). 맹검은 이러한 편향된 결과 판독을 최소화한다.

실험 결과물이 사망처럼 분명한 사항이거나, 자동화 측정을 통해 판독이 편향될 가능성이 없다면, 결과물을 맹검 평가하는 것은 그리 중요하지 않을 수 있다. 그러나 사망 원인, 질병 진단, 신체 측정, 설문 척도, 자가 보고 질환 등과 같은 대부분의 결과물들은 그 판독이 편향될 수 있다.

연구가 종료된 후에 각 참여자에게 배정된 치료가 무엇이라 생각했는지를 참여자와 연구자에게 질문하여 맹검 처리가 되어 있었는지를 확인하면 좋다. 만약 예상된 비율보다 더 많이 배정된 치료가 무엇인지 알려져 있었다면, 연구 결과를 발표할 때 부분적 비맹검에 의한 잠재적 편향에 대한 평가를 포함해야 한다.

맹검이 불가능한 경우의 대처 방법

기술적 및 윤리적 이유로 인해 맹검이 어렵거나 불가능한 경우가 있다. 예를 들어 교육 프로그램이나 식단 및 운동 관리 등의 개입에 대해서는 배정 내용에 대하여 참여자가 모르게 하기 힘들다. 그러나 이러한 연구에서도 대조군에게 효과가 없는 교육, 식단, 운동 과정을 종류 및 강도를 달리 하여 제공할 수 있다. 수술 개입 과정도 맹검이 불가능한 경우가 많다. 왜냐 하면 대조군에게 가짜로 수술을 행하는 것은 비윤리적일 수 있기 때문이다. 그러나 수술은 항상 어느 정도 위험을 동반하기 때문에 이것이 실제로 효과가 있을 지를 결정하는 것은 매우 중요하다. 예를 들어, 관절경을 이용한 무릎 연골의 괴사조직제거술(arthroscopic debridement)은 거짓 치료(관절경 검사)에 비해 골관절염으로 인한 무릎 통증을 완화시키는 효과가 없음이 최근 무작위 실험에서 밝혀진 바 있다(20). 이 경우 수천 명의 환자가 불필요한 수술을 피할 수 있는 실험이었기에 대조군 참여자의 위험이 덜 중요시되었을 수 있다.

개입 과정에 대해 맹검 처리를 할 수 없다면 다른 잠재적 공동 개입을 최대한 제한하거나 표준화하고, 결과물을 확정, 판독하는 연구진을 맹검 처리해야 한다. 예를 들어, 폐경기 안면홍조(hot flashes)증상 호전에 대한 요가의 효과를 시험한다면, 양 집단 참여자들 모두 실험 종료시점까지는 안면홍조 증상에 대한 새로운 약물, 안정 활동 및 다른 시술을 시작하지 않도록 교육한다. 안면홍조 정도에 대한 정보를 수집하는 연구진도 요가 과정을 진행하는 연구진과 다른 인원으로 정한다.

■ 요약

1   무작위 맹검 시험을 적절히 설계하고 시행하면, 근거 중심 의학에 기초한 진료 지침의 기준이 되는 가장 확실한 인과적 추론을 제공할 수 있다.

2   개입을 선정하고 용량을 정하는 것은 효과와 안전성 간의 균형을 맞춰야 하는 어려운 사항이다. 이 때 임상적 실행의 타당성, 맹검 적합성, 병용 약제의 사용 여부 등도 함께 고려해야 한다.

3   가장 좋은 비교 집단은 참여자와 연구진, 조사 인원이 모두 맹검 처리된 위약 대조군이다.

4   고통, 삶의 질, 암의 발현, 사망과 같이 임상적 연관성이 있는 결과물 측정값이 실험에서 가장 의미 있는 결과물이다.

HIV 바이러스 부담과 같은 중간 표지물(intermediate markers)은 치료로 인해 나타난 표지물의 변화가 의학적 결과물의 변화를 일관성 있게 예측해 낼 수 있을 때만 대리적 표지물로 유효하다.

5   하나 이상의 결과변수를 측정하는 것이 대개의 경우 도움이 된다. 하지만 그들을 복합 결과로 조합하는 것에 대해서는 신중을 기해야 한다; 주된 가설을 평가하기 위한 단 하나의 일차 결과물을 반드시 지정해야 한다.

6   모든 임상 실험에서는 개입의 잠재적인 부작용을 측정해야 한다.

7   치료를 통해 긍정적인 효과를 얻으면서 피해를 입지 않고, 모집하기 쉬우며, 치료 및 추적관리 과정을 준수할 가능성이 높은 인원을 연구 참여자 선정 기준을 이용하여 파악할 수 있어야 한다. 희귀한 결과물에 대해 위험도가 높은 참여자를 선택하면 표본 크기와 비용을 줄일 수 있으나 모집 과정이 복잡해지고 결과물의 일반화 가능성이 저하된다.

8   기초 변수는 참여자를 추적하고 참여자 특성을 기술하며, 결과물 위험 인자 및 기초값을 측정하고, 다양한 하부 집단에서 발생하는 불균등한 개입 효과(교호 작용)를 찾아내기 위해 꼭 필요하지만 최소한만을 측정해야 한다. 추후 분석을 위해 혈청, 유전자 물질, 영상 등의 자료를 수집하는 것을 고려해 보아야 한다.

9   기초적 교란 변수로 인한 편향을 제거하기 위해 무작위 과정을 사용하는데 이는 간섭을 받지 않도록

설계되어야 한다. 맞춰진 쌍에 대한 무작위 기법(matched pair randomization)은 가능했을 때 훌륭한 방법일 수 있다. 소규모 실험에서는 계층화된 블록 무작위화 기법을 통해 주요 예측 인자가 우연으로 분포가 왜곡되는 것을 방지할 수 있다.

10 개입과정을 맹검 처리하는 것은 무작위화만큼이나 중요한 일이다. 이를 통해 공동 개입과 결과물 확인 및 판독에 대한 편향을 제어할 수 있기 때문이다.

■ 참고문헌

1. Ettinger B, Black DM, Mitlak BH, et al. Reduction of vertebral fracture risk in postmenopausal women with osteoporosis treated with raloxifene: results from a 3-year randomized clinical trial. Multiple Outcomes of Raloxifene Evaluation (MORE) investigators. JAMA 1999;282:637–645.

2. The Women's Health Initiative Study Group. Design of the women's health initiative clinical trial and observational study. Control Clin Trials 1998;19:61–109.

3. Prentice RL. Surrogate endpoints in clinical trials: definition and operational criteria. Stat Med 1989;8:431–440.

4. Cummings SR, Karpf DB, Harris F, et al. Improvement in spine bone density and reduction in risk of vertebral fractures during treatment with antiresorptive drugs. Am J Med 2002;112:281–289.150 Section II • Study Designs

5. Hulley S, Grady D, Bush T, et al. Randomized trial of estrogen plus progestin for secondary prevention of coronary heart disease in postmenopausal women. JAMA 1998;280:605–613.

6. Cummings SR, San Martin J, McClung MR, et al. Denosumab for prevention of fractures in postmenopausal women with osteoporosis. N Engl J Med 2009;361(8):756–765.

7. Mosca L, Barrett-Connor E, Wenger NK, et al. Design and methods of the Raloxifene Use for The Heart (RUTH) Study. Am J Cardiol 2001;88:392–395.

8. Rossouw JE, Anderson GL, Prentice RL, et al. Risks and benefits of estrogen plus progestin in healthy postmenopausal women: principal results from the women's health initiative randomized controlled trial. JAMA 2002;288:321–333.

9. McClung M, Boonen S, Torring O, et al. Effect of denosumab treatment on the risk of fractures in subgroups of women with postmenopausal osteoporosis. J Bone Miner Res 2011;27:211–218.

10. Cummings SR, Black DM, Thompson DE, et al. Effect of alendronate on risk of fracture in women with low bone density but without vertebral fractures: results from the fracture intervention trial. JAMA 1998;280:2077–2082.

11. Fries R, Shariat K, von Wilmowsky H, et al. Sildenafil in the treatment of Raynaud's phenomenon resistant to vasodilatory therapy. Circulation 2005;112:2980–2985.

12. Freiman JA, Chalmers TC, Smith H Jr, et al. The importance of beta, the type II error and sample size in the design and interpretation of the randomized control trial. Survey of 71 "negative" trials. N Engl J Med 1978;299:690–694.

13. Yusuf S, Collins R, Peto R. Why do we need some large, simple randomized trials? Stat Med 1984;3:409–420.

14. Friedman LM, Furberg C, DeMets DL. Fundamentals of clinical trials, 4th ed. New York: Springer, 2010.

15. Avins AL. Can unequal be more fair? Ethics, subject allocation, and randomised clinical trials. J Med Ethics 1998;24:401–408.

16. Prentice RL, Caan B, Chlebowski RT, et al. Low-fat dietary pattern and risk of invasive breast cancer: the women's health initiative randomized controlled dietary modification trial. JAMA 2006;295:629–642.

17. CDP Research Group. The coronary drug project. Initial findings leading to modifications of its research protocol. JAMA 1970;214:1303–1313.

18. Diabetic Retinopathy Study Research Group. Preliminary report on effects of photocoagulation therapy. Am J Ophthalmol 1976;81:383–396.

19. Noseworthy JH, O'Brien P, Erickson BJ, et al. The Mayo-Clinic Canadian cooperative trial of sulfasalazine in active multiple sclerosis. Neurology 1998;51:1342–1352.

20. Moseley JB, O'Malley K, Petersen NJ, et al. A controlled trial of arthroscopic surgery for osteoarthritis of the knee. N Engl J Med 2002;347:81–88.

CHAPTER 11

대안적 임상 시험 설계 방법과
실행 관련 문제들

10장에서는 고전적인 무작위 맹검 평행적 집단 실험에 관해 설명하였다: 개입의 선정 및 맹검, 통제 조건, 개입의 무작위 배정, 결과 선택, 부작용 처리, 참여자 선정, 기본 변수 및 결과 변수의 측정 등의 방법.

이번 장에서는 대안적 집단간 무작위 및 비무작위 설계, 집단내 설계, 교차 시험, 예비연구 등에 대해 설명할 것이다. 다음으로, 임상시험의 실행에 관해 설명하면서, 개입과 추적관찰 준수 사항 및 결과 확인과 해석에 대해 논의한다.

마지막으로 실험을 조기에 중단하기 위한 중간 점검(interim monitoring), 치료 결과, 프로토콜에 따른 치료 효과 분석, 하위집합 분석 등에 관련된 통계적 문제들에 대해 논의하게 된다.

■ 대안적 무작위 설계

상황만 적절하다면 유용하게 사용될 수 있는 고전적인 평행 집단 무작위 실험의 다양한 변형들이 있다.

요인 설계

요인설계(factorial design)는 하나의 임상시험에서 두 개 혹은 그 이상의 개별 연구 질문에 대한 답을 구하고자 할 때 적합하다(그림 11.1). Women's Health Study가 좋은 예시이다. 이 연구는 건강한 여성에서 심혈관 질환에 대한 저용량 아스피린과 비타민 E의 영향을 밝혀내기 위해 설계되었다(1). 네 개 집단으로 참여자를 무작위 배정하고 두 집단씩 비교하면서 두 가설을 검증하였다. 첫째, 아스피린을 복용하는 여성과 아스피린 위약을 복용하는 여성의 심혈관 질환 발생률을 비교하였다. 이 때 각 집단의 절반이 비타민 E도 복용하고 있다는 사실은 무시하였다. 그 다음 비타민 E를 복용하는 여성과 비타민 E 위약을 복용하는 여성의 심혈관 질환 발생률을 비교하였다. 여기서는 각 집단의 절반이 아스피린도 복용하고 있다는 사실을 무시하게 된다. 즉 저렴한 비용으로 두 가지의 연구를 할 수 있게 된다.

제한점은 치료군간 상호작용(효과 수정)이 발생할 수 있다는 것이다. 예를 들어, 아스피린이 심혈관 질환 위험도에 미치는 영향은 비타민 E를 복용한 여성과 그렇지 않은 여성에게서 다르게 나타난다고 하면, 치료군간 상호작용이 존재하는 것이므로 아스피린의 약리적 효과를 두 개 집단에서 분리

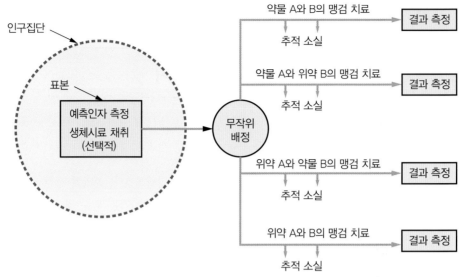

■ 그림 11.1 요인 무작위 시험의 단계

• 개입에 적당한 모집단에서 참여자 표본을 선정
• 예측변수와(적절한 경우) 결과변수의 기저치를 측정
• 향후 분석을 위해 혈청, 영상 등등의 영향을 고려
• 둘 또는 그 이상의 개입과 그 대조군을 네개(또는 그 이상)의 집단으로 무작위 배정
• 시간 경과에 따라 코호트를 추적; 추적관찰시 참여자 손실을 최소화하고 개입 및 통제 조건에 대한 준수를 평가.
• 결과변수 측정
• 결과 분석: 우선 두 개입A 집단(통합)을 통합된 위약A 집단과 비교한다. 그 다음 두 개입B 집단(통합)을 통합된 위약B 집단과 비교

하여 산출해야 할 것이다.

이렇게 비교하면 각 분석에 참여자의 절반만 포함되기 때문에, 비교 검정력이 저하될 것이다. 요인 설계는 바로 이러한 시험군간 상호작용이 발생하는 경우에 활용할 수 있다.

그러나 효과 수정을 검증하기 위해 설계된 실험은 보다 복잡하고 실행상 어려움이 따르며, 필요한 표본 크기가 크고, 결과 해석이 어렵다. 요인설계의 또 다른 제한점들은 동일한 연구 모집단이 각 개입에 대해 적절해야 하는 것, 여러 치료들이 모집 및 준수 과정을 방해할 수 있는 점, 그리고 분석이 더욱 복잡하다는 것이다. 그렇지만, 요인설계는 매우 효율적일 수 있다. 예를 들어 Women's Health Initiative의 무작위 실험을 통해, 세 가지 개입(폐경후 호르몬 치료, 저지방 식단, 칼슘과 비타민 D)의 몇 가지 부속 결과에 대한 효과를 검증할 수 있다(2).

군집 무작위화

군집 무작위화(cluster randomization)에서는 참여자 개인을 배정하는 것이 아니라, 자연적으로 발생한 집단 또는 참여자 군집을 개입 집단에 무작위로 배정해야 한다. 120개 대학 농구팀에 등록된 선수들에 대하여, 팀의 반은 금연을 독려하는 개입 과정에 무작위로 배정한 것이 좋은 예시이다. 대조군에 비해 개입 과정을 받은 팀 선수들에게서 흡연률이 확연히 낮게 나타났다(3).

개인별로 하는 것이 아니라 한 번에 집단 단위로 개입 과정을 행하는 것은 현실적으로 실행 가능성이 높고 비용 면에서도 효율적이다. 이는 일반 대중을 대상으로 한 공중 보건 프로그램의 효과를 연구할 때 유용하다. 저지방 식단 같은 개입은 한 가정의 개인에게만 적용하기엔 무리가 따른다. 마찬가지로 한 자연적 집단에 속한 참여자를 개별적으로 무작위 배정하면 개입을 받는 사람들이 대조군에 배정된 가족 및 동료, 팀원, 또는 지인과 개입 내용에 대한 정보를 토의하거나 공유할 수 있다.

군집 무작위 설계에서는 무작위화와 분석의 기준 단위가 개인이 아니라 집단이다. 그러므로 효과적인 표본 크기가 개인 참여자 수보다 작게 되어 검정력이 줄어든다. 실제로, 효과적인 표본 크기는 군집 내 참여자간의 개입 효과 연관성에 좌우되어, 군집의 수와 참여자의 수 중간 값으로 결정된다(4). 또 다른 단점은 표본 크기 산출 및 데이터 분석 방법이 개인별 무작위화 과정보다 군집 무작위화 과정에서 좀더 복잡해진다는 것이다(4).

능동 대조군 시험: 동등성 및 비열등성

능동 대조군 시험(active control trial)은 대조군이 치료를 받는 설계 방식이다.

특정 질환에 대해 이미 효과적인 치료법이 알려졌거나 '표준 치료법'이 받아들여지고 있을 때 동등성 실험이 적절하다. 이러한 유형의 임상시험을 비교 효과 시험(comparative effectiveness trial)이라고도 부르며, 이는 두가지 치료법을 비교하기 때문이다.

일부 경우에, 능동 대조군 시험의 목표는 새로운 치료법이 기존 치료법보다 우월하다는 것을 보여주는 것이다. 이 때 연구 설계나 방법은 위약-대조군 시험과 유사하다. 그러나, 대부분의 경우, 새로운 치료법이 기존의 치료에 비해 일부 장점(사용이 편리함, 덜 침습적, 더 안전함 등)을 가지면서도 유사한 효능을 가진다는 것을 입증하고자 한다. 이 때는 동등성 또는 비열등성 시험이 보다 적절하다.

동등성 또는 비열등성 시험에 대한 통계적 방법은 한 치료가 또다른 치료보다 더 좋다는 것을 보여주고자 하는 시험에서 와는 다르다. 어떤 치료가 더 우월하다는 것을 보여주도록 설계된 시험에서, 표준 분석은 귀무가설(집단 간 차이가 없다)을 수용 또는 기각하는 통계적 유의성을 검사한다. 반면, 새로운 치료가 표준 치료와 동등함을 보여주고자 설계된 시험에서, 이상적인 목표는 차이가 없다는 귀무가설을 수용하는 것이다. 그러나 치료들 사이에(아주 조금도) 차이가 없다는 것을 입증하기 위해서는 무한대의 표본 크기가 필요하다. 따라서 실질적인 해결책으로 신뢰구간(CI) 방법을 사용하여 표본크기 및 분석 계획을 설계한다 −미리 지정된 델타, 즉 두 치료법 간 효능의 수용불가능한 차이에 대하여, 표준치료 대비 새로운 치료의 효과에 대한 신뢰구간(CI)이 어디에 위치하는지를 고려한다(5, 6). 기존 치료 대비 새로운 치료 효능의 차이에 대한 신뢰구간이 델타값을 포함하지 않는다면, 동등성 또는 비열등성이 그 신뢰구간에서 명시된 유의 수준에서 확립되었다고 간주한다(그림 11.2). 동등성 시험의 경우에 양측 검정을 적용한다(즉, 새로운 치료는 표준 치료보다 더 나쁘지도 않고, 더 좋지도 않다). 하지만, 연구자가 이러한 양측 검정에 관심을 갖는 경우는 드물다. 대부분의 연구자가 관심을 가지는 것은 여러 장점을 지닌 새로운 치료가 표준 치료에 보다 열등하지 않다는 것을 입증하는 것이다.

비열등성 시험 설계의 단측 성향은 더 작은 표본 크기 또는 더 작은 알파를 허용한다는 장점도 가진다; 정확성을 위하여, 더 작은 알파값이 선호(예, 0.05 보다는 0.025). 비열등 시험을 설계하는데 있

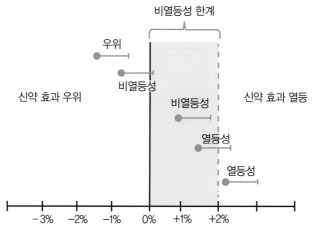

비열등성 한계

우위

신약 효과 우위

비열등성

비열등성

열등성

신약 효과 열등

열등성

− 3%   −2%   −1%   0%   +1%   +2%

심방세동이 동반된 뇌조증 환자의 와파린
혹은 신약의 치료효과 차이에 대한 95% 신뢰구간의 하단부

■ **그림 11.2** 심방 세동 환자에서 뇌졸중 위험을 감소시키기 위한 치료로서 신약을 와파린(warfarin)과 비교하는 비열등 시험(비열등 한계: 델타 +2%)에서 가능한 결과들, 와파린과 신약 간 뇌 졸증 비율 차이에 대한 단측 95% 신뢰구간을 통해 우등, 열등, 비열 등의 결과들을 나타내고 있음

어 가장 어려운 문제 중의 하나는 비열등 한계(noninferioirity margin)을 확립하는 것이다—수용할 수 없는 새로운 치료 효능의 손실(7). 이러한 결정은 새로운 치료의 잠재적 효능 및 장점들에 대한 통계적, 임상적 고려를 통해 이루어지며 전문가의 판단을 필요(8)(부록 11A 참조).

일반적으로 비열등 시험은 위약−대조군 시험에 비해 더 규모가 커야 한다. 왜냐하면 새로운 치료와 기존 치료 사이 수용가능한 차이는 대개 새로운 치료와 위약 간 기대되는 차이 보다 더 작기 때문이다. 비열등성이 의미하는 것이 기존 치료와 새로운 치료 둘다 효과적이라는 것은 아니다—둘다 동등한 수준으로 효과가 없거나 해로울 수도 있다. 비열등 시험에서 평가하는 새로운 치료가 위약보다 효과적이라는 것을 입증하기 위해서는, 기존 치료의 효능에 대한 이전의 강력한 증거가 있어야만 한다. 또한 이는 비열등 사험의 설계가 표준 치료의 효능을 입증했던 예전 시험과 최대한 유사해야 함을 의미한다—선정 기준, 기존 치료의 용량, 표준 치료 준수, 추적 기간, 추적관찰시 손실 등등의 측면에서 유사해야 함(6, 7). 표준 치료의 효능을 감소시키는 문제들이 있는 경우(등록된 연구 참여자에게 도움이 될 가능성이 떨어지거나, 치료를 따르지 않거나, 추적관찰에 실패하는 등), 새로운 치료가 비열등하다고 나타날 확률이 높다—이는 단순히 표준치료의 효능이 감소되었기 때문이다. 실제로는 잘못 시행된 연구로 인한 결과이지만, 덜 효과적인 치료가 비열등한 것으로 나타날 수도 있는 것이다.

요약 하면, 새로운 치료가 중요한 장점들(적은 비용, 편리한 사용, 안전성 등)을 가질 때, 비열등과 동등성 시험이 특히 가치가 있다. 이러한 장점이 없는 새로운 '모방 me−too' 약을 검사하기 위한 대규모 시험은 정당화하기 어렵다. 비열등과 동등성 시험이 제대로 수행되지 않는 경우에, 두 치료법이 동등하다는 잘못된 결론에 도달할 수 있다는 것을 중요하게 기억해야 한다.

그림 11.2는 심방 세동 환자에서 뇌졸중 위험을 감소시키기 위한 치료로서 신약을 와파린(warfarin)

과 비교하는 비열등 시험(비열등 한계: 델타 +2%)에서 가능한 결과들, 와파린과 신약 간 뇌졸중 비율 차이에 대한 단측 95% 신뢰구간을 통해 우등, 열등, 비열 등의 결과들을 나타내고 있다.

적응 설계(Adaptive Designs)

임상 시험은 일반적으로 프로토콜에 따라 시행되고, 이 프로토콜은 연구 수행 과정에서 변하지 않는다. 그러나, 일부 유형의 치료와 질환에 대해서는 연구 진행 과정에서 결과를 감독하고, 그 결과의 중간 분석을 기반으로 시험 설계를 변경하는 것이 가능하다(9). 예를 들어, 비궤양성 소화불량을 위한 새로운 치료제의 몇가지 용량들을 검사하는 시험을 생각해보자. 초기 설계 계획은 1년의 등록기간동안 위약군에 50명, 세가지 용량의 치료군 각각에 50명을 배정하고, 해당 치료의 소요기간은 12주로 한다. 각 그룹의 처음 10명 참가자들에게 4주간의 치료를 진행한 후 결과를 검토해보니, 가장 높은 용량의 치료군에서만 증상 개선의 양상을 확인할 수 있었다. 따라서 두가지 저용량 치료군에 참가자들을 배정하는 것을 중단하고, 최고용량 치료군과 위약군으로만 무작위 배정을 지속하는 것이 보다 효율적이라고 볼 수 있다. 또한, 임상 시험의 중간 결과에서 효과크기 또는 결과 비율이 처음 가정과 다르게 나타난다면, 표본크기 및 시험 기간을 증가 또는 감소할 수 있다.

임상 시험 초기에 치료 결과의 측정 및 분석이 가능하여 시험 후기에 설계 변화를 할 수 있는 경우에만, 적응 설계를 활용할 수 있다. 편향을 방지하기 위해서, 임상 시험 시작 전에 설계 변화 방식에 대한 규칙을 정해야 한다. 그리고 중간 분석과 설계 변화에 대한 검토는 독립적인 데이터 및 안전성 감독 위원회가 맹검된 데이터를 검토하는 방식으로 행해져야 한다. 다수의 중간 분석은 우연에 의한 변동성으로 인해서 호의적 결과를 발견할 확률을 증가시킨다. 따라서 결과 분석시, 제1종 오류의 가능성이 증가할 수 있음을 고려해야 한다. 적응 설계는 수행하고 분석하기에 복잡할 뿐만 아니라, 사전 동의 단계에서 가능한 연구 설계 변화의 범위를 명시하여야만 한다. 또한 적응 설계에 필요한 소요 비용 및 특정 자원들을 추정하기가 어렵다. 이러한 주의사항과 제약에도 불구하고, 특히 새로운 치료제의 개발 단계에서는 적응 설계가 효율적이고 그 가치가 있다; 최상의 치료 용량 및 기간을 조기에 확인할 수 있고, 다수의 참여자가 최적의 치료를 받을 수 있기 때문이다.

■ 비무작위 설계

집단간 비무작위 설계(Nonrandomized Between-group designs)

무작위되지 않은 집단을 비교하는 실험은 무작위 실험보다 교란 변수들의 영향력을 제어하는 데 있어서 훨씬 효과적이지 못하다. 예를 들어 관상동맥 우회술(coronary artery bypass surgery)과 경피적 관상동맥 성형술(percutaneous angioplasty)의 효과를 비교하는 시험에서, 만약 무작위 배정 대신에 임상의사가 환자들이 어떤 치료를 받을지 결정할 수 있다면, 수술을 받도록 선택된 환자들은 시술(angioplasty)을 받도록 선택된 환자들과 다를 가능성이 높다. 분석적 방법을 통하여 두 연구 집단에서 다르게 나타나는 기초 인자를 조정할 수 있다. 그러나 이러한 방법으로는 측정되지 않은 교란 변수를 해결할 수 없다. 동일한 연구 주제에 대한 무작위 연구와 비무작위 연구의 결과물을 비교하면, 개입으로 인한 뚜렷한 효과는 비무작위 연구에서 훨씬 크게 나타난다. 이는 심지어 기초 변수 차이점을 통계적으로 조정한 후에도 그러하다(10). 비무작위 임상 연구에서 교란의 문제는 심각하고, 통계적 조정으로도 완벽히 제거될 수 없는 것이다(11).

때로 연구 집단에 참여자를 배정할 때 준무작위(pseudorandom) 기법을 쓰기도 한다. 예를 들어, 환자 등록 번호가 짝수인 참여자는 모두 치료군에 배정할 수 있다. 이러한 경우 행정상 편의가 있긴 하지만, 연구 집단 배정에 관해 미리 예측할 수 있기 때문에 연구자가 순서를 바꾸는 등 조작을 가할 가능성이 있다.

특정한 상세 기준에 따라 참여자를 연구 집단에 배정하기도 한다. 예를 들어, 당뇨병 환자를 배정하는 경우, 환자의 수용도에 따라 하루 네 번 인슐린 투여 또는 하루에 한 번 장시간지속 인슐링 투여 그룹으로 배정할 수 있다. 이 경우에는 하루에 네 번 주사 투여를 거부하지 않는 환자들이 다른 치료 소견에도 긍정적일 수 있기 때문에, 두 치료 프로그램의 결과물에서 차이점이 미리 파악되는 원인이 될 문제점이 생길 수 있다.

비무작위 설계가 참여자나 임상의사에게 개입 선택을 허용하기 때문에, 무작위 방법보다 윤리적이라고 오해하는 경우가 있다. 사실상 연구가 윤리적이기 위해서는 연구 질문에 대하여 올바른 답을 얻을 수 있는 합리적인 가능성만 있으면 된다. 무작위 실험은 비무작위 설계보다 결론적이고 올바른 답을 얻을 가능성이 높은 것이다. 또한, 임상 시험의 윤리적 기반은, 개입이 이로운 것인지 해로운 것인지에 대한 불확실성에 있다. 이러한 불확실성은 평형추(equipoise)로서 증거들을 기준으로 개입을 선택할 수 없음을 의미하며, 무작위 배정을 정당화한다.

집단내 설계(within-group designs)

무작위화 과정이 포함되지 않은 설계가 특정 주제에는 더 적합한 선택일 수도 있다. 시계열 설계(time-series design)의 경우, 각 참여자가 개입을 받기 이전과 이후 시점에 측정 과정을 수행한다(그림 11.3). 이에 따라, 각 참여자는 대조군으로서 치료 효과 평가시에 다시 활용된다. 다시 말해서, 나이, 성별 및 유전 인자 등의 내적인 특성들에 관해 집단간 연구에서처럼 단순히 균형을 잡는 것이 아니라, 이들을 교란 변수로서 완전히 제거해버리게 된다.

집단내 설계의 가장 큰 단점은 동일 시점에 대조군이 존재하지 않는다는 것이다. 참여자가 기초 측정시 인지 기능 검사를 경험하여 추적관리 기간에 검사시 더 향상된 결과를 나타내는 경우에서처럼, 개입으로 인해 눈에 보이는 효과가 학습효과(learning effect)에 의한 것일 수 있다. 혹은 이것이 평균으로의 회귀 현상(regression to the mean)에 의한 것일 수도 있는데, 이는 초기 측정에서 혈압이 높아서 선택된 참여자가 혈압의 단순한 우연적 변동성으로 인해 추적관리 기간에 훨씬 낮은 혈압을 보이는 경우다. 아니면, 실험 시작 시점이 독감 시즌이었기 때문에 추적관리 기간에는 상기도 감염의 빈도가 낮아지는 것처럼 세대적 추세(secular trends) 때문일 수도 있다. 집단내 설계에서는 반복적으로 치료를 시작하고 중단하는 전략을 쓰는 경우가 있다. 개입의 반복적인 시작과 중단이 결과물에서 유사한 패턴을 만들어 낸다면 이는 이러한 변화가 치료에서 유발되었다는 것을 증명한다. 이러

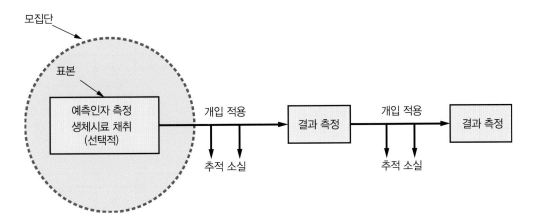

■ 그림 11.3 시계열 시험(time series trial)의 단계

- 개입에 적당한 모집단에서 참여자 표본을 선정
- 예측변수와(적절한 경우) 결과변수의 기저치를 측정
- 향후 분석을 위해 혈청, 영상 등의 영향을 고려
- 전체 코호트에 개입 적용
- 시간 경과에 따라 코호트를 추적; 추적관찰 시 참여자 손실을 최소화하고 개입 준수 정도를 평가한다.
- 결과변수 측정
- 개입을 제거하고, 추적관찰을 지속하여 결과변수를 다시 측정한 다음, 다시 개입을 시작한다.

한 방법은 결과 변수가 개입에 대하여 신속하고 가역적으로 반응하는 경우에만 쓸 수 있다. 이 설계 방법은 소위 'N of one' 시험에서 임상적으로 응용되고 있다; 한 환자가 효과가 있는(active) 약과 효과가 없는(inactive) 약을 교대로 복용하면서(육안으로 동일해 보이는 위약을 지역 약국에서 제조하여 사용), 해당 치료에 대한 특정 반응을 추적한다(12)

교차 설계

교차 설계(crossover design)는 집단내 및 집단간 설계 모두에서 활용할 수 있다(그림 11.4). 참여자의 절반을 대조 기간으로 시작한 다음, 능동적 치료 기간으로 옮기도록 무작위 배정한다; 다른 절반은 능동적 치료 기간으로 시작하여 이후에 대조 기간으로 옮김. 이 접근법은 집단내 및 집단간 분석법을 모두 활용할 수 있다. 여기에는 훌륭한 장점이 있다; 각 참여자가 자신의 대조군이기 때문에 잠재적 교란을 최소화할 수 있으며 쌍체 분석을 통해 실험의 검정력이 상당히 증가하여 필요한 참여자 수가 줄어들 수 있음. 그러나 단점도 존재하는데, 연구 기간이 두 배로 걸리고, 각 교차기간 시작과 끝에 결과를 측정하므로 추가 비용이 소요될 뿐만 아니라, 잠재적인 이월 효과(carryover effects) 문제로 인해 분석, 판독이 매우 복잡해진다. 일정 기간이 종료된 후에 그 기간 동안의 개입으로 인한 영향이 결과물에 잔재하여 이월 효과가 발생한다—이뇨제(diuretic) 치료가 종료된 후에도 수 개월 동안 혈압이 초기값으로 돌아오지 않는 것이 그 예다. 이월 효과를 줄이기 위해서는, 치료와 치료 사이에 아무 치료도 행하지 않는 휴지기('washout' period)를 두어 다음 개입을 시작하기 전에 결과변수가 정상치로 돌아올 수 있도록 할 수 있다. 하지만 이 경우에도 모든 이월 효과가 제거되었는지는 알아내기 힘들다. 일반적으로 교차 연구는 연구 피험자의 수가 제한적이고 결과물이 개입에 대

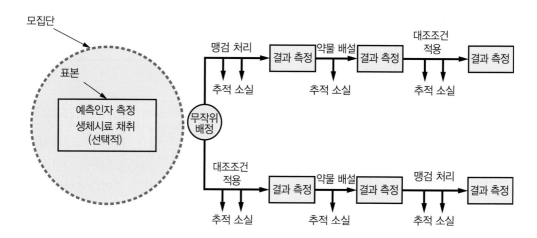

■ **그림 11.4 교차 무작위 시험의 단계**

• 개입에 적당한 모집단에서 참여자 표본을 선정
• 예측변수와(적절한 경우) 결과변수의 기저치를 측정
• 맹검 개입과 대조 조건을 무작위 배정
• 시간 경과에 따라 코호트를 추적; 추적관찰시 참여자 손실을 최소화하고, 개입과 대조 조건에 대한 순응도를 평가한다.
• 결과변수 측정
• 개입과 대조 조건을 중단하고(필요한 경우), 이월효과를 줄이기 위해 휴지기를 가진다.
• 이전 대조군에 개입을, 이전 개입군에 대조 조건을 적용한다. 시간 경과에 따라 코호트를 추적 후, 결과변수를 측정한다.

해 신속하고 가역적으로 반응하는 경우에 알맞은 방법이다.

교차 설계의 변형이 적절한 경우도 있다; 개입을 맹검 처리하는 것이 불가능하고, 참여자가 개입을 더 이상적으로 받아들이는 경우(예, 새로운 비침습적 시술). 이런 경우, 연구 참여 기준을 만족시키면서 무작위과정을 기꺼이 받아들이는 참여자를 찾는 것이 배우 어렵다. 따라서 최선의 방법은 즉시 개입과 대기자(wait-list; delayed) 대조군으로 무작위 처리를 하는 것이다. 이외에도 지역사회, 학교, 정부, 또는 기타 유사한 기관이 모든 구성원들은 어떤 개입을 받아야만 한다고 결정하였으나, 그 개입의 효율성에 대한 증거가 부족한 경우, 대기자 대조군의 사용이 적합하다. 이런 상황에서, 개입을 받지 않는 집단으로 무작위 배정하는 것은 비윤리적이라고 생각될 수 있는 반면, 대기자 대조군(즉, 지연 개입)으로의 무작위 배정은 수용가능한 선택이다. 대기자 설계를 통해서, 즉시 개입군과 대기자 대조군 사이에 무작위 비교를 할 수 있다. 또한, 두가지 개입 기간은(한 집단은 즉시 개입, 또다른 집단은 지연 개입) 그 개입 전후로 집단내 비교를 위한 검정력을 증가시킨다. 예를 들어, 증상을 동반한 자궁근종이 있는 여성들을 대상으로한 임상시험에서, 참여자들은 자궁적출술보다 덜 침습적인 새로운 치료군(자궁동맥 색전술)과 대기자군으로 무작위 배정된다. 대기자 대조군은 초기에 아무 치료도 받지 않고, 다음 기간 시작시 자궁동맥색전술을 받게 된다. 따라서, 개입을 받은 모든 참여자에 대하여, 집단내에서 자궁근종 증상 점수 변화의 측정치를 저장할 수 있다.

이러한 설계 방법을 이용하면, 개입이 매우 선호되는 시험의 경우 환자 등록이 보다 수월해진다. 또한 모든 자격요건이 되는 참여자가 결국 개입을 받게 되는 경우에, 이러한 설계를 통한 무작위 비교가 가능하다. 그러나, 결과가 단기간에 발생해야만 하는 제약이 따른다(아니면, 대기기간이 너무 길어져서 연구 실행이 어렵다). 이 외에도, 시험의 말기에 대조군에게 개입을 하는 경우, 추적기간이 연장되어 비용 소모가 증가한다.

새로운 개입 과정의 승인을 위한 시험

새로운 치료제의 시판 전에 식약청(FDA, Food and Drug Administration) 및 기타 국제 감독 기관의 승인을 받기 위해, 그 효용성 및 안전성을 시험하는 실험을 행하는 경우가 많다. 또는 한 질병에 대하여 FDA승인을 받은 약제가 다른 질병에 대해 갖는 치료 및 예방 효과를 증명하기 위하여 실험을 행하기도 한다. 이 경우, 다른 실험과 일반적으로 같으나, 감독 기관의 요구사항을 고려해야 한다.

　FDA는 실험 수행 방법에 대하여 일반 및 세부 지침을 공표한다(웹에서 'FDA'를 검색). 새로운 약제 및 기기에 대하여 FDA승인을 받으려 한다면, '모범임상실무(Good Clinical Practices)'라 불리는 일반 지침 관련 세부 교육 과정을 찾아보는 것이 좋다(제 17장). 또한, FDA는 특정 결과물 연구에 대한 세부 지침도 제공하고 있다. 예를 들어, 폐경기 여성의 안면홍조(hot flashes) 치료를 위한 FDA승인용 연구는 적어도 일주일에 50명 혹은 하루에 7명의 안면홍조 환자를 포함해야 한다. FDA 지침은 정기적으로 갱신되며 국제 감독 기관들도 유사한 지침을 제공한다. 새로운 치료법에 대한 승인용 시험은 단계 별로 진행되는 것이 일반적이다. 이러한 구조는 새 치료법을 실험하는 순서의 진척 상황과 연관되어 있다. 동물 실험 또는 체세포 배양 및 조직 실험을 시행하는 전임상(preclinical) 단계부터; 초기에 소수 자발적 참여자를 대상으로 비맹검 무대조군 치료(unblended, uncontrolled treatment)를 진행하여 안전성을 시험하는 1상(phase I) 임상시험; 소규모 무작위 맹검 시험으로 부작용과 및 임상적 결과 혹은 생물학적 표지자에 대한 용량 범위 별 효능을 검사하는 2상(phase II) 임상시험; 해당 치료가 표적 질환(예, 혈압)에 대한 개선 효과가 있다거나, 질병(예, 뇌졸중)의 위험도를 줄인다는 가설을 검증할 정도의 대규모로 진행되는 무작위 시험인 3상(phase III) 임상시험 등이 이에 해당한다(표 11.1). 신약의 시판 승인을 위해서는 3상 임상시험이 필요하며, 대개의 경우 FDA가 그 종료 시점을 규정한다. 4상(phase IV) 임상시험은 대규모 연구로서 무작위 시험일 수도 있지만, 대개의 경우 약제 승인 이후에 진행되는 대규모 관찰연구이다. 이러한 연구들은 해당 약제가 대중을 대상으로 사용되었을 경우 발생 가능한 심각한 부작용의 비율을 평가하고, 신약의 추가적 효용에 대한 FDA 승인이 가능한지 평

표 11.1 새로운 치료를 검증하는 단계

전임상단계	세포 배양, 동물 실험 등
1상	소수의 자원자들을 대상으로 안전성을 평가하는 비통제/비맹검 연구
2상	내약성과 치료약의 용량을 평가하는 소규모의 무작위 통제 연구
3상	특정의 결과 변인을 대상으로 치료약의 효능을 검증하는 비교적 대규모의 무작위 이중맹검 통제 연구
4상	특정 적응증을 획득한 후 부가적인 임상 효능 및 이상 반응 평가를 위한 대규모의 통제 연구 혹은 관찰 연구

가하기 위해 시행된다. 때로는 4상 임상시험의 경우 뚜렷한 과학적 목적은 없으나, 의사와 환자들에게 신약을 소개하기 위해서 시행되기도 한다.

예비 연구(Pilot Studies)

성공적으로 임상 실험을 설계하고 수행하기 위해서는 개입 과정의 유형, 용량, 기간, 결과물에 발생시킬 수 있는 효과, 잠재적 부작용과, 피험자 모집, 무작위화, 유지에 관한 실현성 등에 대하여 충분한 정보가 필요하다. 이 모든 정보를 얻어내는 유일한 방법은 좋은 예비 연구를 시행하는 것이다. 예비 연구는 모집의 실현성에 대한 간단한 검사부터 수 백 명 참여자를 대상으로 한 전 단계 연구에 이르기까지 종류가 다양하다. 예비 연구는 본 연구만큼이나 분명한 목표와 수단을 갖고서 신중하게 기획되어야 한다. 예비 연구에서는 보통 가용 참여자를 적절한 수 만큼 모집하기 위한 실현성, 시간, 비용을 가늠하고 이들이 무작위화 과정을 수용할 것인지, 개입 과정에 대하여 순응할 것인지를 파악하는 데 중점을 둔다. 또는 기획된 측정법과 데이터 수집 기법, 데이터 관리 시스템이 실현성 있고 효율적인지를 미리 시험해 보기 위해 예비 연구를 수행하기도 한다. 실현성을 검토하는 예비 연구에서는 보통 대조군을 포함하지 않는다.

대부분의 예비 연구의 목표는 최적의 개입을 정의하는 것이다—최소한의 독성과 최대한의 효과를 내기 위한 개입의 빈도 및 강도, 기간을 규정. 예비 연구의 또 다른 중요 목표 중 하나는 표본 크기를 좀더 정확하게 산출해 내기 위한 파라미터를 찾아내는 것이다. 결과물 발현율을 좀더 정확하게 한다든지, 위약 집단에서 평균 결과물을 측정한다든지, 주요 결과물에 대한 개입의 효과(효과 크기) 혹은 결과물의 통계적 변동성을 구하는 것은 표본 크기를 산출할 때 결정적 역할을 수행할 수 있다. 대개의 경우, 이러한 추정값을 구하는 가장 좋은 방법은 유사한 참여자를 대상으로 유사한 개입을 사용한 대규모 연구에 대한 기존의 논문을 찾아보는 것이다. 이러한 데이터가 없을때, 예비연구를 통한 추정값을 사용하는 것이 도움이 된다. 하지만 예비연구를 위한 표본 크기는 대부분 너무 작아서, 효과 크기 및 분산의 계산값이 불안정하고, 너무 넓은 신뢰구간을 가진다.

많은 임상시험이 예측된 검정력에 미달하는 결과를 보여준다. 이것은 개입의 효과가 예상한 것보다 작기 때문이 아니라, 위약 집단에서의 결과물 발현률이 예상보다 훨씬 낮기 때문이다. 이는 임상시험 등록 기준에 맞고 무작위 과정에 동의하는 사람은 관심대상 질환을 가진 일반 대중에 비해 더 건강 상태가 양호하기 때문에 발생한다. 그러므로, 위약군의 결과 발현율을 결정하는 것은 매우 중요하다; 이것은 유사한 참여자를 대상으로 하는 예전 시험의 위약군을 평가하거나, 아니면 예비 연구에서 참여자를 위약군에 무작위 배정하여 결정할 수 있다.

예비 연구에는 기관윤리심의위원회(institutional review board)로부터 승인을 받은 간결하지만 완전한 프로토콜과 데이터 수집 형식, 분석 계획이 있어야 한다. 대규모 임상시험에 포함될 전형적인 기초 측정치, 예측변수, 결과 변수들을 포함하고 있어야 할 뿐만 아니라, 피험자에 대한 가용한 인원 숫자, 모집을 위해 접근 가능한 인원, 다른 모집원이나 모집 기법을 활용하여 연락이 닿거나 응답하는 인원, 실험에 적합하다고 판정될 인원과 그 비율, 실험에 적합하나 무작위 과정을 거부할 인원, 그리고 모집 및 무작위 과정에 소요되는 시간과 비용, 개입에 대한 순응 예상치, 기타 연구용 내원을 포함한 프로토콜 내 다른 사항들이 모두 포함되어 있어야 한다. 예비 연구 종료 후에 첨여자 및 연구진을 대상으로 결과를 요약 설명하여, 실험 방법 개선 방안에 대한 의견을 수집하는 것이 좋다.

예비 연구가 성공하려면 상당한 시간과 비용이 소요될 수 있다. 그러나 이를 통해 본 임상 시험을 위해 연구지원금을 받을 수 있는 확률과 본 실험의 성공 확률이 놀랍게 개선될 수 있을 것이다.

■ 임상 시험의 수행

추적 관리(follow-up) 및 프로토콜의 준수

만약 연구 참여자의 상당수가 개입을 받지 않고, 프로토콜을 준수하지 않거나, 추적관리에서 누락 된다면, 그 연구 결과는 검정력이 약화되고 편향되게 될 것이다. 추적 관리 과정 및 프로토콜을 최 대한 성공적으로 지키기 위한 전략을 표 11.2에 정리하였다.

개입의 효과(시험의 검정력)는 참여자가 해당 개입을 받지 않는 만큼 약화된다. 그리므로 연구 약제 및 개입을 투여 및 복용이 쉽고 잘 견뎌낼 수 있는 것으로 선택해야 한다. 행동적 개입 과정에서 참 여자가 여러 시간 동안 실습해야 한다면 프로토콜을 준수하기가 어려워진다. 하루 한 알 먹는 약이 가장 기억하기 좋고 선호된다. 프로토콜은 참여자의 순응도를 높일 수 있는 조항들을 포함하여야

표 11.2 임상 연구기간 동안 경과 추적 및 계획서 준수 순응도를 향상 시키는 전략

원칙	보기
개입 및 계획서에 순응도가 좋을 것으로 예상되는 대상자 선정	• 무작위 배정 전 2회 이상의 방문 충실도 • 선행투약 기간 동안의 충실도가 좋지 않은 대상은 배제 • 순응도가 나쁠 것으로 판단되는 대상을 배제
개입을 단순화 연구 방문을 즐겁고 편리 하게 조성	• 단일 복용/일일 일회 복용으로 설정 • 방문 수를 가장 효과적일 수 있으면서 최소한의 빈도로 선정 • 방문 시기를 대상자의 요구에 맞추기: 야간 혹은 주말 혹은 정 보를 전화나 이메일로 수집 • 숙련된 연구원의 확보 • 연구 참여에 따른 소요 경비의 제공 • 대상자와 적절한 인간 관계의 설정
평가 항목을 편안하고 흥미롭게 조성	• 가능한 비침습적이고 유용한 정보를 제공하는 방법을 선택 • 연구에 영향을 미치지 않을 정도로 측정 결과를 제공 • 적절한 상담, 자문 및 되의뢰를 활용
연구 참여 지속성을 독력	• 대상자의 경과 추적을 포기하지 않기 • 적절한 경조사 카드의 활용 • 연구 뉴스레터나 이메일 메시지의 활용 • 연구 순응도의 과학적 중요성을 교육
경과 추적 실패한 대상자와의 재연락	• 가능한 연락 방법을 모두 활용 • 추적 서비스의 활용 (문자 메시지, 편지 등)

한다—예, 참여자에게 아침마다 특정 시점에 알약을 복용하도록 설명함, 일주일별로 라벨이 표시된 알약 통을 제공 등.

개입 과정에 대해 얼마나 잘 준수했는지를 측정하는 방법 또한 고려해야 한다. 여기에는 자가 보고서, 약의 양 계산, 알약 통 뚜껑이 열릴 때마다 이를 기록하는 컴퓨터 칩이 내장된 알약 통, 혈청 및 뇨 대사 물질 측정 등의 방법들이 해당한다. 이를 통해 개입 과정을 준수하지 않은 참여자를 파악하여 더욱 잘 지키도록 하는 방법을 강구하거나 이에 맞춰서 연구 결과물을 해석할 수 있다.

연구를 위한 내원 및 측정의 경우, 연구에 대한 동의를 구하기 전해 관련 사항에 대해 상의하고, 편리한 시간에 방문하도록 일정을 조정하며, 대기 시간이 길어지지 않도록 충분한 직원을 준비하고, 각 일정 하루 전에 참여자에게 연락을 취하며, 교통비 및 기타 비용을 지원함으로써 이에 관해 보다 잘 준수하게 할 수 있다.

연구 참여자 추적 및 관심 결과 측정에 실패한 경우 결과가 편향되고, 결과물의 신뢰도가 감소하며, 통계적 검정력이 줄어들 수 있다. 일례로, 칼시토닌 점비액(nasal calcitonin spray)의 골다공증 골절 위험 감소 효과를 실험하여 36% 감소 효과가 있음이 보고된 바 있다[13]. 그러나, 무작위 배정된 환자의 약 60%가 추적 관리에서 누락되었고 이들에게서 골절이 발생했는지 여부는 알려지지 않았다. 전체 골절 발생 수가 작기 때문에 추적관리에 실패한 참여자에게서 발생한 몇 개 안 되는 골절도 연구 결과에 영향을 미칠 수 있었다. 이러한 불확실성으로 인해 연구에 대한 신뢰도가 줄어들었다[14]. 일부 참여자가 프로토콜을 준수하지 않거나 실험 개입을 중단하더라도 이들의 결과물을 치료의향(intention-to-treat) 분석에 활용할 수 있으므로 계속 이들을 추적 관리해야 한다(이번 장의 '결과 분석' 참조). 다른 실험에 참여하기 위해 혹은 다른 어떠한 이유로 프로토콜을 준수하지 않거나, 방문 일정을 위반하거나, 연구 개입을 임의로 중단하는 참여자들을 추적하지 않는 경우가 많다. 이는 결과물에 편향을 가하거나 예상치 못한 영향을 미칠 수 있다. 예를 들어 부작용 증상이 있는 약제의 경우, 위약군보다 치료군에서 복용 중단이 빈번하게 발생한다. 복용을 중단하는 참여자에 대해 계속 추적 관리하지 않으면, 이 부작용이 주요 결과물과 연관되어 있는 경우 결과물에 편향이 가해질 수 있다.

추적관리를 완료하기 위한 전략은 제7장에서 설명한 코호트 연구를 위한 전략과 유사하다. 연구 초기에 참여자들에게 추적관리의 중요성을 인지시키고 이들의 이름, 주소, 이메일, 참여자가 어디 있는지를 항상 알고 있는 가까운 친지 한 두 명의 전화번호 등을 기록해놓는다. 참여자에게 전화나 이메일로 연락할 수 있으면 그들의 중요한 건강 상태를 알 수 있을 뿐만 아니라, 연구 종료 시점에 내원을 거부하는 사람들의 결과물을 간접적으로 측정할 수 있다. 심장과 에스트로겐/프로게스틴 대체 연구(Heart and Estrogen/progestin Replacement Study(HERS)) 시험은 이 모든 전략을 사용하였다. 평균 4년 동안의 추적관리 이후 마지막 내원 일정에 맞춰 나타난 인원이 89%, 결과물 확인을 위해 마지막에 전화로 연락이 닿은 여성이 8%, 그리고 나머지는 등기 우편, 친지와 연락, 기관 정보 추적을 통해 중요한 건강 상태를 확인하였다[15].

참여자가 개입 과정을 준수하고, 추적 방문 및 측정을 모두 완료하는 과정이 용이해질 수 있도록 연구를 설계해야 한다. 내원할 때 마다 시간이 오래 걸리고 스트레스 받으면 참여자들이 내원하기를 꺼려하게 될 것이다. CT 촬영처럼 비침습적 검사라면 관상동맥 조영술(coronary angiography)같은 침습적 검사의 경우보다 내원 가능성이 더 높아질 것이다. 전화번호나 이메일 등 추적관리용 정보를 수집해 놓으면 내원을 꺼려하는 참여자에게 개입 준수를 독려할 수 있는 수단이 된다. 한편, 참여자가 시험으로 얻는 사회적 보상이 없어서, 시험에 흥미를 잃게 될 수도 있다. 매월 내원 일정을 지겨워 할 수도 있고 심지어 일년에 단 한 번 내원하면 되는데도 관심을 보이지 않을 수도 있다. 시험에 참여하는 경험을 모든 연구 참여자가 긍정적으로 인지하고 즐길 수 있도록 만들면 추적관리에 성공할 수 있다: 즉, 측정 및 시술을 고통 없이 흥미롭게 만들며; 다른 곳에서는 할 수 없는 검사를 시행하고; 검사 결과를 환자에게 제공하고(임상 진료를 위해서는 아직 확립되지 않은 특수 연구용 검사가 아닌 경우); 뉴스레터와 문자 메세지, 또는 감사 이메일을 발송하고; SNS를 개설하고; 명절이나 생일을 축하하는 카드와 값비싸지 않은 선물을 보내면서; 열정적이며 친근한 연구진과 인간적 유대관계를 유지. 설계 과정에서 임상시험에 특화된 두 가지 관점을 고려함으로서 순응도 및 추적관찰을 향상시킬 수 있다: 무작위화 이전 선별검사 방문(screening visit)과 선행투약 기간(Run-in period). 무작위화 이전에 참여자들로 하여금 한 두 번 선별 방문(screening visit)하도록 하면, 이러한 내원 과정을 완료할 수 없는 참여자를 배제 가능. 즉, 적절한 수준의 연구 진입 장벽을 만드는 것이다; 추후 개입과정을 준수하지 않을 만한 사람들에게는 충분히 높지만, 잘 준수할 참여자를 배제할 만큼 높지는 않은 진입 장벽을 만드는 것이다.

　선행투약 기간(Run-in period)을 운영하는 것도 개입 및 추적 관리 절차를 준수할 참여자의 비율을 높이는 놓은 방법이다. 기초 측정 기간 동안, 모든 참여자에게 위약을 제공한다. 일정 시간이 흐른 후(보통 몇 주), 개입에 순응한 사람들(예를 들어 할당된 양의 적어도 80%이상을 복용)에게만 무작위화 과정을 진행한다. 이런 방식으로 무작위화 과정 이전에 개입과정을 준수하지 않는 참여자를 배제하면 연구의 검정력이 증대되어 개입의 최대 효과를 더 잘 측정할 수 있다. 그러나 선행투약 기간 동안 실험이 지연되며, 이를 통해 배제되는 참여자의 비율이 일반적으로 적고, 무작위화 과정 이후에 투약군으로 배정된 참여자들이 복용 약의 변화를 인지하여 맹검이 실패하게 될 수 있다. 무작위화 과정 이전에 위약으로 선행투약 기간을 운영하는 것이 한 두 번 선별 방문보다 더 효과적인지도 분명하지 않다. 특별한 이유 없이 준수하지 못하리라 의심하는 것이라면 실험 설계에서 선행투약 기간을 두는 것이 무의미할 수도 있다.

　선행투약 기간에 위약을 쓰지 않고, 치료약을 쓰도록 변형할 수도 있다. 치료약 쓰면, 등록한 참여자의 준수 의지가 증대될 뿐만 아니라, 개입과정을 견뎌 내고 반응을 보일 가능성이 높은 참여자를 파악할 수 있다. 결과물과 관련된 생물학적 표지자(biomarker)등과 같은 중간적 변수에 나타나는 치료의 효과를 파악하여 무작위과정을 위한 기준으로 활용할 수 있다. 예를 들어 nitroglycerine의 골밀도에 대한 효과를 검사하는 위약−대조군 시험에서, 연구진은 1주일의 선행투약 기간을 가진 후 두통으로 nitroglycerine 복용을 중단한 여성들을 배제하였다(16). 이러한 설계는 개입 집단에서 해당 약물 치료를 견디는 사람들의 비율을 높이므로, 검정력을 극대화시킬 수 있었다. 그러나, 이러한 전략을 쓰면 실험에 배제된 사람들에게 일반화하는 것이 어려워질 것이다.

　치료약을 선행투약 기간에 사용하면 부작용 발생률이 과소평가되기도 한다. 1,094명의 울혈성 심부전 환자의 사망률에 대한 Carvedilol의 효과를 알아보는 한 임상시험은 2주간 치료약 선행투약 기간을 사용했다. 선행투약 기간 동안, 17명의 울혈성 심부전 증상이 악화되었고, 7명이 사망하였다(17). 이들은 무작위화 과정에 포함되지 않았으며, 여기서 나타난 약물 치료 부작용은 결과에 포함되지 않았다.

결과 확인 및 분석

결과 발생을 확인하는 데이터는 다양한 방법으로 얻을 수 있다: 자가보고, 표준화 설문지, 행정 및 임상 기록, 병리 및 임상 검사, 특수 측정 등. 뇌졸중 병력이라든지 금연 보고서 등 환자 스스로 보고하는 형식의 결과물 대부분은 100% 정확하지 않다. 실험에서 중요한 역할을 하는 자가 보고 결과물은 가능한 한 확인을 거쳐야 한다. 뇌졸중 같은 질병의 발현은 일반적으로 다음과 같은 방법을 통해 판정한다:

1. 결과물에 대한 명확한 기준을 규정—예, CT(computed tomography)나 MRI(magnetic resonance imaging)상의 병변과 상응하는 지속적인 신경학적 결손.
2. 평가에 필요한 임상 기록을 수집—예, 퇴원기록, 영상 검사 보고서(radiology report).
3. 잠재적 질병 상태가 진단 기준에 적합한지 맹검 처리된 전문가의 검토를 의뢰.

두 전문가가 독립적으로 판정을 내린 후 서로 불일치하는 질환에 대하여 토의하거나 제 3 전문가와 협의하여 합의를 내린다. 그러나, 다수의 전문가에 의한 판정은 비용이 많이 소요되며, 소규모 연구에서 간단한 결과들에 대해서는 단 한명의 연구자에 의한 판정으로 충분히 정확할 수 있다. 여기서 중요한 점은, 질환 관련 정보를 수집하거나 판정을 내리는 사람은 치료 배정 내역에 대하여 맹검 처리되어야 한다는 것이다.

임상시험 모니터링

임상 실험 참여자는 해로운 개입에 노출되어서는 안되고, 득이 되는 개입으로부터 거부되어서도 안되며, 연구의 성공 여부가 의문시되는 가운데 실험이 지속되어서도 안 된다. 임상시험 과정에서 다음의 세가지 고려사항들을 반드시 모니터하여, 그 시험의 조기 중단이 필요한 것은 아닌지 판단해야 한다.

• **위해**(harm)**로 인한 중단.**
임상 실험 모니터링이 필요한 가장 큰 이유는, 개입이 예상치 못한 위해를 끼치지 않게 하기 위해서다. 만약 어떠한 위해라도 분명히 존재하여 혜택을 초과한다고 판단되는 경우에는 즉시 실험을 중지해야 한다.

• **이득**(benefit)**으로 인한 중단**
설계 시 예측된 것보다 개입이 훨씬 효과적이라면 실험 초기에 혜택이 관측될 수 있다는 점이다. 분명한 혜택이 있음이 증명되고 나서도 실험을 지속하여, 위약군 참여자 및 기타 사람들에의 유익한 개입 제공이 지체되는 것은 비윤리적이다.

• **무익함**(Futility)**으로 인한 중단.**
연구 주제에 대한 대답을 찾아낼 가능성이 희박해졌다면, 실험 참여자들의 시간과 노력 소비, 불편함, 위험에의 노출 가능성 등을 지속시키는 것은 비윤리적일 것이다. 예를 들어 실험 기간이 5년으로 설계되었으나 4년 후에 개입군과 대조군에서 결과 발현률 차이가 거의 없어졌다면, 조건적 검정력(conditional power, 현재까지의 결과물에 기준하여 연구 주제에 대한 답을 찾아낼 수 있는 가능성)이 매우 적어서 연구 중단을 검토해야 한다. 연구 주제에 대한 답을 구할 수 있는 적절한 검정력을 확보할 만큼 충분한 참여자를 구하지 못했거나 개입을 준수하는 수준이 매우 열악한 경우 실험을 조기에 중단할 수도 있다. 실험 종료 이전에 다른 실험 과정에서 연구 질문에 대한 해답이 나올 수도 있다.

한 연구 주제와 관련된 증거를 내놓는 실험을 한 개 이상 진행하는 것이 바람직하지만, 결정적 증거가 실험 도중에 확보되면 시험을 지속하는 것은 비윤리적일 수 있다.

대부분의 임상 시험에는 중간 모니터링 계획이 포함되어야 한다. 미국국립보건원(NIH, National Institutes of Health)에서 자금을 지원하는 실험의 경우, 대부분 중간 모니터링이 요구된다. 이는 심지어 체중 감량 등 행동적 개입처럼 안전하다고 판단되는 개입 실험에도 마찬가지로 해당된다. 어떻게 중간 모니터링을 실행할 것인지는 임상 실험의 계획 과정에서 고려되어야 한다. 안전성이 높은 개입이 관련된 소규모 실험에서는 안전성을 감독하거나 독립적인 단일 데이터를 안전성 모니터링용으로 지정할 수 있다. 개입의 부작용이 불확실하거나 잠재적 위험도가 있고 혹은 규모가 큰 실험에서는 보통 데이터안전성감독위원회(DSMB, Data and Safety Monitoring Board) 혹은 데이터감독위원회(Data Monitoring Committee) 등의 위원회에서 중간 모니터링을 담당한다. 위원회에는 관련 질병 및 질환에 대한 전문가와 biostatisticians, 임상 실험 전문가(clinical trialists), 윤리학자가 포함되어 있으며 연구 환자 집단의 대표가 포함되는 경우도 있다. 이들 전문가는 실험에 관련되어 않으며, 실험의 지속 여부에 대

표 11.3 임상시험의 모니터링

1. 모니터링의 항목	모집 무작위 개입과 맹검 과정의 준수 여부 추적관찰 완료 중요 변수 　결과 변수 　부작용 　잠재적 공동 개입
2. 모니터링의 주체	연구자 혹은 일인 감독관(위험성이 적은 소규모의 연구의 경우) 독립적인 데이터안전성감독위원회(이외 모든 경우)
3. 중간 모니터링 방법	통계적 분석법과 모니터링 빈도를 미리 명문화 연구 중도 중단에 대한 통계적 규칙 및 판단과 내용의 중요성
4. 모니터링 결과에 따른 　프로토콜 수정	시험 중단 시험 수정 　시험의 한 부분(one arm)을 중단 　안전성 모니터링에 필요한 새로운 측정 추가 　고위험군의 연구 참여 중단 시험 기간 연장 시험 표본 증대

한 개인적 및 재정적 이해 관계를 갖고 있어서는 안 된다. DSMB의 지침과 절차는 실험 시작 이전에 세부사항이 공식적으로 규정되어야 한다. FDA와 NIH에서 DSMB 절차를 만드는 방법에 대하여 안내하고 있다. 지침에 포함되어야 하는 항목을 표 11.3에 정리해 놓았다.

실험 중단에 대한 결정은 참여자에 대한 윤리적 책임감과 과학적 지식에 대한 진전 사이에서 균형을 잡아 신중하게 내려야 할 것이다. 일단 실험이 조기 중단되면, 보다 구체적인 결론을 내릴 수 있는 기회를 상실하게 되는 것이다.

중단 결정은 복잡한 경우가 많으며, 참여자의 잠재적 위험을 잠재적 혜택보다 더 중시해야 한다. 통계적 유효성 검증으로 실험 중단에 대한 중요 정보를 얻을 수는 있으나 이것은 결정적이지는 못하다(부록 11B). 시간에 따른 추세와 관련 결과물에 발현된 효과에 대하여 일관성 있게 평가하고, 조기 중단이 연구 신뢰성에 미칠 영향을 신중하게 검토해야 한다(예제 11.2).

실험의 중간 결과를 모니터링할 수 있는 통계적 기법은 여러 가지가 있다. 실험 결과를 반복적으로 분석하는 것은('multiple peeks') 다중 가설 검증의 유형으로 제1종 오류 가능성을 증가시킨다. 예를 들어, 4번의 중간 검증 모두와 실험 종료시점에 모두 $\alpha = 0.05$로 실험 결과를 분석하였다면, 제1종 오류 발생 가능성은 5%에서 약 14%로 증가한다(18). 중간 모니터링용 검증 시에는 매번 α를 줄여서 사용하여 전체 α가 0.05에 근접하도록 통계적 방법을 써야 이러한 문제를 해결할 수 있다. 어떻게 α를 나눠서 사용할 것인지에 대한 다양한 접근법을 부록 11B에 소개하였다.

결과 분석: 치료 목적(intention-to-treat)분석 및 프로토콜에 따른(Per-Protocol) 분석

임상 실험의 1차 가설을 통계적으로 분석하는 일은 일반적으로 단순한 작업이다.

결과물이 이분적인 경우 연구 집단의 비율을 비교하는 가장 간단한 방법은 카이제곱검정법이다. 결과물이 연속적이라면 t 검정법을 쓸 수 있다. 결과물이 정상 분포를 이루지 않을 경우엔 대안으로 비모수적(nonparametric) 방법을 쓸 수 있다. 대부분의 임상 실험에서 추적관리 기간은 각 참여자마다 다르므로 생존기간 기법(survival time methods)을 사용해야 한다. Cox 비율 위험분석(Cox proportional hazards analysis)와 같은 보다 섬세한 통계 모델을 이용하면 이러한 기법을 사용할 수 있으며 동시에 기초 교란 변수의 우연적 분포왜곡(maldistributions)을 조정할 수 있다. 이러한 기법들을 언제 어떻게 사용해야 하는가에 대한 자세한 설명은 여기에서 하지 않는다(19). 임상 연구 결과를 분석할 때 고려해야 할 중요한 문제는 '교차(cross-overs)'를 처리하기 위한 치료 의향(intention-to-treat) 분석 방법의 중요성이다; 치료 집단에 배정된 참여자가 치료를 받지 않거나 중단하는 것, 그리고 대조군에 배정된 참여자가 결국 치료를 받게 되는 것이 교차의 문제이다. 치료 목적(intention-to-treat)에 따라 분석하면 무작위 배정에 따라 분석된 모든 참여자의 연구 집단 별로 결과물을 분석한다. 이 때, 배정된 개입 과정을 준수했는지 여부는 무시한다. 치료 목적 분석은 치료의 전체 효과를 과소평가하게 될 수 있으나, 결과물이 편향되는 더 큰 문제는 방지할 수 있다.

치료 목적 분석법에 대한 대안은 개입과정을 잘 지킨 참여자의 경우만 포함하는 프로토콜에 따른(Per-Protocol) 분석을 시행하는 것이다. 이는 여러 가지로 규정할 수 있지만 종종 배정된 연구 치료과정을 준수하여 내원 및 측정의 일정량을 완수하였고 기타 프로토콜을 어기지 않은 양 집단의 참여자만 포함하는 경우가 많다. 프로토콜 준수기준 분석의 일종으로 '치료기준(as-treated)'분석은 개입 과정을 준수한 참여자만 포함한다. 이러한 분석기법들은 참여자가 실제로 받는 개입과정에 의해서 만 영향을 받을 수 있다는 점에서 합리적인 것처럼 보인다. 그러나 연구 치료과정과 프로토콜을 준수하는 참여자와 탈락하는 참여자가 결과물과 관련된 차이를 보이기 때문에 문제가 발생한다. 폐경기 에스트로겐–프로게스틴 개입 실험(PEPI, Postmenopausal Estrogen-Progestin Interventions Trial)에서는 폐경기 여성 875명을 에스트로겐 요법과 에스트로겐 및 프로게스틴 요법, 위약요법을 다르게 쓰는 네 집단에 무작위로 배정하였다(20).

에스트로겐을 쓰는 집단에 배정된 여성의 30%가 3년 후 자궁내막암(endometrial cancer)의 전단계 인 자궁내막증식증(endometrial hyperplasia)으로 인해 치료를 중단하였다. 이들을 프로토콜 준수기준 분석에 따라 배제하였다면 에스트로겐 치료와 자궁내막암간의 연관성을 놓치게 되었을 것이다.

치료목적 기법의 주요 단점은 배정된 개입과정을 받지 않기로 한 참여자가 개입 효과 분석에 포함된다는 것이다. 그러므로 중단이나 치료간 교차의 정도가 큰 경우 치료목적 분석에서 치료효과의 크기가 평가절하될 수 있다. 이 때문에, 실험의 결과를 분석할 때 치료목적 기법과 프로토콜 준수기준 분석기법을 함께 사용하기도 한다. 예를 들어, Women's Health Initiative는 에스트로겐과 프로게스틴을 함께 투여하는 경우 유방암 위험도에 나타나는 영향을 살펴보는 무작위 실험이었다. 치료목적 분석에서는 위험율이 1.24(P = 0.003)였으며, 치료기준 분석에서는 1.49(P < 0.001)로 나타났다 (21). 치료목적 분석과 프로토콜 준수기준 분석의 결과가 다르다면 치료목적 분석의 결과가 일반적으로 효과성 측면에서 우세하다. 이는 치료목적 분석이 프로토콜 준수기준 분석과는 달리 무작위화 과정의 가치를 보존하여 귀무가설을 선호하는 보수적인 방향으로만 효과 추산치를 편향시킬 수 있기 때문이다. 그러나, 위에서 언급한 유방암의 경우처럼, 위해의 정도를 구하는 경우에는 치료기준 분석이나 프로토콜에 따른 분석을 통해서 가장 보수적인 추산치를 얻을 수 있다. 이는 개입 과정에 노출된 참여자에게서만 위해가 발생한다고 예상되었기 때문이다.

참여자의 치료과정 준수 여부에 상관없이 모든 참여자의 결과물이 추적관리에서 측정되어야 하는 경우에는, 치료목적분석에 의한 결과 분석만이 가능하다. 그러므로 늘 이를 목표로 삼아야 할 것이다.

하위집단 분석(subgroup analyses)

하위집단 분석(subgroup analyses)은 실험 코호트의 한 하부 집합내의 무작위 집단끼리 비교하는 것이다. 이러한 분석을 사용하는 주요한 이유는 하위집단 내에서 효과 수정(상호작용)을 발견하기 위함이다; 예를 들어, 어떤 치료의 효과가 남성과 여성에서 서로 다른지를 보고자 하는 경우. 이 분석법의 효용에 대해서는 평가가 엇갈려져 있다. 오용하기 쉬운 데다가 잘못된 결론으로 빠질 수도 있기 때문이다. 그러나, 적절히 관리하면 유용한 부가 정보를 얻을 수 있고 실험에서 도출된 추론 내용을 확장할 수도 있다. 무작위화 과정의 가치를 보존하기 위해서, 무작위화 과정 이전의 측정값을 기준으로 하부집단을 규정한다. 예를 들어, denosumab의 골절(fractures) 예방 효과 시험 결과, 저 골밀도 여성에서 비척추성 골절 위험이 20%까지 감소하였다. 미리 계획된 하위집단 분석의 결과, denosumab은 골밀도 기초측정치가 높은 여성에게서 효과적이었지만(골절 위험 35% 감소; P⟨0.01), 골밀도 기초측정치가 높은 여성에게서는 효과가 없었다(효과 수정에 대하여 P= 0.02)(22). 여기서 중요한 것은 무작위화 과정의 가치가 보존되었다는 점이다: 즉, 각 하부집단에서 denosumab으로 무작위 배정된 여성과 위약으로 무작위 배정된 여성의 골절율을 비교. 무작위이후 요인(예, 무작위로 배정된 치료를 준수하는 정도)을 기반으로 한 하위집단 분석은 무작위화 과정의 가치를 보존하지 못하며, 흔히 잘못된 결과에 이르게 한다.

하부집단 분석은 여러 가지 이유로 인하여 그릇된 결과로 흐를 수 있다. 정의에 따라 하부 집단은 전체 실험 모집단보다 작기 때문에, 중요한 차이점을 파악해낼 만큼 충분한 검정력이 없을 수도 있다. 하부집단에서 파악된 내용의 효과성을 증명하기에 검정력이 부족할 경우, 해당 약제가 '효과가 없다'고 규정짓지 말아야 한다. 여러 하부집단의 결과물을 검토함으로써 우연히 한 하부집단에서 개입의 다른 효과를 찾아낼 수 있는 가능성을 높이기도 한다. 예를 들어, 하부집단 20개를 검토한다면 하부집단 한 개에서의 차이점은 확률적으로 P⟨0.05로 기대될 것이다. 하부집단 분석은 실험이 시작되기 전에 미리 계획되어야 하며, 연구 결과와 함께 사용한 하부 집단을 분석의 수를 보고해야 한다(23). 치료 효과와 하부집단 특성 사이에 통계적으로 유의한 상호작용이 존재한다는 증거에 기반하여 하부집단에서 반응의 차이를 주장해야 하고, 이를 결론으로 확립하기 이전에 별도의 연구를 통해 효과 수정을 확인해야 한다.

■ 요약

1   적절한 상황에 맞춰서 효율을 증대시킬 수 있는 여러 가지 무작위화 실험 설계 방법이 있다:

　　A. 요인설계(factorial design)를 통해 한 개 값으로 독립적인 두 개의 실험을 할 수 있다.

　　B. 자연 발생 집단을 연구할 때에는 군집 무작위화(cluster randomization)가 효율적이다.

　　C. 비열등(non-inferiority) 또는 동등성 실험(equivalence trial)으로 기존의 '표준 치료(stan-dard of care)'와 새로운 개입 과정을 비교할 수 있다.

　　D. 적응 설계(adaptive design)는 중간 분석에 근거한 설계 변화를 통해서 효율성을 증대한다; 예를 들어 연구 약물 용량, 참여자 수, 추적 기간의 변경.

2   또한 다른 유용한 임상 시험 설계 방법들이 있다:

　　A. 시계열 설계(time-series designs)에서는 무작위화되지 않은 집단 한 개를 가지고, 개입과정 중간과 종료 후에 각 참여자 스스로의 결과물을 비교한다.

　　B. 교차 설계(crossover designs)는 무작위화 과정과 시계열 설계를 결합한 것으로서 교란 변수에 대한 제어력이 강화되고, 이월 효과(carryover effects)가 문제시되지 않는 한 표본 크기 요구량을 최소화할 수 있다.

3   신약의 승인을 위한 임상 시험은 다음과 같이 분류된다:

　　A. 1상. 용량 및 안전성 확인을 위한 소규모 시험

　　B. 2상. 중간 구모 무작위 시험 또는 시계열 시험 : 몇가지 용량에서 약물의 효과를 검증

　　C. 3상. 대규모 무작위 시험 : 이득이 위해를 넘어섬을 입증하는 것으로, FDA 승인을 위한 근거.

　　D. 4상. 대규모 시판후 관찰 연구 : 이득을 확인하고 드문 부작용을 발견하기 위함.

4 예비 연구는 개입의 수용성을 결정하고 계획된 시험의 실현 가능성, 크기, 비용, 기간등을 결정하기 위한 중요한 단계이다.

5 만약 연구 참여자의 상당수가 연구 개입 과정을 준수하지 않거나 추적관리에서 누락된다면, 실험 결과물의 검정력이 저하되고, 편향되며, 판독하기가 불가능해질 것이다.

6 실험 도중에 독립적인 DSMB의 중간 모니터링이 요구된다. 이는 참여자가 위험한 개입 과정에 노출되고, 참여자에게 유혜성 개입이 거부되거나, 연구 주제에 대한 답을 구하기 어려운 상황에서 실험이 지속되는 것 등을 감독하기 위함이다.

7 치료목적 분석은 무작위화 과정에서 발생한 교란 변수를 제어할 수 있으며, 일차적인 분석 방법이어야 한다. 프로토콜에 따른 분석(per protocol analyses)는 이차적 분석 방법으로서 이를 통해 개입과정을 준수한 참여자의 효과 크기를 가늠할 수 있으나 주의 깊게 분석해야 한다.

8 하위집단 분석으로 임상 실험에서 도출된 추론을 확장시킬 수 있다; 잘못된 해석을 방지 하기 위해서는 미리 하부집단을 규정하고, 통계적 유효성을 위하여 효과 수정(상호작용)을 검증하며, 검토한 하위집단의 개수를 보고하여야 한다.

부록 11A
비열등 시험에서 비열등 한계점의 규정

비열등 시험을 설계할 때 가장 어려운 문제 중 하나는 새로운 치료 효능의 손실을 수용할 수 있는 정도로 설정하는 것이다(7); 이를 '델타'라고 지칭하며, 흔히 비열등 한계점 이라고 부른다. 이러한 결정은 새로운 치료의 잠재적인 효능 및 장점에 대한 통계 및 임상적 평가를 기반으로 하며, 전문가의 판단을 필요로 한다. 다음의 예제에서 이를 구체적으로 설명한다.

예제 11.1 **심방세동 환자에서 와파린과 신약 비교 연구의 설계**

와파린은 고위험 심방세동 환자에서 뇌졸중의 위험을 감소시킨다. 따라서 신약은 이러한 와파린 표준 치료와 비교되어야만 한다. 뇌졸중 위험 감소를 위해 와파린을 사용할 때, 용량을 올바르게 조정하는 것이 어렵고, 항응고 수치 측정을 위한 빈번한 혈액 검사가 필요하며, 심한 출혈의 위험을 동반하기도 한다. 만약 이러한 단점들을 동반하지 않는 신약이 나온다면, 뇌졸중 감소 효과가 약간 떨어진다고 할지라도 이 신약을 와파린보다 선호할만하다.

델타를 정하는 한가지 방법은 와파린과 위약을 비교한 예전 임상심험들의 metaanalysis를 시행하여, 와파린 치료효과가 전혀 없음(null)과 효과의 하부 경계점(lower bound) 사이 특정 구간에서 델타를 정한다. 다른 방법으로는, metaanalysis에 포함된 연구들은 질적인 면에서 차이가 나는 경우가 흔하므로, 유사한 참여 기준, 와파린 용량, 결과 측정치들을 사용하는 양질의 무작위 임상시험 결과에 근거하여 델타를 정하는 것이다. 모든 이득과 유해를 고려하여, 새로운 치료가 위약보다 우월하다는 가능성이 높도록 델타값을 정하는 것이 중요하다(6, 7).

와파린을 위약과 비교한 양질의 임상시험들의 meta-analysis를 통해서, 와파린 치료는 고위험 심방세동 환자들에서 뇌졸중의 위험을 1 년에 약 10%에서 5%까지 낮춘다는 것이 밝혀졌다(절대 치료 효과 = 5%, 95 % 신뢰구간 4–6%). 신약의 장점들을 고려할 때, 어느 정도의 효능의 손실이 허용가능한가? 와파린보다 2% 낮은 절대 효능은 허용가능한가? 이러한 경우, 와파린과 신약 간 뇌졸중 위험의 차이에 대한 신뢰구간의 하한선이 2% 미만이라면, 신약이 와파린에 대해 비열등(non-inferior)하다고 주장할 수 있을 것이다(그림 11.2). 비열등 시험에서, 신약이 기존 치료제 보다 우월하다고 밝혀지는 경우 또한 가능하다(그림 11.2 가장 상부 예시).

부록 11B

시험결과에 대한 중간 모니터링과 시험 조기 중단

시험결과에 대한 중간 모니터링은 다중 검사의 한 형태라고 할 수 있고 이는 곧 제 1형 오류 확률을 증가시킨다. 이 문제를 해결하기 위해서 각 검사에 대한 유의수준(α_i)을 감소시켜 전체 유의수준(α)을 대략적으로 0.05로 맞추게 된다. 이렇게 유의수준을 감소시키기 위해 여러 가지 통계적 방법들이 존재한다.

가장 이해하기 쉬운 방법중의 하나가 Bonferrroni 방법으로 유의수준을 N으로 나누는 것($\alpha_i = \alpha / N$)인데 여기서 N은 수행된 검사의 수이다. 예를 들면 전체 유의수준 α가 0.05이고 다섯가지 검사가 수행되었다면 각 검사에 대한 유의수준 α_i은 0.01이 된다. 하지만 이 방법에는 몇 가지 단점이 있다. 중간 분석중 시험을 중단시키는데 있어 같은 역치를 사용해야 한다는 것과 마지막 분석에서 아주 낮은 유의수준 α의 결과가 나올 수 있다는 것이다. 대부분의 연구자들은 시험을 중도에 중단할 때 낮은 기준을 사용하여 조기에 중단하는 것을 선호하고 마지막 분석시 유의수준 α를 0.05에 가깝게 설정하는 것을 선호한다. 또 이 접근은 전반적으로 보수적인 관점에서 분석을 하는 것으로 개별 시험이 독립적이라는 것을 가정한다. 중간 분석은 보통 독립적이지 않을 때가 많고 연이은 분석들이 보통은 누적된 데이터에서 비롯되는 경우가 많고 이 자료들은 이전 분석에서 사용된 경우가 많다. 따라서 Bonferroni 방법은 보통 이용되지 않는다.

O'Brien과 Fleming[23]이 제시한 흔히 사용되는 방법은 초기에 아주 낮은 유의수준을 사용한뒤 점점 이 유의수준을 증가시켜 마지막 검사의 유의수준 α_i을 전체 유의수준 α에 가깝게 맞추는 방법이다. O'Brien-Fleming은 연구자가 수행될 검사의 수와 전체 유의수준 α을 설정하면 α_i를 계산하는 방법을 제시한다. 즉 각 검사에서 $Z_i = Z*(N_i)1/2$ 이며 여기서 $Z_i = i$번째 검사에서의 Z값을 의미한다. 그리고 $Z*$은 전체 유의수준을 얻기 위해 결정되며 N은 계획된 전체 검사 수를 의미하고 i는 i번째 test를 의미한다. 예를 들면 다섯 개의 검사에 대한 전체 유의수준이 0.05이고 $Z* = 2.04$라면 초기 유의수준 $\alpha = 0.00001$ 그리고 마지막 $\alpha_5 = 0.046$이 되는 것이다. 이 방법은 무작위 그룹간 결과의 차이가 크지 않으면 연구를 조기에 종결하지 못하게 할 수 있다. 그리고 이 방법은 연구의 마지막에 P값이 0.05보다 훨씬 작은데도 귀무가설을 기각하지 못하는 곤란한 상황을 피할 수도 있게 하는 장점이 있다.

앞에서 설명한 두 방법의 가장 큰 맹점은 시험을 시작하기 전 검사의 수와 그리고 검사를 해야 하는 데이터의 비율을 미리 설정해야 하는 데에 있다. 어떤 시험에서는 일정한 흐름의 결과 경향성이 나타나면서 추가적인 중간 검사들이 필요해 질 때가 생긴다. DeMets와 Lan[24]은 α-spending function을 이용해 자동적으로 연속적인 경계 설정을 할 수 있는 방법을 개발했다. 특정 시간(또는 특정 분율의 결과 이후)에서의 α_i은 함수와 이전 중간 분석 수에 의해 결정된다. 이 방법을 이용하면 시험 전에 필요한 중간 분석 수라든지 중간 분석 중 분석되어야 할 자료의 분율을 미리 설정해 놓을 필요가 없다. 당연히 계획되지 않았던 추가적인 중간 분석이 시행될 때마다 마지막 전체 α은 조금 낮아진다.

샘플 사이즈를 감소시키는 기술을 이용하는 다른 통계 방법들은 향후 추가될 데이터들이 결론을 바꾸는데 별 영향을 끼치지 못한다면 시험의 종결을 유도하게 된다. 다중 검사로 인한 문제들을 신경쓰지 않아도 되게 되는데 이는 시험 종결 때 어떻게 자료가 나올지 측정하는 데에만 초점을 맞추기 때문이다. 흔히 사용되는 접근 방법으로는 누적된 자료들을 가지고 시험 종결 시점에서 귀무가설을 기각시킬 수 있는 조건부 확률을 계산해 보는 것이다. Conditional power 범위가 보통 계산이 되는데, 첫 번째로는 귀무가설이 H_0이 참일 때 (예: 향후 결과들이 치료군, 대조군에 동일하게 분배될 것이다) 그리고 두 번째로는 대립가설 H_a가 참일 때(예: 향후 결과들이 치료군과 대조군에 균등하지 않게 분배될 것이다)이다. 다른 측정치들도 합리적인 효과 크기를 도출하기 위해 사용될 수 있다. 만약 귀무가설 기각을 위한 conditional power가 너무 낮다면, 귀무가설이 기각될 가능성은 적으며 시험은 중단될 수 있다.

예제 11.2 조기 중단된 두가지 임상시험

심장부정맥억제실험(CAST, Cardiac Arrhythmia Suppression Trial)(26).

심근경색(MI) 생존자에서 심실 조기 수축(ventricular premature contractions)의 발현은 급사(sudden death)에 대한 위험 인자이다. CAST연구는 MI발병 후 증상이 나타나지 않거나 심실 부정맥 증상이 약하게 나타나는 환자의 급사 위험도에 대한 encainide및 flecainide, morcizine과 같은 항부정맥제의 효과를 실험하였다.

평균 추적관리기간이 10개월인 시점에서 치료약제를 투여 받은 참여자들에게서 전체 사망률이 3.0% 대비 7.7%로 높아졌으며, 부정맥으로 인한 사망률도 1.5% 대비 4.5%로 위약 대조군에 비해 높아졌다. 이 연구는 5년간 지속되기로 계획되었으나, 통계적 유효성이 큰 차이가 드러났으므로, 임상시험은 18개월만에 중단되었다.

의사건강연구(Physicians' Health Study)(27).

의사건강연구는 무작위 시험으로서, 아스피린을 매일 325mg 복용하면 심혈관 관련 사망률에 어떠한 영향을 미치는 지를 실험하였다. 이 시험은 원래 계획은 추적관리기간을 8년으로 설정하였으나 4.8년 시점에서 조기 중단되었다. 치료 집단에서 치명적이지 않은 MI의 상대적 위험도가 0.56으로 나타나 MI위험도 경감에 대하여 통계적으로 유효해졌으나, 심혈관 질환 사망자 수는 각 집단에서 동일하게 나타났다. 4.8년 추적관리시점에서 연구에서 관측된 심혈관 질환 사망률이 예상된 733명에 비해 88명으로 훨씬 낮아져, 시험이 중단되었다. 이는 치명적이지 않은 MI위험성에 대한 아스피린의 효과와 더불어 심혈관 관련 사망률에 대한 아스피린의 효능을 검지하는 조건적 검정력이 매우 낮았기 때문이다.

■ 참고문헌

1. Ridker PM, Cook NR, Lee I, et al. A randomized trial of low-dose aspirin in the primary prevention of cardiovascular disease in women. N Engl J Med 2005;352:1293–1304.

2. The Women's Health Initiative Study Group. Design of the Women's Health Initiative clinical trial and observational study. Control Clin Trials 1998;19:61–109.

3. Walsh M, Hilton J, Masouredis C, et al. Smokeless tobacco cessation intervention for college athletes: results after 1 year. Am J Public Health 1999;89:228–234.

4. Donner A, Birkett N, Buck C. Randomization by cluster: sample size requirements and analysis. Am J Epidemiol 1981;114:906–914.

5. Piaggio G, Elbourne DR, Altman DG, et al. Reporting of non-inferiority and equivalence randomized trials. An extension of the CONSORT Statement. JAMA 2006;295:1152–1160.

6. Piaggio G, Elbourne DR, Pocock SJ, et al. Reporting of non-inferiority and equivalence randomized trials. An extension of the CONSORT 2010 statement. JAMA 2012;308:2594–2604.

7. Kaul S, Diamond GA. Good enough: a primer on the analysis and interpretation of non-inferiority trials. Ann InternMed 2006;145:62–69.

8. D'Agostino RB Sr., Massaro JM, Sullivan LM, et al. Non-inferiority trials: design concepts and issues—the encounters of academic consultants in statistics. Statist Med 2003;22:169–186.

9. Chang M, Chow S, Pong A. Adaptive design in clinical research: issues, opportunities, and recommendations. J Biopharm Stat 2006;16:299–309.

10. Chalmers T, Celano P, Sacks H, et al. Bias in treatment assignment in controlled clinical trials. N Engl J Med 1983;309:1358–1361.

11. Pocock S. Current issues in the design and interpretation of clinical trials. Br Med J 1985;296:39–42.

12. Nickles CJ, Mitchall GK, Delmar CB, et al. An n-of-1 trial service in clinical practice: testing the effectiveness of stimulants for attention-deficit/hyperactivity disorder. Pediatrics 2006;117:2040–2046.

13. Chestnut CH III, Silverman S, Andriano K, et al. A randomized trial of nasal spray salmon calcitonin in postmenopausal women with established osteoporosis: the prevent recurrence of osteoporotic fractures study. Am J Med 2000;109:267–276.

14. Cummings SR, Chapurlat R. What PROOF proves about calcitonin and clinical trials. Am J Med 2000;109:330–331.

15. Hulley S, Grady D, Bush T, et al. Randomized trial of estrogen plus progestin for secondary prevention of coronary heart disease in postmenopausal women. JAMA 1998;280:605–613.

16. Jamal SA, Hamilton CJ, Eastell RJ, Cummings SR. Effect of nitroglycerin ointment on bone density and strength in postmenopausal women. JAMA 2011;305:800–805.

17. Pfeffer M, Stevenson L. Beta-adrenergic blockers and survival in heart failure. N Engl J Med 1996;334:1396–1397.

18. Armitage P, McPherson C, Rowe B. Repeated significance tests on accumulating data. J R Stat Soc 1969;132A:235–244.

19. Friedman LM, Furberg C, DeMets DL. Fundamentals of clinical trials, 3rd ed. St. Louis, MO: Mosby Year Book, 1996.

20. Writing Group for the PEPI Trial. Effects of estrogen or estrogen/progestin regimens on heart disease risk factors in postmenopausal women. JAMA 1995;273:199–208.

21. Writing group for WHI investigators. Risks and benefits of estrogen plus progestin in healthy postmenopausal women. JAMA 2001;288:321-333.

22. McClung MR, Boonen S, Torring O, et al. Effect of denosumab treatment on the risk of fractures in subgroup of women with postmenopausal osteoporosis. J Bone Mineral Res 2012;27:211–218.

23. Wang R, Lagakos SW, Ware JH, et al. Statistics in medicine—Reporting of subgroup analyses in clinical trials. NEJM 2007;357:2189–2194.

24. O'Brien P, Fleming T. A multiple testing procedure for clinical trials. Biometrics 1979;35:549–556.

25. DeMets D, Lan G. The alpha spending function approach to interim data analyses. Cancer Treat Res 1995;75:1–27.

26. Cardiac Arrhythmia Suppression Trial (CAST) Investigators. Preliminary report: effect of encainide and flecainide on mortality in a randomized trial of arrhythmia suppression after myocardial infarction. N Engl J Med 1989;321:406–412.

27. Physicians' Health Study Investigations. Findings from the aspirin component of the ongoing Physicians' Health Study. N Engl J Med 1988;318:262–264.

CHAPTER 12

의학 검사법 연구의 설계

위험인자를 선별하거나 질병을 진단하고 예후를 가늠하기 위하여 수행하는 의학 검사는 임상 연구에 있어서 중요한 주제이다. 본 장에서 설명하는 연구 설계는 특정 검사의 대상과 실시 여부를 연구할 때 활용할 수 있다. 대부분의 의학 검사법 연구는 7장과 8장에서 설명된 관찰적 설계와 유사하지만, 몇 가지 중요한 차이점이 있다. 대부분의 관찰적 연구는 인과 관계(9장)를 의미하는 통계적으로 유의한 연관성(5장)을 파악하는 것을 그 목표로 한다. 반면, 검사 결과가 특정 질환과 통계적으로 유의한 연관성이 있는지를 알아내는 것만으로는 그 검사의 임상적 유용성을 결정하기에는 부족하다. 또한 의학 검사법 연구에서, 인과관계는 대부분 무의미하다. 따라서 교차비와 P값이 의학 검사법 연구에 대한 2차적 고려대상이며 민감도(sensitivity), 상세도(specificity), 가능성 비율(likelihood ratios)과 같은 기술 파라미터와 이들의 신뢰 구간을 구하는 것이 일반적이다.

■ 검사의 유용성 결정

검사가 유용하기 위해서는 점진적으로 난이도가 증가하는 여러 질문에 대하여 만족스러운 대답을 내놓아야 한다. 여기에는 재현성(reproducibility), 정확도(accuracy), 실현가능성(feasibility), 의학적 결정 및 결과물에 대한 효과가 포함되며 이를 표 12.1에 정리하였다. 각 질문에 대해 적절한 답을 내놓는 것은 검사를 수행할 만한 가치가 있는가 에 대한 기준으로 필요하지만 충분한 조건은 아니다. 예를 들어, 다른 사람들을 대상으로 다른 장소에서 특정 검사를 실시했을 때 결과물이 일관적이지 못하다면, 이는 이용가치 별로 없는 것이다. 새로운 정보를 제공하지 못하여 의학적 결정에 영향을 미치지 못한다면 이도 역시 이용가치가 없다.

심지어 의학적 결정에 영향을 미치더라도 이 결정을 통해 검사를 받은 환자의 의학적 결과물이 개선되지 못한다면, 이러한 검사도 역시 이용가치가 없다. 물론, 검사를 하여 결과가 개선된다면, 여타 질문에 대한 적절한 대답을 이끌어낼 수 있다. 그러나, 대부분의 진단 검사의 경우에 있어서 검사로 인해 결과물이 개선되었음을 입증하기란 실제적으로 불가능하다. 대신, 의학적 결과물에 대한 검사의 잠재적 효과를 간접적으로 평가하는 것이 일반적이다. 즉, 검사를 통해 올바른 진단을 내릴 가능성이 높아졌거나 기존 검사보다 안전하고 비용이 저렴함을 보이는 것이다. 새로운 진단 및 예후 검사를 개발할 때는, 기존에 임상에 쓰이고 있는 것에서 가장 개선해야 할 사항이 무엇인가를 살펴보는 것이 좋을 것이다. 기존의 검사가 신뢰성이 떨어지거나, 비용이 너무 비싸고, 위험하며, 실시과정이 어렵지는 않은가?

표 12.1 의학적 검사의 유용성 점검

의문점	가능한 설계 방법	통계적 분석*
재현성	관측자내/ 관측자간 편향성 및 실험실 내/실험실간 편향성 연구	합의율, 카파값, 변이 계수, 차이의 평균과 분포(상관 계수는 피한다)
정확도	단면 조사, 환자 대조군설계, 코호트 설계(결과를 최적 표준과 비교)	민감도, 특이도, 양성 예측값, 음성 예측값, ROC 곡선값, 우도비
결과의 임상적 결정에 대한 영향	진단 승률연구, 검사전/검사후 임상적 결정에 대한 연구	불일치 비율, 이상값 비율, 임상적결정의 변화에 영향을 미치는 결과의 비율; 비정상 결과 및 임상적 결정의 변화에 따른 비용 분석
비용, 위험, 수용성	전향성/후향성 연구	평균 비용, 부작용 비율, 검사를 실행하고자 하는 실제 비율
임상 결과의 향상 또는 부작용	무작위 연구, 코호트/환자–대조군 연구(예측변수를 검사하고, 결과변수는 치사율, 이환율, 질병 및 그 치료와 연관된 비용을 포함)	위험비, 교차비, 위해비(hazard ratios), NNT, 예상결과대 비예상결과의 비(ratio).

* 이 표에서 대부분의 통계 분석은 신뢰 구간으로 표현되어야 한다. ROC, receiver operating characteristic; NNT, number–needed to treat

의학 검사 연구에 대한 일반적 문제들

• **질병의 중증도와 검사 결과의 스펙트럼**

대부분 의학 검사 연구의 목적은 표본 측정값을 이용하여 모집단에서의 추론을 이끌어내는 데 있으므로, 표본을 추출하는 방법은 추론의 유효성에 지대한 영향을 미친다. 질환이 있거나 없는 경우의 스펙트럼이 표본에서 표현되는 양상이 일반화대상인 모집단과 다르게 나타날 때, 스펙트럼 편향(spectrum bias)이 발생한다. 진단 검사 개발 초기에, 그 검사기 분명한 말기 질환을 가진 피험자와 건강한 대조군을 구별할 수 있는지 조사하는 것이 합당하다. 그러나, 추후 연구 질문이 그 시험의 임상적 유용성을 다루게 될때, 질병과 비질병의 스펙트럼은 그 검사를 적용할 환자들을 대표할 수 있어야 한다. 예를 들어, 증상이 있는 췌장암 환자들을 건강한 대조군과 비교하도록 개발된 검사의 경우, 나중에는 임상적으로 현실적이지만 보다 까다로운 표본—예를 들면, 설명되지 않은 복통 및 체중 감소를 동반한 일련의 환자들—에서 평가될 것이다.

질병 스펙트럼 외에도 검사 결과 스펙트럼이 적절치 못하여 스펙트럼 편향이 발생할 수 있다. 일례로 유방 조영 사진(mammograms)을 판독하는 방사선과 의사들의 판독자간 일치(interobserver agreement)를 연구하는 경우를 살펴 보자. 만약 분명히 비정상적인 것들 중에서 선정한 '양성' 필름과 의심스러운 비정상 징후가 없는 것들로 선정된 '음성' 필름을 놓고 정상과 비정상을 분류하라고 요구 받았을 경우, 방사선과 의사들이 일치를 이룰 가능성은 훨씬 높아질 것이다.

• 맹검의 중요성

진단 검사에서는 검사 결과가 양성인지, 피검사자가 특정 질환을 갖고 있는지에 대한 판단을 내려야 하는 경우가 많다. 검사 결과를 판독하는 사람에게는 피검사자의 정보에 대하여 최대한의 맹검 처리를 해야 한다. 예를 들어 충수염(appendicitis) 진단에 대한 초음파촬영의 기여도를 연구할 때, 초음파 촬영사진을 판독하는 사람은 환자의 이력이나 신체 검사 내용을 알아서는 안 된다. 마찬가지로, 충수염 여부를 최종 판정하는[1] 맹검을 통해, 편향, 편견, 판단에 영향을 미치는 검사 이외의 정보들을 차단할 수 있다.

• 분산도의 근원, 일반화 가능성, 샘플링 기법

검사 결과에서 나타나는 분산도의 주된 원인이 환자 별 특성에 따르는 경우가 있다. 예를 들어, 균혈증(bacteremia) 영아는 그렇지 않은 영아보다 백혈구 수가 증가되어있다. 백혈구 수가 증가되어 있는 영아 균혈증 환자의 비율은 혈액을 뽑거나 실험실을 측정하는 사람에 의해 영향을 받지 않을 것이다. 반면, 실험을 수행하고 판독하는 사람이나 수행 방법에 의해 결과에 영향이 미치는 시험도 있다. 예를 들어, 유방조영사진 판독의 민감도 및 상세도, 신뢰도는 기기의 품질뿐만 아니라 판독자의 능력과 경험에 의해 영향을 받을 것이다. 검사를 수행하고 판독하는 인원을 선정하는 것은 검사 연구의 일반화가능성을 높일 수 있으며, 기술적, 분석적 기술이 요구되는 사항이다. 기관마다, 또는 판독자마다 정확도에서 차이가 나는 경우에는 여러 기관 및 판독자들을 포함하여 결과의 일관성을 평가하여야 할 것이다.

• 진단을 위한 최적 기준(gold standard)

어떤 질병에는 최적 기준이 있다. 즉 암 조직 생검 표본의 병리학적 검사처럼 특정 질병의 유무를 밝히는 데 일반적으로 통용되는 기준이 그것이다. '정의적(definitional)' 차원의 최적 기준이 있는 질병도 있는데, 관상동맥 조영술(coronary angiography)로 적어도 한 개 이상의 주요 관상동맥에서 50% 폐색이 발견될 경우 관상동맥 질환으로 규정하는 것이 그 예이다. 류마티스성 질환처럼 징후, 증상, 특정 실험실 검사의 비정상치 등의 최소 기준을 만족하는 경우, 해당 질환에 대한 진단을 내릴 수 있는 경우도 있다. 물론 이러한 징후나 증상 또는 실험실 검사가 어떤 질병의 진단을 위한 최적 기준의 일부로서 사용된다면, 이들을 그 최적기준과 비교하는 연구는 이러한 검사들이 좋게 보이도록 만드는 오류를 범할 수 있다. 이를 합병 편향(incorporation bias)이라고 하는데, 연구 대상인 검사가 그 최적 기준 내에 포함(합병)되어 있다는 뜻이다; 이러한 편향을 피하는 것은 앞서 설명한 맹검을 실시하는 이유 중의 하나이다.

또한, 최적기준이 정말로 최적인지를 고려하는 것이 중요하다. 최적 기준이 완벽하지 못하다면, 실제보다 검사 내용을 더 나쁘거나(실제적으로 검사가 최적기준보다 앞서 나가는 경우) 혹은 더 좋게(해당 검사가 최적기준 검사와 동일한 실수를 범하는 경우) 보이게 만들 수도 있다.

---

1 대안으로는, 병력과 신체검사의 정확도를 병력과 신체검사 및 초음파의 정확도 병리학자(초음파 결과를 비교하는 최적 기준) 또한 초음파 결과를 알고 있어서는 안 된다.

- 양성 검사의 구성.

만약 어떤 검사가 연속형 결과를 갖는다면(예, 혈청 erythropoietin 수치), 연구자는 결과를 나타내는 사람들(예, 만성 질환성 빈혈)의 모든 결과와 결과를 나타내지 않는 사람들(예, 다른 유형의 빈혈들)의 모든 결과를 검토한 다음, 양성 검사를 정의하는 최적의 구분점(cut point)을 선택하고 싶은 생각이 들 것이다. 그러나, 이것은 과적합의 한 유형이다(즉, 특정 연구 표본의 무작위 분산도는 해당 검사의 시행을 모집단에서 보다 좋아보이게 만든다). 더 좋은 방법은 다른 연구들에서 비롯된 임상적 또는 생물학적 지식을 기반으로 구분점을 선택하거나, 연속형 검사를 구간으로 나눈 다음 각 구간에 대한 우도비(likelihood ratio)를 계산하는 것이다(다음 장 참조). 과적합을 최소화하기 위해서, 구간을 정의하는 구분점이 미리 명시되어야 하며, 그렇지 않은 경우 합당한 어림수(round numbers)를 사용해야 한다. 과적합은 임상적 예측 규칙에 대한 특정 문제이며, 이는 이번 장 후반부에서 다루어진다.

■ 검사의 재현성 연구

검사 시행 장소와 검사자에 따라 결과가 다른 경우가 있다. 동일 관측자가 혹은 동일한 실험실에서 다른 시점에 검사를 시행할 때 재현성이 부족한 경우를 관측자내부 변동성(intraobserver variability)이라 일컫는다. 영상의학과 의사 한 명에게 동일한 흉부 방사선촬영 사진을 두 번씩 보여주었을 경우, 얼마만큼 자신의 판독 결과와 일관성을 보이는가가 일례이다. 관측자간 변동성(interobserver variability)은 두 명 이상의 관측자에게서 재현성이 부족한 경우를 일컫는다. 두 번째 영상의학과 의사 에게 동일한 사진을 보여주었을 때, 첫 번째 영상의학과 의사의 소견과 일치할 가능성이 얼마나 되는가?

종종, 재현성의 수준이 주요 연구 질문이 된다. 다른 경우로, 연구나 임상 치료의 일환으로서, 품질 향상을 목적으로 하는 재현성을 연구하는 경우도 많다. 재현성이 부족한 경우, 즉 관측자내부 변동성이나 관측자간 변동성이 큰 경우, 해당 측정값을 사용하기 어려우며, 개선이나 폐기 대상이 된다. 재현성 연구 자체는 정확도가 아닌 정밀도에 대한 것이다(제4장); 따라서 모든 관측자들이 합의를 이루더라도 여전히 틀렸을 수도 있다.

적용 가능한 최적기준이 있을 때, 관측자내부 및 관측자간 재현성을 지닌 연구진은 피험자들의 관측값을 최적기준과 비교하여 정확도를 결정할 수 있다. 적용 가능한 최적기준이 없을 때, 연구진은 제4장에서 설명한 타당성을 평가하는 다른 방법들에 의존해야 한다.

설계

검사 재현성을 평가하는 기본 설계에는 한 명 이상의 관측자가 수행하거나 혹은 일 회 이상 수행된 검사 결과들의 비교 과정이 포함된다. 여러 장소에서 이루어지는 다양한 단계가 결합된 검사의 경우, 이 단계들 중 하나에서 발생한 차이점이 재현성에 영향을 미칠 수 있으므로, 연구가 중점시하는 사안에 따라 이를 분해하여 분석해야 한다. 예를 들어, 한 병원에서 일련의 세포진 검사(Pap smear) 슬라이드 판독에 대한 병리학자들의 관측자간 일치를 측정하는 경우, 세포진 검사(pap smears)의 전체 재현성이 과대평가될 수 있는데, 이는 표본 추출 방법과 슬라이드 준비 과정에 대한 변동성이 평가되지 않았기 때문이다.

관측자간 일치가 이루어질 수 있도록 검사 단계를 어느 정도까지 분리해야 하는가에 대한 문제는 부분적으로 연구의 목적에 달려 있다. 대부분의 연구에서는 전체 검사 과정의 재현성을 측정해야 한다. 이를 통하여 검사를 시행할 가치가 있는지를 결정할 수 있기 때문이다. 반면, 특정 검사를 개발하거나 개선하려 할 때는 변동성이 생기는 세부 단계에 집중하여 그 과정의 개선을 꾀할 것이다. 어느 쪽이든, 운용 지침서 상에 검사 결과를 구하는 정확한 방법에 대하여 기술해야 하며(제4장과 17장), 연구 결과를 보고할 때 연구방법(method) 부분에서 이를 설명해야 한다.

분석

• 범주형 변수(Categorical variables)

관측자간 일치도를 측정하는 가장 간단한 방법은 관측자들의 소견이 정확하게 들어맞는 비율을 구하는 것이다. 그러나, 두 가지 이상으로 분류되어 있거나, 관측 내용이 범주 별로 균등하게 분포되지 않는 경우에는(예를 들어, 이분적 검사에서 '비정상'이 50%와 크게 다른 값일 경우) 일치율을 분석하기가 까다로워진다. 이런 경우의 일치율은 비정상의 분포에 대해 알고 있는 두 명의 관측자로부터 단순히 얻어낼 수 있는 합의에 해당하지 않기 때문이다. 예를 들어 피험자의 95%가 정상이고, 두 관측자에게 '비정상'으로 나올 검사 5%를 무작위로 선정하게 하는 경우, 이들은 결과의 '정상' 값이 대략 90%라는 데 합의할 것이다.

관측자간 합의를 측정하는 더 좋은 방법은 kappa이며 부록 12A에서 자세히 다루고 있다. Kappa는 비정상2[2]의 유병률에 대한 관측자들의 지식을 바탕으로 예측되는 정도를 넘어선 합의의 정도를 측정한다.

kappa값은 완전 불일치를 뜻하는 −1부터 완전 일치를 뜻하는 1까지 범위를 갖는다. Kappa가 0인 경우에는 합의의 정도가 우연에 의한 것과 똑같다는 것을 의미한다. 보통 0.8 이상이면 매우 훌륭하며, 0.6~0.8 정도면 양호하다.

• 연속적 변수

연속적 변수의 관측자간 변동성을 측정하는 방법은 연구의 설계 방식에 따라 다르다. 두 온도계에서 측정한 온도와 같이 두 기기 혹은 두 기법 사이의 합의만 측정하는 경우가 있다. 이러한 경우 데이터를 기술하는 가장 좋은 방법은 측정값 쌍간의 평균 차이와 그 차이의 분포를 보고하는 것이다. 차이가 의학적으로 중요한 의미를 갖는 시간의 비율을 표시하는 것도 좋을 것이다. 예를 들어, 임상적으로 중요한 온도 차이가 0.3℃라면, 고막 체온계와 직작 체온계를 이용하여 측정한 체온의 차이값의 평균(± 표준편차)을 추정하고, 또한 그 차이값이 0.3℃보다 크게 벌어진 빈도를 기술한다.[3]

---

2 Kappa는 흔히 우연에 의한 예상치를 넘어선 합의의 정도로 설명된다. 하지만 우연에 의해 예측된 합의의 추정치는 각 관측자에 의해 배정된 비정상의 유병률 에 근거한다.

3 상용되기는 하지만 상관계수는 연구 결과들의 신뢰도와 관련된 연구들에서 측정하는 것을 피하는 것이 좋겠다. 왜냐하면

■ 검사의 정확도 연구

여기서는 "검사에서 어느 정도 올버른 값이 나올 수 있는가"에 대한 답을 구한다. 물론, 이것은 옳은 값이란 무엇인지를 결정하기 위한 최적 기준이 있다는 가정을 전제로 한다.

설계

• 샘플링

진단 검사 연구는 실험군-대조군 연구나 단면조사 연구(cross-sectional study)와 유사하다. 실험군-대조군 설계에서는 질병을 갖고 있는 사람과 그렇지 않은 사람을 분리하여 표본 추출한 후 두 집단의 검사 결과를 비교한다. 앞서 설명한대로, 연구 질문이 검사가 추가 연구의 필요성을 제시하는지에 대한 것이라면, 진단 검사 개발의 초기에 환자-대조군 샘플링을 실시하는 것이 적절하다. 이후, 연구 질문이 그 검사의 임상적 유용성인 경우, 질환과 비질환의 스펙트럼은 그 검사를 임상적으로 적용할 사람들의 스펙트럼과 유사해야 한다; 전체 표적 모집단을 대표하도록 설계된 표본에 비해서, 환자-대조군 표본을 통해서 이를 획득하는 것은 훨씬 더 어렵다.

질환의 유무에 따라 분리하여 표본을 추출하는 검사에 대한 연구는 그 검사 결과를 측정 또는 보고하는 과정에서 편향이 발생하기 쉽다; 질환의 상태를 측정한 이후에 검사의 측정이 이루어져야 하기 때문이다. 또한, 이러한 샘플링 기법을 사용하는 연구는 예측 값(predictive value)을 산출할 때 사용할 수 없다(다음 단락에서 설명).

일반적으로 특정 진단을 위해 평가되는 환자들의 연속 표본을 사용하면, 예측값을 포함하는 보다 유효하고 판독성이 뛰어난 결과를 얻을 수 있다. 예를 들어 Tokuda등의 연구진[3]은 열이 나는 응급실 성인 환자 526명을 등록 순서대로 연구하여 오한의 정도를 통해 균혈증(bacteremia)을 예측해낼 수 있음을 밝혀냈다. 피험자들은 균혈증이라고 진단받기 이전에 등록이 되었으므로 이 환자들의 스펙트럼은 열이 나는 응급실 환자에 대한 합리적 대표성을 지닌다.

직렬 검사(tandem testing)는 샘플링 기법의 일종으로 두 개의 불완전한 검사를 서로 비교할 때 쓰인다. 두 검사는 특정 질환을 갖고 있을 수도 있고 아닐 수도 있는 환자의 대표 표본을 대상으로 실시되며, 최적 기준은 검사 중 한 개 이상에서 양성 반응이 나온 환자에 대하여 선택적으로 적용된다. 두 검사에서 모두 음성 결과가 나온 환자들에서 무작위로 추출된 표본에 최적 기준을 적용하여, 그 환자들이 실제로 그 질병을 가지고 있지 않음을 확인해야 한다. 이러한 설계를 통하여 연구자는 음성 결과가 나온 모든 피험자에 대하여 최적 기준을 측정하지 않고도 어떠한 검사가 보다 정확한지를 알 수 있으며, 이는 다양한 자궁경부 세포진 검사를 비교하는 연구에서 활용된 바 있다[4].

상관계수는 이상 자료의 영향을 많이 받으며 연구결과를 보는 독자들이 검사의 차이가 임상적으로 얼마나 중요한 가에 대해 가늠할 수 없게 한다. 평균값 차이에 대한 신뢰구간 또한 피해야 하는 것이 신뢰구간은 샘플 크기에 영향을 받기 때문에 이 또한 오해의 소지를 많이 불러 일으킬 수 있다. 평균값 차이에 대한 좁은 신뢰구간이 두 검사의 결과값이 거의 일치한다는 의미라고 해석해서는 안된다. 좀더 자세한 내용은 Bland와 Altman의 연구를 참조 바란다.

예후 검사 연구에서는 코호트 설계가 필요하다. 전향적 코호트 연구에서는 기본적으로 연구 초기에 검사가 실시되며, 피험자에게서 관심 대상 결과가 발현되는지를 추적 관찰한다. HIV양성 환자에 대한 viral load 검사처럼 새로운 검사가 나오고 이전에 규정된 코호트의 혈액 표본이 저장되어 있는 경우에는 후향적 코호트 연구를 할 수 있다.

저장된 혈액에 대하여 viral load 검사를 실시하여 예후를 예측할 수 있는지에 대하여 살펴본다. 제8장에서 설명한 코호트내 환자–대조군 설계(nested case-control design)는 특히 관심 결과물이 희귀하고 검사 비용이 비싼 경우에 특히 적합하다.

• 예측 변수: 검사 결과

진단 검사의 결과를 양성 혹은 음성으로 생각하는 것이 가장 간단하긴 하지만, 범주형이나 순서형, 또는 연속형 결과값을 내놓는 검사도 많이 있다. 검사의 모든 가용한 정보를 최대한 활용하기 위하여, '정상 또는 비정상'으로 이분화 하기 보다는 순서형 또는 연속형 검사의 결과를 보고해야 한다. 대부분의 검사에서 결과가 매우 비정상일 때 약간 비정상인 경우 보다 대상 질환을 강하게 시사하게 된다. 그리고 많은 정보를 제공하지 않는 경계 영역들이 대부분의 검사에 존재한다.

• 결과변수: 질환(또는 그 결과)

진단 검사 연구에서 결과 변수는 특정 질환의 유무인 경우가 대부분이며 최적 기준을 이용하여 가장 잘 판정된다. 결과물에 대한 평가는 최대한 연구 대상 진단 검사의 결과에 의하여 영향을 받지 말아야 한다. 이를 위해 최적 기준을 측정하는 사람이 검사 결과를 모르도록 맹검 처리를 한다.

때로 최적 기준을 일괄적으로 적용하는 것이 윤리적이지 못하거나 특히 선별검사 등의 진단 검사 연구상에서 실현가능 하지 못할 수도 있다. 예를 들어 Smith–Bindman 등은 판독하는 영상의학과 의사의 특성에 따른 유방조영술의 정확도를 연구하였다[5]. 양성결과가 나온 여성은 추가 검사를 위해 의뢰되었고, 최종 최적기준으로서 병리 검사를 받았다. 그러나 유방조영술에서 음성이 나온 여성에 대하여 조직 검사를 실시하는 것은 합리적이지 못하다. 그러므로 유방촬영에서 위음성 결과가 나온 것인지를 판단하기 위하여, 지역 종양 등록 데이터(local tumor registries)를 이용하여 추후 유방암이 발현되었는지를 알아내고 이를 최적 기준으로 활용하였다. 비록 합리적이기는 하지만 이 방법은 유방조영술 당시 존재한 모든 유방암 환자가 1년 이내에 진단을 받고, 1년 이내에 진단 받은 모든 유방암이 유방조영술 당시에 존재했다는 가정에 기반하고 있다. 이런 방식으로 검사 결과에 따라 다른 최적 기준을 적용하는 것은 잠재적으로 편향을 발생시킬 가능성이 있으며, 이는 이번 장 마지막에 보다 자세히 설명하도록 하겠다.

예후 검사 연구에서 결과 변수는 해당 질환을 갖고 있는 환자들에서 발생하는 사건들이다; 즉, 얼마나 생존할 것인지, 어떠한 합병증이 발현되는지, 추가적으로 어떠한 치료가 필요한가 등을 포함한다. 마찬가지로, 블라인딩이 중요하며, 특히 환자를 담당하는 의사가 연구 대상 예후 인자에 근거하여 결정을 내릴 수 있을 때 더욱 그러하다. 예를 들어, Rocker 등은[6] 중환자실 사망률이 담당 간호사가 아닌 담당 의사의 예후 판단과 독립적으로 관련되어 있음을 밝혀 냈다. 이는 담당 의사가 질환의 경중 판단에 있어서 보다 숙련되어 있기 때문일 수도 있다. 그러나 간호사보다 담당 의사가 내리는 예후 판단이 생명유지장치 중단 결정에 더 큰 영향을 미치기 때문일 수도 있다. 이러한 설명 가능성들을 구별해내려면, 생명유지장치 중단에 대한 결정을 내리는(또는 규정을 만드는) 사람들보다는 담당 의사로 부터 예후 추정을 받는 것이 도움이 될 것이다.

분석

- 민감도, 특이도, 양성 및 음성 예측 값

이분형 검사의 결과를 이분형 최적 기준과 비교할 때에는 그 결과를 표 12.2처럼 2행 2열의 표로 요약할 수 있다. 민감도는 해당 질환을 갖고 있는 환자에 대하여 올바른 양성 검사 결과가 나오는 비율로서 정의된다.

또한, 특이도는 해당 질환을 갖고 있지 않은 환자에 대하여 올바른 음성 검사 결과가 나오는 비율이다. 양성 및 음성 예측 값은 검사에서 양성 및 음성 결과가 바르게 나오는 피험자의 비율을 뜻한다.

- 수신기작동특성곡선(ROC 곡선)

서열이나 연속적 결과를 내놓은 진단 검사가 많다. 이러한 경우, 양성 검사를 규정하는 한계점(cutoff point)에 따라 민감도 및 상세도 값이 몇 가지로 표현될 수 있다. 민감도와 상세도간의 손익상쇄관계(tradeoff)는 원래 전자공학에서 개발된 그래픽 기법인 수신기작동특성곡선을 이용하여 설명한다. 연구자는 몇 개의 한계점을 선정하여 각 점에서의 민감도와 상세도를 정한다. 그 다음 Y축에 민감도(진양성 비율), X축에는 1－특이도(위양성 비율)를 놓고 함수 그래프를 그린다. 쓸모 없는 검사는 좌측 하단에서 우측 상단으로 가로지르는 대각선을 따라 간다. 모든 한계점에서 진양성

표 12.2 2×2 표에 의한 이분적 검사 결과 요약

		기준			
		질병 +	질병 －	전체	
검사	양성	진양성 a	위양성 b	a+b	양성 예측값* a/(a+b)
	음성	위음성 c	진음성 d	c+d	음성 예측값* d/(c+d)
	전체	a+c	b+d		
		민감도 a/a+c	특이도 d/b+d		

* 양성 예측값과 음성 예측값은 2×2 표에 의하여 특정 질환의 유병율이 (a+c)/(a+b+c+d)인 경우에 계산된다. 그러나 질환에 이환된 대상군과 그렇지 않은 대상군이 분리되어 따로 모집된 경우에는 계산할 수 없다.

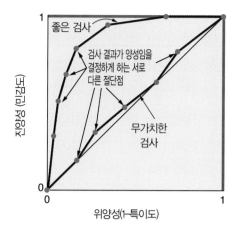

■ 그림 12.1 **훌륭한 검사 및 무가치한 검사 결과의 ROC 곡선**

비율이 위양성 비율과 같다(그림 12.1). ROC곡선 아래 부분—쓸모 없는 검사의 경우의 0.5부터 완벽한 검사에서는 1.0—은 검사의 전반적인 정확도를 단적으로 보여주며 두 개 이상 검사의 정확도를 비교할 때 유용하다.

• **우도비**(likelihood ratios)

연속적이거나 서열 결과를 내놓는 진단 검사의 정보는 민감도와 특이도 혹은 ROC 곡선을 이용하여 간단히 표현될 수 있지만, 더 좋은 방법이 있다. 우도비로 검사의 모든 정보를 이용할 수 있는 것이다. 각 검사 결과에 대한 우도비는 해당 질환을 갖고 있는 환자에게서 해당 결과가 나올 가능성을 해당 질환을 갖고 있지 않은 사람에게서 해당 결과가 나올 가능성으로 나눈 값이다.

$$우도비 = \frac{P\,(결과\mid 질환\ 있음)}{P\,(결과\mid 질환\ 없음)}$$

여기서 P는 확률(probability)을, '|'는 조건을 뜻한다. 그러므로 P(결과 | 질환 있음)은 해당 질환이 있는 조건하에 결과가 나올 확률을, P(결과 | 질환 없음)은 해당 질환이 없는 조건하에서 결과가 나올 확률을 의미하는 것이다. 우도비는 이러한 두 확률 값의 비율이다.[4]

우도비가 높을수록 검사 결과에 따라 해당 질환으로 진단을 내릴 가능성이 높은 것이다. 우도비가 100 이상이면 매우 높은 값으로 검사에서는 매우 드물다. 반면 우도비가 0에 가까울 정도로 낮으면 검사 결과가 해당 질환을 배제할 가능성이 높아진다. 우도비가 1이면 검사 결과에서 해당 질병

---

[4] 표준 임상 역학 교과서들에는 사전 정보(사전 확률)과 우도비를 사용하여 검사 결과(사후 확률)를 알고난 뒤 환자의 질병 이환률을 구할 수 있는지 자세하게 설명하고 있다. 공식은 다음과 같다.

사전 오즈비 × 우도비 = 사후 오즈비

여기서 사후 그리고 사전 오즈비로 각각의 해당되는 확률에 따라 다음과 같은 식을 도출해 낼 수 있다.

오즈 = P/1 − P

표 12.3 우도비 계산의 예 신생아에서 심각한 감염을 예측하기 위한 온혈구수(CBC)에 대한 연구 결과를 이용

백혈구수	심각한 감염		우도비
	있음	없음	
〈5,000	46 19%	347 0.52%	36
5,000–9,999	53 22%	5,103 7.6%	2.9
10,000–14,999	53 22%	16,941 25%	0.86
15,000–19,999	45 18%	21,168 31%	0.58
≥20,000	48 20%	23,818 35%	0.56
전체 합계	245 100%	67,377 100%	

의 가능성에 대한 어떠한 정보도 얻을 수 없음을 뜻한다; 1에 가까운 우도비는(예, 0.8~1.25) 유용한 정보를 거의 제공하지 못한다.

우도비 계산 예시를 표 12.3에서 설명하였다; 심각한 감염의 위험이 있는 신생아에서 온혈구수(CBC)에 대한 연구 결과를 보여준다(7). 백혈구 수 5,000개/mm³ 미만은 심각한 감염을 가진 영아들에서 다른 영아들에 비해 훨씬 흔하게 관찰되었다. 우도비 계산은 이것을 단순히 정량화하는 것이다: 감염이 있는 영아의 19%는 백혈구 수가 5,000개/mm³ 미만이었다. 이에 비해 감염이 없는 영아의 0.52%만이 백혈구 수가 5,000개/mm³ 미만이었다. 그러므로, 우도비는 19%/0.52% = 36이다.

• **절대 위험도, 위험비, 위험도 차이, 위험 비율**

예후 검사나 질환의 위험 인자에 대한 연구를 분석하는 과정은 기타 코호트 연구를 분석하는 것과 비슷하다. 예후 검사 연구 피험자를 일정 기간 동안(예를 들어 3년) 누락을 최소화하면서 추적 관찰하여, 그 결과를 절대적 위험도, 위험비, 위험도 차이로 요약 표현한다. 추적 관리가 완료되고 기간이 짧은 경우에는, 예후 검사 결과를 진단 검사 결과처럼 민감도, 특이도, 예측 값, 우도비, ROC 곡선 등을 이용하여 요약 정리할 수도 있다. 반면, 연구 피험자 별로 다양한 기간 동안 추적 관찰해야 하는 경우에는 생존-분석 기법을 이용하여 추적 관리 기간에 대해 설명하고, 위험 비율을 추정하는 것이 좋다(8).

• **순재분류개선(NRI)**

향후 질명 발생을 예측하기 위한 새로운 검사 또는 생물학적 표지자의 경우, 그 새로운 검사가 기존의 예측 모델에 추가하는 정도를 수량화하는 것이 중요하다. 이를 위한 한가지 방법은 ROC곡선 아래 면적의 증가 량을 측정하는 것이지만, 이러한 면적의 변화는 이미 잘 알려진 예측변수에 대해서도 작은 경우가 많고, 따라서 임상적 결정 및 환자에서 가능한 변화로 해석하기가 어렵다(9, 10).

보다 직접적인 방법은(치료 역치가 잘 알려진 경우 가장 유용함) 기존의 모형과 비교하여, 새로운 검사를 포함하는 임상적 예측 규칙(모형)이 환자의 위험 범주 및 치료 결정 범주를 바꾸는 정도를 조사하는 것이다. 만약 세로운 검사가 예측 정도를 향상시킨다면, 결과를 나타낸 피험자(즉, '환자군')는 위험도가 낮은 범주로 내려가기 보다는, 위험도가 더 높은 범주로 상승 이동하게 된다. 반대의 상황이 결과를 발현하지 않은 피험자(즉, '대조군')에 대해서도 성립한다: 즉, 위험도가 하향 조정된다. 순재분류개선(NRI)는 이러한 차이를 다음과 같이 수량화한다(11):

$$NRI = P(up\ case) - P(down\ case) + P(down\ control) - P(up\ control)$$

여기서 P(up case)는 새로운 표지자 모형에서 더 높은 위험도 범주로 상향 조정된 환자군의 비율을 의미하며, 다른 용어들도 이와 같은 방식으로 정의된다.

예를 들어, Shepherd 등에(12) 의하면, 전통적인 임상적 위험인자를 포함하는 기존의 모형에 mammographic fibroglandular volume 계산값(즉, 악성종양의 위험이 있는 유방 조직 양의 추산치)을 추가할 경우, 향후 유방암 또는 ductal carcinoma in situ에 대한 예측을 NRI 21%(P=0.0001)로 향상시켰다.

■ 임상적 예측 규칙을 설정하는 연구

임상적 예측 규칙(clinical prediction rules)을 설정하는 연구는 기존의 검사(또는 규칙)에 대한 연구와 다르다. 왜냐하면 이미 존재하는 검사를 평가한다기 보다는 새로운 검사를 개발하기 위해 수학적 방법을 활용하여 임성적 결정을 개선하는 것을 그 목표로 하기 때문이다.

이러한 연구의 피험자는 그 규칙을 적용할 사람들과 유사해야만 한다. 특정한 임상적 결정에 대한 가이드라인을 제공하는 경우에(예를 들어, Framingham Risk Score를 사용한 statin 치료 개시 결정), 임상적 예측 규칙이 매우 유용하다.

그러므로, 피험자는 특정한 임상적 결정을 필요로 하는 사람들이어야 하며, 특히 현재로서는 그 결정이 어렵거나 불확실한 경우이다(13). 임상적 예측 규칙 개발을 위한 많은 연구들이 단일 기관의 피험자들을 포함하지만, 다수 기관들의 데이터를 활용할 경우 일반화 가능성이 높아진다.

임상적 예측 규칙 설정을 위해 사용되는 수학적 방법은 일반적으로 다변량 기법을 포함한다; 이를 통해서 후보자 예측 변수를 선정하고, 그 값들을 조합하여 하나의 예측을 만들어낸다. 후보자 변수는 모든 알려진 그리고 가능한 예측변수를 포함해야 하며, 그 예측변수를 쉽고 믿을만하며 비용이 많이 들지 않는 방법으로 측정할 수 있어야 한다. 로지스틱 회귀분석 또는 콕스(비례 위험) 모델 등의 다변량 모델은 후보 예측변수의 결과 예측에 대한 독립적 기여도를 수량화할 수 있다. 결과와 가장 강하고 지속적으로 연관되는 예측변수를 규칙에 포함시킬 수 있고, 그 모델에서 상관 정도에 따라 다양한 예측변수 값에 점수(point)를 부여할 수 있다. 예를 들어, Wells 등은(14) 폐색전증의 40가지 잠재적 임상 예측변수에 대한 로지스틱 회귀분석을 시행하여, 단지 7가지 변수를 기반으로 하는 예측 점수를 만들어내었다(표 12.4). 이 점수는 폐색전증의

표 12.4 로지스틱 회귀 분석을 통한 임상적 예측 규칙의 예(폐색전증 예측)(14)

임상적 특징	점수
이전의 폐색전증 또는 심부정맥혈전증	+1.5
분당 심박수 〉100	+1.5
최근 수술 또는 거동불가(최근 30일 이내)	+1.5
심부정맥혈전증의 임상적 징후	+3
폐색전증 이외의 진단 가능성 희박	+3
각혈	+1
암(최근 6개월 이내 치료받음)	+1
폐색전증의 임상적 가능성 추정(15)	**전체 점수**
낮음(확률 ~1%–2%)	0–1
중간(확률 ~16%)	2–6
높음(확률 ~40%)	≥7

검사전 확률을 정하고, 추가 검사 결정을 내리며, 그 검사 결과를 해석하는 데 많이 사용되고 있다(15).

또다른 기법인 회기나무 분석은 모델링을 필요로 하지 않으며, 민감도가 높은 규칙을 만드는데 유용한 방법이다. 이는 일련의 예/아니오 질문으로 이루어진 'tree'를 만들어서, 사용자의 답변에 따라서 다양한 'branch'로 도달하게 한다. 컴퓨터 프로그램은 위양성보다 위음성에 대해 더 높은 벌점을 주도록 구성되어, 민감도를 높이도록 설계할 수 있다. 그림 12.2에서, 뇌수막염이 있는 성인들에서 세균성 뇌수막염을 예측하기 위해 사용된 이러한 'tree'의 예를 보여준다.

■ 검사 결과가 임상적 결정에 미치는 영향력에 대한 연구

검사는 정확할 수 있다. 그러나, 질환이 매우 희귀하다면 검사 결과에서 양성인 경우가 매우 드물어서 대부분의 경우 검사를 시행하는 것이 가치가 없을 수 있다. 또한 어떤 진단 검사에서는 빈번하게 양성 결과가 나오지만 병력, 신체 검사 및 다른 검사를 통해 이미 알려진 것 이외에 새로운 정보를 제공하지 못하기 때문에 의학적 결정에는 영향을 미치지 못할 수도 있다. 본 장의 연구 설계는 진단 검사의 승률과 의학적 결정에 대한 영향력을 다룬다.

연구의 유형

• **진단 승률 연구**(Diagnostic yield studies)

진단 승률 연구에서는 다음과 같은 주제들을 다룬다.

• 특정 표지를 위해 검사가 필요한 경우, 비정상 결과가 나오는 빈도는 어느 정도인가?

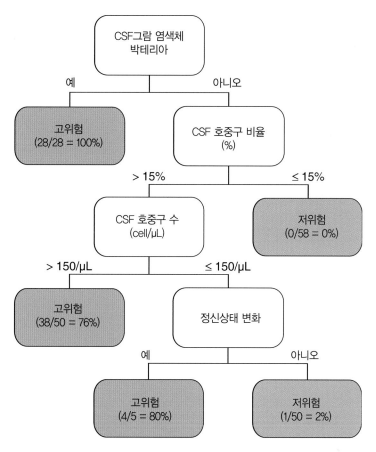

■ **그림 12.2 성인에서 세균성 수막염과 바이러스성 수막염을 구별하기 위한 회기나무기법의 예시(16).** 흰색 상자는 피험자들을 세균성 수막염의 고위험군(붉은색 상자)과 저위험군(녹색 상자)로 구분하는 기능을 한다; 각 tree의 붉은색과 녹색 'terminal branch'는 세균성 수막염의 비율을 나타낸다.[5]

- 검사 시행 시점에 이미 존재하는 다른 정보들을 이용하여 검사 결과를 예측할 수 있는가?
- 어떤 환자들의 집단에서 그 검사가 가장 큰(또는 적은) 가치를 가지는가?
- 결과가 비정상으로 나온 환자에게는 어떤 일이 생기는가? 혜택이 유해함을 넘어서는가?

진단 승률 연구는 특정 검사가 필요하다고 요구되는 환자에게서 양성 검사 결과가 나오는 비율을 산출한다. 물론, 검사 결과에서 양성이 나오는 빈도를 구하는 것만으로는 해당 검사의 시행 여부에 대한 충분 조건이 될 수 없다. 그러나, 진단 승률 연구에서 특정 검사에서 거의 매번 음성 결과가 나온다는 것을 입증하면 이는 이 결과를 위해 검사를 시행할 것인지에 대한 충분한 대답이 된다.

예를 들어, Siegel 등은(18) 설사로 입원한 환자의 대변 배양 검사(stool cultures) 승률을 연구했다.

---

5 그림의 숫자들은 유도 및 검증 데이터 집합을 포함한다.

비록 설사 환자 모두에게 대변 배양 검사를 실시한 것은 아니지만, 검사를 받은 환자가 검사를 받지 않은 환자보다 양성 배양(positive culture) 결과를 보일 가능성이 높다고 가정하는 것은 합리적으로 보인다.

전체적으로 대변 배양 검사 1,964건의 2%인 40건만이 양성을 보였다. 또한, 양성 결과가 나온 환자 중 아무도 3일 이상 입원한 997명의 환자에 해당하지 않았다. 음성 대변 배양 검사가 세균성 설사 가능성이 낮은 환자의 치료에 영향을 미칠 가능성이 낮기 때문에, 이 검사의 효용이 떨어진다. 그러므로, 연구진은 3일 이상 설사로 입원한 환자에게 대변 배양 검사를 실시하는 것은 별 효용이 없다고 결론지을 수 있었다.

- 임상적 결정에 대한 사전/사후 연구.

이 설계는 직접적으로 임상적 결정에 대한 검사 결과의 영향력을 다룬다. 일반적으로 진단 검사 결과를 받기 이전과 이후에 의료진이 행하는(혹은 행할 예정이었던) 결정을 비교한다. 예를 들어, Carrico 등은[19] 급성 하복부 통증을 호소하는 어린이 94명에 대하여 복부 초음파의 가치를 전향적으로 연구했다. 초음파 검사를 요청한 의사에게 해당 환자에 대한 추정 진단과 만약 초음파 검사를 할 수 없다면 어떻게 치료할 것인지를 미리 기록하도록 요청했다. 초음파 검사 시행 이후에 의사에게 결과를 제공하면서 다시 동일한 내용을 기록하도록 요청했다. 이를 통해 초음파 검사 정보를 통해 환자 46%의 초기 치료 계획이 수정되었음을 알아 냈다.

물론 나중에 다시 언급하겠지만, 임상적 결정 사항을 수정하는 것이 환자에게 늘 혜택이 가는 것은 아니다. 그러므로, 이렇게 설계된 연구에서 결정에 대한 영향력이 입증되면, 이는 질환의 자연 병력과 치료의 효능이 분명한 경우에 특히 유용할 것이다. 앞의 예시에서, 충수염 소아 환자에 대한 임상적 결정을 '퇴원'에서 '개복수술(laparotomy)'로 수정하거나, 또는 비특이적 복통 소아 환자에 대한 결정을 '개복수술(laparotomy)'에서 '관찰'로 바꾸는 것은 분명히 환자에게 이로운 일이다.

■ 검사의 실현가능성, 비용, 위험도에 대한 연구

진단 검사의 실제적 문제는 임상 연구의 중요한 영역이다. 결핵피부반응 검사(Tuberculosis skin test) 결과를 받은 환자들 중에서 어느 정도가 엽서를 회신할 것인가? 신생아 선별 검사에서 위양성 결과의 의학적 영향 및 부모에 끼치는 심리적 영향은 어느 정도인가? 대장 내시경 검사(colonoscopies)를 받은 사람 중 대장 천공의 합병증 발생 비율은 어느 정도인가?

설계상의 문제

검사의 실현가능성, 비용, 위험도에 대한 연구는 일반적으로 서술적이다. 검사 방법이 피검자뿐만 아니라 실시 기관 및 담당 인원에 따라 다르기 때문에 샘플링 방법이 중요하다.

가장 간단한 방법은 검사를 받는 모든 환자를 연구하는 것이다. 결핵피부반응 검사를 받은 사람들이 엽서를 회신하는 비율을 연구하는 것이 일례다. 연구 피험자가 양성 혹은 위양성 반응을 보이는 유일한 경우가 있다. 예를 들어, Bodegard 등은[20] 신생아 선별검사에서 갑상선기능저하증(hy-pothyroidism)으로 위양성 결과를 받은 영아의 가족을 연구하여 약 20%의 가족에게서 최소 6개월간 아기의 건강에 대한 우려가 지속되었음을 밝혀냈다.

위양성 결과에서뿐만 아니라, 검사 자체에 의해서도 부작용이 발생한다. 예를 들어, Rutter 등은 [21] Group Health Cooperative of Puget Sound 에 속한 환자들을 대상으로 전자 의무기록을 활용하여, 대장내시경 검사 후 30일 이내에 발생한 심각한 부작용(천공, 출혈, 급성 게실염)에 대한 후향적 코호트 연구를 시행하였다.

분석

이러한 연구들의 결과는 보통 단순한 서술적 통계 값을 이용하여 요약 표현될 수 있다. 평균, 표준편차, 중간 값, 범위, 빈도 분포 등이 이에 해당한다. 부작용의 발현등과 같은 이분적 변수의 경우에는 비율과 95%신뢰구간으로서 표현될 수 있다. 예를 들어, 앞서 언급한 Rutter 등은[21] 대장내시경 43,456 례에서 21례의 천공을 보고하였다; 환자 1,000명당 0.48, 95% 신뢰구간(1,000명당) 0.30 – 0.74.

검사의 실현가능성을 명백히 구분 짓는 경계선은 없다. 또한 부작용 위험이 수용할 수 없을 정도로 높은 검사와 그렇지 않은 것을 딱 잘라 구분하는 것도 일반적으로 어려운 일이다. 그렇기 때문에 연구의 설계 단계에서 검사의 수용 여부를 결정하는 기준을 명시하면 유용하다. 불충분한 추적 관찰 비율은? 너무 높은 합병증의 비율은? 등의 질문을 해보는 것이 필요하다.

■ 결과에 대한 검사의 영향력 연구

의학적 검사의 가치를 결정하는 가장 좋은 방법은 검사를 받은 사람이 검사를 받지 않은 사람보다 생존 기간이 길어지는 등의 더 좋은 결과를 얻을 수 있는가를 살펴보는 것이다. 무작위 실험은 이러한 결정을 내릴 때 이상적인 설계 방법이다. 그러나 진단 검사를 실험하는 경우에는 이것이 어려운 경우가 많다.

그러므로 검사의 가치는 통상 관찰 연구를 통해 구한다. 본 절에서 설명하는 설계와 본 저서의 다른 부분에서 설명하는 실험적 및 관찰적 연구 설계간의 주요 차이점은 본 절에서의 예측 변수가 치료, 위험인자, 검사 결과 등이 아닌 검사 그 자체라는 것이다.

설계

검사 그 자체로 환자의 건강에 직접적인 혜택이 주어지기란 어렵다. 검사 결과가 효과적인 예방 및 치료 개입과정으로 연결되면 환자는 이를 통해 혜택을 받는 것이다. 그러므로 검사의 결과물 연구에서 실제 연구 대상인 예측 변수는 대변잠혈검사(fecal occult blood test)등의 단순한 검사 자체가 아니라 이에 수반되는 전체 의료 과정이다(예, 비정상 결과에 따른 절차, 대장내시경 검사 등).

이러한 연구의 결과 변수는 단순히 특정 질환의 진단이나 단계가 아닌, 사망률이나 이환율(morbidity) 측정값이어야 한다. 예를 들어 전립선 암으로 선별된 남성에게서 초기 암 진단이 나올 확률이 크다는 것을 보이는 것만으로는 선별검사의 가치를 증명하지 못한다(23, 24). 암이 발견되지 않았다면, 이러한 암은 아무 문제를 일으키지 않았을 것이다.

결과물은 검사 및 치료의 타당한 부작용을 아우를 정도의 범위를 가져야 한다. 여기에는 검사의 의학적 효과뿐만 아니라 심리학적 효과도 해당될 수도 있다. 그러므로 전립선 특이 항원 선별검사가 전립선 암에 대하여 갖는 가치를 연구할 때는 암관련 이환률 및 사망률 뿐만 아니라, 치료와 관련된 발기부전(impotence) 혹은 요실금(incontinence)등을 포함해야 한다. 예상된 것보다 많은 사람이 혜택을 받으려고 검사에 응한다면(대개의 경우가 그러하다), 해당 질환이 없는 사람들에게서 나타나는 그다지 심하지 않은 부작용이 중요해질 수 있다.

왜냐하면, 이들의 빈도가 증가할 것이기 때문이다. 일부 환자에게는 음성 검사 결과가 안심되는 것이긴 하다(25). 그러나 치명적이지는 않지만 골치아픈 예방약의 부작용과 보험혜택 상실, 위양성 결과, 병자로 불리는데 대한 심리적 영향 등은 그리 자주 나타나지 않는 혜택을 넘어서는 영향력을 갖는다(24).

• 관찰적 연구

관찰적 연구는 실험 연구보다 통상적으로 신속하며, 쉽고, 비용이 덜 든다. 그러나 단점도 만만치 않아서 특히 검사를 받는 환자가 질환의 위험도 및 예후와 관련된 중요 분야에서 검사를 받지 않는 환자들과 상이할 경우 단점이 크게 부각된다. 예를 들어, 검사를 받는 사람은 건강상 부작용 결과가 나올 위험도가 낮을 수 있다. 왜냐 하면 의학 검사나 치료에 자원하는 사람은 평균보다 건강한 경향이 있기 때문이다. 이를 자발적 참여자 편향(volunteer bias)라 부른다. 반면, 검사를 받는 사람의 위험도가 더 높을 수도 있는데, 환자 자신이나 주치의가 해당 질환 및 후유증을 우려하여 검사를 시행하는 경우가 많기 때문이다. 이는 적응증에 의한 교란(confounding by indication)의 예시로서 제 9장에서 설명하였다.

검사에 대한 관찰적 연구에서 빈번하게 나타나는 또 다른 문제는 양성 결과물에 수반되는 개입 및 관리상의 변화에 대한 문서화 및 표준화의 결여이다. 검사로 말미암아 특정 상황에서의 결과물이 개선되지 않는다면 이는 비정상 결과에 따른 사후 관리가 불량했거나 환자가 계획된 개입 과정을 준수하지 않았거나, 아니면, 연구에 쓰인 특정 개입 과정이 적절하지 못했을 수 있다.

• 임상 시험

임상 시험은 진단 검사의 혜택을 평가하는 가장 엄격한 설계 방식이다. 여기서는 피험자에 대한 검사 시행 여부를 무작위로 결정한다. 그리고 그 검사 결과는 임상 진료시 지침으로 활용된다. 다양한 결과물을 측정할 수 있으며 두 집단에서의 결과물을 비교한다. 무작위 시험을 통해 교란과 선택 편향(selection bias)을 최소화하거나 제거하며, 사망률, 이환율, 비용, 만족도 등 관련된 결과물들을 측정할 수 있다. 검사 및 개입 과정을 표준화하면 다른 사람이 결과를 재현할 수 있다. 안타깝게도 진단 검사를 무작위 시험하는 것은 실현하기가 어렵다. 특히 해당 진단 검사가 이미 환자들을 대상으로 활용되고 있는 경우에는 더욱 그러하다. 보통 새로운 선별 검사처럼 건강해 보이는 사람들 대다수를 대상으로 하는 검사의 경우, 무작위 시험이 보다 실현성이 높아지고 중요성이 강조된다. 그러나 잠재적으로 가치가 있을 수 있는 검사를 미루는 것에 있어서 무작위 시험의 윤리적 문제가 대두된다. 피험자에 대한 검사 시행 여부를 무작위로 결정하지 않고, 검사 활용도를 증가시키는 개입과정에 피험자를 무작위로 배정하는 것이 이러한 윤리적 문제를 최소화하는 한 방법이다. 검사 일정 조정을 도와주거나 자주 상기시키는 것이 그 예이다. 1차 분석은 변함없이 '치료목적(intention-to-treat)' 법칙에 따라 이루어져야 한다. 즉, 개입을 받도록 무작위화된 전체 집단을 전체 비교 집단과 비교해야 하는 것이다. 그러나 이 법칙은 보수적 편향(conservative bias)을 발생시킬 수 있다; 관찰된 개입의 효능이 실제 개입의 효능보다 작게 평가되는 것이다. 이는 대조군의 일부 피험자가 검사를 받고 개입 집단의 일부 피험자는 검사를 받지 않기 때문에 발생한다. 이러한 문제는 2차 분석에서 두 집단의 검사율을 포함한후, 두 집단에서 나타나는 모든 차이점은 검사율의 차이에서 비롯된 것이라 가정함으로써 해결될 수 있다. 그 다음에 개입의 결과로서 피험자가 검사로부터 얻는 실제 혜택은 산술적으로 계산될 수 있다(8, 28).

예제 12.1　선별 검사에 대한 관찰 연구의 훌륭한 예

Selby 등은(26) Kaiser Permanent Medical Care Program에서 s자결장경검사(sigmoidoscopy) 스크리닝의 대장암 사망 위험율 감소 효과에 대한 코호트내 환자-대조군 연구를 수행했다. 대장암으로 사망한 환자와 대조군의 예전 s자결장경검사 비율을 비교하였다. 조정 교차비가 0.41로 나타나(95% 신뢰구간이 0.25부터 0.69까지), s자결장경검사가 직장(rectum)및 원위부대장(distal colon) 암 환자의 사망률을 60% 감소시켰음을 밝혀냈다.

s자결장경검사를 받은 환자가 검사를 받지 않은 환자와 중요 부분에서 차이가 있을 수 있고, 이러한 차이가 대장암으로 인한 예측 사망률에서 보이는 차이와 연관이 있을 수 있다는 점에서 잠재적인 문제가 존재한다. 이러한 잠재적인 교란을 해결하기 위하여 Selby 등은 s결장경(sigmoidoscope)이 닿지 않는 근위부대장암(proximal colon cancer)으로 인한 사망을 예방할 때 s자결장경검사의 시각적 효용성을 검토하였다. 만약 s자결장경검사를 받은 환자가 다른 이유로 인해 대장암으로 사망할 확률이 적어진다면, s자결장경검사가 이러한 암에 대해서도 보호기능을 하는 것으로 보일 것이다. 그러나 s자결장경검사는 근위부대장암 사망률에는 효과가 없었다(조정 교차비 = 0.96, 95% 신뢰구간이 0.61부터 1.50까지). 이를 통하여 교란은 원위부 대장암 사망률의 명백한 감소에 대한 원인이 아님을 제시하였다. 관심 예측변수(여기서는 근위부 대장암)과 연관되지 않는다고 기대되는 교대 종료점(alternate endpoint)를 미리 정하고, 실제로 연관성이 없음을 보여주는 것은 인과적 추론을 크게 강화한다(27).

분석

검사가 결과물에 미치는 효과에 대한 연구의 분석은 특정 설계 방식에 적합하다; 실험군-대조군 연구의 교차비, 코호트 연구 및 임상시험의 위험비(risk ratio or hazard ratio)가 이에 해당한다. 검사 과정의 결과를 100,000명 정도의 대규모 코호트에 대입하여 초기 검사의 갯수, 추적관찰 검사, 치료 집단, 치료의 부작용, 비용, 검사군과 비검사군에서 사망 등을 목록화하면 편리하게 결과를 표현할 수 있다.

■ 진단 검사 연구 설계 및 분석의 문제점

다른 임상 연구와 마찬가지로 진단 검사 연구 설계과정의 문제는 그 결과의 타당성을 위협할 수 있고, 분석 과정의 오류는 그 해석을 방해한다. 가장 흔하면서도 심각한 문제들, 그리고 이를 해결하기 위한 방법들을 아래에 정리해 놓았다.

부적절한 표본 크기

어떤 진단 검사로 측정하고자 하는 사례가 충분하다면, 표본 크기를 적절히 정하는 것이 현실적으로 가능하다. 그러나, 검사 대상 결과물이나 질환이 희귀하다면, 대규모 환자를 대상으로 검사를 시행해야 할 것이다. 예를 들어 대부분의 실험실 검사의 비용은 그리 크지 않아서, 1% 정도만 양성반응 결과를 내놓아도 그 검사를 시행할 가치가 정당화된다. 특히 심각하면서도 치료 가능한 질환을 진단하는데 도움이 된다면 더욱 그러하다. 예를 들어, Sheline과 Kehr 연구진[29]은 입원시 통상적으로 시행하는 실험실 검사를 후향적으로 검토했다.

여기에는 정신병환자 252명의 매독(syphilis) 감염 여부를 판단하기 위한 VDRL(Venereal Disease Research Laboratory) 검사도 포함되어 있었는데, 이 검사에서 이전에 매독으로 의심되지 않은 환자 1명이 파악되었다. 만약 이 환자의 정신병적 증상이 사실은 매독에 의한 것이라면, 이 진단을 내리기 위한 VDRL검사가 그 비용 $3,186 만큼의 가치를 했느냐에 대한 반박을 하기는 어렵다. 그러나 의심되지 않은 상황에서 매독이 실제로 발견될 비율이 0.4%에 근접한다고 밝혀졌다고는 하도, 이 정도 표본 크기에서는 단 한 명도 사례가 나오지 않을 가능성이 충분하다.

부적절한 배제

비율을 계산할 때, 분모에서는 유사한 피험자를 배제하지 않고 분자에서만 피험자를 빼내는 것은 부적절하다. 예를 들어, 새로운 경련(Seizure)을 일으킨 응급실환자에게 실시하는 기본 실험실 검사에 대한 연구[30]에서 136명 환자의 8%인 11명으로부터, 저혈당중(hypoglycemia)과 같이 경련의 원인이면서 동시에 교정 가능한 비정상 수치가 나왔다. 그러나 이들 11명 중 9명에 대해서는 과거 병력 및 신체 검사 내역에 의해 비정상 수치가 나왔을 것이라 의심되었다. 그러므로 연구진은 과거 병력 및 신체 검사에 근거하여 136명 중 1.5%인 2명만 의심스럽지 않은 비정상으로 보인다고 보고하였다. 그러나 분자에서 의심스러운 비정상 환자 모두를 배제했다면, 유사한 환자를 분모에서도 배제해야 한다. 그러므로 이 경우의 올바른 분모는 검사를 받은 136명 전체가 아니라, 과거 병력 및 신체 검사에 근거하여 실험실 비정상 수치를 보인다고 의심되지 않는 환자만 포함하여야 한다.

경계를 넘어서거나 판독할 수 없는 결과들(Dropping Borderline or Uninterpretable Results)

간혹 검사에서 아무런 결과도 나오지 않는 경우가 있다; 분석(assay)이 실패했거나, 피검물이 오염되었거나, 검사 결과가 양성도 음성도 아닌 애매한 영역에 존재하는 경우가 이에 해당한다. 이러한 문제들을 무시해버리는 것은 일반적으로 정당성이 떨어진다. 그러나 이에 대한 처리 방법은 연구 주제와 연구 설계 방식에 따라 다르다. 검사의 비용과 불편성에 대한 연구라면, 검사를 시도했다가 실패한 사례는 분명히 중요한 결과물이다. '진단할 수 없는(nondiagnostic)' 영상 결과가 나온 환자 또는 경계(borderline)에 속하는 결과가 나온 사례는 해당 검사에 대한 특정 결과로서 포함시켜야 한다. 결과적으로 이런 사례들은 이분형 검사(양성, 음성)를 서열적인 것으로 바꿀 수도 있다―양성, 음성, 그리고 불분명(indeterminate). 그 다음 양성, 음성뿐만 아니라 불분명 값에 대해서도 ROC곡선을 그리고 우도비를 계산할 수 있다.

증명 편향(verification bias): 단일 최적 기준의 선택적 적용.

의학적 검사 연구에서 흔히 쓰이는 샘플링 기법은(전향적으로든 후향적으로든) 진단을 위한 최적 기준을 적용하는 환자를 연구하는 것이다. 그러나 연구 대상인 그 검사가 누구에게 최적 기준을 적용할 것인지를 결정할 때에도 마찬가지로 사용되는 경우 문제가 발생한다. 예를 들어, 발목 부상으로 응급실에 찾아온 소아 환자의 골절 예측 인자에 대한 연구를 살펴보자. 이 연구에는 발목 부상으로 x-ray를 촬영한 아동만 포함된다. 발목 부종 등 특별한 징후가 있는 아동에서 xray촬영을 할 가능성이 크다면, 골절의 한 검사로소 발목 부종의 민감도 및 특이도에 영향을 줄 수 있다. 이러한 편향을 증명 편향(verification bias)이라 부르며, 부록 12B에서 수치를 이용하여 설명하였다. 연구 대상 검사를 포함하지 않도록 최적 기준 적용에 대한 엄격한 기준을 사용하여, 이러한 증명 편향을 피할 수 있다. 이러한 방법이 현실적이지 않다면, 최적 기준이 검사 결과 음성인 사람들의 무작위 표본에서 적용될 수 있는지를 추정하고 증명 편향에 대해 수정하는 것이 가능하다.

차별적 증명 편향(differential verification biases)
: 양성 및 음성 검사에 대해 서로 다른 최적기준 적용

또다른 전략은 최적기준을 적용할 수 없는 사람들에게 다른 최적 기준을 사용하는 것이다. 예를 들어, 발목 부상을 입었으나 x-ray 검사를 받지 않았던 피험자들에게 부상 몇 주 후에 전화로 연락하여 만약 별탈없이 회복되었다면, 그들을 '골절 없었음'으로 분류하여 연구에 포함시킬 수 있다. 그러나 이는 차별적 증명 편향(differential verification biases)― 이중 최적 기준 편향(double gold standard bias)이라고도 지칭― 을 일으킬 수 있다(31). 이 편향은 양성 및 음성 검사 결과가 나온 환자에게 다른 최적 기준을 적용할 때 발생한다. 이전에 예시로 든 유방조영술 연구에서(5), 유방조영술에서 양성 결과가 나온 여성에서 최적 기준으로 조직검사를 시행한 반면, 음성 결과가 나온 여성에서는 암이 확실한지 확인하기 위해 다음해에 추적관찰을 시행했다. 한가지 질환에 대하여 두 가지 다른 최적 기준을 적용하면 두 최적 기준이 서로 일치하지 않을 수 있기 때문에 문제가 발생한다. 즉, 유방조영술 양성으로 시행한 조직검사상 발견된 유방암은 유방조영술 음성으로 1년뒤 실시한 추적검사상에서 명확하지 않을 수 있다는 것이다.

또 다른 예를 들면, 소아의 장중첩증(intussusceptions) 진단을 위한 초음파 검사에 대한 연구를 들 수 있다(32). 장중첩증 진단을 위한 초음파 스캔에서 양성 결과가 나온 모든 소아를 대상으로 최적 기준인 조영 관장(contrast enema)을 시행했다. 반면, 음성 초음파 검사 결과가 나온 대다수 소아에 대해서는 응급실에서 관찰하였고, 장중첩증은 임상적으로 배제되었다. 장중첩증이 자연스럽게 호전된 경우, 두 가지 최적 기준의 결과가 상충될 수 있다: 조영관장 결과는 양성이면서 임상적 추적관찰결과는 음성인 것이다. 이 연구에서 차별적 증명 편향의 계산을 부록 12.C에서 설명하였다.

모든 피험자에게 동일한 최적 기준을 적용하여 차별적 증명 편향을 피할 수 있다. 이것이 실제적으로 어려운 경우(유방조영술 연구에서 처럼), 최대한 다른 연구들을 활용하는 노력을 통해서(예, 암 선별검사를 연구할 때, 다른 원인으로 사망한 환자를 대상으로 무증상 암의 유병률을 검사하기 위한 부검) 이러한 편향이 연구의 타당성을 위협하는 정도를 평가해야 한다.

■ 요약

1　의학적 검사의 효용성은 점차적으로 엄격해져 가는 일련의 질문에 대한 답을 찾는 설계를 통해 구할 수 있다(표 12.1). 대부분 표준적인 관찰적 설계로 검사 특성의 서술적 통계와 신뢰 구간을 구할 수 있다.

2　진단 검사 연구용 피험자 집단은 해당 검사를 임상에서 사용하리라 예상되는 집단의 질환 및 비질환 스펙트럼을 지니고 있어야 한다.

3　검사 결과를 판독하는 사람은 가능한 한 검사 대상 환자의 다른 정보에 대하여 알지 못하도록 블라인드 처리해야 한다.

4　검사에 대한 평가의 첫 단계로서 관측자내부 및 관측자간 변동성을 포함하는 검사의 재현성을 측정하는 것이 바람직하다.

5　검사의 정확도를 연구하려면 특정 환자가 연구 대상 질환이나 결과물을 갖고 있는지 여부에 대하여 판단을 내릴 수 있는 최적 기준이 필요하다.

6　진단 검사 정확도에 대한 연구 결과는 민감도, 특이도, 예측 값, ROC 곡선, 가능성 비율로 요약 표현할 수 있다. 예후 검사의 가치에 대한 연구 결과는 위험율로 요약하여 정리할 수 있다.

7　새로운 임상적 예측 규칙을 수립하기 위한 연구는 과적합 및 일반화가능성의 결핍이라는 문제점들을 동반하기 쉽다. 따라서 새로운 규칙들은 추가 모집단 표본에서 검증되어야 한다.

8　진단 검사를 연구하는 가장 엄격한 방법은 임상 시험이다. 피험자에 대한 검사 시행 여부를 무작위로 결정하고 사망률, 이환율, 비용, 삶의 질 등의 결과물을 비교한다.

9　임상시험이 윤리적이지 않거나 실행 불가능한 경우라면, 발생 가능한 편향과 교란에 대해 주의하면서 이득, 유해성, 비용 등에 대한 관찰 연구가 도움이 된다.

부록 12A
관측자간 합의도 측정하기 위한 Kappa의 계산

관측자가 2명이거나 한 명의 관측자가 두번의 측정을 반복하였을 때는 c X c 테이블을 사용할 수 있으며, c는 측정된 변수의 가능한 숫자를 의미한다. 예를 들어 피험자에 대한 심장박동 검사에서 두명의 관측자가 S4 gallop에 청취 여부를 기록하였다(표 12.A.1). 관측자간 합의를 측정하는 가장 간단한 방법은 관측 자들의 소견이 정확하게 일치하는 비율인 합의율(concordance rate)을 구하는 것이다. 합의율은 2 x 2 테이블에서 왼쪽위에 수치와 오른쪽 아래수치, 즉 대각선에 위치한 수치를 더한 값을 100으로 나누면 구할 수 있다. 본 증례에서는 관측자 1번과 2번 모두에서 gallop이 청취된 수(10)와 관측자 1과 2번 모두에서 gallop이 청취되지 않은 수(75)의 합을 100으로 나누어 ((10+75)/100=85%) 구할 수 있다.

관측 내용이 범주별로 균등하게 분포 되지 않는 경우에는(예를 들어, 이분적 검사에서 '비정상'이 50%와 크게 다른 값일 경우) 합의율을 분석하기는 어려워진다. 예를 들어 두 관측자 모두 gallop을 5명에서 청취하였으나, gallop이 청취가 된 피험자가 서로 일치하지 않은 경우에도 두 관측자의 일치도는 90%일 것이다(표 12A.2).

표 12A.1 S4 gallop에 대한 관측자간 합의도

	관측자 1: gallop +	관측자 1: gallop −	관측자 2: 계
관측자 2: gallop +	10	5	15
관측자 2: gallop −	10	75	85
관측자 1: 계	20	80	100

참고: 합의율은 관측자 1과 관측자 2에서 gallop이 있다고 보고한 것에 대한 일치도를 의미한다. 본 예에서는 (10+75)/100=85%이다.

나아가 gallop이 흔히 청취되지 않기 때문에 두 관측자 모두 gallop이 청취되지 않았다고 보고할 수 있으며, 이런 경우 그들의 일치도는 100%에 가까워진다.

이러한 경우 관측자간 합의도를 측정하는 더 좋은 방법은 kappa(*k*)을 구하는 것이다. Kappa 값은 우연 자체의 기대치 외에도 합의의 정도를 측정하며, kappa 값은 완전 불일치를 뜻하는 −1부 터 완전 일치를 뜻하는 1까지 범위를 갖는다. Kappa가 0인 경우에는 합의의 정도가 우연에 의한 것과 똑같다는 것을 의미한다. 보통 0.8 이상이면 매우 훌륭하며, 0.6~0.8 정도면 양호 하다. K는 아래 공식으로 구할 수 있다.

관측된 합의도(%) − 기대 합의도(%) / 100% − 기대 합의도(%)

기대합의도를 구하기 위해서는 우선 각 셀의 기대 비율(expected proportion)을 구하여 한다. 각 셀의 기대 비율은 셀에서 행의 피험자 비율(행 피험자 수의 합/총 피험자 수)을 열의 피험자 비율(열 피험자 수의 합/총 피험자 수)과 곱을 하여 구할 수 있다. 기대합의도는 이렇게 구해진 2셀의 기대비율을 더하여 구해진다.

예를 들어 표 12.A.1에서 간측자간 합의율(concordance rate)은 85%로 비교적 높은 편이다. 두 관측자가 우연히 일치 했을 확률과 비교한 경우에도 높은 편일까? 두 관측자의 우연 자체의 기대치(기대합의도)는 71%이다 : (15% x 20%) + (85% x 80%) = 71%. 관측된 합의도는 85%이므로, kappa(k) = (85%−71%)/(100%71%) = 0.48 간측자간 합의율(concordance rate)인 85% 보다는 인상적이지는 않지만 우연으로 인한 일치도 보다는 유의하게 높은 수치이다. 그러나, 표 12A.2를 살펴보면 간측자간 합의율(즉, 관측된 합의도)은 90%이며, 기대 합의도는 (5% x 5%) + (95% x 95%) = 90.5%이다. kappa(k) = (90%−90.5%)/(100%−90.5%) = −.05%으로 우연으로 인한 일치도보다 오히려 떨어지는 수치이다.

2가지 이상의 범주형 변수가 있을 경우 순위변수(ordinal variable)와 명목변수(nominal variable)을 구분하는 것이 중요하다. 순위변수에서 kappa를 이용할 경우 자료에 대한 평가가 완전하지 않을 수 있다. 피험자의 방사선 자료를 '정상', '의심스러운' , 그리고 '비정상'으로 분류하는 경우를 예로 들어 보자. 첫 번째 경우 제1 관측자는 '정상' 그리고 제2 관측자는 '의심스러운' 으로 분류하였고, 두 번째 경우 제1 관측자는 '정상' 그리고 제2 관측자는 '비정상'으로 분류하였다. 비록 2경우 모두 두 관측자는 서로 일치하지 않았지만 첫번재 경우가 보다 근접하게 일치하였다고 판단할 수 있다. 그러나 kappa는 위와 같이 일치하지 않는 자료에 경우 근접된 오류에 대해서 부분적인 인정을 하지(부분점수를 주지) 못하는 단점이 있으며 부분적인 일치율을 인정해주기 위해서는 weighted kappa[3]를 사용해야 한다.

[3]weighted kappa와 kappa는 비슷한 공식으로 구할 수 있다. 다른 점은 weighted kappa 에서는 관측된 합의도와 기대 합의도를 구할때 대각선에 위치한 수치가 아닌 모든 수치를 더하여 구해진다. 가중치의 방법은 여러 방법을 사용 할 수 있으나 가장 흔히 사용되는 방법은 $w_{ij}= 1− |i−j|/(c−1)$ 그리고 $w_{ij}= 1− [(i−j)/(c−1)]^2$이며 i번째 행 그리고 j번째 열에서의 가중치를 의미하고 c는 범주 갯수를 의미한다.

표 12A.2 S4 gallop이 흔하지 않다는 사실을 알 경우 두 관측자간의 합의도는 증가한다.

	관측자 1: gallop +	관측자 1: gallop −	관측자 2: 계
관측자 2: gallop +	0	5	5
관측자 2: gallop −	5	90	95
관측자 1: 계	5	95	100

참고: gallop이 흔히 청취되지 않는 사실을 두 관측자가 알고 있다면, 두 관측자가 gallop이 들린다고 일치하는 환자는 없지만, 합의율(concordance rate)을 이용할 경우 관측자간의 합의도는 90%이다.

부록 12B
검증 편중의 예: 1

발목을 다친 아이들에서 발목에 붓기가 발목 골절에 예측인자로서의 적당한지 평가를 한 두 연구를 살펴보겠다. 첫 번째 연구에서는 200명의 연속된 피험자를 표본으로 사용하였으며, 발목 붓이 유무에 상관없이 모든 아이들에서 x-ray 검사를 시행하였다. 본 연구에서는 민감도는 80% 특이도는 75%이다(표 12B.1).

두 번째 연구에서는 발목 붓기가 없는 아이들 중 절반에서만 x-ray검사를 하였다. 이에 '붓기 없음' 피험자의 수는 120명에서 60명으로 반으로 줄었으며, 그 결과 민감도는 32/40(80%)에서 32/36(89%)로 증가하였으나 특이도는 120/160(75%)에서 60/100(60%)로 떨어진 것을 볼 수 있다(표 12B.2).

표 12B.1 연속적인 피험자를 이용한 발못 붓기 여부가 발목 골절에 예측인자로에 대한 적정설 평가

	골절 +	골절 −
붓기 +	32	40
붓기 −	8	120
계	40	160

민감도 = 32/40 = 80%, 특이도 = 120/160 = 75%

표 12B.2 검증 편중: 선택적 피험자를 이용한 발못 붓기 여부가 발목 골절에 예측인자로에 대한 적정설 평가

	골절 +	골절 −
붓기 +	32	40
붓기 −	4	60
계	36	100

민감도 = 32/36 = 89%, 특이도 = 60/100 = 60%

참고: 만약 붓기가 없지만 x-ray 검사를 한 피험자들이 붓기가 없고 x-ray 검사를 하지 않은 피험자들과 피험자 특성에서 큰 차이가 없다면 검증 편중은 추정한 후 이를 수학적으로 보정할 수 있을것이다. 실제 임상에서는 x-ray 검사를 한 피험자들에서 골절이 있을 확률이 높을 것이다. 이에 본 케이스처럼 검증 편중이 민감도에 미치는 영향은 최악에 시나리오를 대변할 가능성이 높다. (만약 임상적으로 관측자가 골절이 없는 환자를 잘 예측할 수 있다면, x-ray 검사를 하지 않은 모든 아이들에게서 골절은 없었을 것이고, 나아가 민감도가 증가하는 일은 없었을 것이다. 그러나, 특이도는 여전히 낮게 측정되었을 것이다.

부록 12C
검증 편중의 예: 2

아래는 Eshed 등 (19)이 연구한 초음파를 이용한 장중첩증의 진단에 대한 연구결과이다(표 12C.1).

표 12C.1 초음파를 이용한 장중첩증의 진단

	장중첩증 +	장중첩증 −
초음파 +	37	7
초음파 −	3	104
계	40	111

민감도 = 37/40 = 93%, 특이도 = 104/111 = 94%

  초음파 검사상 장중첩증이 없다고 관측된 환자 104명중 임상적으로 경과관찰을 하였으나 관장 조영술을 받지 않은 86명에 환자를 포함하고 있었다. 이중 장중첩증이 실제로는 있었으나 자연 회복된 아이가 10% (예:9명) 있었다. 만약 모든 아이들에게서 실제로 관장 조영술을 하였을 경우에는 위 9명의 아이들은 장중첩증으로 진단이 되었을 것이고 진음성에서 위음성으로 분류가 바뀔 것이다.

표 12C.2 장중첩증이 실제로는 있었으나 자연 회복된 아이 9명이 임상적 경과관찰에 의한 진단이 아닌 초음파 검사를 통하여 진단하였을 경우 민감도 및 특이도에 미치는 영향

	장중첩증 +	장중첩증 −
초음파 +	37	7
초음파 −	3 +9 = 12	104 − 9 = 95
계	49	102

민감도 = 37/49 = 76%, 특이도 = 95/102 = 93%

  이번에는 37명의 초음파 검사상 장중첩증이 있다고 관측된 환자의 경우를 살펴보자. 앞서 말한 것 처럼 장중첩증이 실제로는 있었으나 자연 회복된 아이가 10%였다면 4명의 아이들은 진양성에서 위양성으로 분류가 바뀔 것이다.

표 12C.3 장중첩증이 실제로는 있었으나 자연 회복된 아이 4명이 초음파 검사에 의한 진단이 아닌 임상적 경과관찰을 통하여 진단하였을 경우 민감도 및 특이도에 미치는 영향

	장중첩증 +	장중첩증 −
초음파 +	37 − 4 = 33	7 + 4 =11
초음파 −	3	104
계	36	115

민감도 = 33/36 = 92%, 특이도 = 104/115 = 90%

결론적으로 장중첩증이 있었으나 자연 회복된 아이가 포함된 경우 민감도와 특이도면에서 모두 초음파를 이용한 진단이 보다 유용한 것을 알 수 있다.

■ 참고문헌

1. Bland JM, Altman DG. Statistical methods for assessing agreement between two methods of clinical measurement. Lancet 1986;1(8476):307–310.

2. Newman TB, Kohn M. Evidence-based diagnosis. New York: Cambridge University Press, 2009:10–38.

3. Tokuda Y, Miyasato H, Stein GH, et al. The degree of chills for risk of bacteremia in acute febrile illness. Am J Med 2005;118(12):1417.

4. Sawaya GF, Washington AE. Cervical cancer screening: which techniques should be used and why? Clin Obstet Gynecol 1999;42(4):922–938.

5. Smith-Bindman R, Chu P, Miglioretti DL, et al. Physician predictors of mammographic accuracy. J Natl Cancer Inst 2005;97(5):358–367.

6. Rocker G, Cook D, Sjokvist P, et al. Clinician predictions of intensive care unit mortality. Crit Care Med 2004;32(5):1149–1154.

7. Newman TB, Puopolo KM, Wi S, et al. Interpreting complete blood counts soon after birth in newborns at risk for sepsis. Pediatrics 2010;126(5):903–909.

8. Vittinghoff E, Glidden D, Shiboski S, et al. Regression methods in biostatistics: linear, logistic, survival, and repeated measures models, 2nd ed. New York: Springer, 2012.

9. Cook NR, Ridker PM. Advances in measuring the effect of individual predictors of cardiovascular risk: the role of reclassification measures. Ann Intern Med 2009;150(11):795–802.

10. Cook NR. Assessing the incremental role of novel and emerging risk factors. Curr Cardiovasc Risk Rep 2010;4(2):112–119.

11. Pencina MJ, D'Agostino RB, Sr., D'Agostino RB, Jr., et al. Evaluating the added predictive ability of a new marker: from area under the ROC curve to reclassification and beyond. Stat Med 2008;27(2):157–172; discussion 207–212.

12. Shepherd JA, Kerlikowske K, Ma L, et al. Volume of mammographic density and risk of breast cancer. Cancer Epidemiol Biomarkers Prev 2011;20(7):1473–1482.

13. Grady D, Berkowitz SA. Why is a good clinical prediction rule so hard to find? Arch Intern Med 2011;171(19):1701–1702.

14. Wells PS, Anderson DR, Rodger M, et al. Derivation of a simple clinical model to categorize patients probability of pulmonary embolism: increasing the models utility with the SimpliRED D-dimer.Thromb Haemost 2000;83(3):416–420.

15. Wells PS, Anderson DR, Rodger M, et al. Excluding pulmonary embolism at the bedside without diagnostic imaging: management of patients with suspected pulmonary embolism presenting to the emergency department by using a simple clinical model and d-dimer. Ann Intern Med 2001;135(2):98–107.

16. Tokuda Y, Koizumi M, Stein GH, et al. Identifying low-risk patients for bacterial meningitis in adult patients with acute meningitis. Intern Med 2009;48(7):537–543.

17. Laupacis A, Sekar N, Stiell IG. Clinical prediction rules. A review and suggested modifications of methodological standards. JAMA 1997;277(6):488–494.

18. Siegel DL, Edelstein PH, Nachamkin I. Inappropriate testing for diarrheal diseases in the hospital. JAMA 1990;263(7):979–982.

19. Carrico CW, Fenton LZ, Taylor GA, et al. Impact of sonography on the diagnosis and treatment of

acute lower abdominal pain in children and young adults. American Journal of Roentgenology 1999;172(2):513–516.

20. Bodegard G, Fyro K, Larsson A. Psychological reactions in 102 families with a newborn who has a falsely positive screening test for congenital hypothyroidism. Acta Paediatr Scand Suppl 1983;304:1–21.

21. Rutter CM, Johnson E, Miglioretti DL, et al. Adverse events after screening and follow-up colonoscopy. Cancer Causes Control 2012;23(2):289–296.

22. Etzioni DA, Yano EM, Rubenstein LV, et al. Measuring the quality of colorectal cancer screening: the importance of follow-up. Dis Colon Rectum 2006;49(7):1002–1010.

23. Welch HG. Should I be tested for cancer? Maybe not, and here's why. Berkeley, CA: University of California Press, 2004.

24. Welch HG, Schwartz LM, Woloshin S. Overdiagnosed: making people sick in pursuit of health. Boston, MA: Beacon Press, 2011.

25. Detsky AS. A piece of my mind. Underestimating the value of reassurance. JAMA 2012;307(10):1035–1036.

26. Selby JV, Friedman GD, Quesenberry CJ, et al. A case-control study of screening sigmoidoscopy and mortality from colorectal cancer [see comments]. N Engl J Med 1992;326(10):653–657.

27. Prasad V, Jena AB. Prespecified falsification end points: can they validate true observational associations? JAMA 2013;309(3):241–242.

28. Sheiner LB, Rubin DB. Intention-to-treat analysis and the goals of clinical trials. Clin Pharmacol Ther 1995;57(1):6–15.

29. Sheline Y, Kehr C. Cost and utility of routine admission laboratory testing for psychiatric inpatients. Gen Hosp Psychiatry 1990;12(5):329–334.

30. Turnbull TL, Vanden Hoek TL, Howes DS, et al. Utility of laboratory studies in the emergency department patient with a new-onset seizure. Ann Emerg Med 1990;19(4):373–377.

31. Newman TB, Kohn MA. Evidence-based diagnosis. New York: Cambridge University Press, 2009:101–102.

32. Eshed I, Gorenstein A, Serour F, et al. Intussusception in children: can we rely on screening sonography performed by junior residents? Pediatr Radiol 2004;34(2):134–137.

CHAPTER 13

기존 데이터를 활용한 연구

　기존에 수집된 데이터나 검체를 활용하여 연구 주제에 대한 답을 신속하고 효율적으로 찾을 수 있는 경우가 많다. 기존 데이터를 활용하는 데에는 일반적으로 세 가지 방법을 사용한다. 이차적 데이터 분석(Secondary data analysis)은 원래 데이터 수집의 목적으로 삼았던 주요 주제가 아닌 다른 연구 주제에 대하여 기존 데이터를 활용하는 것이다. 보조 연구(ancillary studies)는 한 개 이상의 측정을 연구에 추가하게 되는데, 연구참여자의 일부분을 분석해서 별개의 연구 주제에 대한 답을 찾기 위한 것인 경우가 많다. 체계적 문헌 고찰(systemic reviews)은 특정 연구 주제에 대한 이전 연구 결과 여러 개를 결합한다. 이 때, 개별적 연구의 추산치 보다는 보다 정밀도가 큰 효과의 종합 추산치(summary estimates)를 계산하는 경우가 많다. 기존 데이터를 창의적으로 활용하는 것은 제한된 자원을 가진 초보 연구자가 중요한 연구 주제에 대한 답을 얻기 시작하고, 의미 있는 연구 경험을 쌓으며, 때로는 단기간에 논문으로 발표 가능한 결과를 얻을 수 있는 신속하고 효과적인 방법이다.

■ 장점과 단점

기존 데이터 활용의 최대 장점은 신속성과 경제성이다. 많은 돈과 시간을 들여야 했을 연구 주제에 대하여 신속하고 경제적으로 답을 찾아내는 경우가 종종 있다. 예를 들어, 골절 위험인자 연구를 위해 설계되었던 전향적 코호트 연구인 Study of Osteoporotic Fractures 의 데이터베이스에서, Yaffe와 동료들은 신체 활동과 인지 기능에 대해 반복적으로 측정된 값들을 활용하여 더 많이 걷는 여성들이 덜 걷는 여성들에 비해 인지기능 저하의 위험도가 36% 더 낮음을 발견하였다(1).

　기존의 데이터 및 검체를 이용한 연구에도 단점은 있다. 연구 대상 모집단, 수집할 데이터, 수집된 데이터의 품질, 변수의 측정 및 기록 방법 등이 모두 이미 정해져 버린 것이다. 남성과 여성을 모두 포함하는 것이 아니라 남성에만 국한되는 등 이상적이지 못한 모집단에서 기존의 데이터가 수집되었을 수도 있고, 실제로 혈압을 측정하지 않고 고혈압 병력으로 이분적 병력 변수를 사용하는 것처럼 측정 방법이 연구자가 선호하지 않는 것일 수도 있다. 또한, 데이터 누락이 많고 부정확한 값이 있는 등 데이터의 품질이 열악할 수도 있다. 중요한 교란 변수나 결과물이 측정되지 않았거나 기록되지 않았을 수도 있다. 이러한 모든 인자들이 기존 데이터 활용에 있어서 주요 단점으로 작용한다. 데이터 수집 방법과 종류에 대하여 연구자가 거의 아무 힘을 쓸 수 없는 것이다.

■ 이차적 데이터 분석(Secondary Data Analysis)

이차적 데이터 분석은 의무기록, 건강보험진료비, 사망신고서, 공공 데이터베이스, 다른 많은 자료와 이전의 연구 분석을 통해 이루어질 수 있다. 이전 연구 분석(previous research studies)은 연구자가 소속된 기관이나 다른 곳에서 시행된 것으로 이차적 데이터를 풍부하게 제공할 수 있는 방법 중 하나다. 실제로 연구자가 분석하는 것보다 많은 데이터를 수집하는 연구들이 많고, 흥미로운 사항들이 발견되지 못한 채 묻히곤 한다. 이러한 데이터에 대한 접근은 해당 연구의 연구책임자(principal investigator)나 운영위원회(steering committee)가 조정한다. 그러므로 신규 연구자는 연구 질문에 관련된 측정치를 가지고 있는 다른 연구자의 연구에 대한 정보를 구해야 한다. 좋은 멘토가 초보 연구자에게 도움을 줄 수 있는 가장 중요한 분야 중의 하나가 바로 자신이 속한 기관 및 다른 기관의 관련 데이터에 대한 접근성과 지식을 제공하는 것이다. 국립보건원(NIH)의 지원을 받는 대부분의 대규모 연구는 특정 기간이 지난 후에 데이터를 공개하도록 하고 있다. 이러한 데이터는 일반적으로 인터넷을 통해 구할 수 있으며 관련 연구 주제에 대하여 방대한 양을 제공한다.

　이차적 데이터를 구할 수 있는 다른 방법은 총괄 책임자가 없이 공개된 다른 지역 및 국가 데이터를 찾는 것이다. 이러한 전산 데이터는 해당 정보를 수집한 이유만큼이나 종류가 다양하다. 특별히 언급하고 지나갈 만한 가치가 있는 몇 가지 예를 소개하겠다. 관심 분야에 맞게 독자 스스로도 찾아보기 바란다.

• 종양 레지스트리(Tumor registries)는 정부보조기관으로서 규정된 지역 안의 암 발생, 치료 및 결과물에 대하여 총량적인 통계를 수집한다. 전체 미국 인구 약 1/4의 데이터가 저장되어 있으며, 분야도 수년 내에 지속적으로 확장될 것이다. 이러한 등록 사업의 목적 중 하나는 외부 연구자들에게 데이터를 제공하기 위함이다. 사후관리, 역학, 최종결과 프로그램(SEER Program. Surveillance, Epidemiology, and End Results Program)을 통하여 모든 등록소의 결합 데이터를 구할 수 있다. 예를 들어, 유방암 진단 SEER 데이터를 이용하여 2001년에서 2003년 사이 폐경후 여성에서 에스트로겐 수용체 양성 유방암의 연간 발생률이 13% 감소하였음을 발견하였다; 이러한 경향성은 폐경후 여성에서 호르몬 치료의 감소와 상응하므로, 호르몬 치료의 중단이 유방암의 위험을 감소시켰다는 주장을 지지한다[2].

• 사망진단서 레지스트리(Death certificate registries)은 코호트의 사망률을 추적할 때 사용할 수 있다. National Death Index에는 1978년 이후 미국에서 발생한 모든 사망 사례에 대한 정보가 있다. 이를 이용하여 예전 연구 혹은 중요 예측 변수를 포함하고 있는 다른 데이터에 속한 피험자의 생사 여부를 확인할 수 있다. 관상동맥 약제 프로젝트(Coronary Drug Project)에서 관상동맥 질환(coronary disease) 환자의 혈청 콜레스테롤을 저하시키기 위해 고용량 니코틴산(nicotinic acid) 또는 위약을 투여 받았던 남성 환자들을 추적 관찰한 과정이 그 일례다. 무작위 치료 후 5년이 지나도 사망률에 큰 차이가 보이지 않았으나 National Death Index를 이용하여 9년 후 사망률을 추적했을 때에는 유효한 차이점이 드러났다[3]. 한 개인의 생사 여부는 공식적인 정보이다. 그러므로 연구 참여를 철회했을지라도 이에 대한 정보는 구할 수 있다.

이름과 생년월일, 또는 사회보장번호(social security number)를 알고 있으면 National Death Index 를 사용할 수 있다. 사망 사실에 대한 정보는 이 시스템으로 99% 완전하게 구할 수 있으며, 사망 원인을 알 수 있는 사망진단서(death certificates)등 추가적인 정보는 주정부 기록(state records)에서 얻을 수 있다. 주 및 지역 차원에서 많은 관련 기관들이 생존 통계 시스템(vital statistics systems)을 전산화하여 개인의 출생 및 사망 증명서 등의 데이터가 수집되는 즉시 기록하고 있다.

- NHANES(the National Health and Nutrition Examination Survey)는 미국 내 성인과 소아의 건강 및 영양 상태를 평가하는 일련의 설문조사이다. 이 설문은 모집단 기반 군집을 무작위 선정하여 국가를 대표하는 표본을 구하였다. 이 설문에는 자가보고 데이터(예, 인구통계적 요소, 사회경제적 수준, 식이, 건강 관련 행동들), 신체 검진, 실험실 검사, 그 외 측정값 등이 포함된다. NHANES 데이터는 질병 유병률, 위험인자, 기타 변수들에 대한 모집단 기반의 추정치를 제공한다. 예를 들어, 고관절의 골밀도가 두 차례 조사에서 측정되었다: 1988~1994년, 그리고 2005~2006년. 그 결과들은 미국 내 다양한 인종의 남성과 여성에 대한 정상 수치를 제공하고, 이를 기반으로 '골다공증'을 다음과 같이 정의할 수 있다; NHANES의 젊은 성인들의 평균 골밀도에서 2.5 표준편차 이상 감소한 경우(4). 또한 연구진은 반복 측정치를 활용하여, 골밀도가 향상되고 있으며 골다공증의 유병률이 감소하고 있다는 것을 발견하였다(5).

이차적 데이터는 특히 의학 치료의 임상적 결과와 유용성에 대한 패턴을 파악할 때 도움이 많이 된다. 이를 통해 무작위 시험에서 얻는 정보를 보완하고 실험으로 얻을 수 없는 질문에 대한 답을 구할 수 있다. 이러한 종류로서 기존에 존재하는 데이터로는 행정 및 임상 전자 데이터베이스(Medicare, Department of Veterans Affairs, Kaiser Permanente Medical Group, Duke Cardiovascular Disease Databank 등에서 개발), 그리고 등록체계(San Francisco Mammography Registry, National Registry of Myocardial Infarction)가 있다. 대부분 웹 상에서 구할 수 있는 이 정보들은 임상 시험에서 사용된 개입 과정의 희귀한 부작용을 연구하고 실제 활용도 및 효용성을 평가할 때 아주 유용하다. 예를 들어, 급성 심근경색에서 r-TPA(recombinant tissue-type plasminogen activator) 치료 후 나타나는 뇌출혈(intracranial hemorrhage)의 위험 인자를 검토하기 위하여 National Registry of Myocardial Infarction(NRMI)를 활용하였다. NRMI 데이터에는 tPA를 받은 71,073환자의 데이터가 저장되어 있었다. 이들 중 673명에게서 CT(computed tomography)나 MRI(magnetic resonance imagining)로 확진된 뇌출혈(intracranial hemorrhage)이 발생하였고, 다변량 분석(multivariate analysis)을 통해 1.5mg/kg을 초과하는 고용량 tPA를 투여하는 것이 저용량 투여에 비해 뇌출혈(intracranial hemorrhage) 발생과 유의하게 연관되어 있음을 밝혀냈다(6). 전반적으로 뇌출혈이 발생할 위험도가 1% 미만인 점을 감안하면, 이러한 결과물을 검토하기 위해 일차적 데이터를 수집하는 임상 시험을 계획했다면 규모와 소요 비용이 너무 커서 연구 실행이 불가능했을 것이다.

이러한 이차적 데이터 분석을 통해 얻을 수 있는 또 다른 장점은 효능(efficacy)와 효과(effectiveness)간의 차이를 더욱 잘 이해할 수 있다는 것이다. 무작위 임상 시험은 매우 잘 통제된 몇몇 의학적 설정 상황하에서 치료의 효능(efficacy)을 판단하는 최적기준이다. 그러나 실제 상황에서는 환자 및 치료 과정이 종종 다를 수 있다. 의사가 약을 선정하고 용량을 결정하는 과정과 환자가 치료 내용을 준수하는 과정에서 많은 변수가 발생할 수 있다. 이러한 인자들이 새로운 치료법의 효과를 실험 때 입증된 것보다 떨어뜨릴 수 있다. 실제 임상 현장에서 치료의 효과(effectiveness)를 평가하는 것은 이차적 데이터를 활용하는 연구를 통해 이루어지는 경우가 많다. 예를 들어 일차적 혈관성형술(primary angioplasty)은 임상 시험에서 혈전용해 요법(thrombolytic therapy)에 비해 급성 심근경색(MI) 환자에 대한 치료 효과가 높다고 입증된 바 있다(7). 그러나 이것은 혈관성형술의 성공률이 임상 시험에서처럼 좋을 경우에만 해당하는 사항일 수 있다. 지역 데이터에 대한 이차적 분석을 통해 일차적 혈관성형술이 혈전용해 요법에 비해 효과가 우세하지 않음이 밝혀진 것이다(8,9). 그러나, 치료에 대한 관찰 연구는 몇가지 제약이 따른다는 것을 기억해야 한다―가장 중요한 한계는 치료군과 비치료군의 특징의 차이로 인한 잠재적 교란이다. 특히 치료 효과를 연구하도록 설계되지 않은 이차적 데이터를 사용할 경우, 편향과 교란을 평가하는 것이 어렵다. 따라서 가능하다면, 지역사회 기반으로 치료의 효과를 비교하는 무작위 시험을 시행하는 것이 더 좋다.

　이차적 데이터 분석은 치료법이 임상 진료에서 어떻게 사용되는지를 기술하기 위한 가장 좋은 방법이기도 하다. 임상 시험으로서 새로운 치료법의 효능을 입증할 수는 있으나 그 치료법으로 인한 혜택은 해당 치료법이 실제 임상 의사들이 사용한 후에나 발생하게 된다. 활용도(utilization rates)를 이해하고, 지역별 차이 및 특정 모집단(노령, 소수 인종, 저소득층, 여성 등)에서의 사용을 분석하는 것은 공중 보건 면에서 시사하는 바가 크다. 예를 들어, 한 연구진은 Medicare 수혜자의 5% 무작위 표본에서 공개적으로 이용이 가능한 데이터를 활용하여, 잠재적 교란변수의 보정 후에 녹내장 진단의 유병률에 있어 지역적으로 상당히 큰 차이를 보고하였다. 이는 미국 내 일부 지역들에서 녹내장을 과하게 또는 미흡하게 진단한다는 것을 시사한다(10).

　두 가지 데이터를 결합하여 하나의 연구 주제에 대한 답을 모색할 수도 있다. 한 연구진은 군입대가 건강에 미치는 영향을 연구하기 위하여 1970년부터 1972년의 모병추첨(draft lottery)을 활용했다. 이 데이터에는 생년월일 기준으로 무작위 징병 대상을 결정하는 일차 데이터와 사망증명등록의 이차 데이터를 결합한 20세 남성 5천 2백만 명의 정보가 저장되어 있었다. 예측 변수(생년월일)는 베트남 전쟁기간 동안 군 복무 여부를 무작위 배정하는 대용물(proxy)이었다. 징병대상으로 무작위 배정된 남성들은 추후 10년간 자살 및 자동차 사고로 사망한 확률이 훨씬 높았다(11). 이 연구는 적은 비용으로 시행되었음에도, 엄청난 예산을 들여 관련 문제를 조사한 다른 연구들보다 군 복무 후 사망의 세부적 원인에 미치는 군 복무의 영향에 대하여 훨씬 편향되지 않은 결과를 보여주었다.

　개인별 데이터를 구할 수 없는 경우에, 총량적 데이터(aggregate data set)가 유용한 경우도 있다. 총량적 데이터는 개인이 아니라, 집단에 대한 정보만을 포함한다(예, 50개 주 별 자궁경부암으로 인한 사망률). 총량적 데이터를 이용하면, 위험 인자에 대한 집단 정보(지역별 담배 판매)를 결과 비율(지역별 폐암)과 비교하여 집단 간의 연관성만을 측정할 수 있다. 총량적 데이터를 기반으로 한 연관성에 대한 연구를 생태 연구(ecologic studies)라 부른다.

　총량적 데이터의 장점은 가용성이다. 반면, 연관성이 특히 교란에 취약한 것은 큰 단점이다: 집단은 여러 이유로 인해 서로 다를 수 있기 때문에, 모두가 인과관계로 연관되어 있지는 않다. 게다가, 총량적 연관성이 개별적으로도 반드시 존재한다고는 볼 수 없다. 예를 들어, 담배 판매량이 자살률이 높은 주에서 많을 수는 있다. 그러나 대다수 흡연자가 자살을 하지는 않는다. 이러한 상황을 생태적 오류(ecologic fallacy)라 부른다. 새로운 가설의 타당성을 검증하거나 새로운 가설을 수립할 때가 총량적 데이터를 가장 적절하게 활용하는 경우이다. 추후 관심 대상 결과물을 개별 데이터를 활용하는 다른 연구를 통해 모색할 수 있다.

시작하기

연구 주제를 정하고 관련 문헌을 충분히 검토하고, 선임 연구자들로부터 조언을 받은 후에, 다음 단계는 기존 데이터를 활용하여 연구 질문에 대한 답을 구할 수 있는지를 검토하는 것이다. 적절한 데이터를 검색할 때에는 선임 연구 동료들이 큰 도움을 줄 수 있다. 경험 있는 연구자는 관심 분야에 대하여 항상 업데이트 될 수 있도록 영역을 구축하고 있으며 소속기관의 것이든 외부 기관의 것이든 중요 데이터와 그것을 관리하는 책임 연구자들에 대해 알고 있다. 종종 활용할 수 있는 데이터에 맞추기 위하여 예측 변수나 결과변수의 정의를 변형하는 등 연구 주제를 약간 수정해야 하는 경우도 있다.

가장 좋은 해결책이 바로 가까이에 있을 수도 있다—바로 소속 기관의 데이터베이스이다. 예를 들어, University of California, San Francisco(UCSF)의 한 전임의는 관상동맥 질환(coronary disease)에 대한 lipoproteins의 역할에 관심을 두고 lipoprotein(a)의 수치를 낮추는 개입이 많지 않는데 그 중 하나가 에스트로겐이라는 것을 알아냈다. 관상동맥 질환 예방 호르몬 치료에 대한 대규모 임상 실험인 심장과 에스트로겐/프로게스틴 대체 연구(HERS, Heart and Estrogen/progestin Replacement Study)가 동 대학에서 관장한 것임을 알고서는, 이 전임의는 관심을 가지고 해당 연구자들을 접촉하였다. 아무도 이 lipoprotein과 호르몬 치료, 관상동맥 심장질환간의 관계를 특별히 연구하려는 계획을 갖고 있지 않았기 때문에, 이 전임의는 분석과 보고서 발표 계획을 수립하였다. HERS연구 책임자로부터 허가를 받은 후, 협력 센터 통계학자, 역학자(epidemiologists), 프로그래머들과 공동 분석 작업을 수행하여 주요 저널에 발표하였다(12).

때로 원래 연구와 거의 연관성이 없는 연구 질문에 대한 답을 구할 수도 있다. 예를 들어, UCSF 의 또 다른 전임의는 65세 이상 여성을 대상으로 자궁세포진검사(Pap tests) 스크리닝을 반복하는 것의 효용성에 대하여 의문을 가졌다. 그는 HERS실험 참여자의 평균 연령이 67세라는 것과, 등록 이전에 자궁세포진검사(Pap tests)를 받았으며 추적관찰 기간 동안 매년 자궁세포진검사 스크리닝을 시행했다는 것을 알아냈다. 자궁세포진검사 결과물을 검토하여 2년 이상 기간 동안 스크리닝 된 2,500명의 여성 중 110명에서 비정상 자궁세포진검사 결과가 나왔으며, 단 한 명만 최종적으로 추적검사에서 비정상 조직(histology)이 나왔음을 밝혀내었다. 그러므로 단 한 건만 제외하고 모든 자궁세포진검사 결과가 모두 위양성이었던 것이다(13). 이 연구 결과는 미국 예방보건특별위원회(US Preventive Services Task Force)가 권고사항을 다음과 같이 변경하는데 큰 영향을 미쳤다: 이전 결과가 정상이었던 저위험군 65세 이상 여성에 대해서는 자궁세포진검사를 실시해서는 안 된다.

때로는 과감한 시도가 필요한 때도 있다. 연구 주제에 도움이 될만한 연관성을 갖고 있는 예측 변수와 결과 변수 목록을 놓고 작업하다 보면, 이들 변수들이 포함된 데이터베이스를 찾으려 하게 된다. 일부 연구들은 허가 없이도 웹사이트를 통해 연구 데이터에 대한 무료 접근을 허용하기도 한다.

온라인상으로 데이터를 얻을 수 없다면, 예전 연구의 저자나 공공기관 담당자에게 전화 및 이메일 연락을 통해 유용한 데이터에 접근할 수 있게 되기도 한다. 연구자가 낯선 사람에게 도움을 요청하는 것을 두려워해서는 안 된다. 많은 사람들이 예상외로 협력적이어서 스스로 데이터를 제공해주거나 다른 도움이 될만한 곳을 소개해주기도 한다.

일단 연구 주제에 알맞은 데이터를 찾았다면, 다음에 도전할 사항은 그것을 사용할 수 있는 허가를 받는 것이다. 허가 요청 이메일을 작성할 때는 공식 직함과 소속 기관 도메인을 사용하고, 해당 분야에서 전문가로 알려진 멘토에게 참조하여 보내는 것이 좋다. 초보 연구자라면 초면보다는 소개받아 연락하는 것이 훨씬 효과적이므로 멘토가 해당 데이터베이스 책임 연구진과 안면이 있는지 알아본다. 통상적으로 관련 연구 주제에 대해 관심이 있고 검토하고자 하는 데이터베이스를 활용한 연구에 관련되어 있는 연구자와 공동 작업하면 훨씬 효과적일 것이다. 이러한 연구자는 해당 데이터에 접근할 수 있고, 연구 방법과 변수 측정 기법에 대하여 알려주며, 종종 소중한 동료이자 협력자가 되기도 한다. 여러 기관이 공동 작업한 연구 및 임상 실험의 결과 데이터는 일반적으로 해당 데이터에 접근하는 방법이 분명히 정해져 있어서, 여기에는 분석 및 출판 위원회의 승인을 받아야 하는 제안서의 서면 제출 등이 포함되어 있다.

연구자는 어떠한 정보가 필요한지를 분명히 하고 이를 서면으로 확실하게 요구해야 한다. 대부분의 연구들은 데이터 요청에 대한 가이드라인을 가지고 있다; 요청하는 데이터 종류, 분석 방법, 작업 완성을 위한 일정을 구체적으로 명시한다. 요구사항을 최소화하고 데이터 준비에 필요한 비용을 지불하겠다고 제안하는 것이 좋다. 만약 연구진에서 해당 데이터를 관리하고 있다면, 협력 관계를 맺는 것을 제안할 수도 있다. 데이터 공유를 위한 인센티브를 제공하는 것이기도 하지만, 이를 통해 해당 데이터에 익숙한 공동연구자를 구할 수도 있다. 누가 논문 발표 시에 주저자(first author)가 될 것인지 등의 협력 관계는 초기에 분명히 규정해놓는 것이 좋다.

■ 보조 연구(ancillary studies)

이차적 데이터에 대한 연구는 연구 주제에 필요한 데이터가 이미 존재한다는 것이 중요한 장점이다. 보조 연구에서는 기존 연구에 한 개 혹은 여러 개의 측정을 추가하여 다른 연구 주제에 대한 답을 모색한다. 예를 들어, 2,763명의 노인 여성의 관상동맥 질환 위험에 대한 호르몬 치료 효과를 연구한 HERS실험에서는, 요실금(urinary incontinence)의 빈도 및 정도에 대한 측정을 추가하였다. 별도의 비용이나 시간 투자 없이 다음에 계획된 평가에 한 페이지 분량의 설문지만 추가함으로써 요실금에 대한 호르몬 치료 효과를 연구하는 대규모 임상 시험을 수행할 수 있었다(14).

보조 연구는 이차적 데이터 분석의 많은 장점만 고스란히 가지면서 단점은 별로 없다. 둘 다 경제성 및 효율성이 뛰어난 데다가, 연구자는 연구 주제에 딱 맞는 주요 보조 측정을 첨가할 수 있는 것이다. 보조 연구는 단면조사 연구 및 실험군-대조군 연구 등 모든 유형의 연구에 추가할 수 있다. 그러나 대규모 전향적 코호트 연구와 무작위 시험이 특별히 이러한 연구에 알맞다.

보조 연구의 문제는 연구 시작 이전에 측정이 추가될 때 가장 많은 정보를 제공한다는 점과 외부인이 기획 단계의 연구를 파악하기가 어렵다는 것이다. 그러나 하나의 변수가 초기에 측정되지 못해도, 실험 중간이나 후반에 단 한번 측정으로 유용한 정보가 될 수 있다. HERS 시험 후반에 인지 기능 측정을 추가함으로써, 4년간 호르몬 치료를 받은 노인 여성들과 위약 치료를 받은 여성들의 인지 기능을 비교할 수 있었다(15).

대부분의 대규모 임상 시험 및 코호트 연구에서 저장된 혈청, DNA, 영상 등은 보조 연구를 수행할 수 있는 좋은 기회가 된다. 이러한 피검물을 대상으로 새로운 측정을 제안하는 것은 새로운 연구 주제에 대한 답을 모색하는 매우 경제적인 방법일 수 있다. 이는 특히 코호트내 환자-대조군 설계 혹은 환자-코호트 설계를 이용한 피검물의 하위집합에 대하여 측정을 할 수 있다면 더욱 비용 면에서 효율적이 된다(제 8장). 예를 들어 HERS 시험에서, 저장된 검체에 대한 유전자 분석을 시행한 코호트내 환자-대조군 연구는 호르몬 치료군에서 나타나는 과도한 혈전색전성 질환(thromboembolic events)이 factor V Leiden과의 상호작용에 의한 것이 아님을 밝혀 냈다(16).

시작하기

시간과 자원이 제한된 신규 연구자일수록 보조 연구의 기회를 열심히 찾아야 한다. 관심 대상 예측 변수나 결과 변수를 포함하는 연구 주제들을 파악하는 것부터 시작하면 좋다. 예를 들어, 골관절염(osteoarthritis) 관련 통증에 미치는 체중 감량의 효과에 대해 관심을 두고 있다면, 식습관조절, 운동, 행동 변화, 약물 치료 등으로 체중 감량 개입 과정을 연구하는 실험들을 우선 파악한다. 이러한 연구들은 연방 정부가 지원하는 연구 목록을 검색하거나 진행중인 연구를 잘 알고 있는 체중 감량 전문가와 이야기해보면 쉽게 파악할 수 있다. 보조 연구를 수립하려면, 단순히 해당 연구에 등록한 피험자들을 대상으로 관절염 증상 측정 과정을 추가하기만 하면 된다.

보조 측정의 기회가 될 만한 연구들을 파악한 다음에는 해당연구자들로부터 협력을 받아야 한다. 만약 중요한 문제에 대한 답을 구할 수 있고 본 연구 수행에 심각한 방해만 되지 않는다면, 많은 연구자들이 기왕 수립된 연구에 간단한 보조 측정을 추가하는 것을 고려해줄 것이다. 인지 기능 검사처럼 참여자의 시간이 많이 소요되거나 대장내시경검사(colonoscopy)처럼 침습적이고 불편하며, PET촬영(positron emission tomography scanning)처럼 비용이 많이 드는 측정이라면 추가를 꺼려할 것이다.

일반적으로 책임 연구자 및 적절한 연구 위원회로부터 공식 허가를 받아야 보조 연구를 추가할 수 있다. 여러 기관이 공동으로 작업하는 대규모 연구에서는 대부분 서면 신청을 하도록 절차를 정해 놓았다. 보조 연구 제안서는 보통 위원회에서 검토를 받아 승인, 거부, 수정 등이 결정된다. 보조 측정 시 비용을 요구하는 경우가 많으므로, 보조 연구자는 이러한 비용을 지불할 방법을 찾아야 한다. 물론 보조 연구 비용은 동일한 연구를 독립적으로 시행하는 것에 비하면 훨씬 적다. 또한 보조연구는 일부 유형의 NIH지원에 매우 적합하다; 측정과 분석에 대한 지원이 큰 것은 아니지만, 경력 개발을 위해서는 상당한 지원이 제공된다(제19장). 대규모 연구에서는 자체적으로 보조 연구에 대해 기금을 제공하는 시스템을 갖춘 경우도 있다. 특히 연구 주제가 중요하고 기금 제공 기관과 연관성이 있다면 더욱 그러하다. 보조 연구의 단점은 별로 없다. 만약 본 연구가 참여자들의 데이터를 수집할 예정이라면 새로운 변수를 추가할 수 있다. 하지만 이미 측정된 변수는 바꿀 수 없다. 종종 보조 연구를 위해서 연구자들 및 스폰서로부터 허가를 받아야 하거나, 측정 담당자들을 교육 시키고, 참여자들로부터 별도의 사전동의를 구해야 하는 등의 실행상 문제가 발생하기도 한다. 보조 연구를 수행하는 사람들이 본 연구 설계 및 수행과 관련되어 있지 않은 경우가 있기 때문에 분석을 위한 전체 데이터베이스에의 접근성이 떨어질 수도 있다. 보조 연구에서 비롯되는 논문의 저자를 누구로 할 것인지를 포함한 논문 준비 및 제출에 대한 제반의 문제들도 연구가 시작하기 전에 분명히 짚고 넘어가야 할 것이다.

■ 체계적 문헌 고찰(systemic reviews)

체계적 문헌 고찰(systemic reviews)은 연구 질문과 관련된 일련의 완결된 연구들을 파악하여 그 결과들을 분석함으로써 전체 연구에 대한 결론에 도달하는 것이다. 체계적 문헌 고찰이 관련 문헌 검토 작업과 다른 점은 관련 연구들을 파악하기 위하여 활용하는 접근법이 명확히 규정되어 일관적이며, 파악된 연구들의 결과를 표시하고, 필요하다면 전체적 결과를 종합한 추산치를 계산한다는 점이다. 체계적 문헌 고찰에서 활용하는 통계적 측면—종합 효과 추산치와 분산의 계산, 이질성(heterogeneity)에 대한 통계적 검증, 출판 편향에 대한 통계적 추산(statistical estimates of publication bias) 등—을 메타분석(meta-analysis)이라 부른다.

　새로 연구를 시작하는 이에게 있어서 체계적 문헌 고찰은 좋은 기회가 될 수 있다. 비록 생각보다 많은 시간과 노력이 들긴 하지만, 체계적 문헌 고찰은 대규모 재정 지원이나 기타 자원을 필요로 하지 않는다. 체계적 문헌 고찰을 훌륭하게 수행하려면 연구 주제와 관련된 문헌들에 매우 익숙해져야 한다. 특히 초보 연구자에게 있어서 발표된 연구들에 대하여 상세한 지식을 쌓는 것은 매우 중요한 일이다. 체계적 문헌 고찰을 훌륭히 수행하여 발표에 성공하면 초보 연구자가 해당 연구 주제에 대한 "전문가"로서 발돋움할 수 있다. 또한, 체계적 문헌 고찰은 여러 연구를 결합함으로써 표본 크기가 확대되었기 때문에 그 검정력이 강화되었으며, 연구들을 각각 비교하여 개별적 특성들이 고스란히 보존되어 있으므로 종종 과학 발전에 지대한 공헌을 하기도 한다. 특히 진료 지침(practice guidelines)을 개발할 때 체계적 문헌 고찰이 유용할 수 있다.

　표 13.1에 체계적 문헌 고찰이 성공하기 위한 기본 요소를 정리해 놓았다. 양질의 체계적 문헌 고찰을 수행하기 위한 방법들에 대한 정보들을 Cochrane Handbook for Systematic Review(http://handbook.cochrane.org) 에서 찾아볼 수 있다. 다른 연구 방식과 마찬가지로 체계적 문헌 고찰을 시작하기 전에 각 단계를 완료하기 위한 방법들을 프로토콜의 형식으로 작성해야 할 것이다.

연구 주제

다른 여느 연구와 마찬가지로 체계적 문헌 고찰이 성공하기 위해서는 잘 구성되고 분명한 연구 주제를 갖고, 제2장에서 설명한 통상적인 FINER 기준을 만족시켜야 한다. 실현가능성(Feasibility)은 대부분 연구 주제와 관련된 연구들이 존재하는지 여부에 달려 있다. 연구 주제에는 관심을 두고 있는

표 13.1 훌륭한 체계적 문헌 고찰의 요소

1. 명확한 연구 주제
2. 기존 연구들에 대해서 통합적이면서 편향되지 않게 파악함
3. 포함 및 제외 기준의 명시
4. 각 연구의 특성과 결과를 일관적이고 편향되지 않게 추출함
5. 각 연구의 데이터를 명확하고 일관적으로 제시
6. 모근 적합한 연구에 근거하여 효과의 종합 추산치와 신뢰 구간 계산
7. 각 연구 결과의 이질성에 대한 평가
8. 잠재적인 출판 편향에 대한 평가
9. 하위집단 및 민감도 분석

질환 및 상태, 모집단과 설정, 실험을 위한 개입 과정과 비교 치료법, 관심 결과물이 표현되어 있어야 한다. 예를 들어, 다음의 연구 질문을 살펴보자.

"급성 관상동맥 증후군(acute coronary syndrome)으로 중환자실에 입원한 환자에게 아스피린과 헤파린 정맥 주사(intravenous heparin)를 동시 투여하면 아스피린만 투여한 경우에 비하여 심근경색의 위험도 및 입원 기간 내 사망률이 줄어 드는가?"

이러한 연구 주제를 가지고 메타분석(meta-analysis)을 시행한 결과, 헤파린에 아스피린을 추가하는 것이 결과를 호전시켰다는 것을 발견하였다. 이는 유수의 의학 저널에 기재되었고 (17) 진료 방식에 중대한 영향을 주었다.

완결된 연구의 파악

체계적 문헌 고찰은 완결된 연구들에 대해서 포괄적이며 편향되지 않은 검색을 하는 과정에 기반을 둔다. 검색할 때에는 개별 연구의 결과물에 대하여 알기 이전에 명확하게 수립된 전략을 준수해야 한다. 연구가 시작되기 이전에 고찰에 포함될 연구를 파악하는 방법과 파악의 대상을 분명하게 문서화해야 한다. 검색이 MEDLINE에만 국한되어서는 안 된다 – MEDLINE에는 영문이 아닌 참고 문헌들은 목록에 포함하지 않는 경우가 있다. 따라서 연구 주제에 따라 ADISLINE, CANCERLIT, EMBASE등의 전산 데이터를 활용해야 한다. 뿐만 아니라, 관련된 연구 서록을 직접 검토하고, 이전의 문헌 고찰 내역, 및 Cochran Collaboration database의 평가를 포함하며, 전문가와도 상의해야 한다. 다른 연구자들도 동일한 검색을 재현할 수 있도록 검색 전략을 분명히 기술해놓아야 한다.

포함 및 제외 기준

체계적 문헌 고찰의 프로토콜에서는 포함 및 제외 기준에 대한 합리적 정당성이 있어야 하며, 이러한 기준들도 사전에 수립되어야 한다(표 13.2). 일단 이러한 기준이 수립되면, 2명 이상의 연구자들이 각 연구들의 포함여부를 독립적으로 검토해야 한다. 연구자들 사이에 의견의 불일치가 있을 경우에는 또 다른 검수자에 의하거나 합의를 통해 해결한다. 연구에 포함시킬 수 있을 지 여부에 대하여 결정하려면, 해당 연구의 발표일, 발표 저널, 저자, 실험 결과들에 대해 검수자를 맹검처리 하는 것

표 13.2 메타 분석을 통한 연구의 포함 및 배제 기준

기준	예시 – 오메가3 지방산과 심혈관 질환*
1. 연구가 출판된 기간	2012년 8월 이전 출판
2. 연구 설계	무작위 대조군 시험; 일차성 또는 이차성 심혈관 질환 예방을 위해 실행
3. 연구 모집단	오메가3 지방산과 대조군으로 무작위 배정된 성인들을 대상으로 함
4. 개입 또는 위험인자	오메가3 지방산 투여; 식이 또는 보충제의 형태, 모든 용량 가능, 최소한 1년동안 투여.
5. 허용 가능한 대조군	비 오메가3 지방산 식이 또는 보충제
6. 기타 연구 설계 요구사항(예, 임상시험에서 맹검, 또는 관찰연구에서 특정 잠재적 교란변수에 대한 통제)	없음
7. 수용 가능한 결과	모든 원인으로 인한 사망률, 심장사, 급사, 심근경색, 뇌졸중
8. 추적관찰 실패의 최대 허용치	언급되지 않음
9. 추적관찰 기간의 최소 허용치	언급되지 않음

* 본 예시는 오메가3 지방산이 심혈관 질환에 대한 예방효과가 없음을 보여준 메타분석 논문으로부터 발췌하였다(24).

이 좋다.

체계적 문헌 고찰 발표 시에는 고려한 연구의 목록을 정리해 놓고 특정 연구를 제외한 것에 대한 자세한 근거를 제시해야 한다. 예를 들어, 관련 연구 30개가 포함 가능한 것으로 파악되었다면 이 모두에 대하여 충분히 참고 여부를 표시하고, 제외된 연구가 있으면 각각의 이유를 제시해야 한다.

파악된 연구로부터의 데이터 수집

모든 연구에서 데이터를 수집하는 방식은 일관적이면서 편향되지 않아야 한다. 일반적으로 이 과정은 두 명 이상의 데이터 추출 전문가(abstractors)가 미리 설계된 형식을 활용하여 독립적으로 수행한다(표 13.3). 이 형식에는 파악 기준, 설계 특성, 연구에 포함된 모집단, 각 집단의 개인 수, 실험용 개입과정, 주요 결과물, 이차적 결과물, 하부 집단의 결과물들이 정의되어 있어야 한다. 데이터 추출 형식은 체계적 문헌 고찰에 포함되는 연구를 기술하는 문장, 표, 그림 형식 데이터를 모두 포함하며, 결과물을 설명하는 표 및 그림도 해당된다. 두 명의 추출 전문가가 서로 동의하지 않는 경우에는 제3의 추출 전문가의 주선에 따라 합의에 이른 절차를 따를 수 있을 것이다. 체계적 문헌 고찰 연구용으로 데이터를 추출하는 과정은 분명하게 문서화되어야 한다.

체계적 문헌 고찰에 포함할 수 있는 대상으로 파악된 연구 보고서들에 설계 특성이나 위험도 추산치, 표준 편차 등에 대한 중요 정보가 없을 수도 있다. 맹검 처리 등과 같은 주요 설계 특성이 실

표 13.3 메타분석을 위한 데이터 추출 형식에 포함되는 요소들

1. 자격 기준(해당 연구가 사전에 수립된 자격 기준에 부합되는가)

2. 설계 특성(연구 설계, 대조군, 맹검, 교란변수 통제 등)

3. 각 연구 집단 참여자의 수와 특징(인구통계학적 특성, 질환의 중증도 등)

4. 개입(임상시험의 경우), 위험인자(관찰연구의 경우)
   개입 : 용량, 치료기간 등
   관찰연구 : 위험인자의 유형과 수준 등

5. 주 결과, 이차 결과, 사전에 수립된 하위 집합의 결과

6. 포함된 연구의 품질을 평가하는 요소들(무작위, 맹검, 준수, 추적관찰 시 손실, 교란변수 통제 등)

행되지 않은 것인지 아니면 단순히 발표 보고서에만 표현되지 않은 것인지 분명히 구분하기가 어려울 수도 있다. 또한 상대적 위험도와 신뢰구간을 무작위 실험에서 얻은 열악한 데이터를 이용하여 계산해야 할 수도 있으나, 일반적으로 관찰적 연구의 조악한 데이터에 근거하여 위험도 추산치와 신뢰 구간을 계산하는 것은 받아들여지지 않는다. 왜냐 하면, 잠재적 교란 변수를 조정할 만큼 충분한 정보를 포함하고 있지 않기 때문이다. 연구 보고서에 표현되지 않은 중요 정보를 얻기 위해서는 각종 방법으로 저자에게 접촉을 시도해야 한다. 도저히 필요한 정보를 계산해내거나 구할 수 없다면, 해당 연구에서 파악된 사항들은 제외시키는 것이 일반적이다.

결과를 명확히 발표하기

체계적 문헌 고찰에는 보통 세 가지 형태의 정보가 포함된다. 첫 번째, 체계적 문헌 고찰에 포함된 연구의 중요 특성들을 표 형식으로 정리한다. 여기에는 연구의 표본 크기, 결과물 수, 추적관리 기간, 연구 대상 모집단의 특성, 연구에 활용된 기법들이 포함된다. 두 번째, 위험도 추산치, 신뢰 구간, P값 등 개별 연구의 결과값을 표나 그림 형식으로 정리한다. 마지막으로, 이질성(heterogeneity)이 심각하지 않은 경우(아래 참조), 포함된 모든 연구에서 파악된 내용에 근거한 메타분석을 통하여 민감도 및 하부집단 분석 내용뿐만 아니라 종합 추산치와 신뢰 구간을 설명한다.

종합된 효과 추산치를 통해서 메타분석의 주요 결과물을 설명하지만, 이는 개별 연구에서 추출된 정보를 기반하여야 한다. 체계적 문헌 고찰에 포함된 개별 연구의 발견 사항 및 각각의 특성은 표 및 그림으로 명확하게 정리하여 독자가 통계적 종합 추산치에만 전적으로 의존하여 의견을 구성하게 되지 않도록 해야 한다.

메타분석(Meta-Analysis): 체계적 문헌 고찰을 위한 통계적 기법

- **종합 효과 추산치**(summary effect estimate)**와 신뢰 구간**

  모든 완결 연구에 대해 파악을 끝낸 후 포함 및 제외 기준을 만족하는 것들을 추려내고 개별 연구로부터 데이터를 추출한다. 그 다음 과정으로 종합 상대적 위험도(summary relative risk), 종합 교

차비(summary odds ratio)등의 종합 추산치와 신뢰 구간을 계산할 수 있다. 종합 효과란 기본적으로 각 연구 결과물 분산의 역수로 가중 평균을 구한 효과 값이다. 종합 효과와 신뢰 구간을 계산하는 방법을 부록 13에서 설명하였다. 여러 연구로부터 가져온 평균 가중 추산치를 계산하는 세부 사항에 대해 관심이 없다고 할지라도, 적어도 다른 기법들이 서로 다른 결과를 낼 수 있다는 것을 인지하고 있어야 한다. 예를 들어 HIV의 이성간 전염(heterosexual transmission)을 예방하는 콘돔의 효과를 분석한 최근 meta-analyses에 따르면, 거의 동일한 연구들에 근거하여 계산하였는데도 전염률 감소 추정치의 범위가 80%부터 94%에 이르렀다(18,19).

• 이질성(Heterogeneity)

여러 연구의 결과를 결합하는 것은 이 연구들이 개입과정, 결과물, 통제 조건, 맹검 등 임상적으로 중요한 측면에서 상이하다면, 적절치 못한 것이 된다. 또한 개별 결과물이 현격하게 다르다면 이것들을 결합하는 것도 옳지 못한 것이다. 비록 연구에 쓰인 기법이 유사하더라 할 지라도 결과물이 상당히 다르다면 이는 개별 연구에서 뭔가 중요한 것이 다르다는 것을 의미한다. 이렇게 여러 개별 연구에서 파악된 내용에서 나타나는 변동성을 이질성(heterogeneity)라 부르며, 이러한 연구의 결과물들을 서로 이질적(heterogeneous)이라 일컫는다. 반대로 변동성이 거의 없는 경우에는 동질적(homogeneous)이라 부른다.

어떻게 연구에 쓰인 기법과 그 발견 내용들이 종합 추산치로 연결될 수 있을 정도로 유사하다고 판단할 수 있겠는가? 이를 위해서는 첫 번째, 개별 연구를 검토하여 각 연구 설계, 모집단, 개입 과정 혹은 결과물에 현격한 차이가 있는지 살펴본다. 이를 통해 개별 연구의 결과물을 검토할 수 있다. 특정 개입과정에 대하여 어떤 연구에서는 긍정적 혜택이 많다고 보고하고, 어떤 연구에서는 그 위해성이 보고된 바 있다면, 이질성이 분명히 존재하는 것이다. 때로 이질성의 존재 유무에 대해 판단하는 것이 상당히 까다로울 수 있다. 예를 들어, 한 시험에서는 특정 개입 과정으로 인해 위험도가 50% 감소하였다고 보고하고, 다른 시험에서는 30%만 감소하였다고 보고했다면, 이는 이질적인가? 이러한 문제를 해결하기 위하여 동질성을 검증하는 통계적 기법이 개발되었고, 이를 부록 13에서 설명하였다. 그러나 궁극적으로 이질서의 평가는 연구자의 판단을 요한다. 체계적 문헌 고찰을 발표할 때에는 반드시 이질성에 대한 논의와 그것이 종합 추산치에 미치는 효과를 기술해야 한다.

출판 편향의 평가(Assessment of Publication Bias)

출판 편향(Publication bias)란 발표된 연구들이 수행된 모든 연구에 대한 대표성을 지니지 못할 때 발생한다. 이는 특히 부정적인 것보다는 긍정적 결과들을 논문으로 제출할 가능성이 높기 때문이다. 출판 편향을 처리하는 방법은 크게 두 가지가 있다. 발표되지 않은 연구들을 파악하여 그 결과물을 종합 추산치에 포함시킨다. 발표되지 않은 결과물들은 연구자들에게 문의하고 초록 및 회의 발표자료, 박사 논문을 검토하여 파악해낼 수 있다. 미발표 결과물은 발표된 것과 더불어 전체 종합 추산치에 포함될 수 있다. 아니면 민감도 분석을 통해서, 이러한 미발표 결과물을 포함하는 경우 발표된 결과만으로 결정된 종합 추산치에서 크게 변화하는지 여부를 분석할 수 있다. 그러나 체계적 문헌 고찰에서 미발표 결과물을 포함하는 것은 여러 가지 면에서 문제를 일으킬 수 있다. 미발표 연구를 파악하는 것이 어려울 때가 많은 데다가 필요한 데이터를 추출하는 것은 더욱 까다로운 작업이다. 체계적 문헌 고찰용 포함 기준을 만족하는 지를 판단하거나, 기법의 품질(전문가 심사에 대한 열의를 보이지 않는 경우, 그 품질이 떨어질 수 있다)을 평가하기 위한 정보가 부족한 경우도 다반사이다. 이러한 이유들로 인해 미발표 데이터는 종종 메타분석에 포함되지 않는다.

대안으로서, 잠재적 출판 편향의 정도를 가늠하여 이 정보를 체계적 문헌 고찰의 결론을 다듬는 데 활용할 수 있다. 미발표 연구들이 발표 연구들과 결과가 다르다면 출판 편향이 존재하는 것이다. 미발표 연구들은 대부분 소규모인 경우가 많다. 대규모 연구들은 파악된 결과에 상관없이 공표되는 것이 일반적이기 때문이다. 또한 미발표 연구들은 위험 인자, 개입 과정, 결과물들 간에 아무런 연관성도 파악해내지 못한 경우도 많다. 이는 긍정적 결과를 갖는 연구들은 아무리 규모가 작아도 보통 발표하기 때문이다. 출판 편향이 존재하지 않는다면, 연구의 규모 혹은 결과물 추산치의 분산과 파악 내용간에 어떠한 연관성도 없어야 한다. 이러한 연관성의 정도를 상관계수인 Kendall's Tau를 이용하여 측정하는 경우가 많다. 연구 결과물과 표본 크기간에 연관성이 크거나 통계적으로 유효하다면, 이는 출판 편향이 존재함을 뜻한다. 출판 편향이 존재하지 않는다면 연구 표본 크기와 결과물 간의 그래프를 log 상대 위험도 등으로 도식화했을 경우 종합 효과 추산치에 가까운 지점에서 최고점을 그리는 종 모양 혹은 깔때기 모양 그림이 나올 것이다.

그림 13.1A의 깔때기 모양 그래프는 부정적 및 긍정적 결과를 갖는 소규모 연구들이 모두 발표되었기 때문에 출판 편향이 거의 존재하지 않는다는 것을 보여준다. 반면, 그림 13.1B의 그래프는 소규모, 부정적 결과 연구를 포함하는 부분의 분포가 왜곡되어 있으므로 출판 편향이 존재한다는 것을 뜻한다.

상당한 출판 편향이 존재한다는 것이 의심스럽다면, 종합 추산치를 계산하지 말고 조심스럽게 해석해야 한다. 체계적 문헌 고찰을 발표할 때에는 반드시 잠재적 출판 편향에 대한 논의와 이것이 종합 추산치에 미친 영향을 언급해야 한다.

하위집단 분석과 민감도 분석

하위집단 분석(subgroup analyses)에서는 체계적 문헌 고찰에 포함된 연구의 일부 또는 모든 하위집합의 데이터를 활용할 수 있다. 예를 들어, 폐경후 에스트로겐 치료의 자궁 내막암(endometrial cancer)에 대한 영향을 체계적 문헌 고찰로 분석했을 때, 일부 연구는 결과를 에스트로겐 투여 기간으로 표현하였다. 이러한 정보를 제공하는 연구들의 결과물에 대해 하위집단 분석을 시행하여, 투여 기간이 길수록 자궁내막암 위험도가 높은 것이 입증되었다[20].

민감도 분석(sensitivity analyses)은 메타분석의 결과가 체계적 문헌 고찰의 설계 및 특정 연구의 포함에 관련된 특정 결정사항에 대하여 얼마나 민감한지를 보여준다. 예를 들어, 체계적 문헌 고찰에서 약간 다른 설계와 기법을 활용한 연구들을 포함하기로 결정하고, 이들의 결과를 포함 여부에 상관없이 종합 결과가 유사하게 나온다면, 이것은 보다 강력한 결과가 될 것이다. 체계적 문헌 고찰에서 설계 결정의 어느 하나라도 의심스럽거나 작위적인 것이 있다면, 민감도 분석을 시행해야 한다.

메타분석은 연구 질문에 답을 제시하는 검정력을 증가시킨다; 하지만 잠재적 교란변수의 보정이

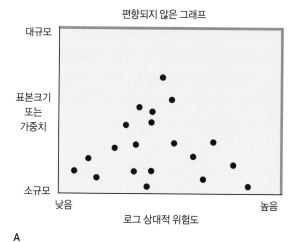

A

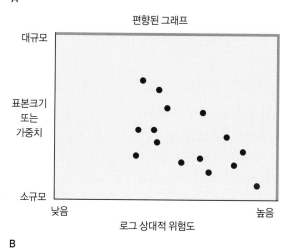

B

■ **그림 13.1 A:** 출판 편향을 시사하지 않는 깔때기 모양 그래프 다양한 범위의 표본 크기를 가진 연구들이 제시되어 있으며 소규모 연구에서 낮은 상대적 위험이 보고됨. **B:** 출판 편향을 시사하는 그래프 소규모 연구들에서 높은 상대적 위험이 보고됨.

나 개별 하위집합 분석이 가능한 개별 데이터를 포함하지 않는다. 일부 상황에서는 연관된 개별 연구로부터 개별 데이터를 수집하여, 공유 분석(pooled analysis)을 수행하는 것이 가능하다. 이 경우, 단 하나의 대규모 연구와 마찬가지로, 개별 연구로부터 모은 공유 데이터를 사용하여 교란변수를 보정하거나 하위집합 효과를 평가한다. 예를 들어, Early Breast Cancer Trialists Collaborative Group은 123개 무작위 시험에서 개별 수준 데이터를 모아서 초기 유방암에서 다양한 항암화학요법의 효능을 평가하였다(21). 그러나, 연관된 연구들에서 개별 수준 데이터를 모으는 것이 일반적으로 어렵고, 그 연구들이 하나의 데이터 집합으로 결합될 수 있을 정도로 유사한 방법으로 변수들을 측정하는 경우는 드물다.

자료의 품질이 좋을 때, 좋은 결과가 나온다(garbage in, garbage out)

체계적 문헌 고찰의 가장 큰 문제점은 품질이 열악한 개별적 연구 결과물들에 기반하여 신뢰성 있어 보이는 종합 추산치가 나올 수 있다는 것이다. 메타분석에서 다양한 연구 설계의 품질을 평가하는 몇가지 접근 방법이 있지만, 품질을 평가하는 과정은 복잡하고 문제가 발생할 소지가 많다. 포함

기준을 설정할 때에는 상대적으로 엄격한 기준을 쓰는 것이 좋다. 체계적 문헌 고찰에서 종합된 개별적 연구들이 품질 면에서 조악하다면, 아무리 조심스럽게 분석을 열심히 한다고 해도 종합 추산치가 신뢰성이 떨어지는 것을 막을 수 없다. 이러한 문제가 발생하는 특별한 사례가 관찰적 연구에 대하여 체계적 문헌 고찰을 수행할 때이다. 잠재적 교란 변수에 대하여 관찰적 연구 결과물을 조정할 수 없다면, 메타분석의 결과물 또한 조정할 수 없고 잠재적으로 교란된다.

■ 요약

이번 장에서는 기존 데이터와 검체를 창의적으로 활용하는 세가지 방법들에 대해 설명하였다. 이는 한정된 자원을 가진 초보 연구자가 가치 있는 경험을 쌓고 빠른 시일 내에 논문을 발표할 수 있는 효과적인 방법이다.

이차적 데이터 분석

1. 이차적 데이터 분석은 연구에 필요한 시간과 비용을 절감시킬 수 있다는 장점과, 연구자가 연구 모집단, 설계, 측정법에 대하여 제어할 권한이 거의 없다는 단점을 지닌다.
2. 연구자의 소속 기관에서 완료된 연구 프로젝트로부터 이차적 분석용 데이터를 얻을 수 있다. 여러 방법으로 구할 수 있는 공공 데이터베이스도 많다.
3. 대규모 지역사회에 기반한 데이터를 이용하는 것은 해당 지역 사회에서 개입 과정이 갖는 효과성(effectiveness)과 활용도(utilization)을 연구하고 희귀한 부작용을 발견하는 데 유용하다.
4. 총량적 자료에 기초한 연관성에 대한 연구를 생태학적 연구라고 한다; 이는 유용한 정보를 제공할 수 있지만, 생태학적 오류라고 불리는 특정 편향이 발생하기 쉽다.

보조 연구(ancillary studies)

1. 성공적인 보조 연구라면 추가 비용 및 노력이 거의 없이 새로운 연구 주제에 대한 답을 구할 수 있다. 이차적 데이터 분석과 마찬가지로 연구자는 설계에 대해 제어할 수 있는 권한이 없으나 몇 가지 추가적인 측정을 정할 수는 있다.
2. 관심 대상 예측 변수나 결과 변수를 포함하는 코호트 연구나 임상 시험들이 보조 연구의 좋은 기회가 될 수 있다.
3. 혈청, DNA, 영상 등이 저장되어 있다면, 이는 코호트내 환자-대조군 연구를 효율적으로 진행할 수 있는 좋은 기회가 된다.
4. 대부분의 대규모 연구에서는 외부 과학자들을 포함하는 연구자들이 보조 연구를 제안하고 수행하는 방법에 대하여 관련 정책을 문서화해 놓았다.

체계적 문헌 고찰(systemic reviews)

1. 다른 여느 연구와 마찬가지로 체계적 문헌 고찰이 성공적이기 위해서는 연구가 시작되기 이전에 프로토콜을 완벽하게 문서화해야 한다. 프로토콜에는 연구 주제, 관련 연구를 파악하는 방법, 연구에서 데이터를 추출하는 방법, 통계적 기법들이 명시되어 있어야 한다.

2. 체계적 문헌 고찰의 통계적 시각을 메타분석(meta-analysis)이라 부르며, 여기에는 종합 효과 추산치와 신뢰 구간, 이질성과 잠재적 출판 편향에 대한 평가 검증, 하부 집단 및 민감도 분석 계획이 포함된다.

3. 개별 연구 결과물의 특성들을 명확하게 표 및 그림으로 정리하여 독자가 통계적 종합 추산치에만 근거하여 판단을 내리도록 하지 않게 해야 한다.

4. 체계적 문헌 고찰의 가장 큰 문제점은 기반 연구들의 품질을 넘어서는 신뢰성을 지닌 결과물이 나올 수 없다는 것이다.

부록 13
메타분석을 위한 통계적 기법들

■ 종합 효과 및 신뢰구간

메타분석은 종합 효과 크기와 신뢰구간을 계산하는 것을 일차적인 목표로 한다. 이러한 계산을 하는 직관적인 방법은 각 연구의 상대적 위험도(효과 추산치)와 표본 크기(상대적 위험의 정확도를 반영하는 가중치)의 곱을 모두 더해준 뒤, 가중치의 합으로 나누는 것이다. 실제적인 계산에서 각 개별적 연구의 효과 추산치 분산의 역수(1/분산)가 각 연구의 가중치로 사용된다. 분산의 역수는 각 결과물의 수와 그들의 기여도를 참작한 값이기 때문에, 효과 추정치의 정밀도에 대하여 표본 크기를 사용하는 것보다 더 좋은 추정치가 된다. 가중된 평균 효과 추정치는 각 연구의 가중치(1/분산)에 log 상대적 위험(혹은 log 교차비나 위험 차이와 같은 다른 위험 추산치)을 곱하고 이들을 모두 더한 뒤, 가중치의 합으로 나누어서 계산한다. 소규모 연구는 일반적으로 분산이 크고(또한 위험 추정치의 신뢰구간이 넓음) 대규모 연구는 분산이 작게 나타난다(위험 분산의 신뢰구간이 좁음). 따라서 메타분석에서는 대규모 연구는 큰 가중치를 갖고(1/작은 분산) 소규모 연구는 적은 가중치를 갖게 된다(1/큰 분산).

종합 효과의 추산치가 통계적으로 유의미한지 결정하기 위해서는, 종합 효과 추산치의 변산(variability)이 계산되어야 한다. 종합 위험 추산치를 계산하는 공식은 다양하다(19, 20). 대부분의 경우 각 연구의 가중치 합의 역수(1/Σ weighti)를 어림잡은 값을 사용한다. 종합 추산치의 분산은 종합 추산치의 95% 신뢰구간을 계산하기 위해 사용된다(±1.963variance1/2).

■ 랜덤 효과 모형 vs. 고정 효과 모형

종합 추산치를 계산할 때 이용 가능한 다양한 통계적 접근이 있다(22,23). 어떤 통계적 방법을 쓸지 결정하는 것은 대체로 결과의 유형(상대적 위험, 위험 감소, 차이 점수 등)에 따라 결정된다. 통계적 모형과 더불어 연구자는 고정 효과 모형을 사용할지, 랜덤 효과 모형을 사용할지도 선택해야 한다. 고정 효과 모형은 단순하게 각 연구 가중치 합의 역수에 기반하여 종합 추산치의 분산을 계산한다. 반면 랜덤 효과 모형은 각 연구 결과의 변산에 비례하여 분산을 종합 효과에 더해준다. 종합 효과 추산치는 고정 효과 모형이나 랜덤 효과 모형 중 무엇을 사용하든 일반적으로 비슷하게 산출된다. 그러나 랜덤 효과 모형을 사용하는 경우에는 각 연구 결과가 상이한 정도에 따라 분산이 커지기 때문에 종합 효과의 신뢰구간이 상대적으로 커지게 되고 그에 따라 종합 결과치가 통계적으로 유의미할 확률이 적어진다. 현재 많은 저널에서는 연구자가 랜덤 효과 모형을 사용하도록 권장하는데 이에 따라 산출된 결과가 보다 "보수적"인 것으로 생각되기 때문이다. 메타분석을 할 때에는 고정 효과 모형을 사용했는지, 랜덤 효과 모형을 사용했는지를 분명하게 기술해야 한다.

단순히 랜덤 효과 모형을 사용한다고 해서 이질성의 문제를 해결할 수 있는 것은 아니다. 만약 체계적 문헌 고찰에서 분명하게 이질적인 것으로 파악된 연구들이라면 종합 추산치는 계산되어서는 안 된다.

■ 동질성의 통계적 검증

동질성의 검증은 각 연구의 결과가 같다고 가정하며(영가설) 데이터(개별 연구의 결과)가 이 가설을 기각하는지 알아보는 통계적 검증(동질성 검증)을 시행한다. 카이스퀘어 검증(chi-square test)이 흔히 사용된다(22). 데이터가 영가설을 지지한다면(P value≥0.10), 연구자는 각 연구들이 동질적이라는 것을 받아들인다. 만약 데이터가 가설을 지지하지 않는다면(P value<0.10) 영가설을 기각하고 각 연구의 결과들이 이질적이라고 가정하게 된다. 즉 연구된 모집단, 예측 변수, 결과물의 특성, 혹은 연구 결과가 의미 있는 차이가 있다는 것이다.

　모든 메타분석은 P값(P value)으로 동질성 검증을 제시해야 한다. 이러한 검증은 각 연구의 표본 크기가 작을 때에는 아주 강력한 것이 아니며 영가설을 기각하기도 어렵다. 이러한 이유에서 P값은 통상적으로 사용하는 0.05의 기준보다 다소 높은 기준이 주로 적용된다. 실제적인 이질성이 나타나는 경우에는 각 연구의 결과를 결합하여 하나의 종합 추산치를 계산하는 것은 적절치 못하다.

■ 참고문헌

1. Yaffe K, Barnes D, Nevitt M, et al. A prospective study of physical activity and cognitive decline in elderly women: women who walk. Arch Intern Med 2001;161:1703–1708.

2. Kerlikowske K, Miglioretti D, Buist D, et al. Declines in invasive breast cancer and use of postmenopausal hormone therapy in a screening mammography population. J Natl Cancer Inst. 2007;99:1335–1339.

3. Canner PL. Mortality in CDP patients during a nine-year post-treatment period. J Am Coll Cardiol 1986;8:1243–1255.

4. Looker AC, Johnston CC Jr., Wahner HW, et al. Prevalence of low femoral bone density in older U.S. women from NHANES III. J Bone Miner Res 1995;10:796–802.

5. Looker AC, Melton LJ, Harris TB, et al. Prevalence and trends in low femur bone density among older US adults: NHANES 2005–2006 compared with NHANES III. J Bone Miner Res 2010;25:64–71.

6. Gurwitz JH, Gore JM, Goldberg RJ, et al. Risk for intracranial hemorrhage after tissue plasminogen activator treatment for acute myocardial infarction. Participants in the National Registry of Myocardial Infarction 2. Ann Intern Med 1998;129:597–604.

7. Weaver WD, Simes RJ, Betriu A, et al. Comparison of primary coronary angioplasty and intravenous thrombolytic therapy for acute myocardial infarction: a quantitative review. JAMA 1997;278:2093–2098; published erratum appears in JAMA 1998;279:876.

8. Every NR, Parsons LS, Hlatky M, et al. A comparison of thrombolytic therapy with primary coronary angioplasty for acute myocardial infarction. Myocardial infarction triage and intervention investigators. N Engl J Med 1996;335:1253–1260.

9. Tiefenbrunn AJ, Chandra NC, French WJ, et al. Clinical experience with primary percutaneous transluminal coronary angioplasty compared with alteplase (recombinant tissue-type plasminogen activator) in patients with acute myocardial infarction: a report from the Second National Registry of Myocardial Infarction (NRMI-2). J Am Coll Cardiol 1998;31:1240–1245.

10. Cassard SD, Quigley HA, Gower EW, et al. Regional variations and trends in the prevalence of diagnosed glaucoma in the Medicare population. Ophthalmology 2012;119:1342–1351.

11. Hearst N, Newman TB, Hulley SB. Delayed effects of the military draft on mortality: a randomized natural experiment. N Engl J Med 1986;314:620–624.

12. Shlipak M, Simon J, Vittinghoff E, et al. Estrogen and progestin, lipoprotein (a), and the risk of recurrent coronary heart disease events after menopause. JAMA 2000;283:1845–1852.

13. Sawaya GF, Grady D, Kerlikowske K, et al. The positive predictive value of cervical smears in previously screened postmenopausal women: the Heart and Estrogen/Progestin Replacement Study (HERS). Ann Intern Med 2000;133:942–950.

14. Grady D, Brown J, Vittinghoff E, et al. Postmenopausal hormones and incontinence: the Heart and Estrogen/Progestin Replacement Study. Obstet Gynecol 2001;97:116–120.

15. Grady D, Yaffe K, Kristof M, et al. Effect of postmenopausal hormone therapy on cognitive function: the Heart and Estrogen/Progestin Replacement Study. Am J Med 2002;113:543–548.

16. Herrington DM, Vittinghoff E, Howard TD, et al. Factor V Leiden, hormone replacement therapy, and risk of venous thromboembolic events in women with coronary disease. Arterioscler Thromb Vasc Biol 2002;22:1012–1017.

17. Oler A, Whooley M, Oler J, et al. Heparin plus aspirin reduces the risk of myocardial infarction or death in patients with unstable angina. JAMA 1996;276:811–815. Chapter 13 • Research Using Existing Data 207

18. Pinkerton SD, Abramson PR. Effectiveness of condoms in preventing HIV transmission. Soc Sci Med 1997;44:1303–1312.

19. Weller S, Davis K. Condom effectiveness in reducing heterosexual HIV transmission. Cochrane Database Syst Rev 2002;(1):CD003255.

20. Grady D, Gebretsadik T, Kerlikowske K, et al. Hormone replacement therapy and endometrial cancer risk: a metaanalysis. Obstet Gynecol 1995;85:304–313.

21. Peto R, Davies C, Godwin J, et al. Comparisons between different polychemotherapy regimens for early breast cancer: meta-analyses of long-term outcome among 100,000 women in 123 randomised trials. Early Breast Cancer Trialists' Collaborative Group. Lancet 2012;379:432–441.

22. Petitti DB. Meta-analysis, decision analysis and cost effectiveness analysis: methods for quantitative synthesis in medicine, 2nd ed. New York: Oxford University Press, 2000.

23. Cooper H, Hedges LV. The handbook of research synthesis. New York: Russell Sage Foundation, 1994.

24. Rizos EC, Ntzani EE, Bika E, et al. Association between omega-3 fatty acid supplementation and risk of major cardiovascular disease events. JAMA 2012;308:1024–1033.

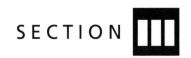

SECTION III

Implementation

실행

CHAPTER 14

윤리적 문제의 해결

사람을 대상으로 연구하는 것은 과학적 진전과 타인의 혜택에 대한 기여에 앞서서 참여자들이 위험과 불편을 감수해야 한다는 측면에서 윤리적 문제가 대두된다. 임상 연구에 참여하고 연구 기금 조성에 도움을 주는 일반 대중은 해당 연구의 엄격한 윤리 기준 준수에 대한 신뢰가 필요하다.

본 장에서는 사전동의(informed consent) 및 기관윤리심의위원회(IRB, institutional review board) 승인에 필요한 윤리적 원칙과 미국 연방 규정(federal regulation)을 살펴본다. 마지막으로는 과학적 위법행위 (scientific misconduct), 이해관계의 충돌(conflict of interest), 저술권(authorship) 등 특정 유형의 연구에서 윤리적 문제들에 대하여 논할 것이다.

■ 임상 연구 규제 법안의 역사

2차 세계대전 당시 나치당 의사들의 "연구", 미국의 수감자 대상 연구, 장기 요양소 거주자 및 기타 취약 집단을 대상으로 한 연구, Tuskegee Study(예제 14.1)등에서 나타난 남용(abuse)의 문제에 대응 하여, 임상 연구에 대한 현재 규제 법안과 지침이 만들어지기 시작했다.

예제 14.1 The Tuskegee Study

1932년, 치료받지 않은 매독의 자연 경과 및 장기적 영향을 밝혀내기 위하여, 미국 정부 기관은 Tuskegee Study를 시작하였다. 피험자들은 Alabama주 시골 지역의 가난하고 교육수준이 낮은 흑인 남성들이었으며 식사, 기본 의료, 장례 보험을 제공받았다. 연구진은 피험자들이 매독에 대한 치료를 받고 있다고 거짓말을 하였다; 예를 들면 연구 목적으로 시행된 요추 천자를 "특별한 무료 치료"라고 하는 등이었다. 2차 세계대전 동안 매독에 대한 항생제 치료가 가능해지고 이후 공중 보건 정책으로 권고되자, 연구진은 피험자들이 그러한 치료를 받지 못하도록 조치를 취하였다. Tuskegee Study에 대응하여, 1974년 미연방정부는 인체 대상 연구에 대한 규제법안을 시행하였다. 이 법안은 연방정부의 지원을 받는 인체 대상 연구에 대하여, 피험자 사전 동의 및 기관심의위원회(IRBs)의 검토를 의무화 하는 것이었다. 1997년 클린턴 대통령은 Tuskegee Study에 대하여 공식적으로 사과를 표명하였다.

■ 윤리적 원칙

Tuskegee Study를 비롯한 몇몇 연구들의 윤리적 결함으로 인해서 연구 참여자 보호를 위한 현행 규제의 시행에 영향을 주었다. 그리하여 인간 참여자를 대상으로 하는 연구에 대하여 세 가지 윤리적 원칙이 명시되었다(2). 첫째, 모든 사람은 연구 참여에 대해 스스로 결정할 수 있는 권리가 있다는 사실에 대한 인식에서 비롯된 '인간 존중의 원칙(the principle of respect for persons)'은 연구자는 연구 참여자로부터 사전의 자발적 동의를 받아야 하고, 연구 참여자는 언제든지 참여의사 철회가 가능하며, 연구자는 의사 결정 능력에 어려움이 있는 참여자를 보호해야 한다고 규정한다.

두번째, '선행의 원칙(the principle of beneficence)'에 따르면, 연구 설계는 과학적으로 탄탄한 것이어야 하며, 연구로 인한 위험은 혜택 가능성과 비교할 때 상대적으로 수용 가능한 정도여야 한다. 참여자에게 일어나는 위험에는 연구 개입과정으로 인한 신체적 위해 뿐만 아니라, 비밀유지 침해, 낙인(stigma), 차별(discrimination)등 심리 사회학적 위해도 포함되어야 한다. 예를 들어, 부작용 발생 가능성이 높은 사람을 배제하고 참여자들의 부작용 발현을 모니터링하여 연구 참여에 따른 위험을 줄일 수 있다.

셋째, '정의의 원칙(the principle of justice)'은 연구에서 비롯되는 혜택과 부담이 공정하게 배분될 것을 요구한다. 연구 주제에 적합한 다른 모집단이 있는 경우, 사회적으로 취약한 집단—저소득, 저학력, 의료혜택에 대한 접근성이 떨어지거나 의사 결정 능력의 결함 등—을 선별적으로 연구에 참여시켜서는 안된다. 접근성, 협조, 추적 관찰의 편리함 때문에 이러한 취약 집단을 대상으로 연구를 시행하는 것은 부당한 방식으로 취약 계층을 이용하는 것이다.

또한, 정의 원칙에 따라서 연구의 혜택에 대한 접근성이 균등해야 한다. 전통적으로 임상 연구는 위험한 것으로 여겨져서, 잠재적 참여자들을 혜택은 전혀 없고 해롭기만 한 개입과정으로부터 보호해야 할 실험실 쥐처럼 생각되어 왔다. 그러나 점차적으로 임상 연구 과정이 HIV감염, 암, 장기 이식 등의 분야에서 새로운 시술을 접할 수 있는 통로로 인식되기 시작했다. 치명적인 질병에 대한 획기적인 신약을 찾는 환자들은 임상 연구에 대한 접근이 더 수월해지기를 원하지, 보호 받기를 원하지는 않는다. 따라서, 소득, 의료보험, 교육 수준에 관계 없이, 그러한 접근성이 균등하게 부여되어야 한다. 어린이, 여성, 소수 인종은 임상 연구에서 그동안 충분히 표현되지 못하였고, 그 결과 임상 진료의 증거가 약하고 잠재적으로는 차선의 진료를 받아왔다고도 할 수 있다. 정의의 원칙에 따라 이러한 집단이 연구에 충분히 포함되어야 한다. NIH의 지원을 받는 연구는 반드시 어린이, 여성, 소수 인종 집단이 적절하게 대표될 수 있도록 설계하거나, 혹은 대표성이 적은 이유에 대하여 정당한 근거를 제시하여야 한다.

■ 인간 피험자 대상 연구에 대한 연방 규정

연방 규정은 연방지원을 받는 모든 연구 및 미국 식약청(FDA, Food and Drug Administration)에 신약 및 기기 승인을 위해 제출된 연구들에 적용된다. 또한, 대부분의 대학에서는 소속 연구진이 진행하는 인간 피험자 대상 연구 전체가 이 법을 지키도록 하고 있으며, 여기에는 사적으로 지원을 받거나, 다른 장소에서 진행되는 연구도 해당된다. 연방 규정에서는 인간을 "피험자 subject"라고 지칭하고 있으나, "참여자 participant"라는 용어가 일부에서 선호된다; 이는 사람이 실험 대상인 피험자라기 보다는 해당 연구의 능동적 참여자라는 것을 강조하기 위함이다.

이러한 연방 규정에서, 다음의 몇가지 정의들을 이해하는 것이 중요하다:

- 연구(research)란 "일반화시킬 수 있는 지식을 발전시키거나, 이에 기여하기 위하여 설계된 체계적 조사 과정"이다(3). 그러므로 논문으로 발표를 위함이 아닌, 개별 환자의 증상을 호전시키는 데 중점을 두는 증명되지 않은 임상 치료는 연구로 간주되지 않는다. 일부 양질의 프로젝트는 연구로 여겨질 수도 있으나, 이들 대부분은 예외적 기준을 충족하는 경우이다(이후 다시 설명할 것이다).
- 인간 피험자(human subjects)란 생명이 있는 개인으로서, 연구자가 "개입과정 혹은 개인과의 상호작용을 통해 데이터를 획득하거나" 혹은 "신원확인이 가능한(identifiable) 개인 정보를 얻는" 대상이다.
- 개인 정보(private information)에는 (1) 관찰되거나 기록되지 않으리라고 합리적으로 기대될 수 있는 정보 및 (2) (의무 기록처럼) 특정 목적을 위해 제공되고 "대중에 공개되지 않을 것을 합리적으로 기대할 수 있는" 정보를 뜻한다. 신원확인이 가능하다(identifiable)는 것은 피험자의 신상에 대하여 연구자가 쉽게 확인할 수 있거나 정보와의 연관성에 의해 피험자의 신원이 인식될 수 있음을 뜻한다.
- 연구 시작 전에 참여자와 데이터를 연결하는 key가 훼손되거나 연구자들이 그 key에 접근할 수 없다면, 암호화된 연구 데이터(coded research data)는 식별하는 것은 불가능하다.

인간 피험자를 보호에 대한 연방 규정은 인간연구보호사무국(OHRP, Office for Human Research Protections) 웹사이트에서 찾아볼 수 있다(3). 연방법에 대하여 의문이 있는 연구자는 소속 기관의 IRB와 상의해야 한다. 인간 피험자를 보호하는 연방법의 장치는 크게 두 가지로서, IRB승인과 사전동의(informed consent)가 그것이다.

기관윤리심의위원회(IRB, institutional review board) 승인

연방법에서는 인간 피험자를 대상으로 하는 연구가 IRB의 승인을 받도록 하고 있다. IRB는 연구의 윤리적 적합성을 확인하고 연구 참여자의 복지와 권리를 보호해야 한다. 비록 IRB 구성원의 대부분이 연구자이긴 하지만, IRB에는 지역 사회 구성원 및 관련 연구의 법적 윤리적 문제와 익숙한 인사가 포함되어 있어야 한다.

연구 승인 과정에서 IRB는 다음 사항에 대하여 판단하여야 한다(3).

- 참여자의 위험도가 최소화되었는가
- 예상되는 혜택 및 연구 결과물에서 기대되는 지식의 중요도와 비교할 때 위험이 합리적인 수준인가
- 참여자 선정 과정이 공정한가
- 참여자 혹은 그들의 법적 대리인으로부터 사전동의를 구하였는가
- 비밀이 적절히 보호되고 있는가(4).

IRB 체계는 분권화되어 있다. 각 지역의 IRB에서는 자체 양식, 절차, 지침을 활용하여 연방법을 실행하며, 상급 기관으로 상소(appeal)하지 않는다. 그러므로 여러 기관이 연합하여 진행하는 연구의 프로토콜이 한 기관의 IRB에서는 승인을 받았으나 다른 기관의 IRB에서는 승인을 받지 못하는 경우가 생긴다. 보통 이런 문제는 협의 및 프로토콜 수정을 통해 해결할 수 있다.

IRB는 여러 이유로 인해 비판의 대상이 되어 왔다(4, 5). 동의서 양식에는 과도하게 집착하면서 연구 설계에 대한 고려는 부족할 수 있다. 연구의 과학적 성과에 대한 검토는 보통 IRB의 능력 밖의 것으로 여겨져 자금 지원 기관이 이를 맡아 왔다. 비록 IRB가 모든 프로토콜 개정안과 부작용 발생에 대하여 감시해야 하지만, 승인된 프로토콜을 준수하며 연구가 진행되고 있는지를 확인하지 않는 것이 보통이다. 연구 참여자를 보호하는 임무를 수행하기엔 자원과 능력이 부족한 것이다. 이러한 이유로 인해 연방법과 IRB의 승인은 연구가 지켜야 할 최소한의 윤리적 기준으로 감안되어야 한다. 무엇보다도 연구자의 판단과 특성이 연구의 윤리적 적합성을 지키는 가장 근본적인 요소인 것이다.

IRB 검토 제외 대상

• 설문조사, 상담(interview), 신원확인이 불가능한 기존 검체 및 기록에 대한 이차 분석의 경우 IRB의 검토에서 면제된다(표 14.1). 이러한 연구들에는 위험성이 적고, 대부분의 사람들이 동의를 표시할 것이며, 각 피험자로부터 동의를 구하는 작업으로 인해 연구의 비용 및 난이도가 터무니없이 증가한다는 것이 이러한 예외 사항에 대한 윤리적 정당화 사유이다. 그러나, 대다수의 IRB는 면제 자격을 심사하기 위하여, 연구자에게 이러한 프로젝트에 대한 일부 정보를 제출하도록 요구한다.

• 위원회 전체의 승인이 필요치 않고, 단독 검토자가 간소화된 검토 과정을 진행할 수 있는 연구도 있다(표 14.2). 인간연구보호사무국(Office for Human Research Protections) 웹사이트는 간소화 검토에 적합한 연구 유형 목록을 공표하고 있다(6). 표 14.2에서 표현되었듯이, 참여자에 대한 최소한의 위험(minimal risk to participants)이라는 개념은 연방법에서 중요한 의미를 갖는다. 최소한의 위험이란 "일반적인 신체 및 심리 검사 실행 과정에서 혹은 일상적 생활에서 처할 수 있는" 것으로 정의된다. 위험의 크기와 가능성을 모두 고려해야 한다. IRB는 특정 프로젝트가 최소한의 위험을 가진 것으로 고려될 수 있는 지에 대하여 판단을 내려야 한다.

표 14.1 IRB 심사 면제대상 연구

1. 대중의 행동에 대한 조사, 면담 및 관찰의 경우. 단 다음과 같은 사항은 면제대상에 포함되지 않는다.
   • 피험자의 신원이 직접적이거나 식별자(identifier)를 통하여 확인이 가능한 경우
   • 피험자의 반응 공개 시 그들이 법적 책임, 명예 훼손, 재정적 상태, 고용 자격 등에 대하여 위험에 처할 수 있는 경우
2. 기존의 기록, 데이터, 피검물 등을 대상으로 연구하는 경우
   • 표본이 존재하며 공식적으로 이용 가능한 경우
   • 직접적으로 또는 식별자를 통해서도 피험자의 신원이 확인되지 않도록 연구자에 의하여 기록된 정보. 암호화된 데이터라도 암호가 풀릴 수 있는 것이라면 신원 확인이 가능한 데이터로 간주함.
3. 표준적인 교육적 관례의 연구

> **표 14.2 IRB의 신속 심사 대상 연구**
>
> 1. 연구 시술의 위험도가 매우 낮은 경우:
>   - 정맥채혈, 타액 및 객담 채취, 피부 및 점막의 면봉 채취 등을 통한 검체 수집
>   - 임상 진료시 흔히 사용되는 비침습적 시술을 통한 검체 수집(예, 심전도, MRI). 참여자가 방사선에 노출되는 X-ray 검사는 정식 IRB 심사를 필요로 한다.
>   - 임상진료 목적으로 수집되었거나 수집될 데이터, 기록, 검체 등을 통한 연구
>   - IRB 심사 면제 대상인 아닌 설문조사 또는 면담을 이용한 연구
>
> 2. 이전에 승인된 연구 프로토콜에서 약간의 변화만 있는 경우
>
> 3. 데이터 분석 또는 장기간 추적관찰을 제외하고는 IRB 승인이 완료된 연구의 개정

자발적 사전 동의(informed and voluntary consent)

연구자는 연구 참여자들에게 충분히 정보를 제공한 후 자발적 사전 동의를 받아야 한다.

참여자에게 정보 공개

연방 규정에 따라서 연구자는 잠재적 참여자에게 다음과 같은 몇가지 사안에 대해 설명하여야 한다:

- **연구 프로젝트의 특성**

  연구 참여자 후보에게 진행중인 연구와 연구의 목적, 참여자 모집 방법에 대하여 분명하게 설명해야 한다. 실제적인 연구 가설은 언급할 필요 없다.

- **연구 절차**

  참여자는 연구 프로젝트 과정에서 어떤 일을 해야 하는지에 대하여 알아야 한다. 실제적으로 어느 정도의 시간이 필요할 지 알아야 하는 것이다. 표준 치료법이 아닌 경우, 그렇지 않다는 것을 알려주어야 한다. 연구에 참여하지 않고 구할 수 있는 대안적 치료 과정에 대해서도 협의되어야 한다. 만약 연구에 블라인딩이나 무작위화 과정이 포함되어 있다면, 이러한 개념에 대하여 참여자가 이해할 수 있는 용어로 설명해야 한다. 상담이나 설문조사 연구에서는 참여자가 관련 주제에 관하여 미리 인지할 수 있어야 한다.

- **연구의 위험 및 잠재적 혜택, 연구 참여에 대한 대안**

  평이한 용어로 의학적, 심리 사회적, 경제적 위해와 혜택에 관해 설명되어야 한다. 또한, 참여자 후보는 연구에 참여하지 않는 대안적 방안에 대해서도 설명을 받아야 한다. 예를 들어 임상 실험에서 계획된 개입 과정을 연구에 참여하지 않고도 외부에서 받을 수 있다는 것이 이에 해당할 것이다. 종종 참여자에게 제공되는 정보에서 위험성이 축소되고 혜택이 부풀려지는 것에 대하여 우려가 표시된 바 있다(7). 예를 들어, 신약 연구를 참여자에게 혜택을 주는 것으로 묘사하는 경우가 있다. 그러나 예비 조사 결과를 이용하여 아무리 멋지게 포장한다고 해도, 대부분의 신규 개입 과정은 기존 표준 치료에 비해 우월한 효과를 보이지 않는다. 종종 참여자들이 개입 과정을 "치료로 착각(therapeutic misconception)"하게 되어 연구의 개입 과정이 개인적 혜택을 주기 위해 설계된

것으로 착각하는 경우가 있다(8). 연구자는 연구 대상 약제가 표준 치료법보다 효과가 높다고 알려진 것은 아닌지 분명히 하고 신약이 심각한 위해를 유발할 수 있다는 명백히 밝혀야 한다.

동의서 양식

사전동의 과정—연구자와 피험자간 토론—을 문서화하기 위하여, 대개의 경우 서면 동의서 양식이 필요하다. 동의서 양식에는 앞서 설명한 필요한 정보가 모두 포함되어야 한다. 아니면 보다 간결한 양식을 쓸 수도 있는데, 여기에서는 고지된 동의에 필요한 요소들이 구두로 전달되었음이 언급되어 있어야 한다. 간결한 양식을 쓰는 경우 구두 설명 과정을 입증할 증인이 있어야 하며, 그 증인은 참여자와 함께 간결한 동의 양식에 서명해야 한다.

IRB는 통상적으로 연구자들에게 활용을 권장하는 동의서 양식 샘플을 제공하고 있다. IRB는 연방 규정에서 요구되는 것보다 더 많은 정보를 공개할 것을 요구할 수도 있다.

공개된 정보에 대한 참여자의 이해

연구 참여자는 연구의 목적 및 특정 프로토콜의 위험과 절차에 관해 심각하게 오해하고 있는 것이 보통이다(9). 참여자와의 협의 과정 및 동의서 양식에서 연구자는 어려운 전문 용어나 복잡한 문장을 쓰지 않아야 한다. IRB는 실제로 참여자 후보가 관련 정보를 이해했는지 여부보다는 동의 양식 자체에 과도하게 집착하는 것으로 인해 비난을 받아 왔다(9). 연구자의 이해도를 높이는 방법에는 여러 가지가 있다. 연구진 일원이나 중립적 교육자가 연구 참여자와 일대일로 상담하는 시간을 늘이고, 동의 양식을 단순화하며, Q&A 형식을 활용하고, 여러 번의 내원 과정에서 정보를 제공하며, 설명 자료 및 영상물을 활용하는 것이 이에 해당한다(10). 위험도가 높거나 논란의 여지가 있는 연구에서는 공개된 정보에 대한 참여자의 이해도를 평가하고, 연구의 핵심 사항에 대한 질문에 참여자가 정확히 대답하였음을 문서화하는 방안을 고려해야 한다(11, 12).

동의의 자발성(voluntary nature of consent)

동의가 윤리적으로 유효하기 위해서는 정보를 제공받는 것 만큼이나 그 자발성이 중요하다. 연구진은 강요나 부당한 영향력이 가해질 가능성을 최소화해야 한다. 참여자에게 과도한 보상을 제공하거나, 학생들을 연구 참여자로 등록하는 것이 부당한 영향력을 가하는 예시이다. 부당한 영향력은 윤리적으로 문제의 소지가 많다. 왜냐하면, 참여자들이 연구 프로젝트의 위험성에 대해 과소 평가하거나 참여를 거부하는 것이 매우 난처한 상황일 수 있기 때문이다. 참여자는 연구에 대한 참여를 거부해도 전혀 자신의 치료에 악영향이 끼쳐지지 않으며 언제라도 프로젝트 참여를 철회할 수 있다는 것에 대하여 충분히 인지하고 있어야 한다.

사전동의(informed consent)의 예외

모든 참여자의 사전동의가 필요한 경우에 연구 수행이 어렵거나 불가능한 일부 과학적으로 중요한 연구들이 존재한다.

신원확인이 불가능한 기존 검체 및 데이터를 이용한 연구

예제 14.2   신생아 혈액 검체를 이용한 연구

출생 직후 신생아에서 유전질환 선별검사를 위하여, 발꿈치에서 소량의 혈액을 여과지에 채취한다. 미국 내 대부분의 주에서, 이러한 필수 선별검사를 위해서는 부모의 동의를 필요로 하지 않는다. 따라서 이러한 검체는 전체 신생아 모집단을 대표한다. 임상 선별검사 후 남은 검체는 다양한 연구에서 매우 유용하게 사용되었다— 출생시 결함 및 조산의 유전적 원인, 임신중 환경적 노출, 유전–환경 상호작용 등.

신원확인이 불가능한 기존 검체를 사용하는 연구에 대해서는 사전동의 및 IRB 심사가 필요 없다 (표 14.1). 그러나 대다수의 IRB는 연구자가 해당 연구에 대해 보고하도록 규정하고 있다. 논문에 연구를 대부분의 저널에 제출할 때, 저자는 해당 프로토콜에 대한 IRB 승인 여부 또는 심사가 불필요하다는 IRB의 결정을 명시해야 한다.

사전동의 면제(waiver)

일부 가치있는 연구 프로젝트는 신원확인이 가능한 기존의 정보 및 검체를 요구한다. 이런 연구들의 경우, IRB 심사 면제 대상에 속하지는 않지만 사전동의 면제 대상이 될 수 있다.

예제 14.2   신생아 혈액 검체를 이용한 연구   (이어서)

특정 화학물질에 대한 산모의 환경적 노출과 저체중 출산, 미숙아, 주산기 사망 사이의 연관성을 연구하기 위하여, 연구진은 신원확인이 가능한 신생아 혈액 검체를 사용하고자 한다. 연구진은 출생 증명서, 사망 증명서, 병원 의무기록 등을 통해서 해당 검체를 식별할 수 있다. 연관성 확인을 위한 적절한 검정력을 획득하기 위해서는 상당히 많은 수의 어린이가 필요하므로, 그 어린이의 부모 또는 법적 보호자로부터 동의를 얻는 것은 현실적으로 불가능하다.

연방 규정에 따라서, 표 14.3의 모든 조건이 적용된다면 IRB는 사전동의 면제를 부여할 수 있다. 대부분의 IRB는 산모의 환경적 노출에 대한 상기 연구에 대해서 사전동의를 면제해 줄 것이다.

표 14.3 사전동의 면제를 받을 수 있는 연구

1. 참여자에게 최소한의 위험만을 가하는 연구; 그리고:

2. 면제 또는 변경이 참여자의 권리 및 복지에 부정적 영향을 주지 않을 것으로 판단되는 경우; 그리고

3. 면제 없이는 연구가 사실상 수행될 수 없는 경우; 그리고

4. 피험자가 필요한 경우 언제든지 관련 추가 정보를 연구 참여 후에도 제공받는 경우. 이 조항은 속임 (deception)을 활용하는 일부 연구를 허용한다; 예를 들어, 연구 주제를 드러내면 연구의 타당성이 침해되는 경우이다.

사전동의 면제에 대한 이론적 근거

일부 과학적으로 중요한 연구는 위험도가 매우 낮아서, 동의서를 얻는 과정은 연구 참여자 보호를 위한 역할은 거의 없이 연구자의 부담만을 가중시킬 수 있다. 기존의 자료와 검체를 활용한 연구로부터 얻은 지식은 모든 환자에게 혜택을 주었다. 그러한 혜택을 받은 사람들이 타인에게 도움을 주기 위하여 위험도가 매우 낮은 연구에 참여해야 한다는 것은 상호성(reciprocity)의 관점에서 공정하다고 볼 수 있다.

사전동의 면제에 대한 반박

연방 규정이 신원확인이 불가능한 신생아 혈액 검체를 부모의 동의없이 연구에 사용하도록 승인한다고 할지라도, 대중의 반대가 상당하다.

예제 14.2　신생아 혈액 검체를 이용한 연구　　　　　　　　　　　(이어서)

부모의 동의 또는 연구참여 거부의 기회 없이, 불특정 연구를 위한 검체를 저장하는 것에 대해서 몇개 주의 부모들이 반대하였고, 2개 주에서는 법적 소송을 제기하였다. 원고(소송을 제기한 부모들)은 신생아 선별검사를 위한 혈액 채취에 대해 이의를 제기하지는 않았으나, 신원확인이 불가능한 검체라 할지라도 개인정보와 자율성의 침해에 대한 우려를 해결하지 못했다고 주장하며 이의 사용을 반대하였다.

　이러한 연구에 대한 반대는 신생아 선별검사의 임상적 활용을 저해할 가능성이 있으므로, 점차적으로 많은 주에서 주단위 선별검사 프로그램에서 수집된 신생아 검체의 연구 목적 사용에 동의하지 않을(opt out) 기회를 부모들에게 허용하고 있는 추세이다. 이와 같이 부모의 의견에 대해 주의를 기울이는 것은 연방 연구 규정에서 요구하는 사항을 넘어선 것이다. 그러므로, 연구에서 법적으로 허용되는 것이 항상 윤리적으로 받아들여지는 것은 아니며, 이는 민감한 연구 사항에 대해서는 특히 그러하다.

의사결정 능력이 부족한 참여자(participants who lack decision-making capacity)

참여자가 사전동의를 승인할 수 있는 능력이 없다면, 해당 참여자의 법적 대리인의 동의를 구해야 한다(소아의 경우 부모 또는 법적 보호자). 또한, 프로토콜에서 해당 연구 주제가 의사결정 능력을 가진 집단을 대상으로 수행될 수는 없는지를 재차 고려하여 확인해야 한다.

위험의 최소화

연구자는 연구 프로젝트에서 발생할 수 있는 위험을 예상하고 그것을 감소시킬 필요가 있다. 예를 들어, 측정할 때 부작용에 매우 취약한 사람을 파악하여 배제하는 과정을 포함하거나, 심각한 부작용이 발생한 경우 파악 및 대처 방법에 대하여 교육을 실시할 수도 있다. 위험도 최소화에서 중요한 것은 피험자의 비밀 보호 의무가 계속 지켜져야 한다는 것이다.

비밀 보호(confidentiality)

비밀이 지켜지지 않았을 경우, 낙인(stigma)이나 차별의 문제가 발생할 수 있다. 이는 특히 연구에서 정신 질환, 알코올 중독, 성 관련 문제등과 같이 민감한 주제를 다룰 경우 더욱 그러하다. 비밀 보호 전략으로는 연구 데이터를 암호화하고, 보안이 철저한 곳에 데이터를 보관하며, 피험자의 신원을 파악할 수 있는 코드를 잘 보호하거나 파괴하고, 신원 확인 코드에 대한 접근권을 제한하는 것 등이 포함된다. 그러나, 연구자는 비밀보호의 자격조건에 해당되지 않는 사안에 대해서는 예외를 두어야 한다. 연구 기록이 감사를 받거나 법정 소환을 받는 경우, 또는 신원이 파악되는 질환이 법적으로 보고되어야 하는 경우에는(아동학대, 특정 감염병, 심각한 폭력의 위협), 비밀이 지켜지지 않을 수 있다. 이러한 상황에 대한 정보가 예측될 수 있는 프로젝트에서는, 프로토콜에서 현장 직원의 대처 방법에 대하여 명시하고 참여자에게 이러한 계획에 대해 인지시켜야 한다.

공중위생사무국(Public Health Service)로부터 비밀보호 인증(certificate)을 획득하면, 법정 소송 과정에서 요구되는 소환에 대해 손을 쓸 수가 있다(13). 비밀 보호 인증을 받으면 법정 소환 및 법정 명령에 의해 요구를 받더라도 신원을 파악할 수 있는 연구 자료를 밝히지 않을 수 있다. 그러나, 이러한 비밀보호 인증은 법원 판결에서 광범위하게 검증된 것은 아니고, 자금 보조 기관이나 FDA에 의한 감사에는 적용되지 않으며, 또한 아동 및 노인 학대, 가정 폭력, 특정 유행성 질병 등의 정보를 연구자가 자발적으로 보고하는 것을 금지하는 것은 아니다.

HIPAA 건강 개인정보 보호 규정(HIPAA Health Privacy Rule)

건강 보험 양도 및 책임에 관한 법안(Health Insurance Portability and Accountability Act)의 약자를 따서 HIPAA로 널리 알려져 있는 연방 건강 개인정보 보호 규정(Health Privacy Rule)은 개인 식별이 가능한 건강 정보를 보호한다. 이 규정에 따르면, 연구 프로젝트에서 보호 대상 건강 정보를 활용하기 위해서는 참여자로부터 반드시 승인 서명을 받도록 하고 있다(14). IRB의 요구 사항인 사전동의에 추가해서, 이러한 HIPPA 승인 양식이 요구된다. 연구를 위해 보호 대상 정보를 활용할 때마다 승인을 받아야 한다; 앞으로의 연구를 위한 일반적 동의서는 허용되지 않는다. 개인정보를 식별할 수 없는 데이터 또는 기타 특수 상황에서는 승인이 필요하지 않다. 개인정보 보호 규정(Privacy Rule)에 대한 질문 및 인간 피험자 보호에 대한 연방 규정(Federal Regulations on Protection of Human Subjects)과의 차이점에 대해서는 소속 기관의 IRB에 문의하여야 한다.

■ 별도의 보호가 필요한 연구 참여자

일부 참여자는 "연구에서 윤리적으로 부적절한 방식으로 활용될 위험이 높을" 수 있다; 이는 자발적 사전동의 과정에서의 어려움 또는 부작용에 대한 취약성에 기인한다.

취약성의 유형(types of vulnerability)

다양한 취약성을 파악하면 그 유형에 맞게 안전 장치를 만들 수 있다.

인지 및 소통 기능 장애(cognitive or communicative impairments)

인지나 소통 기능 장애 환자는 연구 관련 정보와 위험성 및 혜택을 이해하는 데 어려움이 있다.

주도권(power)의 차이

수감자나 요양기관 거주자처럼 수용시설에 거주하는 사람은 연구 참여에 대하여 압력을 받을 수 있고, 자신들의 일상 생활을 통제하는 사람에게 결정을 위임할 수 있다. 수용시설 거주자들은 연구 참여를 거부 시 관리자들이 보복을 가하거나, 일상 생활상 어려움이 발생하지 않을지에 대해 두려워 할 수 있다.

　또한 연구 프로젝트의 연구자가 참여자의 주치의라면, 참여자가 연구 참여를 거부하는 것이 어려워질 수 있다. 참여를 거부할 경우, 주치의가 자신의 치료 과정에 대해 흥미를 잃을까 우려하게 되는 것이다. 마찬가지로, 학생과 수련의 또한 자신의 교수나 상사가 시행하는 연구에 참여해야 한다는 압력을 받을 수 있다.

사회적 및 경제적 약자

치료에 대한 접근성이 떨어지고 사회경제적 지위가 낮은 사람의 경우, 금전적 보상이나 의료를 위해 연구에 참여할 수 있다. 위험성이 용납할 수 없을 정도라고 판단할지라도, 수입이 더 높아진다면 연구에 참여하려 할 것이다. 교육 정도가 낮거나 건강에 대한 정보가 부족한 경우, 참여자들이 연구 관련 정보를 이해하는 것도 어려울 뿐만 아니라 다른 사람들로부터 영향을 받기 쉽다.

취약한 참여자에 대한 보호

취약한 참여자를 포함하는 연구에 대한 연방 규정은 'federal Office for Human Research Protection' 웹사이트에서 찾아볼 수 있다(3).

소아에 대한 연구

연구자는 부모의 동의뿐만 아니라, 발달 면에서 적절한 경우 연구 대상 소아의 동의도 받아야 한다. 최소한의 수준 이상의 위험을 내포하는 소아대상 연구는 다음의 경우에만 허용된다:

- 아동에게 직접적인 혜택이 기대되는 경우, 또는
- 최소한의 위험에 대한 증가분이 미세하고, 연구에서 해당 아동의 장애 및 질환에 관해 일반화 가능성이 있는 매우 중요한 지식을 구할 가능성이 높은 경우

수감자를 대상으로 하는 연구

수감자는 연구 참여에 대해 자유롭게 거부 의사를 밝히지 못할 수 있으며 금전적 보상, 생활 조건, 가석방 심사 등의 이유로 인해 부적절한 영향을 받을 수 있다. 연방법에서는 보다 엄격한 IRB의 심사와 보건사회복지부(Department of Health and Human Services)의 승인을 받아 진행할 수 있는 연구의 유형을 제한하고 있다.

임산부, 태아(fetuses), 배아(embryos)를 대상으로 하는 연구

태아에게 직접적인 혜택을 제공할 가능성이 없는 연구의 경우, "연구의 목적이 여타 다른 수단에 의해서는 얻을 수 없는 중요한 생의학 지식의 발전"인 경우에만 허용된다. 대상 태아에게만 직접적인 혜택을 제공하는 연구는 산모와 아버지 모두의 사전동의를 필요로 한다. 반면 소아에게 직접적 혜택을 제공하는 연구는 부모 중 한 명의 동의만으로 가능하다. 이러한 제약은 임산부와 태아의 임상 진료에 대한 근거를 강화할 수 있는 연구를 방해한다는 점에서 비판을 받고 있다.

■ 연구자의 책임

연구 관련 심각한 부정행위의 의혹들이 오늘날도 여전히 일어나고 있다.

예제 14.3   Rofecoxib의 심장에 대한 부작용

VIGOR 무작위 대조군 시험의 결과가 2000년에 발표되었다. 이 연구는 새로운 COX-2 selective NSAID인 rofecoxib을 기존의 nonselective NSAID인 naproxen과 비교하였다(16). Rofecoxib의 제조사가 이 연구를 후원하였다. Rofecoxib은 naproxen에 비해서 위장관 합병증의 빈도가 유의하게 낮았던 반면(2.1 vs. 4.5 per 100 patient-years), 관절통에 대한 효능은 유사하였다. 또한 Rofecoxib arm에서 심장 발작이 더 빈번하였다(0.4% vs. 0.1%). 해당 논문의 출판 이후로, rofecoxib은 광범위하게 처방되었고, 연간 매출액은 25억 달러 이상을 기록했다. 논문 발표 이전에 Rofecoxib arm에서 추가 심장발작 3례가 FDA에 보고되었지만, 대학기반의 본 논문 저자들이나 해당 저널에는 보고되지 않았다. Rofecoxib의 제조사의 직원이었던 2명의 저자들은 이러한 추가 사례에 대해 알고 있었다. VIGOR 연구 결과를 개제했던 저널은 이후 "해당 논문은 출판을 위해 감수되고 있던 시점에 이미 나온 안전성 데이터를 정확히 기재하지 않았다"고 언급하며 우려를 표명하였다(17). 이 논문은 좋지 않은 데이터를 보고하지 않았을 뿐만 아니라, 심혈관 부작용에 대해 위장관 부작용보다 빠른 마감일(cutoff date)을 설정하였고, 이를 해당 저널이나 학계에 속한 저자들에게 알리지 않음으로써 rofecoxib에 유리한 방향으로 결과의 편향을 유도하였다.

이후 또 다른 무작위 시험은 rofecoxib이 naproxen에 비해 심장발작 및 뇌졸중을 유의하게 증가시킨다고 보고하였다. 그리하여 제조사는 자발적으로 rofecoxib을 시장에서 철수하였다.

다른 매우 영향력 있는 논문들에서도, 연구자들이 연구 데이터를 조작 및 수정하는 경우가 있었다; 예를 들면, 홍역-볼거리-풍진(MMR)백신과 소아기 자폐증의 연관성을 주장한 것, 체세포 이식을 통해 인간 줄기세포를 배양했다고 주장한 경우 등이다(19, 20). 이러한 행위는 연구 주제의 답을 왜곡시키며, 연구에 대한 대중의 신뢰를 무너뜨리고, 연구를 위한 공적 자금조달을 위협한다.

과학적 위법 행위(scientific misconduct)

연방 정부의 연구진실성사무국(Office for Research Integrity)은 과학적 위법 행위를 위조(fabrication), 조작(falsification), 표절(plagiarism)로 규정하고 있다(21).

- 위조란 결과물을 만들어내어 기록하거나 보고하는 것이다.
- 조작이란 연구 물질, 기기, 절차에 손을 대거나 일부 데이터 및 결과를 바꾸고 누락하여, 연구 기록이 실제 발견 사항을 왜곡시키도록 하는 것이다.
- 표절이란 다른 사람의 아이디어, 결과, 어휘를 적절한 인용의 형식을 취하지 않고 도용하는 것을 뜻한다.

위법 행위에 대한 연방법의 규정에 따르면, 위법행위자는 고의적으로 자신의 행위가 잘못된 것임을 인지하는 상태에서 행동한다. 예제 14.3의 경우, 결과의 의도적 조작이 입증될 수 없었다. 연구 과정에서 정상적으로 발생하는 순수한 실수(honest error)나 정당화된 과학적 소견 차이는 연구상 위법 행위에 해당하지 않는다. 또한 이중 게재(double publication)나 연구 자료 공유의 실패, 성희롱 등 여타 잘못된 행위 들도 제외되어 있다(25). 이러한 부적절한 행위들은 연구 책임자 및 기관 자체에서 처리되어야 한다.

연구 위법 행위가 의심되는 경우에는 연방 자금 보조 기관(federal funding agency)과 연구자의 소속 기관이 모두 신속하고 공정한 조사를 해야 하는 책임을 갖는다(22). 조사 도중에는 위법 행위를 신고한 사람이나 행위에 대하여 의심을 받고 있는 과학자 모두에게 존중을 받을 권한이 있다. 신고한 사람은 보복으로부터 보호되어야 하며, 의심을 받은 과학자에게는 의심 내용을 설명하고 소명할 기회를 주어야 한다. 연구상 위법 행위가 입증된 경우 처벌에는 보조금 중단, 이후 보조금 수여 금지 및 기타 행정적, 형사적, 민사적 절차 등이 포함된다.

예제 14.3　Rofecoxib의 심장에 대한 부작용　　　　　　　　　　　　　　(이어서)

Rofecoxib을 복용하고 심장발작을 경험한 많은 환자들이 제조사를 고소하였다. 법적 과정에서, 내부 후원 이메일이 증거로 채택되었다; 이를 통해 회사 직원 또는 자문들이 Rofecoxib에 대한 논문 대부분의 초안을 작성하였고, 논문의 원고가 완성된 이후에 학계 연구자들이 제1저자로 초청되었음이 밝혀졌다. 논문의 초안을 작성했던 직원들은 대부분 저자로 등록되지 않았고 논문에 이름이 오르지도 않았다.

저작권(authorship)

저작권을 가지기 위해서, 연구자는 다음의 사항에 중대한 기여를 해야만 한다:

- 연구의 개념화 및 설계, 혹은 데이터 분석 및 판독, 그리고
- 논문 작성이나 개정; 그리고
- 원고의 최종 승인(23)

명예 저작권(Guest authorship) 및 유령 저작권(ghost authorship)은 비윤리적이다. 명예 저자는 논문 저술 과정에 사소한 기여를 하였음에도 저자로 등록이 된다; 예를 들면 인지도, 참여자에 대한 접근, 반응제(reagents), 실험실 보조, 기금 등을 제공하는 등이다. 예제 14.3에서, 연구가 완료되어 데이터가 분석되고 첫번째 초안 작성이 완성된 이후에 누군가가 저자가 되는 것은 적절하지 않다. 유령 저자는 논문 저술 과정에 기여도가 높으나 저자로서 등록되지 않는 경우이다. 보통 유령 저자는

제약회사나 의학 출판사의 직원인 경우가 일반적이다. 유령 저자를 기재하지 않는 것은 독자로 하여 금 해당 논문에서 특정 회사의 역할을 과소평가하는 방향으로 유도하게 된다.

한 연구에 따르면, 영향력 있는 저널의 전체 연구 논문의 25%에 명예 저자가, 12%에는 유령 저자 가 포함되었다는 연구 결과도 있다(24).

연구진 사이에서 누가 주저자가 될 것인지 저자의 순서를 어떻게 할 것인지에 대하여 종종 불협화 음이 발생한다. 이러한 문제는 연구 초기에 분명하게 협의하여 결정짓는 것이 가장 좋다. 저작권상 의 변화는 업무상 책임을 이관하는 결정을 내릴 때 협의되어야 한다. 외교적으로 이러한 협상을 진 행하는 것이 좋다(25). 저자들 위치의 기준에 대한 합의가 없으므로, 일부 저널은 각 저자의 기여도 를 발표 논문에 기술하기도 한다.

이해관계의 충돌(conflict of interest)

연구자의 주요 관심사는 중요한 과학적 질문에 대한 유효한 답을 제시하고 참여자의 안전을 보호하 는 것이어야 한다. 연구자는 자신의 명성 또는 수입 등의 다른 관심사를 가지는 경우, 연구의 일차 적 목표와 충돌하게 되고, 이는 연구의 객관성을 손상시키거나 연구에 대한 대중의 신뢰를 잃게 한 다(26).

이해관계 충돌의 유형

• 재정적 이해관계의 충돌

새로운 약, 의료기기, 검사에 대한 연구는 보통 의료산업(industry)의 자금 지원을 받는다. 이러한 재정 관계가 연구 설계 및 수행 과정을 한 방향으로 치우치게 하는 데서 윤리적 문제가 발생한 다. 긍정적 결과를 과대 해석하거나, 부정적 결과를 발표하지 못하는 것이다(27, 28). 연구자가 해 당 연구 중재술에 대한 특허를 보유하거나 연구 중인 신약 및 기기 제조 회사의 스톡 옵션을 소 유하고 있는 경우, 치료가 효과적인 것으로 판명되면 연구 수행에 대한 보수 외에도 상당한 재정 적 보상을 기대할 수 있게 된다. 결국, 높은 자문료, 사례비, 또는 현물로 제공되는 선물 등을 받 게 되면, 그 회사의 제품에 대한 연구자의 판단을 호의적인 방향으로 치우치게 한다.

• 임상의사-연구자로서의 이중 역할

연구자이면서 연구기준에 적합한 참여자의 개인적 주치의인 경우가 있다. 이 경우, 참여자는 연구 참여를 거부하면 추후 치료에 좋지 않은 영향이 있을까 우려하기도 하고, 연구와 치료를 구별하지 못하기도 한다. 또한, 특정 참여자에게 최적인 것이 연구 프로젝트 상 최적인 것과 다를 수 있다.

이해관계 충돌에 대한 대처

모든 이해관계 충돌은 공개되어야 한다. 일부의 경우는 연구 결과를 편향시킬 정도로 잠재적 영향 이 크기 때문에, 반드시 대처하거나 피해야 한다.

• 편향 가능성을 줄인다.

훌륭히 설계된 임상 실험에서는 표준 주의사항들을 통해 상충적인 이해 관계를 조절할 수 있다.

연구자들에게 피험자가 받고 있는 개입과정에 대하여 블라인딩 처리를 함으로써, 결과물 판정 시 발생할 수 있는 편향을 예방하는 것이다. 독립적인 구성원이 어떠한 상충적 이해관계도 갖고 있지 않은 데이터안전성감독위원회(DSMB, data and safety monitoring board)가 중간 데이터를 검토하여 만약 데이터에서 혜택 및 위해의 증거가 발견되는 경우에는 연구를 종료시킬 수 있다(제11장 참조). 보조금, 초록, 논문에 대한 학술지 동료 개관(Peer review) 과정은 연구가 편향되는 것을 방지하는데 도움이 된다.

- **충돌하는 역할들을 분리한다.**

의사는 연구 프로젝트의 일원으로서 연구자의 역할과 연구 참여자에게 의료 서비스를 제공하는 의사로서의 역할을 가능한 한 분리해야 한다. 일반적으로, 의사는 자신이 공동 연구자인 연구에 자신의 환자를 등록시켜서는 안된다. 만약 자신의 환자가 등록된 경우라면, 담당 의사가 아닌 연구진의 다른 구성원이 연구에 필요한 동의 관련 협의를 담당해야 한다.

- **문석과 출판의 통제**

제약 회사에 의해 재정 지원을 받는 경우, 대학에 기반을 둔 연구자들은 제약회사와의 계약에서 일차적 데이터 및 통계적 분석에 대한 제어 권한과 발견 사항을 발표할 수 있는 자유가 연구 대상 약제의 효과성 여부에 상관 없이 자신들에게 보장되어 있는지를 확인해야 한다(27, 28). 연구자에게는 치열하게 연구 작업을 수행하면서 연구 전반에 대한 책임을 질 윤리적 의무가 있다. 재정지원기관은 논문 내용을 검토하고, 제안을 하며, 논문이 저널에 공표되기 전에 특허 신청이 되었는지를 확인한다. 그러나 재정지원기관이 논문 발표를 거부하거나, 발표 내용을 검열하는 권한을 가져서는 안 된다.

- **상충적 이해관계의 공개**

이해관계가 충돌하는 경우, 연구기관은 이를 지정 기관에 공개하여야 한다. NIH 및 기타 연구자금 지원 기관, 지역 IRBs, 학회, 의학 저널등은 연구비 지원서, 초록, 논문 등의 제출시 이해관계의 충돌을 공개하도록 규정하고 있다. 비록 공개 자체는 별 거 아닐 수 있으나, 연구자들로 하여금 윤리적 문제가 발생할 소지가 있는 상황을 피하도록 하고, 논문의 감수자와 독자들이 부당한 영향의 가능성에 대해 평가할 수 있도록 한다.

- **상충적 이해관계의 관리**

특정 연구에서 상충적 이해관계가 우려된다면, 연구 기관, 보조금 지원 기관, 또는 IRB에서 추가적인 안전 장치를 의무화할 수도 있다―사전 동의 과정에 대한 엄격한 감독, 또는 이해관계가 충돌하는 연구자의 역할 변경 등.

- **특수 상황을 금지한다.**

이해관계가 충돌하는 것을 최소화하기 위하여, 연구비 지원 기관 또는 대학은 연구 개입(intervention)에 대한 특허권 소유자 또는 그 개입을 생산하는 회사 직원이 임상시험의 주요 연구자로 참여하는 것을 금지할 수 있다..

■ 특정 연구 유형의 윤리적 문제들

무작위 임상 시험

비록 무작위로 제어되는 실험은 개입 과정을 평가하는 데 있어서 가장 탄탄한 설계방식이긴 하지만 (제 10장 참조), 다음 두 가지 이유로 인해 특수한 윤리적인 관심사가있다: 개입 과정이 바로 우연에 의해 결정된다는 것(관찰 연구와 대조적으로), 그리고 연구자가 참여자에게 개입을 시행한다는 것이다. 무작위로 치료과정을 배정하는 것에 대한 윤리적 정당성은 그 연구의 개입이 균형적 상태(equipoise)에 있다는 것이다. 이 개념은 직관적으로 명백하게 보이나, 뜨거운 논쟁의 대상이고 정확히 정의 내리는 것이 불가능하다(29). 해당 시험의 어느 쪽 arm이 우월한지에 대한 진정한 불확실성 또는 논란이 있어야 한다; 즉, 참여자들이 자신의 진료가 주치의에 의해서가 아닌, 무작위 과정에 의해 결정되도록 허용하는 경우에도 중대한 해를 입지는 않을 것임을 의미한다. 균형적 상태(equipoise)는 연구의 arm 사이에 정확한 균형을 필요로 하지는 않는다.

임상시험 참여자들은 부작용이 알려지지 않은 개입을 받는다. 따라서, 임상시험은 신중한 모니터링을 통해서 참여자에게 부적절한 위해가 가해지지는 않는지를 확인해야 한다. 부작용 평가를 위한 신중한 방법을 수립하는 것은 연구자의 책임이다(제 10장, 11장 참조). 대부분의 시험에서, 이는 독립적인 Data and Safety Monitoring Board를 수립하는 것을 포함한다; DSMB는 임상 시험 데이터를 정기적으로 분석하고, 개입과 연관되어 예상치 못한 위해가 있는 경우 해당 시험의 조기 중단 여부에 관해 결정을 내릴 수 있다(제11장 참조).

대조군에 대한 개입과정에서도 윤리적 문제가 대두될 수 있다. 환자군에 대한 효과적인 표준 치료가 있다면, 대조군도 이를 받아야 한다(제11장 참조). 그러나 경증 고혈압과 경미한 통증에 대한 연구처럼, 참여자에게 심각한 위험이 없는 단기 연구에서는 위약 대조군을 쓰는 것이 정당화된다. 이 때 참여자들에게는 연구 외부에서 효과적 개입 과정을 받을 수 있다는 것을 인지시켜야 한다.

한 쪽 치료방법이 보다 안전하다거나 효과적이라는 증거가 있는 데도 임상 실험을 계속하는 것은 윤리적이지 못하다. 또한, 등록이 저조하거나, 결과물 발현율이 낮고, 중도 탈락이 많아서 연구 주제에 대한 답을 구할 수 없는 경우에 실험을 계속하는 것도 그릇된 일이다. 독립적인 Data and Safety Monitoring Board에 의한 임상시험 중간 데이터의 주기적 분석은 이러한 이유로 해당 시험의 조기 중단 여부에 관해 결정을 내릴 수 있다(30). 이러한 중간 분석은 연구자들 자체적으로 진행해서는 안된다. 왜냐 하면, 연구자들이 중간 결과에 대하여 알게 됨으로써 블라인딩이 무효해져서 연구가 지속될 경우 편향이 발생할 수 있기 때문이다. 중간 데이터 검토 방법과 통계적 중단 결정 방침에 대한 내용은 참여자 등록 이전에 명시되어 있어야 한다(제11장 참조).

개발도상국에서의 임상시험은 추가적인 윤리적 딜레마를 보여준다(제18장 참조).

예전에 수집된 피검물과 데이터에 대한 연구

예전에 수집된 피검물과 데이터를 연구하는 경우, 상당한 발견을 이룰 가능성이 있다. 예를 들어, 임상 데이터와 연결되어 있으면서 대규모로 저장된 생물학적 피검물에 대하여 DNA검사를 실시할 경우, 특정 질환 발현 가능성을 높이거나 특정 치료에 대한 응답률을 높이는 유전자를 찾아낼 수 있다. 별도의 표본을 모집할 필요 없이 대규모 혈액 및 세포 저장고를 활용하여 추가적인 연구가 가능한 것이다. 이전에 수집된 피검물과 데이터에 대한 연구에서는 참여자에 대한 어떠한 신체적 위험도 없다. 그러나 윤리적 문제는 존재한다. 불특정 향후 연구에 대한 동의를 구하는 것은 아무도 추후 어떠한 유형의 연구가 진행될 것인지에 대해 예측할 수 없기 때문에 문제의 소지가 있다. 또한, 참여자들이 특정 방식으로 자신의 데이터 및 표본을 활용하는 것에 대하여 반대할 수도 있다. 비밀 보호의 원칙이 깨지고, 낙인이나 차별의 문제가 발생하기도 한다. 개별적 참여자에게는 피해가 없더라도 집단 차원에서 피해가 있을 수 있다.

생물학적 피검물을 수집하는 경우, 참여자는 동의서 양식에서 해당 피검물을 활용하는 추가적 연구의 넓은 범주에 대해 동의 및 거부를 표시할 수 있어야 한다. 예를 들어, 참여자는 자신의 피검물을 다음 각각의 경우에 사용할 수 있도록 동의할 수 있다:

- IRB 및 과학적 승인 위원회의 승인을 받은 향후 연구를 위해서; 또는
- 특정 질환 연구를 위해서만; 또는
- 현재의 연구에 대해서만.

개별 참여자의 신원을 파악할 수 데이터 및 검체가 다른 연구진과 공유될 것인지에 대하여 참여자에게 알려주어야 한다. 또한, 참여자는 검체를 활용한 의학적 발견이 특허 처리되거나, 상업적 상품으로 개발될 수 있음을 알고 있어야 한다.

■ 기타 문제들

연구 참여자에 대한 재정적 보상

임상 연구 참여자는 자신의 시간과 노력을 들인 만큼 교통 및 육아 관련 실질적 소요 경비 외에 재정적 보상을 받을 자격이 있다. 실질적으로, 참여자를 모집하고 유지하기 위해서는 경제적 보상이 필요하긴 하다. 매우 불편하거나 위험한 연구에서는 보상이 높은 것이 일반적이다. 그러나 이러한 경제적 보상에서는 부당한 영향력에 관한 윤리적 문제가 발생한다. 만약 참여자를 위험한 연구에 참여하도록 끌어들이기 위해 많은 보상을 제공한다면, 가난한 사람들이 현명한 판단력을 잃고 이 위험을 감수하려 할 지 모른다. 이러한 부당한 영향력이 발생하는 것을 방지하기 위하여, 비숙련 노동자의 시간당 보수에 맞추어 실제 경비와 소요 시간에 대해서만 보상할 것을 권장한다[31].

■ 요약

1 연구자는 자신의 프로젝트에서 인간 존중의 원칙(the principle of respect for persons), 선행의 원칙(the principle of beneficence), 정의의 원칙(the principle of justice)이 준수되도록 해야 한다.

2 연구는 해당 연방법(federal regulations)을 만족시켜야 한다. 참여자로부터 고지된 동의를 구하고, IRB의 검토를 받는 것이 이러한 연방법의 기본 골자이다. 고지된 동의를 구하는 과정에서, 연구 참여자 후보에게 연구의 특성과 위험성, 가능한 혜택 그리고 대안에 대해서 설명해주어야 한다.

3 아동, 죄수, 임신 여성, 인지 장애 및 사회적 약자와 같은 취약 계층에 대해서는 추가적인 보호 장치가 필요하다.

4 연구자에게는 윤리적 진실성(ethical integrity)이 요구된다. 위조, 조작, 표절을 포함하는 과학적 위법 행위를 범해서는 안 된다. 적절하게 상충적 이해 관계에 대처하고, 저술권에 대한 적합한 기준을 준수해야 한다.

5 특정 유형의 연구에서 특별히 발생할 수 있는 윤리 문제들을 염두에 두어야 한다. 무작위 임상 실험에서는 개입 과정 치료들이 균형 상태에 있어야 하며, 대조군도 적절한 개입을 받아야 한다. 또한, 일단 한 쪽 개입 과정의 안전성 및 효과성이 입증된 다음에는 실험을 지속해서는 안 된다. 이전에 수집된 피검물과 데이터에 대한 연구를 진행하는 경우, 비밀 보호 관련하여 특별한 주의가 필요하다.

■ 참고문헌

1. Jones JH. The Tuskegee syphilis experiment. In: Emanuel EJ, Grady C, Crouch RA, et al., editors. Oxford textbook of research ethics. New York: Oxford University Press, 2008, 86–96.

2. National Commission for the Protection of Human Subjects of Biomedical and Behavioral Research. The Belmont Report: Ethical principles and guidelines for the protection of human subjects of biomedical and behavioral research. 1979. Available at: www.hhs.gov/ohrp/humansubjects/guidance/belmont.html, accessed 8/27/12.

3. Department of Health and Human Services. Protection of human subjects 45 CFR part 46. 2005. Available at: www.dhhs.gov/ohrp/humansubjects/guidance/45cfr46.html, accessed 9/27/12.

4. Emanuel EJ, Menikoff J. Reforming the regulations governing research with human subjects. N Engl J Med 2011;365:1145–50.

5. Lo B, Barnes M. Protecting research participants while reducing regulatory burdens. JAMA 2011;306:2260–2261.

6. Department of Health and Human Services. Protocol review. 2005. Available at: www.dhhs.gov/ohrp/policy/protocol/index.html, accessed 9/27/12.

7. King NMP, Churchill LR. Assessing and comparing potential benefits and risks of harm. In: Emanuel EJ, Grady C, Crouch RA, et al., editors. The Oxford textbook of clinical research ethics. New York: Oxford University Press, 2008, 514–526.

8. Henderson GE, Churchill LR, Davis AM, et al. Clinical trials and medical care: defining the therapeutic misconception. PLoS Med 2007;4:e324.

9. Federman DD, Hanna KE, Rodriguez LL. Responsible research: a systems approach to protecting research participants. 2002. Available at: www.nap.edu/catalog.php?record_id=10508, accessed 9/29/12.

10. Flory J, Emanuel E. Interventions to improve research participants' understanding in informed consent for research: a systematic review. JAMA 2004;292:1593–1601.

11. Lomax GP, Hall ZW, Lo B. Responsible oversight of human stem cell research: the California Institute for Regenerative Medicine's medical and ethical standards. PLoS Med 2007;4:e114.

12. Woodsong C, Karim QA. A model designed to enhance informed consent: experiences from the HIV prevention trials network. Am J Public Health 2005;95:412–419.

13. Wolf LE, Dame LA, Patel MJ, et al. Certificates of confidentiality: legal counsels' experiences with perspectives on legal demands for reseasch data. J Empir Res Hum Res Ethics 2012;7:1–9.

14. Nass SJ, Leavitt LA, Gostin LO. Beyond the HIPAA Privacy Rule: enhancing privacy, improving health through research. 2009. Available at: http://iom.edu/Reports/2009/Beyond-the-HIPAA-Privacy-Rule-Enhancing-Privacy-Improving-Health-Through-Research.aspx, accessed 9/29/12.

15. National Bioethics Advisory Commission. Ethical and policy issues in research involving human participants. Rockville, MD: National Bioethics Advisory Commission, 2001.

16. Bombardier C, Laine L, Reicin A, et al. Comparison of upper gastrointestinal toxicity of rofecoxib and naproxen in patients with rheumatoid arthritis. VIGOR Study Group. N Engl J Med 2000;343:1520–1528.

17. Curfman GD, Morrissey S, Drazen JM. Expression of concern. N Engl J Med 2005;353:2813–2814.

18. Bresalier RS, Sandler RS, Quan H, et al. Cardiovascular events associated with rofecoxib in a colorectal adenoma chemoprevention trial. N Engl J Med 2005;352:1092–1102.

19. Godlee F, Smith J, Marcovitch H. Wakefield's article linking MMR vaccine and autism was fraudulent. BMJ 2011;342:c7452.

20. Kennedy D. Responding to fraud. Science 2006;314:1353.

21. Office of Research Integrity. Case summaries. Available at: http://ori.hhs.gov/case_summary, accessed 9/29/12.

22. Mello MM, Brennan TA. Due process in investigations of research misconduct. N Engl J Med 2003;349:1280–1286.

23. International Committee of Medical Journal Editors. Uniform requirements for manuscripts submitted to biomedical journals. Available at: www.icmje.org/faq_urm.html, accessed 9/29/12.

24. Wislar JS, Flanagin A, Fontanarosa PB, Deangelis CD. Honorary and ghost authorship in high impact biomedical journals: a cross sectional survey. BMJ 2011;343:d6128.

25. Browner WS. Authorship. In: Publishing and presenting clinical research, 2nd ed. Philadelphia: Lippincott Williams & Willkins, 2006, 137–144.

26. Lo B, Field M. Conflict of interest in medical research, education, and practice. 2009. Available at: www.iom.edu/Reports/2009/Conflict-of-Interest-in-Medical-Research-Education-and-Practice. aspx, accessed 11/16/11.

27. DeAngelis CD, Fontanarosa PB. Ensuring integrity in industry-sponsored research: primum non nocere, revisited. JAMA 2010;303:1196–1198.

28. DeAngelis CD, Fontanarosa PB. Impugning the integrity of medical science: the adverse effects of industry influence. Jama 2008;299:1833–1835.

29. Joffe S, Miller FG. Equipoise: asking the right questions for clinical trial design. Nat Rev Clin Oncol 2012;9:230–235.

30. Ellenberg SS, Fleming TR, DeMets DL. Data monitoring committees in clinical trials. Chichester, England: Wiley, 2003.

31. Grady C. Payment of clinical research subjects. J Clin Invest 2005;115:1681–1687.

CHAPTER 15

설문지, 면담, 온라인 설문조사의 설계

임상 연구에서는 데이터의 상당 부분을 설문지(지면 또는 전산) 및 면담을 통해 수집한다. 연구의 타당성이 이러한 기법(instruments)의 품질에 좌우되는 경우가 많다. 본 장에서는 설문지와 면담의 구성 요소와 이를 개발하기 위한 개괄적 절차에 대하여 설명하겠다.

임상연구에서 온라인 설문조사를 개발하기 위한 방법들은 빠르게 증가하고 있다—Vanderbilt Universoty consortium에서 개발한 웹기반 데이터 관리 플랫폼인 REDCap, 그리고 Survey-Monkey, Zoomerang, Qualtrics, QuesGen 등의 상업용 제품들이 이에 속한다. 이러한 제품들은 사용하기 쉬운 온라인 설문 개발 도구 및 자동으로 연구 참여자들에게 이메일을 발신하거나 연구 웹사이트에 포스팅하는 기능들을 제공한다. 서면에서 웹기반 설문조사로 지속적인 이행하고 있다고 해도, 좋은 기법을 설계하는 원칙—명확한 설명과 유용한 반응을 이끌어내도록 작성된 질문—에 변화가 있는 것은 아니다(1).

■ 좋은 기법의 설계(designing good instruments)

개방형 질문과 폐쇄형 질문

질문에는 기본적으로 두 가지 유형이 있다. 개방형(open-ended)과 폐쇄형(closed-ended)이 그것으로 각각 사용 목적이 다르다. 개방형 질문은 응답자가 자신만의 어휘를 활용하여 말하는 것을 들을 때 특히 유용하다. 예를 들면, 다음 질문과 같다.

> 어떤 습관이 뇌졸중을 일으킬 가능성을 높인다고 생각하십니까?

개방형 질문은 연구자가 한계를 거의 두지 않음으로써 응답자가 자유롭게 대답할 수 있다. 객관식 답을 제공할 때보다 참여자로부터 많은 정보를 얻을 수 있으나, 응답 내용이 다소 불완전할 수 있다. 개방형 질문의 가장 큰 단점은 증상 및 건강 상태를 정리하는 어휘록과 같이 응답을 정리하고 분석하는 데 정성적 방법이나 특별한 체계가 요구된다는 것이다. 폐쇄형 질문보다 데이터 입력에 소요되는 시간이 길고, 주관적 판단이 필요한 경우도 있다. 설문지 설계 중 탐사 단계에서 개방형 질문을 쓰는 경우가 많다. 이를 통해 응답자의 표현 개념을 이해할 수 있기 때문이다. 응답자가 사용한 문장이나 어휘는 폐쇄형 질문의 근간을 이룬다. 폐쇄형 질문에서 응답자는 두 개 이상의 이미 선정된 대답 중에서 하나를 선택하게 된다:

다음 중 어느 것이 뇌졸중 가능성을 높인다고 생각하십니까? (해당하는 것을 모두 고르십시오)

☐ 흡연

☐ 과체중

☐ 스트레스

☐ 음주

폐쇄형 질문에서는 가능한 응답의 목록을 제공하여 응답자가 이에서 선택을 할 수 있으므로, 응답에 소요되는 시간이 짧고 응답하기에 쉬우며, 응답 결과를 표로 정리하고 분석하기가 용이하다. 또한, 객관식 답의 목록을 보고 질문의 의미를 분명히 파악하게 되는 경우도 있다. 폐쇄형 질문은 단일한 점수를 내기 위해 설계된 객관식 척도에 사용하기에 가장 적합하다.

반면, 폐쇄형 질문에도 몇 가지 단점이 있다. 응답자를 특정 방향으로 유도하여, 응답자는 보다 정확할 가능성이 있는 자신의 생각을 표현할 수가 없는 것이다. 선택할 수 있는 목록 중에 생각했던 것이 포함되어 있지 않을 수도 있다. 예를 들어 위의 목록에는 '성활동'이나 '식염'이 포함되어 있지 않은 것이다. 이를 해결하기 위한 방법 중 하나는 '기타(자세히 기술하시오)'나 '이중 아무것도 해당하지 않음' 항목을 추가하는 것이다. 단일 대답이 요구되는 경우에는 응답자에게 분명히 이를 설명하는 것과 더불어, 선택 항목들을 서로 배타적으로(즉, 범주가 서로 겹치지 않도록) 만들어 정확성과 절약성 (parsimony)[1]을 기해야 한다

한 개 이상의 답이 나올 수 있는 질문의 경우, 응답자에게 '해당하는 것을 모두' 선택하도록 하는 것은 바람직하지 못하다. 이를 통해 응답자가 응답의 모든 가능성에 대하여 검토하게 되는 것은 아니며, 빠트린 항목은 해당하지 않는 답변이거나 간과된 항목일 수 있다. 다음과 같이 응답자가 각 항목의 가능성에 대하여 고려해보고 '예' 혹은 '아니오'로 선택할 수 있도록 하는 것이 좋다:

다음 중 어느 것이 뇌졸중 가능성을 높인다고 생각하십니까?

	예	아니오	모름
흡연	☐	☐	☐
과체중	☐	☐	☐
스트레스	☐	☐	☐
음주	☐	☐	☐

VAS(visual analog scale)는 폐쇄형 질문의 응답을 선이나 기타 그림으로 기록하는 기법이다. 참여자에게 한 끝점에서 다른 끝점까지 연결되는 연장선 상에서 자신의 답을 가장 잘 표현하는 한 지점을

---

1 온라인 양식에서, 상호 배타적인 선택사항은 라디오버튼(원형)으로, '적용되는 모든 것' 질문에 대한 반응은 체크박스(정사각형)으로 표시하는 것이 관례이다.

표시하도록 한다. 각 끝점의 어휘들이 관심 대상 극한값을 기술하는 것이 중요하다. 다음은 통증 강도를 측정하는 VAS 예시이다:

다음 직선에서 지난 주 당신의 전반적인 통증의 강도를 가장 잘 표현하는 부분에 표시하시오.

없음　　　　　　　　　　　　　　　　　　　　　　　　　참을 수 없음

측정을 보다 편리하게 하려면, 선의 길이를 10cm로 설정하여 가장 낮은 한계점에서부터 떨어진 cm 거리에 따라 점수를 매긴다. 온라인 VAS의 예시는 웹사이트(http://www.epibiostat.ucsf.edu/dcr/)를 참조한다.

VAS는 연속적 척도로 등급을 매길 수 있다는 데서 특히 매력적이다. 형용사를 이용한 범주형 목록을 기반으로 한 등급보다 작은 변화에 더욱 민감한 것이다. 많은 온라인 설문조사 도구들(RED-Cap, Qualtrics, QuesGen)이 VAS를 채택하고 있다.

구성 양식(formatting)

설문지 표지에 간략하게 연구의 목적과 데이터의 활용에 대하여 언급하는 것이 관례다. 동의를 구하는 과정의 일환으로 진행되는 면담 초반에도 보통 유사한 내용이 제공된다. 응답의 정확도와 표준화를 기하기 위해, 사용하는 모든 기법에는 응답 요령이 제시되어야 한다. 이는 응답자 스스로 작성하는 설문지뿐만 아니라 상담자가 응답을 기록하기 위해 사용하는 양식에도 마찬가지로 해당된다.

때로 쉽게 답할 수 있는 간단한 질문을 활용 하여 응답 예시를 보여주는 것이 도움이 된다:

식습관 평가 설문지 작성 요령

본 설문지는 지난 12개월간 당신의 일상적인 식습관에 대한 것입니다. 식품 유형 옆에 있는 네모 칸에 각 음식의 섭취량과 섭취 빈도를 표시하십시오.

예를 들어, 일주일에 사과 주스를 중간 컵(6 oz)으로 세 번 정도 마신다면 다음과 같이 표시합니다.

사과 주스　　□ 작은 잔(3 oz)　　**[3]번**　　□ 하루에
　　　　　　　　■ 중간 잔(6 oz)　　　　　　　■ 일주일에
　　　　　　　　□ 큰 잔(9 oz)　　　　　　　　□ 일개월에
　　　　　　　　　　　　　　　　　　　　　　□ 일년에

응답 과정의 흐름을 원활하게 하기 위해, 중요한 주제와 관련된 부분은 함께 모아 놓고 표제를 달거나 간략한 설명을 덧붙인다. 응답하는 과정에 대하여 익숙해지도록 하기 위해서는 이름이나 연락처 등과 같이 감정적으로 중립적인 질문부터 시작하는 것이 좋다. 소득이나 성기능 등과 같은 매우 민감한 질문은 설문지 후반에 배정한다. 각 개별 문항이나 일련의 문항들의 형식이 다른 것들과 다

르다면, 그 응답 요령에 대해서도 분명히 표시가 되어 있어야 한다.

시간 기준이 다른 문항이라면, 새롭게 시간적 기준이 적용되는 문항들의 맨 윗부분에 해당 시간 기준을 명시하는 것이 좋다. 다음이 그러한 문항들의 예시이다:

지난 해에 당신은 몇 번 의사의 진료를 받았습니까?

지난 해에 당신은 몇 번 응급실에 내원했습니까?

지난 해에 당신은 몇 번 입원하셨습니까?

위 질문들을 다음과 같이 간결하게 다듬을 수 있다:

지난 해에 당신은 몇 차례 ☐ 외래 진료를 받았습니까?

☐ 응급실에 내원했습니까?

☐ 입원하셨습니까?

설문지 및 상담 기법의 시각적 설계를 통해 응답자가—연구 피험자와 스태프 모두—올바른 순서로 모든 문항에 대한 응답을 끝내는 것을 최대한 용이하도록 만들어야 한다. 형식이 너무 복잡한 경우, 응답자나 상담자가 질문을 빼먹고 넘어가고, 잘못된 응답을 하거나, 전체 완료를 거부하게 되기도 한다. 여백이 충분하며 정갈한 형식이, 복잡하고 꽉 짜인 것보다 보기에도 좋고 사용하기에도 쉽다. 연구자는 설문지 페이지 수를 줄이면 간결해 보이리라 생각하지만, 여러 문항들이 한 페이지에 쑤셔 넣어져 있다면 응답하기가 더욱 까다로워진다. 응답 부분도 공간을 충분히 두어 표시할 때 아래 위 다른 문항을 실수로 표시하게 되지 않도록 해야 한다. 개방형 질문이 포함된 경우에는 응답 공간을 넓게 잡아서 크게 글씨를 쓰는 사람도 편안하게 답을 작성할 수 있도록 한다. 대다수 노령 피험자들을 포함하여 시력에 문제가 있는 사람들을 위해 서체 크기가 크고, 명암이 분명한(하얀 종이에 까만 글씨) 것이 좋을 것이다.

폐쇄형 문항에 대한 답은 수직으로 배열하여 앞에 네모 칸이나 괄호를 두어 체크할 수 있게 하고, 빈칸을 두는 것보다는 체크할 박스나 동그라미를 칠 수 있는 숫자를 표시하는 것이 좋다:

매일 몇 가지 종류의 약을 복용하십니까? (하나만 선택하십시오)

☐ 복용하는 약 없음

☐ 1~2

☐ 3~4

☐ 5~6

☐ 7종류 이상

위 응답들은 발생 가능한 모든 상황을 다 포함하고 있으며 상호 배타적이다.

때로 연구자는 특정 답변에 대해 보다 자세한 문항들로 더 알아보고 싶은 경우가 있다. 이런 때에는 분지 문항(branching question)이 가장 적합하다. 초기 질문에 대한 응답을 '스크리너(screener)'로서 설정하고, 이를 기준으로 추가 문항에 대한 응답을 진행할 것인지, 다음 문항으로 넘어갈 것인지를 결정한다. 다음이 그 예시이다:

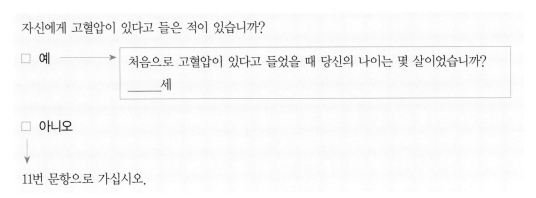

자신에게 고혈압이 있다고 들은 적이 있습니까?

☐ 예 ———→ 처음으로 고혈압이 있다고 들었을 때 당신의 나이는 몇 살이었습니까?
_____세

☐ 아니오

11번 문항으로 가십시오.

분지 문항을 통해 시간을 줄이고 응답자가 자신에게 상관이 없거나 불필요한 문항을 접하지 않을 수 있다. 응답자에게 맞는 다음 질문으로 인도하는 것은 선택한 항목에서 다음 질문을 가리키는 화살표를 사용하거나, '11번 문항으로 가십시오' 등의 지침을 활용한다(부록 15 참조).

온라인 설문조사는 skip logic을 포함하므로 대개의 경우 응답자에게 보다 명확하고 용이하다. 남성 연구 피험자는 임신에 대한 질문을 보게 되지 않을 것이고, 흡연에 대한 질문에 "네"라고 대답한 경우에만 흡연량(pack years)에 대한 질문에 도달하게 될 것이다(www.epibiostat.ucsf.edu/dcr 참조). 그러나, 연구의 시험 전 단계에서 skip logic을 신중하게 검증해야만 한다. 복잡한 skip logic의 결과, 막다른 길과 절대 도달할 수 없는 '고아(orphan)' 질문이 생길 수 있다. 시각 장애가 있는 응답자에 대한 배려[2]를 포함하는 훌륭한 설계는 서면 양식에서뿐만 아니라 온라인 양식에서도 마찬가지로 중요하다.

어휘

설문지의 모든 어휘는 응답의 타당성 및 재현성에 영향을 미칠 수 있다. 목표는 응답자를 당황하게 하거나 심기를 거스르지 않고, 정확하고 정직한 응답을 이끌어 낼 수 있는 단순하고 명확한 문항을 구성해내는 것이다.

• **명확성**(clarity)

질문들은 가능한 한 명확하고 상세해야 한다. 일반적으로 추상적인 어휘보다 구체적인 어휘가 좋다. 예를 들어, 응답자의 운동량을 측정하기 위한 질문으로는 "보통 어느 정도 운동하십니까?"라는 질문보다 "일주일에 보통 몇 시간 열심히 걷기 운동을 하십니까?"라는 질문이 보다 명확하다.

---

2 온라인 설문조사 도구의 상업적 공급자들은 가독성(readability) 문제에 상당히 관심을 둔다. 이는 부분적으로는 Rehabilitation Act of 1973의 Section 508 때문이라고 볼 수 있다. 이 법안은 연방정부 기관으로 하여금 장애가 있는 사람들이 접근 가능한 전자 양식을 만들도록 규정하고 있다. 대부분의 상업적 공급자들은 '508을 준수한다'고 승인을 받았다.

- 간결성

   질문에서는 단순하고 통상적인 어휘를 사용하여 생각을 전달하고 전문 용어를 쓰지 않도록 해야한다. 예를 들어, 대부분의 사람들에게는 '의사의 처방을 받지 않고 살 수 있는 의약품'에 관해 질문하는 것이 '일반판매 약제(over-the-counter medications)'에 대한 질문보다 이해가 쉬운 것이다.

- 중립성

   마치 바람직한 답변이 있는 것처럼 '유도하는' 전형적인 어휘를 쓰지 않도록 한다. "지난 달에 얼마나 자주 과음하였습니까?"라고 질문하면, 응답자는 자신이 과음했다는 것은 인정하고 싶어하지 않게 된다. "지난 달에 얼마나 자주 하루에 5잔 이상의 술을 마셨습니까?"라고 묻는 것이 보다 사실적이며, 비판적이지 않고 모호하지 않은 질문 방법이다.

   응답자에게 자신의 행동이나 태도가 바람직하지 못한 것이라는 것을 인식시키는 어투를 사용하는 것이 유용한 경우도 있다. 예를 들어, 처방약에 대한 순응도를 묻는 경우, 상담자나 설문지에서 다음과 같은 안내 문구를 사용할 수 있다. "사람들은 때때로 의사가 처방한 약의 복용을 잊어버리기도 합니다. 이런 일이 당신에게도 일어난 적이 있습니까?" 이러한 어휘를 정하는 것은 상당히 어려운 작업이다. 그러나 응답자로 하여금 자신의 특정 행동을 부풀리지 않고 인정하도록 하는 것이 중요하다.

   성적 활동이나 소득 등 잠재적으로 민감할 수 있는 사안에 대하여 정보를 수집하는 것은 더욱 어렵다. 이런 유형의 질문에 대해서는 면담보다는 자신이 직접 작성하는 설문지에서 응답하는 것이 편안한 경우가 많으나, 때로는 숙련된 상담자가 개방적이고 정직한 답변을 이끌어 낼 수 있다. 개인 면담 과정에서 응답자가 난감해질 수 있는 응답에 대해서는 단순히 응답 내용이 적힌 카드를 가리키는 것만으로 응답을 할 수 있도록 하면 도움이 된다.

시간 기준 설정

행동의 빈도를 측정할 때에는 응답자로 하여금 시간 단위를 사용하여 답변을 기술하도록 하는 것이 기본이다. 매일 아침 이뇨제(diuretic) 한 알을 복용하는 것처럼 행동이 매일 반복되는 것이라면, 질문을 다음과 같이 간결하게 표현할 수 있다. "하루에 몇 알의 약을 드십니까?"

   날마다, 계절마다 혹은 해마다 변화하는 행동이 많다. 이런 행동을 측정하기 위해서는 해당 행동의 어떤 측면이 연구에서 가장 중요시되어야 하는 것 인가부터 결정해야 한다. 예를 들어, 술이 심혈관 질환에 미치는 영향을 연구한다면, 일정 기간 동안 평균 음주량을 측정해야 할 것이다. 반면, 낙상 위험에 대한 술의 영향을 연구한다면, 얼마나 자주 취할 정도로 음주했는가에 대하여 알아내야 할 것이다.

   평균적 행동에 대한 질문은 크게 두 가지로 나눌 수 있다. '일상적'이거나 '전형적'인 행동에 관한 질문과 일정 기간 동안 실제로 행동한 빈도를 세는 질문이 그것이다. 예를 들어, 평균 맥주 음주량을 측정하기 위하여 응답자로 하여금 통상적인 음주량을 가늠해보도록 할 수 있다:

통상적으로 일주일에 맥주를 몇 개 마십니까? (맥주 한 개는 12 oz용량 캔이나 병 혹은 큰 유리잔에 해당합니다)

일주일에 맥주 _____개

이 형식은 단순하면서 간결하다. 그러나 응답자가 정확하게 자신의 행동에 대해 단일한 추산치로 평균을 낼 수 있으리라 가정하고 있다. 음주 패턴은 짧은 기간에도 현격한 차이를 보일 수 있기 때문에, 응답자는 통상적인 일주일이란 것이 무엇인지 결정하기 어려워할 수도 있다. 일상적이거나 전형적인 행동에 대한 질문을 접했을 때, 응답자는 가장 일반적인 사항으로 응답하고 극한적인 경우는 무시하곤 한다. 예를 들어 통상적인 음주 습관에 대한 질문에 답할 때, 자신이 주말에는 과음하는 경우가 많지만 전체 음주량을 과소평가하여 응답하게 될 것이다.

이를 위한 대안으로서 일정 기간 동안의 노출 빈도를 측정하는 방법이 있다:

지난 7일간, 맥주를 몇 개 드셨습니까? (맥주 한 개는 12 oz용량 캔이나 병 혹은 큰 잔에 해당합니다)

지난 일주일간 맥주 _____개

목표는 가장 가까운 최단 기간에 대한 질문이 연구 주제에 알맞은 관심 대상 기간 전체의 특성을 대표할 만큼 정확하도록 하는 것이다. 특성에 따라 적절한 기간의 길이는 달라질 수 있다. 예를 들어 수면 패턴은 매일 상당 부분 다를 수 있다. 그러나 지난 주의 수면 습관에 대한 질문은 전체 연도의 수면 패턴에 대하여 적절한 대표성을 지닐 수 있다. 반면, 콘돔을 사용하지 않은 성교의 빈도는 매주 크게 다를 수 있다. 그러므로 콘돔을 사용하지 않은 성교에 대한 질문에서는 보다 긴 시간 기준을 사용해야 한다.

일기를 사용하면 낙상처럼 단편적으로 발생하거나 수술 후 통증 혹은 질출혈(vaginal bleeding)처럼 매일매일 달라지는 사건, 행동, 증상에 관하여 보다 정확하게 측정할 수 있다. 특정 사건의 시간 순서와 기간이 중요하고, 발현 자체가 쉽게 잊혀질 수 있는 경우에 이 방법이 특히 유용하다. 전자기기를 이용하여 참여자들이 데이터를 입력할 수 있으며, 연구자들은 평가 대상 목표 및 행동의 일별 점수 평균값을 계산할 수 있다. 그러나 이러한 방법은 참여자의 시간 소모가 많고, 보다 일반적인 후행적인 질문보다 누락되는 데이터가 많을 수 있다. 일기를 사용하는 경우는 평가 대상 기간이 통상적이고 기록과 관련된 응답자의 자각에 따라 기록되는 행동이 변화될 수 있다는 것을 가정한다.

단점의 극복

• **이중 질문**(double-barreled questions).

각 질문에는 단 하나의 개념만 담겨있어야 한다. 혹은 이나 그리고 등의 용어를 사용하는 질문은 잘못된 응답을 얻을 수가 있다. 카페인 섭취를 평가하는 다음 질문을 살펴 보자. "하루에 커피나 차를 몇 잔 마십니까?" 커피는 차보다 카페인이 많고, 여러 가지 면에서 다른 것이다. 그러므로 응답에서 두 가지 음료를 결합하는 것은 부정확하게 된다. 두 가지를 한 번에 평가하려면, 두 질문으로 나누는 것이 좋다. "(1) 보통 하루에 커피를 몇 잔 마십니까?"와 "(2)보통 하루에 차를 몇 잔 마십니까?"로 나누는 것이다.

- 숨겨진 가정.

  연구에 참여하는 사람 모두에 해당하지 않을 수도 있는 가정에 기반을 두는 질문이 있다. 예를 들어, 표준 우울증 항목에서는 응답자가 지난주에 몇 번이나 다음과 같이 느꼈냐고 묻는다: "나는 가족이 도와주는 데도 불구하고 우울감을 떨쳐버릴 수가 없었다." 이 질문에서는 모든 응답자에게 가족이 있으며, 모든 응답자가 감정적 도움을 요청하고 있다는 가정을 하고 있다. 가족이 없거나, 가족으로부터 도움을 받고자 하지 않는 사람은 이러한 질문에 대해 응답하기가 어려울 것이다.

- 질문과 응답 항목이 맞지 않는 경우

  질문 내용과 응답 항목이 서로 일치해야 하는 것은 중요한 일이다. 이는 단순해 보이지만 종종 실수가 발생하는 일이다. 예를 들어, "지난 주에 통증을 느낀 적이 있습니까?" 라는 질문에 "전혀", "거의 없다", "자주", "거의 매일"이라는 답변 항목을 붙이는 것이다. 이는 문법적으로 틀리며 응답자를 혼란 시킬 수 있다(질문을 "지난 주에 얼마나 자주 통증을 느꼈습니까?"로 바꾸거나, 답변 항목을 "예" 혹은 "아니오"로 바꾸어야 한다). 흔한 오류의 다른 예는 강도에 대한 질문에 대하여 동의 혹은 부정을 선택하도록 하는 것이다. 예를 들어, 응답자에게 "나는 때로 우울해질 때가 있다."라는 문장을 주고, 그 다음 이에 '동의'하는지 '동의하지 않는지'를 묻는다. 자주 우울해지는 사람들에게 있어서, 이는 분명히 대답할 수가 없는 사항이다. 이 문장을 부정하면, 자주 우울해지거나 전혀 우울해지지 않는 경우가 된다. 이럴 때는 우울감을 느끼는 정도에 관하여 전혀, 때로, 자주 등의 빈도를 선택할 수 있도록 단순화된 문항을 사용하는 것이 보다 명확하다.

추상적 변수를 측정하기 위한 척도와 점수

삶의 질과 같은 추상적 개념을 단일한 응답을 요하는 질문들(single questions)을 이용하여 정량 측정하는 것은 어려운 일이다. 그러므로 추상적 특성은 보통 하나의 척도를 기준으로 구성된 일련의 질문들을 통해 점수를 매겨서 측정하는 것이 일반적이다(2, 3).

하나의 개념을 평가하기 위하여 여러 응답 항목을 활용하면, 단일 응답 항목을 사용하거나 합쳐질 수 없는 각각의 방식으로 여러 개의 질문을 던지는 경우보다 여러 가지 장점이 있다. 다중항목 척도(multi-item scales)를 이용하여 응답 가능 범위를 확장시키는 것이다. 예를 들어, 삶의 질을 측정하는 다중항목 척도에서는 점수가 1점부터 100점까지 나올 수 있다. 반면, 단일 항목 질문에서는 '나쁨(poor)'부터 '훌륭함(excellent)'에 이르는 범위에서 4~5개 응답만 나올 것이다. 다중항목 척도(multi-item scale)의 단점은 결과물이 삶의 질= 46.2 등으로 표현되어 직관적으로 이해하기 어렵다는 것이다.

Likert 척도(Likert scales)는 태도, 행동, 건강 관련 삶의 질 분야를 정량화할 때 널리 사용된다. Likert 척도는 응답자에게 문장이나 질문 목록을 주고 자신에게 가장 알맞은 등급이나 정도를 나타내는 표현을 고르도록 한다. 각 응답 표현에는 점수가 매겨져 있다. 예를 들어, 과일과 채소가 풍부한 식단이 건강을 증진시킨다는 한 개인의 의견의 강도를 측정하는 설문지를 생각해보자:

각 항목에 대하여, 당신의 의견과 가장 잘 맞는 숫자를 하나 골라 동그라미 치시오.

	매우 동의한다	동의한다	중립	반대한다	매우 반대한다
과일과 채소를 많이 섭취하는 것은 심장질환의 위험을 줄인다.	1	2	3	4	5
채식주의자는 식단에 고기를 포함하는 사람들보다 더 건강하다.	1	2	3	4	5
과일과 채소 섭취의 증가는 노화 속도를 늦춘다.	1	2	3	4	5

응답 내용별로 각 항목의 점수를 합하거나, 응답을 표시한 항목 점수의 평균을 구하는 것만으로 전체 점수를 계산할 수 있다. 예를 들어, 과일과 채소를 많이 섭취하는 것은 심장질환의 위험을 줄인다는 것과 채식주의자는 식단에 고기를 포함하는 사람들보다 더 건강하다는 것에는 매우 동의하지만(각 1점씩), 과일과 채소 섭취의 증가는 노화 속도를 늦춘다는 것에 동의하지 않는다고(4점) 응답했다면, 전체 점수는 6점이 된다. 각 항목 점수를 합하거나 평균을 구하여 점수를 측정할 때에는, 각 항목의 가중치가 동일하며 각 항목이 동일한 일반적 특성을 측정하고 있다는 것을 가정한다.

한 척도의 내적 일관성(internal consistency)는 Cronbach's alpha(4)와 같은 통계적 기법을 이용하여 전체 척도의 일관성을 평가하여 검정할 수 있다. Cronbach's alpha는 각 항목의 점수 사이의 연관성(correlations)을 계산한다. 이 계산값이 0.80보다 크면 아주 훌륭하고, 0.50 미만이면 수용할 수 없다. 내적 일관성 값이 적다는 것은 몇몇 개별 항목이 상이한 특성을 측정하고 있다는 것을 의미한다.

새로운 척도의 개발

표준 설문이나 상담 기법이 없는 특성을 측정해야 할 때가 있다. 연구에 중요한 개념을 측정할 수 있는 적절한 방법이 없기 때문에, 새로운 문항이나 척도를 개발해야 하는 것이다. 이러한 작업은 연구에 속한 사소한 변수에 대한 새로운 문항 한 개를 만들어내는 것부터, 다기관 연구의 주 결과물을 측정하는 다중항목 척도(multi-item scale)를 새로 개발, 검증하는 것까지 모두 해당한다. 이 중에서 가장 간단한 작업은 좋은 문항을 작성하는 기본 원칙을 활용하고 적절한 판단을 내려서 항목 한 개를 개발하고, 알맞은 응답이 나올 수 있는지 명확성을 기하기 위하여 미리 검사해보는 것이다. 가장 복잡한 작업은 주요 개념을 측정하는 새로운 기법을 개발하는 것인데, 이 때 초안 작성부터 최종 완성까지 수 년이 걸리는 체계적 접근법이 필요할 수도 있다.

후자의 경우, 개별 상담이나 경청회(focus groups, 연구 주제와 관련된 소규모의 집단으로서, 연구 관련 특정 주제에 대하여 지도자의 인솔 하에 1~2시간 동안 토의한다)를 통해 기법에 활용될 수 있는 항목들을 만들어내는 것부터 시작한다. 그 다음으로 기법의 초안이 작성되면, 동료, 멘토, 전문가들로부터 비평을 받는다.

다음 단계로는 예비검사(pretesting), 수정, 간결화(shortening), 타당성검토(validating)등의 작업을 반복하여 진행한다(예제 15.1 에서 설명).

예제 15.1 새로운 다중항목 설문 기법의 개발

미국 국립 안연구소(National Eye Institute)의 시력 측정 설문(Visual Function Questionnaire)은 험난한 개발과 검증 과정을 통해 제작된 다중항목 설문 기법이다. Mangione 연구진은 척도를 만들고 검증하는 데 수년을 투자했다. 이것이 많은 안질환 연구 결과물을 측정하는 주요 기법으로 쓰일 것이기 때문이었다(5, 6). 우선, 안질환 환자와 상담하여 질환이 삶에 영향을 미치는 방식에 대하여 파악하였다. 그 다음 해당 질환 환자들로 경청회(focus groups)를 조직하여 경청회 내용 기록을 분석하고, 관련 질문과 응답 선택 항목들을 추려내었다. 매우 긴 설문을 만들어 여러 연구 참여자 수백명을 대상으로 예비 검사를 실시하였다. 이 연구들의 데이터를 이용하여 개인별 점수차에 영향이 큰 항목들을 파악함으로써, 설문 항목 수를 51개에서 25개로 줄였다.

새로운 다중항목 기법을 개발하고 타당성을 입증하기 위해서는 시간이 많이 필요하다. 그러므로 일반적으로 연구에 중심이 되는 변수들에 대하여, 연구에 포함될 집단을 측정하는 기존 방법이 적절치 못한 경우에만 진행된다.

■ 연구 기법들을 조합하는 단계

변수 목록 작성

면담이나 설문 기법을 설계하기 이전에 우선, 연구에서 수집될 정보와 측정할 개념의 자세한 목록을 작성해야 한다. 주요 연구 주제의 답에 대하여 각 항목이 갖는 역할(예측변수, 결과변수, 잠재적 교란변수 등)을 명시하면 도움이 된다.

기존 측정치 선택(적합하다면)

각 변수를 측정하는 데 활용할 수 있는 문항과 기법들을 취합한다. 여러 가지 기법을 활용할 수 있는 경우에는 각 측정 대상 변수에 대하여 전자 파일을 만들어, 각 항목별로 문항 및 기법으로 활용할 수 있는 후보들을 검색하여 복사본을 모은다. 연구의 주요 예측 변수와 결과 변수에 대해서는 가능한 한 최고 기법을 사용하는 것이 중요한 사항이다. 그러므로 대안적 기법을 취합하는데 쏟는 노력의 대부분은 주요 변수에 집중되어야 할 것이다.

우선 관심 대상 측정 방법을 활용한 연구 담당자들로부터 기법들을 모으는 것부터 출발하면 좋다. 기존 설문지 및 해당 연구의 타당성, 내적 일관성, 신뢰성 등에 대한 정보는 출판된 논문의 방법(methods) 부분에서 찾아볼 수 있다. 또한 '건강관련 결과물 설문(health outcomes questionnaires)' 등의 주요 단어로 인터넷을 검색하면 여러 기법들이 나온다.

다른 연구에 쓰인 기법을 차용하면, 개발 시간이 단축되고 결과물을 다른 연구와 비교할 수 있다는 장점이 있다. 기존 기법을 활용할 때에는 수정하지 않고 쓰는 것이 가장 바람직하다. 그러나, 문화적 배경이 서로 다른 집단에 같은 설문을 사용하는 것처럼 일부 항목이 부적절한 경우에는 몇 개를 삭제, 수정, 첨가해야 하는 경우도 있다.

만약 기존 기법이 너무 길다면, 해당 기법을 개발한 담당자와 접촉하여 혹시 축약본이 있는지 확인한다. 기존 기법에서 몇 개 항목을 삭제하면 전체 점수의 의미가 변할 수 있고 결과물을 다른 연구들과 비교하기가 어려워지는 문제가 생긴다. 척도를 축약하는 것 역시 재현성과 변화를 감지하는 민감도를 떨어뜨리게 된다. 그러나 다른 부분에는 손을 대지 않으면서, 연구에 필수적이지 않은 일부 부분과 '하부척도(subscale)'을 삭제하는 것은 괜찮을 수도 있다.

새로운 기법의 작성(필요하다면)

초안에는 실제 기법에 최종적으로 활용될 것보다 많은 문항을 포함하고 있어야 한다. 연구자는 초안을 주의 깊게 보면서, 자신이 마치 응답자인 것처럼 문항을 오해할 수 있는 갖가지 가능성에 대하여 상상하려고 노력하면서 응답을 작성해 본다. 이 과정의 목표는 극소수의 응답자라도 혼란 시키거나 오해를 불러올 수 있는 문구를 찾아내고, 더욱 간결하고 구체적인 용어로 바꿀 수 있는 추상적 어휘나 전문 용어를 파악하는 것이다. 복잡한 질문은 두 개 이상의 문항으로 분리되어야 한다. 설문 설계 관련 동료나 전문가로부터 새로운 기법의 명확성뿐만 아니라 항목의 내용들에 관해서도 검토를 받는다.

기법의 수정과 축약

연구에서는 통상적으로 실제 분석하는 것보다 많은 데이터를 수집한다. 장시간에 걸친 면담, 설문, 검사들은 응답자를 지치게 하여, 응답의 정확도와 재현성을 떨어뜨릴 수 있다. '혹시나' 하는 마음으로 흥미로운 데이터를 얻을 수 있을까 하여 문항과 측정을 추가하려는 욕심을 버려야 한다. 주요 연구 주제와 근본적으로 연관되지 않은 문항들은 데이터 수집, 입력, 정리, 분석에 필요한 수고를 늘일 뿐이다. 다른 곳에서 필요한 시간을 쓸데 없는 데이터에 낭비하면, 연구의 전체 품질과 생산성이 저하될 수 있다.

어떤 개념이 근본적인 것인가에 대한 판단은, 연구 결과를 분석하고 보고하기 이전에 고려해야 할 사항이다. 최종 결과표를 그려보면 필요한 모든 변수가 포함되어 있는지를 확인하고 덜 중요한 것을 파악해내는 데 도움이 된다. 특정 항목이나 측정 과정이 추후 분석에서 활용될 수 있을 지 여부가 의심스럽다면, 이는 제외시키는 것이 일반적으로 좋다(When in doubt, leave it out).

예비검사(pretest)

새로운 상담 및 설문 기법을 명확하게 다듬고, 시간을 정하기 위하여 예비검사를 실시한다. 주요 측정 과정에 대해서, 각 질문으로부터 적절한 범위 내 응답이 나오는지를 확인하고, 해당 기법의 타당성과 재현성을 검증하기 위하여 대규모 예비 연구를 진행하는 것이 필요할 수도 있다.

타당성 검증(validate)

설문 및 상담 기법은 다른 측정법들과 마찬가지로 그 타당성(정확도 측면)과 재현성(정밀도)을 평가할 수 있다(제4장). 우선, 표면 타당성(face validity)을 지니는 질문을 선정하는 것부터 시작한다. 이는 주관적이지만 중요한 판단으로서, 관심을 두고 있는 특성을 평가하는 항목을 선정하는 것이다. 그 다음 내용 타당성(content validity)과 구조 타당성(construct validity)을 규정한다. 관심 대상 질환의 측정과 관련하여 가능한 한 새로운 기법을 기존의 최적기준 기법과 비교하는 과정을 수행한다. 마지막으로 미래 결과물 측정치의 상관 정도를 구하여 새 기법의 예측 타당성(predictive validity)을 평가할 수 있다.

변화치를 측정하기 위한 기법의 경우, 다른 측정 방법으로 타당성이 입증된 치료를 받기 전과 후 시점의 환자에게 새 기법을 적용하여 그 반응도(responsiveness)을 평가할 수 있다. 예를 들어, 시력이 안 좋은 환자들의 삶의 질을 측정하려고 할 때, "안경이나 콘택트 렌즈를 끼지 않고 신문을 읽을 수 있습니까?"와 같은 표면 유효성 질문을 포함할 수도 있다. 여기서 나온 응답을 중증 백내장(cataracts) 환자 및 정상 시력 환자들이 기존에 타당성이 입증된 기법에 대해 제출한 응답과 비교한다(예제 15.1) 변화치에 대한 기법의 반응성은 치료술을 받기 이전과 이후의 백내장 환자의 응답을 비교하여 검증할 수 있을 것이다. 새로운 기법의 타당성을 검증하는 데에는 시간과 비용이 많이 든다. 그러므로 기존의 방법들이 연구 주제 혹은 연구 대상 모집단에 맞지 않는 경우에만 국한하여 진행해야 할 것이다.

■ 기법의 진행

설문 vs. 면담

태도, 행동, 지식, 건강, 개인사에 대한 데이터를 수집하는 방법은 기본적으로 두 가지가 있다. 설문은 응답자 스스로 진행해 나가는 것이고, 면담은 상담자가 구두로 진행한다. 각 방법 모두 각각 장점과 단점이 있다.

설문(questionnaires)는 일반적으로 효율이 높고, 연령이나 흡연량 등의 단순한 질문을 진행하기에 일정화된 방법이다. 연구진의 시간이 덜 소요되기 때문에 상담보다 비용이 저렴하며, 표준화 가능성이 높다. 면담(interviews)는 보통 설명이나 안내가 필요한 복잡한 질문에 대한 응답을 수집할 때 적절하며, 상담자가 응답의 완벽성을 기할 수 있다. 질문을 읽고 이해하는 능력이 참여자 별로 차이가 클 때 상담이 필요할 수도 있다. 그러나, 상담에는 시간과 비용이 많이 들고 상담자와 응답자간의 관계에 의하여 응답이 영향을 받을 수 있다는 단점이 있다.

두 기법 모두 표준화될 수 있으나, 상담의 경우 매번 약간이라도 다르게 진행될 수 밖에 없기 때문에 설문의 표준화 가능성이 좀더 높다. 두 기법 모두 정보를 수집하는 방법으로서 불완전한 기억력(imperfect memory)으로 인한 오류에 취약하며, 모든 응답자가 각각 정도는 다를 지라도 사회적으로 용인될 만한 응답을 제출하려는 경향이 있기 때문에 이로 인해서도 영향을 받는다.

면담

면담 기술에 따라 응답의 품질에 지대한 영향이 미칠 수 있다. 매번 진행되는 상담 절차를 표준화하는 것이 재현성 극대화의 필수 요소이다. 면담은 시간 내내 동일한 어휘와 동일한 비언어적 신호를 사용하여 진행되어야 한다. 면담자는 어휘나 어투를 바꾸는 등의 행동을 통해 자신의 편향을 응답 내용에 편입시키지 않으려 노력해야 한다. 면담자가 편안하게 질문을 읽을 수 있기 위해서는, 면담 내용이 평이한 대화체로 작성되어야 한다. 소리 내어 읽을 때 부자연스럽거나 과장된 질문의 경우, 상담자가 보다 자연스러운 자신만의 방법을 쓰려하기 때문에 질문을 던지는 방식이 표준화되지 못하게 된다.

응답 내용을 다시 확인하여 보다 적절한 응답이 나오도록 하거나 응답의 의미를 분명히 해야 할 때가 있다. 이러한 '탐사(probing)' 과정 또한 각 질문 문항 밑이나 여백에 사용할 수 있는 표준 문구를 준비해둠으로써 표준화할 수 있다. 통상적으로 하루에 커피를 몇 잔 마시느냐라는 질문에 대하여 "잘 모르겠는데요. 날마다 달라요."라고 응답자가 대답하는 경우가 있다. 이럴 때 면담지에 다음과 같은 추가 탐사 문구를 준비해둔다. "대략적으로 하루에 커피를 몇 잔 마신다고 생각하시는지 최대한 가늠해보세요."

면담은 직접 만나거나 유선상으로 진행될 수 있다. 컴퓨터기반 전화 면담(CATI, computer-assisted telephone interviewing)을 통해 면담의 장점은 살리면서 비용 관련 단점은 보완할 수 있다(4). 응답자가 컴퓨터 화면에 나타나면, 면담자가 질문을 읽는다. 응답 내용은 응답자들이 스스로 자판을 두드려 데이터베이스에 입력한다. 이를 통해 즉각적으로 범위를 벗어나는 응답을 가려낼 수 있다. 쌍방향 음성 응답(IVR, interactive voice response) 시스템에서는 면담자 대신 컴퓨터가 질문을 읽어주며, 전화 자판이나 음성 인식을 통해 응답 내용을 수집한다(7). 그러나 참여자를 직접 관찰하거나 신체 검사가 필요한 연구의 경우 혹은 참여자 후보가 노숙자 등이라 전화를 갖고 있지 않은 경우, 직접 만나서 진행하는 면담이 필요할 수도 있다.

설문을 진행하는 방법

설문 진행 방법에는 여러 가지가 있다. 직접 피험자에게 설문지를 주거나, 우편, 이메일, 웹사이트 등을 이용하여 전달할 수도 있다. 직접 설문지를 주는 경우 응답을 시작하기 전에 작성 요령을 안내해줄 수도 있다. 참여자가 검사를 위해 연구소를 방문해야 하는 경우, 설문지를 약속 시간이전에 발송하여, 참여자가 귀가하기 전에 완료 여부를 확인하는 것도 좋다.

설문을 이메일로 발송하면 우편으로 발송할 때보다 장점이 많다. 비록 인터넷에 접근 가능하고 익숙하게 사용할 줄 아는 참여자들을 대상으로만 이 방법의 사용이 가능하지만, 설문을 이메일로 발송하면 참여자들이 굳이 내원하지 않고 답변을 제공할 수 있으며 직접 데이터베이스에 응답 내용을 입력할 수 있다.

웹사이트나 기타 휴대용 전자 기기를 이용한 설문은 건강 조사 정보의 수집을 위한 효과적이고 경제적인 방법으로 널리 사용되고 있다. 이러한 방법을 통해서 매우 잘 정리된 데이터가 나올 수 있는데, 데이터를 입력할 때 자동으로 빠진 부분이나 범위를 벗어나는 것들이 자동으로 확인되어 응답자가 오류를 인식할 수 있으며 그 오류가 수정된 다음에야 응답이 입력되기 때문이다.

■ 직접 측정(direct measurement)

측정 기법과 생물학적 분석의 발전으로, 흔한 질환이나 노출여부를 측정하기 위해 설문지나 면담을 대신할 수 있는 방법들이 개발되고 있다. 예를 들어, 신체 활동에 대한 설문지를 사용하기 보다는 작은 가속도계를 착용하여 신체 활동을 직접 측정하면 전체 활동량, 활동기록(actigraphy)의 양상, 에너지 소비량 등에 대한 보다 객관적이고 정확한 추산치를 얻을 수 있다(9). 밤중에 착용하는 센서는 수면의 양과 질을 보다 정확하게 측정할 수 있다(10). 비타민D를 함유한 음식물 섭취에 대해 질문하는 것 보다, 비타민D의 혈중 수치를 측정하는 것이 그 영양소에 노출(즉, 섭취)에 대한 보다 정확한 측정치를 제공한다. 예전에는 설문지나 면담 등에 의한 간접적 평가만이 가능했던 특성들이 이제는 무선 전자기기를 활용하여 직접 측정이 가능한 경우가 많다. 따라서 연구자는 이러한 새로운 기술들을 주의 깊게 살펴보아야 한다.

■ 요약

1 대부분의 임상 연구에 있어서 결과물의 품질은 설문 및 상담의 품질과 적절성에 의해 좌우된다. 연구자들은 연구가 시작되기 전에, 이러한 기법들의 유효성과 재현성에 대하여 최대한 보장될 수 있도록 만전을 기해야 할 것이다.

2 개방형 문항은 연구자에 의해 제한을 받지 않고 피험자가 자유롭게 답을 구성할 수 있다. 폐쇄형 문항은 응답과 분석 면에서 보다 용이하다. 폐쇄형 문항의 응답 선택 항목들은 모든 가능성을 포함해야 하며, 상호 배타적이어야 한다.

3 질문은 명확하고, 간결하며, 중립적이고 연구 대상 집단에 맞아야 한다. 참여자 후보들의 관점에서 질문을 검토하여 애매모호한 용어들을 찾아낸다. 이중 질문(double-barreled questions), 숨겨진 가정, 질문과 합치되지 응답 선택 항목 등이 흔히 발생하는 문제들이다.

4 설문 및 상담 내용은 읽기 쉬워야 하며, 상담 질문의 경우에는 소리 내어 읽기도 편해야 한다. 양식은 전산 데이터 입력에 맞춰서 여백을 충분히 두어야 하며, 응답자 및 상담자의 진행 방향을 유도하는 안내 설명이나 화살표를 덧붙인다.

5 태도나 건강 상태 등의 추상적 변수를 측정하는 질문은 다중항목 척도로 종합되어 전체 점수를 구하게 된다. 전체 점수를 구할 때에는 질문들이 동일한 특성을 측정하고 있으며 응답들이 내적으로 일관되어 있다고 가정한다.

6 유효하고 신뢰성 있는 결과물을 구하는 것으로 알려져 기존에 활용되고 있는 상담 및 설문 기법을 찾아보아야 한다. 기존 방법을 수정하고나, 새로운 것을 개발해야 할 필요가 있는 경우, 우선 기존 방법들을 취합하여 개념을 정하는 모델로 활용한다.

7 연구가 시작되기 전에, 연구에 활용할 기법 전체에 대하여 예비 검사를 진행하고 시간을 정해야 한다. 새로운 기법의 경우, 소규모 초기 예비 검사를 통해 질문과 안내 지침의 명확도를 개선할 수 있다. 추후, 규모를 확대하여 예비 연구를 통해 새로운 기법의 범위, 재현성, 유효성을 검증하고 다듬을 수 있다.

8 자가작성 설문은 면담보다 경제적이며, 표준화 가능성이 높고 사생활이 보호되어 응답의 유효성이 높아진다. 반면, 면담은 응답의 완벽성을 기할 수 있으며 응답의 이해도를 높임으로써 유효성을 증가시킨다.

9 컴퓨터기반 전화 상담, 이메일, 휴대용 전자 기기, 연구 웹사이트 등으로 상담 및 설문 기법을 진행하면 연구의 효율을 높일 수 있다.

부록 15A
흡연에 관한 설문지 예

다음의 문항들은 골다공증 골절에 관한 연구에서 사용된 자가응답설문지의 일부분이다. 분지문항들은 화살표 다음에 나온다. 분지문항은 피험자에게 이전 문항과 이어지는 질문을 제시하고, 그 형식은 각 문항의 왼쪽에 응답과 함께 정렬되어 있다.

1. 일생 동안 담배를 적어도 100개피 이상 피웠습니까?

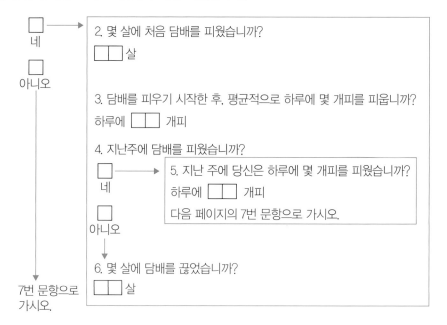

7. 담배를 규칙적으로 피우는 사람과 같은 집에서 적어도 1년 이상 살아본 적이 있습니까?

■ 참고문헌

1. Iarossi G. The power of survey design: a user guide for managing surveys, interpreting results, and influencing respondents. Washington, DC: World Bank, 2006. Available at: https://openknowledge. worldbank.org/bitstream/handle/10986/6975/350340The0Powe1n0REV01OFFICIAL0USE1. pdf?sequence=1, accessed 03/11/13.

2. McDowell I. Measuring health: a guide to rating scales and questionnaires, 3rd ed. New York: Oxford University Press, 2006.

3. Streiner DL, Norman GR. Health measurement scales: a practical guide to their development and use, 4th ed. New York: Oxford University Press, 2009.

4. Bland JM, Altman DG. Cronbach's alpha. BMJ 1997;314:572.

5. Mangione CM, Berry S, Spritzer K, et al. Identifying the content area for the 51-item National Eye Institute Visual Function Questionnaire: results from focus groups with visually impaired persons. Arch Ophthalmol 1998;116:227–233.

6. Mangione CM, Lee PP, Pitts J, et al. Psychometric properties of the National Eye Institute Visual Function Questionnaire(NEI-VFQ). NEI-VFQ Field Test Investigators. Arch Ophthalmol 1998;116:1496–1504.

7. Kobak KA, Greist JH, Jefferson JW, et al. Computer assessment of depression and anxiety over the phone using interactive voice response. MD Comput 1999;16:64–68.

8. Dillman DA, Smyth JD, Christian LM. Internet, mail, and mixed-mode surveys: the tailored design method, 3rd ed. Hoboken, NJ: Wiley, 2008.

9. Mackey DC, Manini TM, Schoeller DA, et al. Validation of an armband to measure daily energy expenditure in older adults. J Gerontol A Biol Sci Med Sci 2011;66:1108–1113.

10. Girshik J, Fritschi L, Heyworth J, et al. Validation of self-reported sleep against actigraphy. J Epidemiol 2012;22:462–468.

CHAPTER 16

데이터 관리

    지금까지 임상 연구 프로젝트를 수행할 때 연구 설계 방법의 선정, 모집단의 정의, 예측 및 결과 변수의 규정 과정이 필요하다는 것을 살펴보았다. 최종적으로 피험자와 변수에 관련된 모든 정보는 컴퓨터 데이터베이스에 존재하며, 여기에서 데이터 저장, 갱신, 모니터링의 과정뿐만 아니라 통계적 검증을 위해 데이터의 형식을 정하는 작업도 이루어진다. 개별 데이터 테이블로 구성된 단순한 연구 의 데이터베이스는 스프레드시트나 통계 소프트웨어로 운영될 수 있다. 서로 연관된 데이터 테이블 이 여러 개 포함되는 보다 복잡한 데이터베이스는 데이터베이스 관리 소프트웨어를 이용하여 운영 하여야 한다.

    임상 연구용 데이터 관리에는 데이터 테이블의 규정, 데이터 입력 시스템 개발, 모니터링 및 분석 용 데이터의 조회 과정이 포함된다. 대규모 임상 시험에서(특히, 새로운 약이나 기기의 규제 승인 신청을 위한 시험의 경우), 데이터 입력 형식을 만들고, 데이터 수집 과정을 관리 감독하며, 분석을 위해 데이터를 포맷하고 추출하는 전문가를 임상 데이터 관리자(clinical data manager)라고 지칭한다[1]. 여러 개의 임 상시험을 진행중인 대규모 제약회사들은 임상 데이터 관리에 상당한 자원과 인력을 투자한다. 비록 규모가 훨씬 작기는 하지만, 초보 연구자들 또한 데이터 관리 문제에 신중을 기해야 한다.

■ 데이터 테이블(data tables)

모든 컴퓨터 데이터베이스에는 한 개 이상의 데이터 테이블이 포함된다. 데이터 테이블의 각 행은 하나의 '입력단위(entities)' 혹은 기록에 해당하며, 각 열은 필드 혹은 '속성(attributes)'에 해당한다. 예 를 들어, 가장 단순한 형태의 연구 데이터 베이스는 하나의 데이터 테이블을 포함한다. 각 행은 개 별 피험자를 뜻하고, 각 열에는 이름, 생년월일, 성별, 예측 및 결과물 상태 등 피험자 별 속성이 표 시된다. 각 열에는 단일 행 값이나 여러 개의 행 값이 있어서 다른 열과 구별되어야 한다. 고유한 인 식 번호('피험자 번호[subject ID]')를 각 참여자에게 부여하는 것이 좋다. 연구 데이터베이스 외에서는 아 무런 의미도 없는 고유한 피험자 인식 번호를 사용하면 연구 데이터로부터 개인 신상 확인 열쇠를 분리하는 작업('de-linking')이 단순화되어 피험자의 비밀이 보호될 수 있다. 만약 데이터베이스에 실 험, 검사 결과, 또는 전화에 해당하는 기록을 포함하는 추가 테이블들이 있다면, 각 표의 첫 번째 열은 고유 기록 식별 항목 이어야 한다—ExamID, LabResultID, CallID 등등. 데이터 테이블에서 고유 기록 식별 항목을 그 표의 일차 키(primary key)라고도 부른다.

    그림 16.1에서 신생아 황달(neonatal jaundice)과 5세 아동의 IQ 지수간의 연관성을 살펴보는 가상의 코호트 연구의 단순 데이터 테이블 예시를 들었다(실제 연구에서 아이디어를 얻음[2]). 각 테이블의 행은 연

SubjectID	FName	DOB	Sex	Jaundice	ExamDate	WghtKg	HghtCm	IQ
2101	Robert	1/6/2005	M	1	1/29/2010	23.9	118	104
2322	Helen	1/6/2005	F	0	1/29/2010	18.3	109	94
2376	Amy	1/13/2005	F	1	3/22/2010	18.5	117	85
2390	Alejandro	1/14/2005	M	0				
2497	Isiah	1/18/2005	M	0	2/18/2010	20.5	121	74
2569	Joshua	1/23/2005	M	1	2/13/2010	24.8	113	115
2819	Ryan	1/26/2005	M	0				
3019	Morgan	1/29/2005	F	0	2/9/2010	19.1	105	105
3031	Cody	2/15/2005	M	0	4/16/2010	15.2	107	132
3290	Amy	2/16/2005	F	1	4/12/2010	18.0	102	125
3374	Zachary	2/21/2005	M	1				
3625	David	2/22/2005	M	1	2/10/2010	19.2	114	134
3901	Jackson	2/28/2005	M	0				

■ **그림 16.1** 신생아 황달(neonatal jaundice)과 5세 아동의 IQ 지수간의 연관성을 살펴보는 코호트 연구의 단순 데이터 테이블. 이분형 예측 변수는 '황달(jaundice)'로서, 생후 첫 2일 이내 총 빌리루빈이 25mg/dL 이상으로 증가한 경우로 정의한다. 연속적 결과 변수는 'IQ'로서 5세 때 피험자의 IQ지수를 뜻한다. 피험자 2390, 2819, 3374, 3901은 5세 때 IQ검사를 받지 않았다.

구 피험자에 해당하며, 각 열은 해당 피험자의 속성별로 구성되어 있다. 이분형 예측 변수는 '황달(jaundice)'로서, 피험자가 신생아 황달을 앓았는지 여부를 뜻하며, 연속적 결과 변수는 'IQ'로서 5세 때 피험자의 IQ지수를 뜻한다.

그림 16.1의 예시처럼 연구 데이터가 단일한 데이터 테이블에만 국한되어 있다면, 스프레드시트나 통계 패키지를 이용하여 충분히 구현할 수 있다. 2차원 데이터 테이블을 단 한 개만 갖고 있는 데이터베이스를 종종 '평면 파일(flat-file)'이라 부른다. 대부분의 통계 패키지에서 한 개 이상의 데이터 테이블을 구현할 수 있다. 그러나 가장 중심에는 대부분 단일 데이터 테이블 혹은 평면파일 데이터 베이스가 존재한다.

개별 피험자에 대해 다수의 검사 결과 및 복용약을 기록하거나 여러 번 측정을 반복해야 하는 연구의 경우, 데이터 베이스에 한 개 이상의 데이터 테이블이 필요하다; 따라서 더 이상 스프레드시트 혹은 통계 소프트웨어를 쓸 수 없고 데이터 관리 소프트웨어를 써야 한다. 연구 피험자당 하나의 행을 가지는 단 하나의 데이터 테이블은 다양한 수의 반복 측정치들을 담을 수 없다. 데이터베이스는 복용약, 검사 결과, 기타 반복 측정치를 피험자 테이블과 분리하여 별도의 테이블에 저장해야 한다. 분리된 데이터 테이블의 행들은 개별 측정치에 해당한다 ; 예를 들면, 검사 유형, 검사 날짜/시간, 검사 결과,] 등이다. 그리고 그 행에서 한 부분은 반드시 피험자 인식 번호를 포함해야 한다; 이 번호를 통해서 해당 검사는 특정 피험자 영역으로 다시 연결된다. 이러한 '복수 테이블 유관 데이터 베이스(multi-table relational database)'에서, 피험자 테이블과 검사 테이블간의 관계를 일대다수(one-to-many)라고 칭한다. 엄격히 말하면, '유관 relational'이란 용어는 테이블간 연관성과는 아무 상관이 없다. 사실상, 관계(relation)은 데이터 테이블에 대한 수학적 이론에서 나온 공식 용어이다(3, 4).

Subject : Table

SubjectID	FName	DOB	Sex	Jaundice
2101	Robert	1/6/2005	M	1
2322	Helen	1/6/2005	F	0
2376	Amy	1/13/2005	F	1
2390	Alejandro	1/		
2497	Isiah	1/		
2569	Joshua	1/		
2819	Ryan	1/		
3019	Morgan	1/		
3031	Cody	2/		
3290	Amy	2/		
3374	Zachary	2/		
3625	David	2/		
3901	Jackson	2/		

Record: 2

Exam : Table

ExamID	SubjectID	ExamDate	WghtKg	HghtCm
608	2322	1/29/2010	18.3	109
609	2101	1/29/2010	22.0	118
610	2376	2/1/2010	18.3	117
611	3290	2/5/2010	17.6	102
612	3019	2/9/2010	19.1	105
613	3625	2/10/2010	19.2	114
614	2569	2/13/2010	24.8	113
615	2497	2/18/2010	20.5	121
616	3031	2/26/2010	15.5	102
617	2322	3/19/2010	18.6	109
618	2376	3/22/2010	18.5	117
619	3290	3/26/2010	17.8	101
620	2322	4/5/2010	19.1	110
621	3290	4/12/2010	18.0	102
622	3031	4/16/2010	15.2	107
623	3031	5/3/2010	15.6	108

■ **그림 16.2** 두 개의 테이블로 구성된 영아 황달 연구 데이터베이스는 각 행이 한 명의 연구 피험자를 나타내는 하나의 테이블과 각 행이 특정 검사를 나타내는 다른 하나의 표를 포함한다. 예를 들어, 피험자 2322의 경우, 첫 번째 테이블에서 이름은 Helen, 생년월일은 2005년 1월 6일로 확인되고, 두 번째 익명 테이블에서 세 가지 검사 데이터를 볼 수 있다. 한 명의 피험자가 다수의 검사결과를 가지므로, 두 테이블 사이의 관계는 일대다수(one–to–many)이다. 검사 테이블의 피험자 고유번호(SubjectID) 영역은 특정 검사 데이터를 그 특정 피험자 데이터로 연결해준다.

앞서 언급한 신생아 황달 연구의 피험자들은 IQ 검사를 5세때 단 한번 받았지만, 대부분은 당시 IQ 검사와 더불어 키, 체중 등의 다른 검사도 같이 받았다. 키와 체중 데이터는 체질량지수(BMI)와 성장곡선 백분위수를 계산하기 위해 사용되었다(이번 장 후반의 데이터 추출 [Queries] 참조). 이러한 데이터를 기록하는 가장 좋은 방법은 별도의 검사 테이블을 만드는 것이다; 이 테이블의 각 행은 개별 검사에 해당하고, 각 열은 검사 날짜와 결과, 그리고 피험자 데이터 테이블의 정보(성별, 생년월일 등)로 연결시켜줄 피험자 인식 번호, 그리고 신생아 황달 여부 등을 나타낸다 그림 16.2). 이렇게 데이터베이스가 데이터 테이블 두 개로 구성되면, 특정 기간 내에 수행된 검사의 데이터 테이블을 조회할 때 단일한 검사 날짜 열을 검색하게 된다. 한 곳에서 생년일과 같이 피험자 별로 특화된 필드를 수정하면, 전체적인 일관성이 보존된다. 이름이나 생년월일과 같은 신상 확인 정보를 담고 있는 필드는 피험자 데이터 테이블에서만 표시되며 다른 데이터 테이블에는 피험자 번호만 표시된다. 검사를 받지 않은 피험자(그림에 표시된 Alejandro, Ryan, Zachary, Jackson)에 대한 정보도 데이터베이스에 포함될

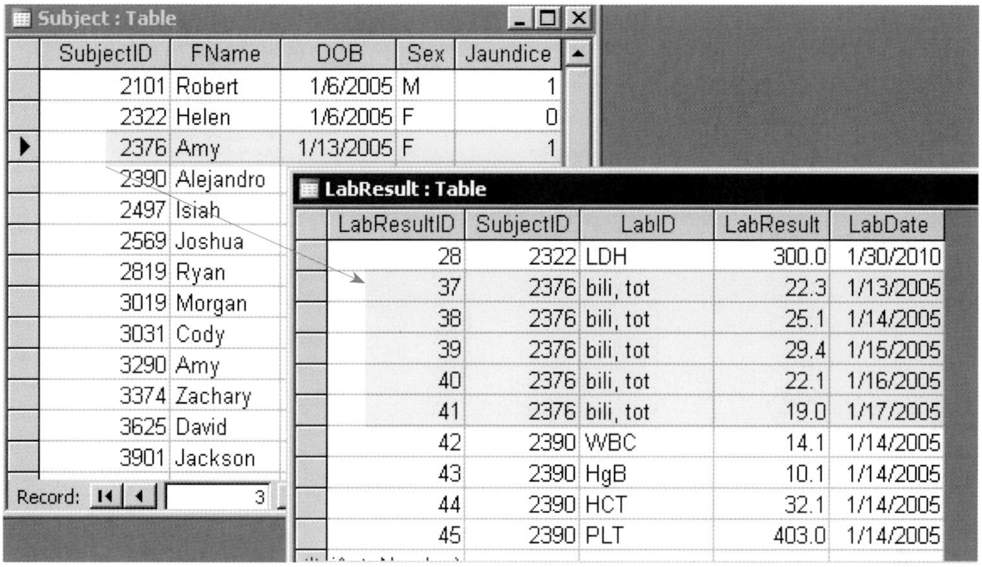

그림 16.3 피험자 테이블과 검사결과 테이블 사이의 연결. 검사결과는 Amy의 출생 후 첫 5일에 걸친 총빌리루빈 수치의 경향을 보여준다.

수 있다.

검사 결과를 자세하게 추적하기 위해서도 별도의 테이블이 필요하다. 여기서 신생아 황달은 이분형의 피험자 특정 영역으로 표시되고 있다. 만약 연구진이 출생 후 모든 빌리루빈 수치를 포함하는 그래프를 필요로 한다면, 데이터베이스는 검사 결과당 하나의 기록을 가지는 별도의 검사결과 테이블이 있어야 한다; 이 테이블은 검사 날짜/시간, 검사 유형(총빌리루빈), 검사 결과(빌리루빈 수치), 피험자특정 정보로 연결 가능한 피험자 고유번호(SubjectID) 등의 영역을 포함한다(그림 16.3).

또한, 연구 행정상의 데이터(통화 기록, 방문 일정, 비용지급 기록 등)도 다수의 별도 테이블들을 필요로 한다. 영아 황달 연구에서, 각 피험자 부모들과 여러 건의 통화를 하였다. 연구 피험자 한 명당 하나의 행을 포함하는 데이터 테이블에서 이러한 전화기록들을 추적하는 것은 어렵거나 불가능하다. 대신에, 별도의 테이블은 전화 한 건당 하나의 행을 가지고, 그 통화와 연관된 연구 피험자로 다시 연결되는 피험자 고유번호(SubjectID) 영역을 포함한다.

단 하나의 넓고 복잡한 테이블에 데이터를 기록하는 대신, 다수의 관계형 테이블을 포함하는 데이터베이스를 구성하는 것을 정규화(normalization)라고 부른다. 일부 데이터 관리자들은 정규화(normalization)를 가리켜, 하나 또는 몇 개의 '짧고 뚱뚱한' 테이블들을 다수의 '길고 날씬한' 테이블들로 전환하는 과정이라고 말한다(1). 정규화는 중복 저장과 일관적이지 못한 데이터가 생길 가능성을 제거한다. 유관 데이터베이스 소프트웨어를 통해 참고값 일치성(referential integrity)을 유지할 수 있다. 즉, 피험자 데이터 테이블에 존재하지 않는 피험자에 대해서는 검사, 검사 결과, 또는 전화 기록 등을 작성할 수 없는 것이다. 또한, 해당 피험자의 모든 검사 기록을 삭제하지 않고서는 피험자 정보를 삭제할 수 없다.

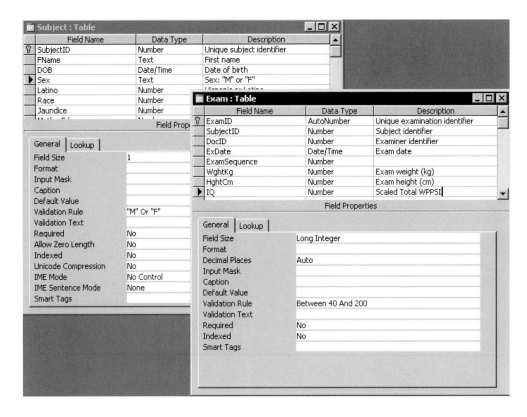

■ **그림 16.4** "데이터 일람"관점에서의 피험자 테이블(피험자)과 검사 테이블(검사). 각 변수 또는 필드는 이름, 데이터 유형, 설명, 그리고 정의 또는 허용값의 집단을 가진다.

데이터 일람, 데이터 유형, 영역(data dictionaries, data types, and domains)

지금까지는 '데이터시트'의 관점에서만 데이터 테이블을 살펴보았다. 각 행이나 필드에 성명이 쓰여 있으며, 여기에 데이터 유형과 정의에 대한 정보가 담겨 있다. 그림 16.2의 '피험자(subject)' 데이터 테이블에서 'FName'은 피험자의 이름을 담고 있는 문자 필드이다. 'DOB'는 생년월일을 담고 있는 날짜 필드이며, '황달(Jaundice)'는 연구 피험자가 신생아 황달을 앓았는지 여부를 표시하는 예/아니오 필드이다. '검사' 데이터 테이블에서 'WghtKg'은 실수(real-number)로 표현된 kg단위 체중을, 'IQ'는 정수(integer) 형식의 IQ지수 정보를 담고 있다. 데이터 일람(data dictionary)을 이용하여 각 열의 정의를 분명하게 규정한다. 그림 16.4는 피험자와 검사 데이터 테이블을 테이블 설계적 측면에서 보여준다; 즉, 데이터 일람 측면에서 바라보는 것이다. 여기에서 데이터 일람 자체가 필드를 뜻하는 행과 필드명, 필드 유형, 필드 설명을 뜻하는 열로 구성된 데이터 테이블임을 주지하라. 데이터 일람은 데이터 베이스 자체의 정보를 담고 있는 데이터 테이블이며 'metadata'라고도 불린다. 그림 16.4는 두 가지 데이터 일람을 나타내고 있기는 하지만('피험자' 테이블에 하나, '검사'테이블에 하나), 전체 데이터베이스는 각 테이블당 하나의 데이터 일람을 가진다기 보다는 단 하나의 데이터 일람을 가지는 것으로 볼 수 있다. 데이터베이스에서 각 영역(field)에 대해서, 단 하나의 데이터 일람은 영역 이름, 영역 유형, 영역 설명, 허용값의 범위뿐만 아니라, 각 영역의 테이블 이름에 대한 상세설명을 필요로 한다.

각 필드는 허용 값의 영역(domain)과 범위를 갖는다. 예를 들어 '성별(Sex)' 필드에서 허용된 값은 '남성(M)'이나 '여성(F)' 뿐이다. 소프트웨어가 이 필드에 다른 값이 입력되는 것을 차단한다. 마찬가지로, 'IQ' 필드에는 40부터 200까지의 정수만 입력할 수 있다. 임상시험의 데이터 관리자들은 유효화 규칙을 가리켜 '편집 검사 edit checks'라고 일반적으로 지칭한다(1). 허용 값을 규정하는 유효화 규칙을 만들면 데이터 입력 오류를 어느 정도 줄일 수 있다. 어떤 필드 유형은 자동 유효화 규칙을 제공하기도 한다. 예를 들어 데이터 관리 소프트웨어를 쓰면 4월 31일이라고 입력할 수 없다.

변수 명

대부분의 스프레트시트나 통계, 데이터 관리 프로그램에서는 행 별 표제어나 변수 명을 길게 정할 수 있다. 명명하는 데에는 일정한 규칙이 있어야 한다. 일단 입력하기에 쉬울 정도로 짧게 변수 명을 정하긴 하지만 충분히 서술적인 길이가 되어야 한다. 소프트웨어 차원에서 허용되긴 하지만 변수 명에 빈칸이나 특수 문자를 쓰는 것은 바람직하지 않다. 하나의 변수명에서 별개의 단어들을 구별하기 위해서, 우리는 'InterCaps(단어 중간에 대문자 표기)'을 사용하지만, 밑줄표시(underscore)를 선호하는 사람들도 있다. 일반적으로 '1번 문항'처럼 데이터 수집 양식 상의 위치를 뜻하기 보다는 '흡연여부('EverSmokedCigarettes' or 'eversmo')' 등과 같이 필드 내용을 서술하는 변수 명을 쓰는 것이 좋다. 대부분의 소프트웨어 패키지는 데이터 입력 양식 및 데이터 보고서에서 길고 보다 서술적이며 읽기 쉬운 변수 레이블(variable label)을 지정할 수 있다.

공통 데이터 요소들

일부 연구 기금지원 및 승인 기관들은 임상연구 특정 영역의 데이터베이스를 위한 공통의 데이터 요소들을 개발하기 위한 계획을 발표하였다. 다음의 기관들이 이에 속한다; the National Institute for Neurologic Disorders and Stroke(5), the National Cancer Institute(6), the United States Food and Drug Administration(7), the European Medicines Agency 등의 정부 기관들, 그리고 the Clinical Data Interchange Standards Consortium(CDISC)(8)와 같은 비정부 비영리 단체.

이에 대한 근거는 동일한 임상 영역의 연구들은 흔히 동일한 측정치들을 수집한다는 것이다. 기록 구조, 필드 이름/정의, 데이터 유형/포맷, 데이터 수집 양식(증례 보고 양식) 등을 표준화하게 되면 새로운 연구에서 흔히 발생하는 문제—이미 있는 것을 다시 만드느라 시간을 낭비하는 것('reinventing the wheel'-를 근절할 수 있고(5), 다수의 별도 연구들 사이에 데이터를 공유하고 조합하는 것이 가능할 것이다. 이를 위해서는, 특정 연구 분야의 모든 연구자들이 사용하도록 권장되는 하나의 데이터 일람 및 일련의 데이터 수집 기법을 확립해야 한다. 자신의 선택한 연구 분야에서 완벽한 학식의 일부는 기존 데이터 기준을 알고 있는 것이다.

■ 데이터 입력

데이터베이스가 한 개 이상의 데이터 테이블로 구성되는지, 스프레드 시트, 통계 혹은 데이터 관리 소프트웨어를 쓰는지 여부에 따라 데이터 테이블을 채워 넣는 방법이 필요하다.

키보드 입력

지면상으로 수집된 데이터를 키보드를 이용하여 컴퓨터 데이터 테이블에 입력하는 것이 전통적으로 연구 데이터베이스를 채우는 방법이었다. 임상 시험에서, 특정 피험자에 해당하는 지면 데이터 수집 양식을 흔히 증례보고 양식(case report form, CRF)이라고 한다. 연구진중 일원이 지면 양식을 채우거나 피험자 스스로 지면 데이터를 작성한다. 그 다음 연구진이 지면 데이터를 키보드를 이용해서 컴퓨터 테이블로 입력한다. 예를 들면, 10번 피험자에 대한 3번 문항의 응답 내용은 데이터 테이블의 10번째 항의 3번째 열에 입력되는 식으로, 지면 데이터와 데이터 테이블이 직접적으로 연관되어 있을 수도 있다. 혹은 컴퓨터 화면처럼 양식을 설계하면, 데이터 입력이 쉽고 자동으로 데이터 유효화 확인을 할 수도 있다. 데이터 수집 직후 최대한 신속하게 입력이 이루어 져야 빠지거나 범주에서 벗어 나는 응답 내용이 있을 경우, 피험자와 면담자 혹은 데이터 수집가에게 확인을 할 수 있다. 또한, 이번 장 후반에서 설명하겠지만, 데이터 문제에 대한 감독(예, 이상점 값: outlier value) 및 예비 분석은 일단 데이터를 컴퓨터 데이터베이스에 입력하고 난 다음에만 가능하다.

 지면 양식으로부터 입력을 진행하는 경우에는 이중 데이터 입력(double data entry)을 통해 입력과정에서의 정확도를 높여야 한다. 데이터베이스 프로그램을 통해 각 변수 별로 입력된 두 값을 비교하고 일치하지 않는 값들을 추려낼 수 있다. 추후 일치하지 않는 입력 값들을 원래 지면 양식의 값과 확인하여 수정한다. 이중 데이터 입력에서 데이터 입력 오류를 줄이기 위해서는 데이터 입력에 소요되는 시간이 두 배가 된다. 이를 위한 대안으로서는 재검토하거나 데이터의 무작위 부분만 재입력하는 것이다. 만약 오류 발생률이 현저하게 낮다면 별도의 비용과 노고를 들여 추가적으로 데이터를 입력할 필요가 없을 것이다.

데이터 입력의 배분(distributed data entry)

만약 여러 장소에서 데이터가 수집된다면, 지면 양식을 이메일이나 팩스로 중앙 집결지에 발송하여 컴퓨터 데이터베이스로 입력을 진행할 수도 있지만, 이런 경우는 매우 드물다. 보다 흔하게는, 각 장소에서 직접 온라인 양식을 통해서 데이터베이스로 입력을 진행한다. 만약 인터넷 연결이 문제라면, 데이터 수집 장소의 로컬 컴퓨터에 저장한 다음, 온라인이나 이동식 저장기기(예, USB드라이브)를 통해서 전송한다. 건강 정보 전산 데이터는 신원 확인이 어렵도록 처리하거나(de-identified) 암호화 및 비밀번호 등의 보안 처리 후 전송하도록 법이 정해져 있다.

전산 데이터 취합(electronic data capture)

지면으로의 일차적 데이터 수집은 임상 연구에서 항상 그 역할이 있을 것이다; 비휘발성(전원이 끊겨도 데이터가 날라가지 않는) 매체에 데이터를 저장하는 빠르고 사용자에게 편리한 방법은 펜과 종이를 사용하는 것이다. 그러나, 서면 양식에 데이터를 수기로 직접 기입하는 방식은 점차 보기 힘들게 되었다. 일반적으로, 연구는 일차적으로 온라인 양식을 사용해서 데이터를 수집해야 한다. 임상 시험에서 전자 양식을 전자 증례 보고 양식(electronic case report forms: eCRFs)이라고 부른다. 온라인 양식을 통한 데이터 입력은 다음과 같은 장점이 있다:

- 데이터가 직접 데이터 테이블에 입력되어, 오류가 발생할 수 있는 별도의 입력 과정이 필요치 않다.
- 컴퓨터 양식에 확인 과정이 포함되어 입력 값이 범위에서 벗어나는 경우 즉각적인 피드백을 줄 수 있다.
- 컴퓨터 양식에 자동 생략 기능(skip logic)을 추가하여 피험자가 흡연 여부에 관하여 "예"라고 응답했을 때에만, 하루에 몇 갑이나 피우는지를 묻는 질문이 나타나도록 할 수 있다.
- 태블릿(iPad), 스마트폰, 노트북 컴퓨터 등 휴대용 무선기기를 이용하여 데이터를 입력하거나 검토할 수 있다.

전자 데이터 취합용으로 온라인 양식을 쓸 때, 데이터 수집 직후에 기록을 인쇄해 놓아야 하는 경우가 있다. 이는 자동현금인출기(ATM) 거래 후 영수증을 인쇄해놓는 것과 유사하다. 데이터 수집 직후 기록된 서면 정보(일종의 'snapshot')로서 서면 양식이 필요한 경우 원본 문서로서 활용될 수 있다.

코드화된 응답(coded responses) vs. 자유로운 문장(free text)

데이터 테이블에서 변수 및 필드를 정의할 때는 그 허용값의 범위도 함께 정해진다. 이후의 분석 과정을 위해서, 자유로운 문장보다는 코드화된 값으로 응답의 한계를 정해놓는 것이 좋다. 이들의 차이점은 제15장에서 설명한 폐쇄형(closed-ended) 및 개방형(open-ended) 문항 간의 차이점과 같다. 가능한 응답의 범위가 분명히 정해놓지 않으면, 예비 검사(pretesting) 과정에서 수집되는 초기 데이터에서 자유로운 문장이 나와서, 이를 추후 응답 선택 항목을 코드화하는데 사용할 수 있을 것이다.

한 질문에 대하여 선택할 수 있는 응답은 모든 경우를 아우르는 것이어야 하며(exhaustive), 두 개의 서로 다른 선택 사항이 동시에 맞는 경우가 없도록 상호 배타적이어야 한다. 일련의 상호 배타적인 응답 선택에 '기타' 항목을 추가하면, 응답 선택 항목들이 전체적으로 발생할 수 있는 모든 경우를 포함하게 된다. 온라인 데이터 수집 양식에서는 전체적으로 발생할 수 있는 모든 경우를 포함하는 것과 동시에 서로 배타적이기 위해서 다음 세 가지 형식을 쓸 수 있다: 드롭다운 목록(drop-down list)과 선택 목록(pick list; 즉, 필드 목록(field list)), 그리고 선택항목 그룹(option group)이다(그림 16.5). 온라인 양식으로 작업해본 연구 피험자나 데이터 입력 담당자라면 이 모든 형식에 익숙할 것이다. 드롭다운 목록을 이용하면 화면 공간을 절약할 수 있으나 화면 양식을 종이에 인쇄하여 데이터를 수집하기에는 알맞지 않다.

서로 배타적인 응답들로 구성된 질문들은 데이터 테이블 상의 단일 필드에 해당한다. 반면, '해당하는 것은 모두(all that apply)' 고르도록 하는 질문에 대한 응답은 상호 배타적이지 않다. 그들은 가능한 응답 수 만큼의 예/아니오 필드에 해당한다. 관례상, '해당하는 것은 모두(all that apply)' 고르도

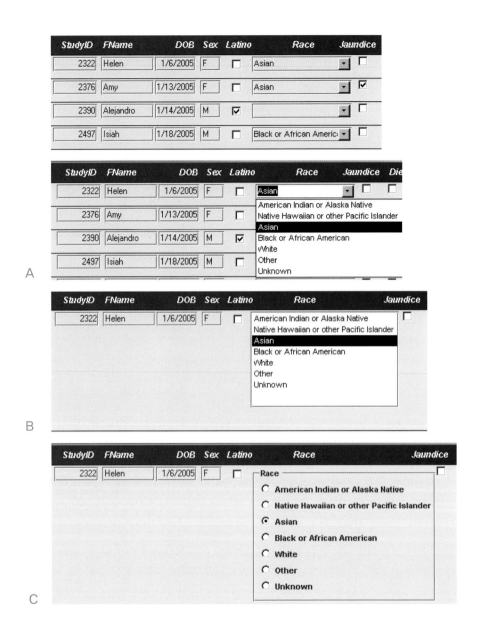

■ **그림 16.5** 서로 배타적인 완전한 응답 목록으로부터의 입력 양식. 드롭다운목록은 (A) 화면 공간을 절약할 수 있으나 화면양식을 종이에 인쇄하는 데이터를 수집하기에는 알맞지 않다. 선택 목록 (단순히 드롭다운목록이 처음부터 펼쳐져 있는)과 (B) 옵션그룹(C)은 둘 다 화면상의 공간을 필요로 하지만, 인쇄했을 때 전체기록 양식을 볼 수 있다.

록 하는 질문에서는 네모 확인 칸(check box)을 쓰고, 배타적 응답 선택 항목들에는 둥근 라디오 버튼(radio buttons)을 쓴다. 제15장에서 설명했듯이, '해당하는 것은 모두(all that apply)' 고르도록 하는 질문의 사용은 피하고, 각 항목에 대해 "예/아니오" 응답을 이끌어내는 것이 좋다. 이분적인 예/아니오 변수를 코딩할 때는 일관성을 유지하는 것이 좋다. 특히, 0은 항상 아니오 혹은 없음을 뜻해야 하며, 1은 항상 예 혹은 있음을 뜻하도록 한다. 이런 식으로 코드화 작업을 하면, 속성 별 비율에 따라 구한 변수의 평균값이 해석 가능해진다.

측정값과 실험실 결과를 데이터 베이스로 가져오기(importing)

병원 등록 시스템상의 기초 인구학적 정보와 실험실 컴퓨터 시스템의 실험 결과, 이중 에너지 x선 흡수 계측기(DEXA: dual energy x-ray absorptiometry)와 Holter monitor 측정값들은 이미 디지털 데이터 형식으로 존재한다. 가능한 한, 이러한 데이터는 직접 연구 데이터베이스로 가져와야만 별도의 노동력이 필요하지 않고 데이터 재입력시 발생할 수 있는 입력 오류를 줄일 수 있다. 예를 들어, 신생아 황달 연구에서 피험자의 인구학적 데이터 및 연락 정보는 병원 데이터베이스에서 구한다. 컴퓨터시스템에서 text-delimited 혹은 고정열간격 문자 파일(fixed-column-width character files)을 생성하여 데이터베이스 소프트웨어가 가져올 수 있도록 한다. 임상시험에서 이러한 유형의 batch-uploaded 정보를 'non-CRF data'라고 지칭한다[1].

데이터 관리 소프트웨어(Data Management Software)

지금까지 데이터 테이블과 데이터 입력에 대하여 설명하였다. 이제 연구 데이터 베이스와 후방(back end)과 전방(front end)을 구별하여 설명하겠다. 후방(back end)이란 데이터 테이블 자체를 뜻한다. 전방(Front end) 혹은 '인터페이스(interface)'에는 입력, 검토, 데이터 편집에 쓰이는 화면상 양식이나 웹페이지가 해당된다. 표 16.1에 임상 연구용 데이터 관리 소프트웨어 프로그램 몇 가지를 소개하였다. 단 한 개의 데이터 테이블만 포함하는 단순 구조 연구 데이터 베이스는 스프레드시트나 통계 소프트웨어로 후방 데이터 테이블을 구현하고, 연구진이 직접 데이터 테이블 셀에 데이터를 입력할 수 있다. 이런 경우, 전방 데이터 수집 양식이 필요가 없는 것이다. 다소 복잡한 구조의 연구 데이터 베이스는 여러 데이터 테이블을 포함하고 있으며 유관 데이터베이스(relational database) 소프트웨어를 이용하여 후방 데이터 테이블을 관리해야 한다. 먼저 종이 양식에 데이터를 수집한다면, 온라인 양식으로 입력 과정이 필요할 것이다.

제15장에서 설명했듯이, SurveyMonkey, Zoomerang, Qualtrics 등의 온라인 설문조사를 위한 몇 가지 도구들이 있다; 설문조사를 연구 피험자에게 이메일로 발송하거나 연구 웹사이트에 올리는 형식이다. 이러한 도구들은 모두 다양한 질문 형식과 skip logic을 제공하고, 설문 결과를 통합하고 보고하며 내보낼 수 있는(export) 기능이 있다.

SAS와 같은 통계 패키지에서는 데이터 입력 모듈이 포함되어 있다. Microsfot Access, Filemaker Pro등과 같은 일체형 데스크탑 데이터 베이스 프로그램은 온스크린 양식 개발에도 여러 가지 툴을 쓸 수 있다.

연구에서 통합형 웹 가능, 연구 데이터 관리 플랫폼이 점차적으로 많이 사용되고 있다. REDCap(Research Electronin Data Capture)은 Vanderbilt University 기반의 대학 협력단이 개발한 웹기반 연구 데이터 수집 시스템이다. 이 시스템은 연구자가 데이터 입력 양식, 설문, 그리고 데이터 입력 양식이 첨부된 설문을 만드는 것을 가능하게 한다. . REDCap은 대학기관 소속 연구자만 사

표 16.1 연구 데이터 관리에 사용되는 일부 소프트웨어

스프레드시트
Microsoft Excel
Google Drive Spreadsheet*
Apache OpenOffice Calc*

통계분석
Statistical Analysis System(SAS)
Statistical Package for the Social Sciences(SPSS)
Stata
R*
EpiInfo*(for Windows only)

통합형 데스크탑 데이터베이스 시스템
Microsfot Access(for Windows only)
Filemaker Pro

관계형 데이터베이스 시스템
Oracle
SQL Server
MySQL*
PostgreSQL*

연구 데이터 관리를 위한 통합형 웹기반 플랫폼
Research Electronin Data Capture*(REDCap- 대학기관 에서만 사용가능, 연구진 소속 기관이 관리)
QuesGen(주로 대학기관, 판매자가 관리)
MediData RAVE(주로 기업체, 판매자가 관리)
Oracle InForm(기업체, 회사가 관리)
Datalabs EDC(기업체, 판매자가 관리)
OnCore
OpenClinica

온라인 설문조사 도구
SurveyMonkey
Zoomerang
Qualtrics

---

* 무료

용가능하고, 해당 연구자의 소속 기관이 관리해야 한다. 이것은 초보단계의 대학소속 연구자에게 매우 뛰어난 '스스로 하는 Do-it-yourself' 도구로서, 설문 및 온스크린 데이터 수집 양식을 빠른 시일 내에 개발할 수 있다. 또한 여기서 다운로드 가능한 데이터 수집 기법들도 제공하고 있다. 다른 모든 '스스로 하는 Do-it-yourself' 웹 개발 도구들과 마찬가지로, 변형과 고급 기능에는 제한이 있다. REDCap 데이터베이스는 단 하나의 테이블로 구성되며, 피험자 한 명당 사용자가 정의한 일정한 수의 '사건'에 대해 각각 하나의 행을 포함한다. 여기서는 피험자 한 명당 다양하고 많은 수의 반복 측정치들(예, 검사 결과, 활력징후, 복용약, 전화 기록 등)에 대한 세부적인 추적이 불가능하다. REDCap은 또한 복잡한 데이터 검증, 쿼리(다음에 설명), 또는 리포팅 등을 할 수 없지만, 통계 패키지로 내보

내는 과정을 용이하게 한다.

QuesGen, MediData 등의 완전한 기능을 갖춘 웹기반 연구 데이터 관리 플랫폼은 복잡한 데이터 구조를 받아들일 수 있으며 복잡한 데이터 검증, 쿼리, 리포팅 등의 기능을 제공한다. 이러한 도구들을 공급하는 회사들은 제품 지원과 구성 지원 등도 제공하고 있다. 추가 비용이 소요되기는 하지만, '스스로 하는 Do-it-yourself' 웹 개발 도구들이 연구가 필요로 하는 고급기능을 제공하지 못할 때 이러한 플랫폼들을 고려해볼 만 하다.

■ 데이터 추출(질의, 쿼리 queries)

일단 데이터베이스가 만들어지고 데이터를 입력한 다음에는 데이터에 대하여, 조직화, 분류, 필터링, 검토(질의[query])를 해야 한다. 데이터 입력 값을 모니터링하고, 연구 진전도를 보고하며, 최종적인 결과물 분석과정에서 질의가 필요하다. 유관 데이터베이스에서 데이터 조작에 쓰이는 표준 언어를 구조화 조회 언어(Structured Query Language)이라 하며, 'sequel'이라 발음한다. 모든 유관 데이터베이스 소프트웨어 시스템은 SQL 한 개 혹은 다른 변형물을 사용하고 있으며, 대부분 조회과정을 구현할 수 있는 그래픽 인터페이스를 제공하므로, 임상 연구자는 SQL을 배울 필요가 없다.

쿼리 과정을 통해 두 개 이상의 테이블을 결합할 수 있으며, 선정된 하나의 필드만 표시하고 특정 기준에 맞는 데이터만 필터링할 수 있다. 또한 테이블의 원본 데이터 필드를 기준으로 값을 계산할 수도 있다. 그림 16.6에서 신생아 황달 데이터 베이스에서 2월에 검사를 받은 남아를 필터링하여 연령(생년월일부터 검사 시점까지)을 월 단위로 계산하고, 체중과 키 데이터를 이용하여 체질량지수(BMI, body mass index)를 계산하는 조회 결과를 보여주었다. 여기에서 두 개의 테이블을 결합하고, 특정 필드 하나만 표시되며, 특정 기준에 근거하여 행을 선택하고, 특정 값을 계산하는 조회 과정이 진행되어, 익숙한 스프레드시트 모양의 표로 결과를 보여준다는 것을 확인할 수 있다. 이러한 유관 데이터베이스 모델의 원칙 중 표에 대한 작업을 통해 결과물도 표 모양으로 보여준다는 것이다. 그림

Boys Examined in February (With BMI Percentile) : Select Query

	SubjectID	Sex	ExamDate	AgeMonths	WghtKg	HghtCm	BMIcalc	BMIPerc
	2497	M	2/18/2010	61	20.5	121	14.0	8
	2569	M	2/13/2010	60	24.8	113	19.4	99
	3031	M	2/26/2010	59	15.5	102	14.9	33
	3625	M	2/10/2010	59	19.2	114	14.7	26
▶	4430	M	2/23/2010	59	35.0	100	35.0	100
	5305	M	2/23/2010	60	20.5	116	15.2	43
	5310	M	2/24/2010	60	19.6	115	14.8	28

Record: 5 of 7

■ **그림 16.6** 2월에 검사를 받은 남아를 필터링하여 연령(생년월일부터 검사 시점까지)을 월 단위로 계산하고, 체중과 키 데이터를 이용하여 체질량지수(BMI, body mass index)를 계산하는 쿼리의 데이터쉬트. 또한 이 쿼리는 정교한 테이블-검색 기능을 사용하여 소아의 BMI에 대한 성장곡선 백분위 값을 계산할 수 있다. 피험자ID 4430의 경우, BMI 35와 연관된 100번째 백분위 값은 데이터 입력 오류 가능성이 있으므로 이상점(outlier)에 대한 조사가 필요함을 제시한다.

16.6의 데이터는 통계 분석 패키지로 쉽게 내보낼 수 있다. 쿼리 데이터에 개인 신원을 확인할 수 있는 것은 아무 것도 포함되어 있지 않다는 것을 주목하라.

데이터 오류의 파악과 수정

데이터상의 오류를 피하는 첫 단계는 데이터 수집 과정 및 관리 시스템을 검증하는 작업을 연구의 전체 예비 검사과정의 일환으로 진행하는 것이다. 시범 데이터를 이용하여 데이터 테이블, 데이터 입력 양식, 쿼리 등 전체 시스템을 검증하여야 한다. FDA 제출을 위한 임상시험의 경우에, 이러한 과정은 Code of Federal Regulations, Chapter 21, Part 11(21 CFR 11)에서 규정하는 의무 조항이다(9).

일단 데이터 수집이 시작된 이후의 과정인 키보드 입력, 기기 판독 양식 스캐닝, 전산 데이터 취합 과정 등에서 오류를 줄이는 방법은 이미 설명한 바 있다. 허용 범위 밖에 존재하는 값들은 데이터 입력 과정에서 걸러져야 한다. 그러나 빠진 값이나 특정영역 바깥의 극한값(outliers, 허용 범위 안에는 들어오는 극한값)에 대해서도 데이터베이스에서 조회할 수 있어야 한다. 예를 들어 체중이 35kg인 경우, 5세 아동 체중으로서 허용 범위에 들어오긴 하지만, 데이터의 다른 체중 값과 5kg이상 차이가 벌어지는 것이라면, 연구 대상이 되어야 한다. 많은 데이터 입력 시스템을 통해 필드간 교차 유효화 검증 작업(cross-field validation)을 할 수 있다. 즉, 허용 범위 내에 속하긴 하지만 다른 값과 일치하지 않는 필드 값이 데이터 테이블에 존재할 수 있는 것이다. 예를 들어, 체중이 35kg 나가는 5세 아동의 키가 100cm일리가 없는 것이다. 체중과 키 값이 범위 내에 있지만, 5세 아동으로서 체중이 매우 많이 나가는 경우가 5세 아동으로서 키가 매우 작은 경우와 연결되는 것은 일관적이지 못한 것이다. 간단히 말해서 5세 아동의 BMI가 $30k/m^2$일 수 없는 것이다. 이러한 비 일관성은 그림 16.6에서 설명하는 쿼리 과정을 통해 쉽게 파악될 수 있다.

결측치, 극한값(outliers), 비 일관성 및 기타 데이터상 문제를 조회 과정에서 파악하여 담당 연구진에게 알려 주면, 원본 서류를 확인하고 참여자와 상담하거나, 재측정함으로써 문제를 바로잡을 수 있다. 종이 원본을 사용하는 경우, 이러한 과정에서 데이터상의 수정 사항이 발생하면 이를 빨간 색 등으로 눈에 띄게 하고 날짜와 서명을 표시한다. 곧 자세히 설명하겠지만, 전산 데이터베이스에서는 모든 데이터 변화에 대한 감사 기록(audit log)을 보존해야 한다.

여러 연구자가 다른 병원이나 장소에서 데이터를 수집하는 경우라면, 연구자와 장소별 데이터의 평균과 중간값을 비교해야 한다. 특정 연구자나 장소에서 차이가 현격히 난다면, 이는 측정 및 데이터 수집 과정에서 시스템적인 차이가 있음을 뜻한다.

보다 중요한 변수의 경우, 우선적으로 데이터 편집과 정리를 실시해야 한다. 예를 들어, 무작위 시험에서 가장 중요한 변수는 결과물이므로, 결측치와 오류를 최소로 줄여야 한다. 반면, 내원 일자 등과 같은 다른 변수는 분석 결과에 큰 영향을 미치지 않는다. 데이터 편집은 반복적인 과정이다; 즉, 오류가 파악되어 수정한 다음에는, 다시 편집 과정을 반복하여 중요한 오류가 줄어들 수 있도록 해야 한다. 편집이 완료된 데이터 베이스는 최종본 혹은 '잠긴 locked' 상태라도 지정하여, 더 이상 수정하지 못하도록 한다(1).

■ 데이터 분석

데이터 분석 과정에서 최종본 데이터의 원본 필드 값에 근거하여 새로 변수(derived variables)를 만들어내야 할 수도 있다. 예를 들어, 연속적 변수를 이분화할 수도 있고(예, BMI 25 이상을 과체중으로 정의), 새로운 범주를 생성해내기도 하고(특정 약제들을 항생제로 묶음), 계산을 할 수도 있다(흡연 연수 X 일별로 피는 담배갑 수 = 총흡연량 Pack years). 빠진 데이터는 일관성 있게 처리되는 것이 좋다. 종종 "모르겠음"을 "아니오"와 합쳐서 하나의 특수 범주로 설정하거나 빠진 데이터로서 배제하곤 한다. 연구에서 데이터베이스 소프트웨어를 사용한다면, 통계 분석 패키지로 데이터를 넘기기 전에 미리 쿼리 과정을 통하여 새로운 변수를 만드는 것이 좋다. 이는 복잡한 프로그래밍 또는 별도의 '검색' 테이블을 필요로 하는 변수들(그림 16.6의 백분위와 같은)에 대해서 특히 중요하다. 대안으로, 통계 패키지 자체에서 새로운 필드를 만들어 낼 수도 있다. 많은 연구자들은 데이터베이스 프로그램보다는 통계 패키지에 익숙하므로, 통계 분석 패키지로 데이터를 넘긴 후에 새로운 변수를 계산하는 것을 선호한다.

■ 비밀 보호와 보안

연구 피험자가 또한 클리닉이나 병원 환자인 경우, 그들의 신원확인 정보는 HIPAA(Health Insurance Portability and Accountability Act)의 사생활보호 규정(Privacy Rule)에 따라 보호된다(10); 그렇다고 해도, 피험자가 환자인지 아닌지의 여부와 관계없이, 연구자는 피험자의 비밀을 윤리적 및 법적으로 보호할 의무가 있다. 연구 피험자의 비밀을 보호하기 위하여 데이터 베이스에서는 독특한 피험자 고유번호(피험자 인식코드 subjectID)를 사용하여, 연구 데이터베이스 외적으로는 이것이 아무런 의미가 없도록 해야 한다. 다시 말해서, 피험자 인식코드에는 피험자의 성명, 성명의 약자, 생년월일, 의료 등록 번호 등이 포함되어 있어서는 안 된다. 개인 신원 확인 데이터(personal identifiers)를 담고 있는 데이터베이스 필드는 연구 종료 시 데이터를 공유하기에 앞서 삭제되어야 한다. 데이터베이스에 여러 테이블이 사용되는 경우, 개인 신원이 확인될 수 있는 데이터를 테이블 별로 분리하여 관리할 수 있다. 개인 신원이 확인될 수 있는 데이터를 담고 있는 연구 데이터 베이스는 보안 서버에서 관리하고 연구 진중에서 권한이 부여된 일원만 접근이 가능하도록 하며, 이들 모두 개인 사용자 ID와 비밀 번호를 갖고 있어야 한다. REDCap, QuesGen 등의 웹기반 연구 데이터 관리 플랫폼에서는 피험자 고유번호를 포함하는 필드를 지정할 수 있다. 이러한 특수 지정 필드를 내보내거나(exporting), 변경하거나, 심지어는 보는 것까지도 다양한 사용자 역할에 따라 허용 또는 금지된다.

　데이터베이스 시스템 상에서 모든 데이터 입력과 수정을 검사(audit)해야 한다. 이를 통해 어떤 데이터 요소가 언제, 어떻게 변경되었는지, 누가 변경했는지를 파악할 수 있다. 신약 임상시험의 경우, 이것은 의무 조항이다(9). REDCap, QuesGen, MediData RAVE 등의 웹기반 연구 데이터 관리 플랫폼은 자동적으로 사용자 검증과 검사를 제공한다.

　연구 데이터베이스는 정기적으로 백업하여 별도의 공간에 저장되어야 한다. 주기적으로 데이터 백업 본을 복구해 봄으로써, 백업 과정을 검사해야 한다. REDCap, QuesGen, MediData RAVE 등의 관리 플랫폼은 자동적으로 사용자 검증과 검사를 시행함과 동시에, 자동적으로 데이터 백업 및 보안 기능을 제공한다. 연구 종료 시점에 원본 데이터, 데이터 일람(data dictionary), 데이터베이스 최종본, 연구 분석 내용을 추후 연구에 활용하기 위하여 저장해두도록 한다. 이렇게 저장된 것을 이용하면, 데이터나 분석과정의 진실성에 대하여 의문이 제기되었을 경우 대응할 수 있고, 새로운 연구 주제에 대하여 추가적인 분석을 진행할 수 있으며, 다른 연구자들과 데이터를 공유할 수도 있다.

▓ 요약

1 연구 데이터베이스에는 한 개 혹은 그 이상의 데이터 테이블이 들어간다. 여기에서 행은 기록단위 혹은 '데이터 단위체(종종 참여자인 경우가 많다)(entity)'에 해당하며, 열은 필드 혹은 '속성(종종 측정값인 경우가 많다)'에 해당한다.

2 연구 데이터베이스 외부에서는 아무 의미가 없는 피험자 식별번호(subjectID)를 통해 연구 피험자를 식별하는 것은 연구 데이터를 개인 신상정보와 분리(de-linking)할 수 있게 하므로, 비밀보호(confidentiality)를 유지하는 목적으로 사용된다. 개인의 신원을 확인할 수 있는 데이터(personal identifier)를 담고 있는 데이터베이스는 보안 서버에서 관리하고, 이에 대한 접근성을 제한, 감시해야 한다.

3 연구 피험자 한 명당 많은 반복 측정치를 가지는 변수를 기록하기 위해서는(예, 검사결과, 복용약), 측정 데이터를 별도의 테이블로 정상화(normalization)하는 과정이 필요하다; 별도의 테이블에서 각 행은 각 연구 피험자가 아니라, 측정치에 해당한다.

4 연구 데이터베이스는 행정상의 데이터 또한 저장한다 - 예, 통화 기록, 검사 일정, 지급 기록 등

5 데이터 일람(data dictionary)에는 데이터 베이스 내 모든 필드의 이름, 데이터 형식, 설명, 허용되는 값의 범위가 규정되어 있다.

6 데이터 입력 시스템(Data entry system)이란 데이터 테이블을 채워 넣는 방식을 말한다; 온라인 양식을 통한 전자 데이터 입력이 지면 양식으로부터의 데이터 입력을 대체하고 있다.

7 단순 데이터베이스의 경우에는 스프레드시트나 통계 프로그램이 적합하다. 그러나 복잡한 데이터베이스에서는 구조화 쿼리 언어(structured query langauge, SQL)를 기반으로 하는 데이터베이스 관리 소프트웨어를 활용하여 관계형 데이터베이스(relational database)를 생성해야 한다.

8 데이터베이스 쿼리 과정을 통해 데이터를 정렬하고 필터링할 수 있을 뿐만 아니라 원본 데이터 필드 값을 이용하여 값을 계산할 수도 있다. 또한, 데이터 입력 값을 모니터링하고, 연구 진전도를 보고하며, 분석 결과의 형식을 정할 때에도 조회 과정을 활용한다.

9 데이터베이스를 잃지 않기 위해서는, 정기적으로 백업을 하고 별도의 장소에 보관하며, 추후 활용을 위해 중요 버전의 복사본을 저장해놓는다.

■ 참고문헌

1. Prokscha S. Practical guide to clinical data management, 3rd ed. Boca Raton: CRC Press, 2012.

2. Newman TB, Liljestrand P, Jeremy RJ, et al. Outcomes among newborns with total serum bilirubin levels of 25 mg per deciliter or more. N Engl J Med 2006;354(18):1889–1900.

3. Codd EF. A relational model of data for large shared data banks. Communications of the ACM 1970;13(6):377–387.

4. Date CJ. An introduction to database systems, 7th ed. Reading, Mass: Addison-Wesley, 2000.

5. Grinnon ST, Miller K, Marler JR, et al. National Institute of Neurological Disorders and Stroke common data element project—approach and methods. Clin Trials 2012;9(3):322–329.

6. NCI. The National Cancer Institute Cancer Data Standards Registry and Repository. 2012. Available from: https://cabig.nci.nih.gov/concepts/caDSR/, accessed 9/29/12.

7. FDA. Driving biomedical innovation: initiatives to improve products for patients. October, 2011. Available from: http://www.fda.gov/downloads/AboutFDA/ReportsManualsForms/Reports/UCM274464.pdf, accessed 1/29/13.

8. CDISC. The Clinical Data Interchange Standards Consortium Study data tabulation model. 2012. Available from: http://www.cdisc.org/sdtm, accessed 1/29/2013.

9. DHHS. Guidance for industry: computerized systems used in clinical trials. May, 2007. Available from: http://www.fda.gov/downloads/Drugs/GuidanceComplianceRegulatoryInformation/Guidances/UCM070266.pdf, accessed 1/29/2013.

10. DHHS. Protecting personal health information in research: understanding the HIPAA Privacy Rule. 2003. Available from: http://privacyruleandresearch.nih.gov/pr_02.asp, accessed 1/29/2013.

CHAPTER 17

연구 실행과 품질관리

본 저서의 대부분을 할애하여 그림 17.1의 임상연구 모델 중 왼쪽 부분을 다루면서 설계 관련 사안들을 설명하였다. 본 장에서는 오른쪽 부분, 즉 실행 측면을 다룰 것이다. 물론 책상 머리에서 최고의 계획안을 수립할 수도 있지만 실제적인 실행은 다를 수 있다. 경험 있는 연구진이 부족할 수 있고 최적의 연구 공간이 아닐 수도 있으며 예상한 것보다 참여율이 저조할 수도 있다. 또한, 참여자들이 개입 과정을 견뎌내지 못할 수 있고 측정 과정에서 난항이 발생할 수도 있다. 잘 설계되었음에도 불구하고 무관심, 부주의, 교육이 부족하거나 표준화 실패 등 프로토콜을 수행하는 과정에서 발생하는 오류들로 인해 결과가 제대로 도출되지 못할 수 있다.

연구를 성공적으로 실행하기 위해서는 우선 연구 시작을 위한 자원(資源)을 구성해야 한다. 여기에는 공간, 직원, 재정관리 등이 포함될 것이다. 다음으로 할 일은 모집, 측정, 개입 계획에 대한 사전검사(pretest) 과정을 통해 자료가 수집된 이후에 프로토콜을 수정하는 일이 벌어지지 않게끔 하는 것이다. 그 다음, 의약품 임상시험 관리기준 원칙에 근거하여 자료를 관리하고 임상 및 실험실 절차의 품질을 관리하는 체계적 접근법을 활용하면서 연구를 진행한다.

■ 필요 자원을 구비하기

공간(space)

웹 기반 쌍방향 시스템, 우편을 통한 개입(약 또는 기기), 원격 감독, 측정을 위한 가정 방문, 온라인 자료 입력 등을 활용하여 완전히 온라인상에서 수행할 수 있는 임상연구도 가능하다. 그러나 여전히 대부분의 연구는 참여자가 방문하고 측정을 시행할 수 있는 물리적 공간을 필요로 한다. 이러한 공간은 접근성이 좋고 쾌적하며 면적이 충분히 넓어야 한다. 연구 계획 초기에 충분한 공간을 얻어내지 못하면, 참여자 등록이 어려워지고 내원율이 저조해지거나 자료가 불완전하고 연구진의 만족도가 떨어질 수 있다. 임상연구 공간은 반드시 참여자가 쉽게 접근할 수 있는 곳에 두고 충분한 주차 공간을 확보해야 한다. 공간은 환자가 환영을 받는다 느낄 수 있으며 편안하고 직원과 측정 장비, 연구 약제 저장고, 연구 관련 파일들을 모두 갖출 수 있을 만큼 충분히 넓어야 한다. 신체 검사를 진행해야 하는 경우라면, 사적 공간과 손을 씻을 수 있는 설비도 필요하다. 병원 검사나 방사선과 검사 등을 위해 다른 곳으로 참여자들이 이동해야 한다면 해당 장소로의 접근성도 좋아야 한다. 아픈 환자들의 등록을 받고 위험성이 있는 개입을 시행하는 연구에서는 심폐소생팀(cardiopulmonary resuscitation team)과 관련 장비에 대한 접근성도 필요할 수 있다.

많은 대학 의료센터에서 임상연구 센터를 운영하면서 제반 설비가 있는 연구 공간에 경험 있는 연

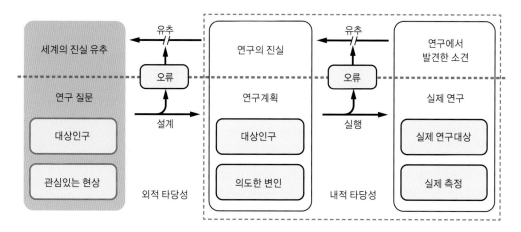

■ 그림 17.1 연구 프로젝트의 실행 이번 장에서는 초록색 점선 안쪽 영역에 중점을 둔다.

구진을 두고 있다. 임상연구 센터에서는 칼로리 섭취, 골밀도, 인슐린 검자 연구처럼 특수 측정을 수행할 수 있는 경우가 많으며, 전문 인원 모집, 데이터베이스 관리, 통계 분석 등 다른 서비스도 이용할 수 있다. 이러한 센터들은 임상 및 중개 연구를 수행하는 데 있어서 최적의 선택 공간이긴 하지만 별도의 신청 절차와 검토 과정이 요구되며 서비스 이용 시 별도의 비용이 청구될 수 있다.

연구진

연구진은 연구자 본인과 파트타임 연구 보조원 한 명으로 구성되는 작은 규모부터 대규모 연구를 위해 정직원이 여러 명 포함된 큰 규모에 이르기까지 다양하다. 그 규모에 상관없이 모든 연구진은 유사한 활동을 진행하고 유사한 역할을 담당해야 하는데 이를 표 17.1에 정리해 놓았다. 한 사람이 여러 활동을 담당하는 경우가 많지만 통계 프로그래밍과 분석 등의 역할에서는 특별한 숙련도가 요구될 수도 있다. 일반적으로 재정 및 인사 관리 담당자는 대학이나 의료센터에서 고용하거나 연구자의 부서 및 조직에서 제공받는 것이 일반적이다. 연구진의 규모에 상관없이 책임연구자(PI, principal investigator)는 표 17.1에 기술된 모든 기능들이 올바르게 수행되도록 만전을 기해야 한다.

연구진의 규모를 정하고 역할을 분배한 다음 단계는, 부서 관리자와 공동으로 작업하여 능력 있고 경험 있는 업무 신청자를 모집하는 것이다. 연구팀 각자에게 진행되는 공식 교육 과정이 다양하고 연구마다 필요한 업무 내용이 다르기 때문에 이는 매우 까다로운 작업이다. 예를 들어, 프로젝트 감독이라는 중요한 위치는 간호, 제약, 공중 보건, 실험실 업무, 제약 연구 등 다양한 배경을 가진 사람이 맡을 수 있으며 담당 업무도 크게 달라질 수 있다.

대부분의 대학과 의료센터에서는 직원 모집에 관한 공식 절차를 정해놓고 있으나 신문이나 인터넷 광고가 유용할 수도 있다. 가장 안전한 방법은 업무수행 능력이 알려진 인원을 찾는 것이다 최근에 프로젝트를 끝낸 동료와 함께 일했던 사람이 좋은 후보자이다. 또한 동료와 협의하여 그들의 숙련된 직원을 파트타임으로 고용하는 경우도 흔히 있다. 일부 대학병원 또는 대학병원 내 부서(unit)는 파트타임으로 고용 가능한 숙련된 연구 코디네이터 및 기타 직원들을 공동으로 활용할 수 있도록 지원한다.

표 17.1 연구팀 구성원의 기능적 역할

역할	기능	비고
책임연구자	연구 디자인과 실행, 연구의 품질, 결과 보고에 최종 책임	
프로젝트 디렉트/임상 코디네이터	모든 연구 활동의 일일 관리 수행	경험이 많고 책임감이 있으며, 섬세하고, 좋은 대인관계 및 조직운용 기술.
모집자	적합한 참가자 목표만큼 모집 등록되도록 함.	다양한 모집 기법에 익숙하고 관련 지식을 갖춤.
연구보조원/임상 스태프	연구 방문 절차와 측정 수행	신체검사나 기타 전문술기는 특별한 자격증이나 인증을 필요로 할 수 있음.
품질관리 코디네이터	모든 직원이 표준작업지침서(SOP)를 따르도록 확인하고 품질관리 시행	연구 절차를 준수하여 표준작업지침서를 잘 지켜야 함. 식품의약품안전청(FDA)와 같은 외부기관의 감사를 감독해야 할 수도 있음.
자료 관리자	자료 입력과 편집, 저장시스템을 설계하고 점검하며 실행함.	
프로그래머/애널리스트	모집과 참여 고수, 자료 품질에 관한 연구보고서 작성. 자료 분석 실행	연구책임자와 통계학자의 감독하에 업무
통계학자	표본 크기와 검정력 추정, 분석계획 설계, 결과 해석	종종 전반적 연구 설계와 실행에 주요한 역할을 함.
행정보조원	사무 행정 지원, 회의 준비 등	일반적으로 연방의 직접비 지원에 해당되지 않음.
자금관리자	예산 준비와 지출 관리	추계를 산출하여 예산 관리를 지원함.
인사관리자	직무 기술과 채용, 평가를 보조	인사 문제의 관리를 도움.

*소규모 연구에서는 한 사람이 다양한 역할을 담당할 수 있다; 자금과 인사 관리자 등은 대개 해당 부서에서 제공하며, 다른 연구진과 공유하게 된다.

리더십과 팀 구성

한 명 이상의 연구진이 수행하는 연구의 품질은 우선 책임연구자의 진실성(integrity)과 리더십에 기반을 둔다. 책임연구자는 모든 직원이 적절하게 교육을 받고 담당 업무 수행 능력을 갖췄는지를 확인해야 한다. 인간 피험자를 보호하고 개인 정보를 지키며 자료의 정확도와 완전성을 기하고 연구 결과물을 공정하게 발표하는 것이 가장 중대한 사명이라는 것을 분명히 직원들에게 전달해야 한다. 책임연구자가 동료 및 직원이 담당하는 모든 측정 과정을 지켜볼 수는 없다. 그러나 책임연구자 자신이 모든 연구 관련 활동에 대해 인지하고 있으며 인간 피험자 보호와 자료 품질에 관해 중시하고 있다는 것을 직원들에게 충분히 인지시킨다면, 대부분의 사람들은 그에 맞춰 대응할 것이다. 직원들을 종종 개인별로 만나 감사를 표하고 문제와 그 해결 방안에 관해 토의하는 것이 좋다. 좋은 지도자는 권한을 적절하게 분배할 수 있어야 하고 동시에 연구 전반에 걸쳐서 충분히 감독할 수 있도록 체계를 잡을 수 있어야 한다.

　계획 단계 초반부터 규칙적으로 직원회의를 진행하고 여기에 모든 연구진 일원들이 참석해야 한다. 미리 정해진 회의 주제를 배포하고, 특정 분야의 책임을 맡은 개인들의 진행 보고서를 제출 받아 회의를 진행한다. 이러한 회의를 통해 문제를 파악하고 해결하며 모든 직원을 프로젝트 개발 및 연구수행 과정에 참여시킬 수 있다. 직원회의에 과학적 토의나 프로젝트 관련 최신 정보를 공유하는 과정을 덧붙일 수도 있다. 정기 직원회의는 연구의 목표에 관한 윤리 의식과 관심을 고양시킬 수 있는 중요한 자리이며, 직무 교육과 훈련의 기회이기도 하다.

　대부분의 연구 지향 대학이나 의료센터에서는 임상연구수행을 지원하기 위해 해당 기관의 다양한 자원을 제공한다. 여기에는 인적자원 및 재정관리 기반 시스템 그리고 물리적 공간과 숙련된 연구진을 제공하는 중앙 임상연구센터 등이 포함된다. 또한, 많은 대학들이 핵심 실험실을 보유하여 특수한 측정을 할 수 있고 생물학적 검체와 영상을 보관하는 공간과 장비를 마련해 두었으며 중앙 데이터베이스 관리 서비스를 제공하고 전문직 모집 센터를 운영하며 미국 식약청 및 기타 감독 기관에 대해 충분한 경험을 보유하고 연구 양식과 관련 서류 서고를 갖고 있다. 규모가 크고 복잡한 기관에서는 이러한 기반 시스템이 쉽게 눈에 띄지 않을 수 있다. 그러므로 연구자는 스스로 해결하려고 노력하기 전에 기반 자원에 대하여 먼저 익숙해져야 할 것이다.

연구 착수기

연구 초반에 책임연구자는 예산을 확정하고 관련 계약에 대한 서명을 마치며 팀 구성원 각각의 역할을 규정하고, 직원 임용과 교육을 진행하며 기관윤리심의위원회(IRB, institutional review board)의 승인을 받고, 운용지침을 작성하며 양식 및 데이터베이스의 개발과 검증을 진행하고, 참여자 모집을 시작해야 한다. 이러한 활동을 진행하는 기간을 연구 착수기(study start-up)라고 하며 첫 참여자가 등록되기 전에 집중적인 노력이 필요하다. 고품질의 연구를 수행하기 위해서는 연구 착수를 위한 적절한 시간 분배와 계획이 필수적이다.

　연구수행을 위한 자금을 확보하는 것은 중요한 일이다. 예산은 연구가 개시되기 훨씬 이전에 제안서가 제출된 시점에 맞춰서 준비되었을 것이다(제 19장). 대부분의 대학과 의료센터에서는 재정관리에 숙련된 직원을 두고 예산안 편성을 지원하고 있다(사전재정관리 담당자). 이 담당자를 잘 알아 두고 기금 제공 기관별로 다양한 요구사항에 대하여 숙지하는 것이 좋다.

　NIH 및 기타 공공 기관의 기금을 받는 것은 일반적으로 산업계나 재단의 기금을 받는 것보다 훨씬 까다롭다. 예상보다 비용이 더 들어도 전체 예산을 늘릴 수 없으며 임금, 설비, 집기, 여행 등의 지출 항목을 변경하려면 기관의 승인을 받아야 한다. 대학과 의료센터에서는 보통 재정 담당 직원을 두고 연구자에게 배정된 기금 및 계약 사항들이 적절하게 지출되고 있는가를 확인한다(사후재정관리 담당자). 사후재정관리 담당자는 연구자가 연구수행 과정에서 필요한 조정을 하면서 기금을 최대한 잘 활용할 수 있도록 정기보고서를 작성하고 예상 지출을 분석하여 예산이 연구 종료 시 초과되지 않도록 한다. 연구 종료 시 어느 정도의 예산이 남는 것은 좋다고 볼 수 있다. 왜냐하면 흔히 후원기관들은 무비용 연구연장을 승인하기 때문이다; 즉, 연구 기간의 공식적인 종료 후에 그 기금의 영역 내에서 명시된 연구를 완성 또는 연장하기 위해 잉여 자금을 사용하는 할 수 있도록 허용하는 것이다.

제약회사의 지원을 받는 연구의 예산은 프로토콜을 규정하고 연구자와 스폰서간의 업무 범위를 명백히 가르는 계약의 일환이다. 계약서는 법적 효력을 지닌 문서로서 연구자가 특정 "성과물"을 내놓는 대가로 받는 기금의 기간과 금액을 규정한다. 대학이나 의료센터는 담당 변호사를 두어 이러한 계약 작성을 돕고 연구자의 지적 재산권과 자료에의 접근성, 발표 권한 등을 보장하도록 하고 있다. 그러나 변호사들이 특정 연구를 완료하는데 필요한 작업들을 잘 알지 못할 수 있으므로, 특히 업무 범위에 관한 문제에 대해서는 연구자의 지원이 필수적이다.

기관윤리심의위원회(IRB, institutional review board)의 승인

기관윤리심의위원회는 참여자 모집이 시작되기 전에 연구 프로토콜과 동의서 양식, 모집 자료에 대해 승인을 내린다(제 14장). 연구자는 해당 기관 IRB의 요구사항과 승인에 필요한 시간에 대해 숙지하고 있어야 한다. IRB 위원들은 일반적으로 이러한 문제에 관해 도움을 줄 수 있으며, 연구 참여자에 영향을 미치는 절차상 문제나 설계상 결정 사항에 대하여 논의할 수 있도록 사전에 접촉해야 한다.

운용지침과 양식의 개발

연구 프로토콜은 일반적으로 운용지침을 만드는 데까지 확장된다. 여기에는 프로토콜과 연구 조직 및 정책에 관한 정보, 연구 프로토콜 방법 부분의 상세본이 해당한다(부록 17A). 어떻게 연구 참여자를 모집하고 등록시킬 것인지, 매번 내원할 때마다 어떠한 활동을 진행할 것인지, 무작위 및 맹검 처리는 어떤 방식으로 할 것인지, 각 변수를 어떻게 측정할 것인지, 품질관리 절차와 자료 관리 실무, 통계 분석 계획까지 상세한 내용을 규정하는 것이다. 또한, 연구에서 쓰일 모든 설문 및 양식, 참여자 접촉 및 상담 진행, 양식 작성 및 코딩, 자료 입력 및 편집, 검체 수집 및 처리에 대한 모든 지침 사항을 포함하고 있다. 다수의 인원이 연구를 수행할 때 운용지침은 필수적이다. 특히, 여러 장소에 위치한 연구자들의 공동 작업이 필요한 경우에는 더욱 그러하다. 심지어 연구자 한 사람이 혼자 모든 작업을 수행할 때에도 운용상 규정을 정해놓으면, 임의적인 변동을 줄이고 매번 측정 기법이 바뀌는 것을 방지할 수 있다.

자료 수집 양식의 설계에 따라 자료의 품질과 연구의 성공 여부가 판가름된다(제16장). 첫 참여자가 모집되기 이전에 양식을 미리 검증해보아야 한다. 양식에 입력할 때 판단이 필요하다면, 이에 관해 분명한 운용상 정의를 규정해놓고 양식 자체에 간략하게 설명해놓거나 운용지침 상 자세히 설명해놓아야 한다. 항목들은 일관적이어야 하며, 넘어갈 문항을 화살표로 표시하는 등 그 진행 순서가 명확한 형식으로 표현되어야 한다(부록 15). 사전검사를 통해 의미의 명확성과 사용상 편의를 기할 수 있다. 각 페이지에 날짜, 성명, 피험자 인식 번호와 담당 직원을 표시해놓으면 페이지가 혹 분리되더라도 자료의 일관성을 지킬 수 있다. 웹 기반 디지털 양식이나 이동형 컴퓨터, 개인 디지털 보조 기기 등을 이용하여 자료를 수집하는 경우에는 연구 개시 시점에 사전검사를 진행하여 사용 요령을 운용지침에 포함하도록 한다.

데이터베이스 설계

첫 참여자가 모집되기 전에 자료를 입력, 저장, 업데이트, 모니터링 할 데이터베이스를 미리 만들고 검증해야 한다. 일단 관련 기술을 보유한 담당자를 파악, 고용, 교육한 후에 사용할 데이터베이스의 유형과 연구의 범위에 따라서 자료 입력 및 관리 시스템의 개발 및 검증에 수 주에서 수 개월까지 걸릴 수 있다. 많은 대학병원들은 연구자가 적절한 데이터베이스를 개발하도록 도움을 주는 서비스를 제공하고, 널리 사용되는 데이터베이스 소프트웨어 프로그램을 공급한다. 대규모 연구에서는 전문적인 데이터베이스 설계 및 관리 서비스가 제공되지만, 신뢰할 수 있는 소속 기관 내 기술분야 전문가와 선배들로부터 이러한 서비스에 대해 조언을 구하는 것이 좋다.

　소규모 연구일지라도, 초기에 연구 자료를 저장할 데이터베이스를 만들기 위해 충분히 시간을 투자하는 것이 좋다(제 16장). 연구를 시작해서 빨리 자료 기록을 시작하고 싶은 연구자들은 실제 데이터베이스 프로그램을 사용하기 보다는 지면 양식 또는 마이크로소프트 엑셀 같은 스프레드시트에만 자료를 기록하기도 한다. 이러한 방법이 초기에는 쉽다고 해도 자료 분석을 할 때 결국 훨씬 더 많은 시간과 노력을 소비하게 된다. 초기에 데이터베이스를 수립하게 되면 연구자는 각 변수에 대해 어떤 값이 허용가능한지 고려할 수 있고, 범위를 벗어나거나 논리적이지 못하거나 빠진 값들에 대한 경고를 준다는 점에서 장점이 있다. 고품질의 자료 입력 및 관리 시스템은 자료 수집 및 입력 시에 품질을 향상시키고, 향후 자료 정리에 소비할 시간을 줄여준다. 그러나 고품질의 자료 시스템의 가장 중요한 가치는 연구 후반에 다수의 범위를 벗어나거나 논리적이지 못하거나 빠진 값들을 발견하여 더 이상 고칠 수 없는 상황을 방지한다는 것이다.

참여자 모집

성공적으로 목표한 만큼의 참여자를 모집하는 방법에 대해서는 3장에서 설명하였다. 여기에서는 많은 연구에서 모집의 시기를 맞추는 것이 가장 어려운 과제라는 점을 강조하고 싶다. 적절한 시간, 직원, 자금, 경험이 필수적이며, 연구 개시 훨씬 이전에 이 모든 것을 계획해 놓아야 한다.

■ 프로토콜 확정

사전검사와 예비연구

사전검사와 예비연구는 연구 방법의 실현 가능성과 효율성, 비용 그리고 측정법의 재현성 및 정확성, 예상 모집율, 결과율, 효과 크기를 가늠하기 위해 준비된다. 사전검사와 예비연구의 규모와 특성은 연구의 설계 방식과 요구 사항에 따라 다르다. 대부분의 연구에 있어서 사전검사를 여러 번 실시하고 예비연구는 한 번 소규모로 진행하면 적당하다. 그러나 비용이 많이 들어 가는 대규모 연구에서는 전 영역을 아우르는 예비연구가 필요할 수도 있다. 피험자 모집 전략이 제대로 통할 것인지, 측정법이 적절한지, 표준 크기 추산치가 실현 가능한 것인지를 확인하는 데는 전체 연구 비용의 최대 10%까지 투자하는 것이 좋다.

사전검사(pretests)에서는 해당 연구 소속 구성원들이 담당하는 자세한 설문 내용, 측정법, 기타 절차들을 평가하여 각각의 기능성, 적합성, 실현 가능성을 검토한다. 예를 들어, 자료 입력과 데이터베이스 관리 시스템에 대하여 사전검사를 실시할 때는 보통 양식에 누락되거나 범위를 벗어나고, 비논리적인 자료를 써 넣은 뒤 자료 편집 시스템에서 이러한 오류를 걸러낼 수 있는 지를 검사한다.

연구를 시작하기 전에 클리닉 방문 계획을 시험하고 전체 연구 절차를 미리 검사하는 예비연구를 진행하는 것도 좋다. 이는 최종 결정된 기법 및 절차의 문제들을 깔끔하게 제거하기 위함이다. 설계 시에는 문제 없이 원활하게 진행될 것 같이 보이는 프로토콜도 실제적으로는 행정적, 본질적 문제가 드러나기 마련이다. 그러므로 예비연구를 통해 전반적인 개선을 꾀할 수 있다. 책임연구자 자신도 피험자 역할을 맡아 피험자의 관점에서 연구 전반과 연구진에 대해 직접 경험해 볼 수 있다.

자료 수집이 시작된 이후의 소규모 프로토콜 수정

아무리 세심하게 연구를 설계하고 절차들을 사전에 점검했더라도, 일단 연구가 시작된 다음에는 불가피한 문제가 발생한다. 이 단계에서는 가능한 한 수정을 가하지 않는 것이 일반적인 원칙이다. 그러나 때로는 프로토콜을 약간 수정하여 연구 전체를 보완할 수도 있다.

소규모 수정을 통해 연구 전반의 진실성이 개선될 것인가에 대하여 판단을 내릴 때에는, 종종 기법상의 개선으로부터 얻는 혜택과 연구의 발견사항에 대한 일관성을 수정하는 데서 오는 불이익, 그리고 시스템을 변경하는 데 소요되는 시간과 비용에 대한 손익 계산이 필요하다. 운용상 규정을 보다 상세하게 만드는 것과 관련된 판단은 상대적으로 쉬운 편이다. 예를 들어, 알코올 중독자를 배제하는 연구에서 재활 알코올 중독자를 포함할 수 있는가? 이러한 결정은 동료 연구자들과 상담을 통해 내려져야 한다. 연구 전체에 대하여 균일한 방법으로 진행할 수 있도록 공지와 운용지침을 통해 모든 연구진이 해당 결정에 대하여 알도록 해야 한다. 보통 사소한 수정은 IRB의 승인이 필요치 않은 경우가 많다. 특히 IRB가 이미 승인한 프로토콜을 변경하지 않는 경우에는 더욱 그러하다. 그러나 불확실한 경우, 책임연구자는 IRB에 문의하여 확인하여야 한다. 프로토콜, 사전동의서 양식, 운용상 지침, 또는 그 외 연구 문서상의 변경사항이 있으면 확인 후 개정된 문서에 새로운 버전 번호를 부여하여야 한다. 그리고 각 문서의 최종 버전이 사용 중인지 확인 절차를 거쳐야 한다.

자료 수집이 시작된 이후 대규모 프로토콜 수정

다른 참여자 유형을 포함시킨다든지, 개입 과정이나 결과물을 바꾸는 등 연구 프로토콜을 대규모로 변경하는 것은 매우 심각한 문제이다. 비록 이러한 변경을 해야만 하는 충분한 이유가 있을 지라도, 이 변경으로 인해 연구에서 파악된 결과에 대하여 보다 적절한 해석을 할 수 있다면, 별도로 자료 분석과 보고를 분리해서 진행하는 방향을 검토해야 한다. 이에 대한 판단에 관련된 예시를 심장에 대한 랄록시펜 사용 연구(RUTH, Raloxifene Use for the Heart trial)를 살펴보자. RUTH 실험은 관상동맥질환 위험도가 높은 여성 10,101명을 대상으로 관상동맥 질환에 대한 랄록시펜의 치료 효과를 연구한 것으로, 여러 기관이 참여한 임상시험이다. 연구를 시작할 때는 치명적이지 않은 심근경색의 발현이나 관상동맥질환으로 인한 사망을 일차적 결과 지표로 설정했다. 하지만 실험 초기에 이러한 결과의 발생률이 예상보다 저조하다는 것이 지적되었는데, 이는 아마도 혈전용해제와 경피적 혈관 성형술과 같은 새로운 임상적 동시처치가 해당 위험도를 낮췄기 때문인 것으로 보인다. 심사숙고 끝에 RUTH 실행위원회는 일차적 결과지표로 심근경색 대신 급성관상동맥증후군(acute coronary syndromes)을 포함시키기로 결정하였다. 이 변경 사항은 시험 초기에 결정되었다. 잠재적인 심혈관계 사건에 관한 정보들을 수집하여 이들이 급성 관상동맥 증후군이라는 새로운 기준에 부합하는 지를 검토하였고 연구 데이터베이스에서는 변경 이전에 발현된 급성관상동맥증후군을 검색할 수 있도록 하였다[1].

또한 RUTH 시험 초기에, 랄록시펜 평가의 다중 결과(MORE, Multiple Outcomes of Raloxifene Evaluation)로부터 유방암의 상대 위험도가 랄록시펜 치료로 현저히 줄어든다는 것이 밝혀졌다[2]. 이는 유방암 발현 규모가 작았고 MORE에 등록한 모든 여성이 골다공증 환자였기 때문에 일반화 가능성이 우려되었으므로 결론적이지는 않았다. 랄록시펜이 골다공증을 앓고 있지는 않으나 심혈관계 사건의 위험이 있는 노인 여성과 같은 다른 집단의 유방암 위험도도 낮출 수 있는가를 알아보기 위해서 RUTH 최고 위원회는 유방암을 두 번째 일차적 결과지표로 포함하도록 했다[1].

이러한 변경 사항들은 모두 프로토콜 수정과 각 기관의 IRB승인, FDA승인, 그리고 다수의 연구 문서 개정이 필요한 중대 사안이다. 이는 본질적인 개정을 통하여 전체적인 일관성은 손상시키지 않으면서도 연구의 실현 가능성을 높이고 연구의 정보량을 증가시킨 사례이다. 하지만 프로토콜의 수정이 항상 성공적인 것은 아니다. 본질적 개정을 할 것인지에 대한 판단은 연구진과 DSMB(자료 및 안전성 모니터링 위원회) 및 연구비 지원기관과 같은 적절한 조언자들이 함께 논의하여 손익 분석을 거친 후 판단해야 한다. 이후 연구자는 변경 사항으로 인해 연구 분석과 결론 도출 과정에서 드러나는 문제들을 처리해야 한다.

종료기간

모든 추적연구 및 임상시험의 일정 시점에서, 참여자에 대한 추적관리가 종료된다. 참여자들이 마지막으로 내원을 마치는 기간을 "종료기간"이라 부른다. 임상연구를 종료할 때에 주의 깊게 고려해야 할 사안들이 몇 가지 있다. 내원 담당 직원들은 적어도 참여자의 시간과 노고에 대하여 감사하고 참여자들의 공헌이 연구의 성공에 지대한 영향을 미쳤다는 사실을 알려주어야 한다. 이와 더불어 종료기간에는 다음 활동들이 포함될 수 있다.

- 참여자 및 그들의 주치의에게 임상적인 검사 결과 및 연구 도중 실시된 측정값을 알려 줄 수 있다. 이는 마지막 방문 시점에 직접 알려주거나 추후 우편으로 전달할 수도 있다.
- 맹검 임상시험에서는 참여자에게 치료 상태를 알려줄 수 있다. 이는 모든 참여자가 시험을 마치고 주요 자료 분석이 완료된 후 또는 연구 결과에 기반한 주 논문이 출판된 후, 마지막 방문 시점에 알려주거나 우편으로 전달한다.
- 논문 발표 시점에 연구 결과에 근거한 주요 논문 사본과 언론 홍보 내용, 파악된 결과에 대한 설명 등을 일반 용어로 풀어서 참여자와 그들의 주치의에게 우편 발송해야 한다. 이때 질문이 있는 참여자를 위해 전화 번호를 포함한다.

• 모든 참여자가 연구를 마친 다음, 참여자들을 리셉션에 초대하여 책임연구자가 감사를 표하고 연구 결과를 토의하며 질문에 응답하는 시간을 마련할 수 있다.

■ 연구 실행 과정의 품질관리

의약품 임상시험 관리기준

임상연구에서 중요한 것은 연구 전반에 사용되는 기법들이 최고의 품질을 기해야 한다는 점이다. 고품질 연구에 대한 지침은 '의약품 임상시험 관리기준(GCP, Good Clinical Practice)'이라 불리며, 특히 FDA 및 기타 감독 기관의 승인을 받기 위하여 약제를 검증하는 임상시험에 적용하도록 개발되었다. 의약품 임상시험 관리기준의 정의는 다음과 같다; "인간 피험자가 참여하는 임상시험의 설계, 시행, 기록 및 보고에 대한 국제적인 윤리적, 과학적 품질의 표준. 이 표준에 따른다는 것은 시험 피험자의 권리, 안전, 복지가 보호됨을 대중에게 보장한다는 것이다"[4]

최근 들어서 이러한 원칙들이 연방 정부 및 기타 공공 기관의 보조를 받는 임상 시험과 임상 시험이 아닌 연구 설계에까지 확대되어 적용되었다(표 17.2). 의약품 임상시험 관리기준 요구사항은 FDA 연방법규 21에 자세하게 기술되어 있다[4, 5]. 조화를 위한 국제회의(International Conference on Harmonization)[6]에서는 유럽, 미국, 일본의 감독기관에서 사용하는 품질관리 가이드라인을 제공한다.

의약품 임상시험 관리기준을 가장 잘 수행할 수 있는 방법은, 모든 연구 관련 활동에 표준 작업지침서(SOPs, standard operating procedures)를 쓰는 것이다. 연구 프로토콜과 운용지침도 표준 작업지침서로 볼 수 있으나, 직원 교육 및 인증 방법, 데이터베이스 개발 및 검증 방법, 연구 파일에 대한 보관, 보안 유지, 백업 방법 등은 해당하지 않는 경우가 많다. 많은 대학병원들에서 의약품 임상시험 관리기준에 만족하는 절차와 표준 작업지침서용 각종 양식과 모델을 잘 아는 전문 직원을 보유하고 있다. 연구의 윤리적 행위와 관련된 의약품 임상시험 관리기준은 14장에서 언급한 바 있으므로, 여기에서는 연구 절차와 자료 관리의 품질관리에 초점을 맞추도록 하겠다.

표 17.2 의약품 임상시험 관리기준에서 제시하는 임상연구의 실행 측면

• 연구 설계가 적절한 전임상연구와 동물연구, 기타 자료로 뒷받침 될 것.
• 윤리적 연구 원칙에 따라 연구를 실행할 것.
• 서면 프로토콜을 주의 깊게 준수할 것.
• 연구자들과 임상적 관리를 제공하는 사람들이 훈련받고 자격을 갖출 것.
• 모든 임상적 검사 절차가 질적 기준에 부합할 것.
• 자료가 신뢰롭고 정확할 것.
• 안전하고 정확한 기록을 유지할 것.
• 통계적 방법을 미리 구체화하고 주의 깊게 따를 것.
• 결과를 명확하고 공정하게 보고할 것.

임상 절차의 품질관리

연구진 중 한 명을 품질관리 코디네이터(quality control coordinator)로 임명하여 연구 전반에 걸쳐서 적절한 품질관리 기법을 수행하고 직원 교육 및 인증을 관리하며 연구 과정에서 품질관리 절차가 활용되는지를 모니터링하는 업무에 대하여 책임을 지도록 하는 것이 좋다. 최우선 목표는 문제가 발생하기 전에 감지하여 예방하는 것이다. 품질관리 코디네이터는 IRB 및 FDA, 연구비 지원기관, 국립보건원 담당 접촉점으로써 관련 자료를 준비하는 책임을 맡을 수도 있다. 임상 절차의 품질관리는 연구 계획 단계에서부터 시작하여 연구수행 전체 과정에서 지속된다(표 17.3).

• **운용지침**

운용지침(operations manual)은 품질관리 차원에서 매우 중요한 측면이다(부록 17A). 예를 들어, 신장 (身長)의 변화가 골다공증의 예측변수로 사용될 수 있는지에 대한 연구에서 신장을 측정하는 경우를 생각해 보자. 신장의 측정은 실제적인 최적기준이 없고 상당히 주관적인 결과물이므로 운용지침은 다음과 같은 측정 단계들에 대해 구체적인 설명을 제시해야 한다—사용할 측정 기기의 유형(브랜드와 모델명), 측정을 위해 참여자를 준비시키는 방법(신발을 벗는다), 측정 기기에서 환자의 자세를 잡는 법, 측정하는 방법 등.

• **교정, 교육, 인증**(calibration, training and certification)

측정 기기(체중계, 신장 측정기, 영상 장비, 실험실 장비 등)는 연구 시작 전 그리고 연구 중에도 주기적으로, 전문적으로 교정되어야(calibrated) 한다. 직원 교육 과정을 표준화하는 것은 고품질 연구에 있어서 필수적인 부분이다. 연구와 관련된 모든 직원은 연구가 시작되기 전에 적절한 교육을 받아야 하며, 주요 절차 및 측정과 관련된 수행능력을 기준으로 인증을 받아야 한다. 신장 측정에 대

표 17.3 임상 절차의 품질관리

연구 사전 단계	작업지침을 개발하기
	측정의 조작적 정의
	표준화된 도구와 양식
	자료관리와 분석에 대한 접근
	품질관리체계
	참가자와 연구자에 대한 맹검 체계
	품질관리 코디네이터를 임명하기
	연구팀을 훈련하고 이를 문서화하기
	연구팀을 인증하고 이를 문서화하기
본연구 단계	지속적이고 세심한 리더십 발휘
	정기적인 직원회의 개최
	투약 처치 과정을 위한 특수 절차
	연구팀의 재인증
	주기적인 수행평가
	주기적으로 검사자와 시간을 교차하여 측정치를 비교하기

* 임상 절차는 혈압 측정과 구조화된 면접, 의무기록 검토 등을 포함함.

한 예를 들면, 연구진들에게 측정 과정의 각 요소에 대하여 교육하고 신장을 모르는 모의 환자에 대해 만족할만한 측정치를 구하도록 요구할 수 있다. 인증 절차에는 연구 도중에 규칙적인 재인증 일정을 잡고 연구 장소에서 교육, 인증 및 재인증과 관련된 기록을 관리하는 과정이 포함되어 있어야 한다.

• 수행 평가

감독자는 대표적 내원 과정이나 전화 통화를 지켜보면서 임상 절차가 수행되는 방식을 주기적으로 검토해야 한다. 연구 참여자의 허락을 받은 후, 감독자는 적어도 한 번은 연구진의 각 담당자들이 모든 종류의 상담과 기술적 절차를 완료하는 것을 배석하여 지켜볼 수 있다. 처음에는 이런 과정이 어색하지만, 점차 익숙해진다. 표준화된 점검목록을 프로토콜 및 운용지침에 근거하여 작성한 후 미리 제공하여 사용하면 유용할 것이다. 점검 이후에는 감독자와 담당자가 함께 점검목록을 검토하고 품질관리 차원에서 지적된 문제들에 관하여 긍정적인 분위기로 해결점을 모색할 수 있다. 수행평가의 시점과 결과는 교육 일지에 기록되어야 한다.

동료 연구자가 수행평가를 하면, 동일 업무와 관련된 팀원들이 표준화된 기법을 균등하게 적용할 뿐 아니라 도덕심과 팀워크 함양에 좋다. 연구진의 모든 일원들이 품질관리 과정에 대하여 책임의식을 갖게 되는 장점도 있다. 또한 점검 과정을 받는 사람과 마찬가지로 점검을 수행하는 사람도 다른 사람이 작업을 수행하는 것을 보면서 많은 것을 배우게 된다.

• 정기 보고서

임상 절차와 측정 과정의 기술적 품질에 대하여 정기적으로 자료를 작성하는 것이 중요하다. 이를 통해 측정이 누락되거나 정확하지 못하고, 정밀성이 떨어지는 것들을 파악할 수 있다. 예를 들어 2개월 간 혈압 스크리닝 팀의 담당자 별 평균 차이 값을 검토하여 담당자 별 측정 기법에 차이가 있는 것을 밝혀낼 수도 있다. 마찬가지로 일정 기간 동안 판독치의 표준 편차가 점차적으로 변화했다면, 이는 측정 기법이 변했음을 뜻할 수도 있다. 정기 보고서를 통해서 모집 성공률과 자료 입력의 시기 적절성, 누락되거나 범위를 벗어나는 변수의 비율, 자료 조회 소요 시간, 추적 관리 성공률, 개입 과정에 대한 준수 등도 파악할 수 있다.

• 약제 개입 과정을 위한 특수 절차

약제를 사용하는 임상시험에서는, 특히 맹검 처리되어있는 경우라면 약제 운반, 저장, 표지, 배분 및 미사용 약제의 수거 등 품질관리에 대한 특별한 주의가 필요하다. 제약 회사 및 연구 약국과 약품 배분 방법에 대하여 신중하게 계획하고 실행과정을 감독하며 때때로 맹검연구 약제의 구성 성분을 확인하여 올바른 성분이 포함되어 있는지를 확인하는 작업을 통해 정확한 약제와 용량이 사용되도록 한다. 또한 약제 연구에서는 연구 약제의 수령, 보관, 배분, 수거에 대한 절차를 명확히 하고 일지를 기록해야 한다.

실험실 검사에 대한 품질관리

실험실 검사에 대한 품질관리에는 표 17.3에서 설명한 여러 임상 절차용 접근법을 활용할 수 있다.

여기에 덧붙여서 참여자로부터 검체가 분리되었기 때문에 표지가 잘못될 수 있다는 점과 실험실 검사의 기술적 관점으로 인해 다음과 같은 몇 가지 특수한 전략들이 필요하다:

- **표지에 대한 주의**

  참여자의 혈액 검체를 다른 사람의 이름으로 잘못 표지(labeling)하게 되면, 이 오류를 나중에 발견해내거나 수정할 수 있는 방법이 없다. 유일한 해결 방법은 오직 예방뿐이다. 즉, 각 검체를 표지할 때 참여자의 이름과 번호를 주의 깊게 확인하여 전치 오류(transposition error)를 피하는 것이다. 혈액 튜브와 기록물에 컴퓨터로 인쇄한 표지를 쓰면 과정이 신속해지고 환자 번호를 손으로 쓸 때 발생하는 실수를 방지할 수 있다. 혈청의 튜브를 바꿀 때는 새 튜브에 미리 표지를 붙여 놓고 두 튜브를 나란히 든 다음, 한 튜브의 번호를 소리 내어 읽으면서 다른 튜브를 확인하면 좋다. 스캔할 수 있는 바코드를 써서 이 작업을 자동화할 수도 있다.

- **맹검**

  검체에 대한 측정을 수행할 때, 실험 관측자를 대상으로 맹검 처리하는 것은 쉽다. 그리고 실험 기술자가 연구 집단이나 기타 주요 변수 값에 대하여 알지 못하도록 검체에 표지를 붙이는 것은 언제나 바람직하다. 심지어 혈당 자동 측정처럼 분명히 객관적일 것이라 여겨지는 과정에서도 이러한 주의를 통해 편향을 줄일 수 있으며, 연구결과를 보고할 때 방법론 부분의 경쟁력이 강화된다. 그러나 실험실 담당자를 맹검 처리하면, 비정상 결과치를 어떤 연구 직원에게 보고할 것인지에 대하여 명확한 절차가 마련되어야 한다. 비정상 결과치를 보고받는 담당자는 결과물을 검토하는 자격을 갖고, 해당 참여자에게 알려줄 것인지 아니면 다른 대응 방안을 취해야 하는지 등에 대하여 결정을 내릴 수 있는 사람이어야 한다. 임상시험에서는 실험실 측정에서 실험의 개입 과정과 연관되어 즉각적인 대응이 필요할 수도 있는 비정상치가 나왔을 때 맹검을 철회하는 전략에 대하여 미리 대비해놓아야 한다.

- **맹검화 사본, 표준 풀, 합의 측정**

  검체나 영상물을 중앙 실험실에 보내어 화학적 분석이나 판독을 진행하는 경우에는 맹검화 사본(blinded duplicates)을 보내는 것이 좋다. 맹검화 사본이란 무작위로 선정한 참여자의 부분집합에서 뽑은 두 번째 검체에 별도의 가상 ID 번호를 부여한 것이다. 이렇게 하면 실험 기법의 정밀도를 측정할 수 있다. 냉동시킬 수 있는 혈청 검체에 대해서는, 애초에 혈청 저장분을 준비하여 주기적으로 일정 부분을 나누어 가상 ID번호로 맹검 표지 후 보낼 수도 있다. 초반에 혈청 저장분에 대하여 최선의 기법을 써서 측정을 수행하고 구성 성분을 밝혀 놓는다. 그 다음 연구 과정에서는 이 저장분을 최적 기준으로 삼아서 정확도 및 정밀도를 평가한다. 또 다른 방법은 자궁경부암 검사나 유방조영술 판독처럼 변동성이 내재되어 있는 측정을 위한 것으로 두 명의 독립적인 맹검 판독자가 필요하다. 두 명이 미리 설정된 한도 내에서 동의한다면, 결과가 인정된다. 두 명의 의견이 서로 일치하지 않는다면 양자가 토의 후 합의하거나 제 3 판독자의 의견에 따라 해결한다.

- **영리적 실험 기관과의 계약**

  혈액, 혈청, 세포, 조직에 대한 생물학적 측정을 영리적 실험실과 계약하여 수행하는 경우가 있다.

이 때 계약 실험실은 적절한 허가를 받고 인증을 받은 기관으로서 해당 인증서 사본을 연구실에 보관해놓아야 한다. 영리적 실험실은 변동계수처럼 측정치의 재현성이 있는 자료를 제공하고 서비스의 시기 적절성을 보장하여야 한다. 또한 코드화된 검체를 다루고 비정상 결과치를 연구자에게 알려주며 자료를 주 데이터베이스로 전송하는 표준 절차를 제공하여야 한다.

자료 관리 상의 품질관리

연구가 시작되기 전에 연구자는 자료 관리 시스템을 구축하고 사전검사를 마쳐야 한다. 여기에는 측정을 기록하는 양식의 설계; 자료 입력, 편집, 관리를 위한 컴퓨터 하드웨어 및 소프트웨어의 선정; 빠지거나 범위를 벗어나거나 비논리적인 입력값을 편집하는 자료 파라미터의 설계; 자료 관리 시스템의 검증; 적절한 변수들이 수집되고 있는지를 확인하는 가상 도표작성(dummy tabulation) 계획 등이 해당된다(표 17.4).

- **결측자료**

  측정한 대부분에서 결측자료가 발생한다면 이는 너무나 심각한 문제이다. 심지어 몇 개 안 되는 결측자료로 인해 결론이 잘못된 곳으로 흐를 수도 있다. 예를 들어, 지연 사망률(delayed mortality rate)이 5%인 수술의 장기 후유증을 분석한 연구를 예로 들어보자. 만약 추적 관리 과정에서 참여자의 10%가 누락되었고 이들이 누락된 가장 큰 이유가 사망 때문이었다면, 이는 합병증을 과소평가하게 되는 것이므로 연구에 큰 영향을 미치게 된다. 누락된 자료로 인해 그릇된 결론이 나오는 것은 일단 사실이 파악되기만 하면 바로잡을 수 있다. 이 경우, 누락된 참여자들을 끝까지 추적하는 노력을 통해 문제를 해결할 수 있다는 것이다. 그러나 종종 측정값을 대체할 수 없는 경우가 있다. 참여자에 대한 기초 측정이나 기타 추적 관리 방문 과정에서 측정된 정보에 근거하여 누락된 값을 보정하는 통계적 기법들이 있다. 다변량 연구에서는 이러한 기법들이 특히 유용하긴 하다. 왜냐 하면, 여러 예측 변수에서 누적된 결측자료가 분석에 활용할 수 없는 참여자의 대부분에 해당할 수 있기 때문이다. 그러나 결측자료 규모가 크다면, 이러한 통계적 기법으로도 비응답 편향을 완벽히 제거할 수는 없다.

  가장 좋은 해결 방법은 자료가 누락되지 않도록 연구를 설계하고 수행하는 것이다. 예를 들어, 연구진 일원 중에 담당자를 두어 참여자가 떠나기 전에 양식에 응답을 모두 기입했는지를 확인하거나, 전산 자료 입력 인터페이스에 입력을 빼먹고 지나가지 못하도록 설정하고, 결측자료 발생시 즉각적으로 담당 직원에게 알려주도록 데이터베이스를 설계할 수 있다(표 17.5). 임상 측정값이 누락되었을 경우에는 참여자가 병원을 아직 떠나지 않고 있을 때 이 사실을 인지하면 발견된 오류를 수정하는 것이 상대적으로 쉽다.

- **부정확하거나 정밀도가 떨어지는 자료**

  이것은 종종 발견되지 않고 그냥 넘어가게 되는 문제인 경우가 많다. 특히 한 명 이상의 인원이 측정에 관여되는 경우에 더욱 그러하다. 최악의 경우에는 연구자가 연구를 설계하고, 자료 수집은 연구 보조원에게 맡겨 버린다. 나중에 자료를 분석하려고 하면, 몇몇 측정값이 부적절한 기법을 지속적으로 사용하여 심각하게 편향되어 있을 수 있다. 이러한 문제는 특히 자료의 오류를 사

표 17.4 자료 관리 상의 품질관리: 연구 이전 단계

인색해지기: 필요한 변수들만 수집하기

데이터베이스의 관리를 위해 적합한 컴퓨터 하드웨어와 소프트웨어를 선택하기

결측치와 범위초과값을 표시하도록 데이터베이스를 제작하기

결측치와 범위초과값을 사용하여 데이터베이스를 검사하기

자료 분석을 계획하고 가상 도표로 검사하기

형식을 다음 요건에 따라 설계하기

　따로 설명이 필요없게

　일관되게

　서식구성을 명확하게

　아름답고 읽기쉽게

　사전검사하고 타당하게(15장 참고)

　모든 쪽에 날짜와 이름, ID 번호나 바코드를 표지되게

표 17.5 자료관리 상의 품질관리: 연구 진행 단계

　참가자가 아직 클리닉에 있을 때 결측치와 주요 오류를 표기하고 점검하기

　모든 쪽에 ID번호와 이름 코드, 날짜가 바뀌거나 잘못 적히지 않도록 하기

　해당 방문일에 모든 정확한 양식을 완전히 채우기

　입력을 누락하거나 건너 뛴 곳이 없도록 하기

　자료입력을 또렷히 알아볼 수 있도록 하기

　핵심 변인들의 측정치가 허용 가능한 범위 안에 있도록 하기

　핵심 변인들의 측정치가 상호 일관되기 (예, 나이와 생년월일의 조응)

주기적인 빈도분포와 분산 측정을 통해 이상 측정치를 발견하기

기타 주기적인 도표작성을 통해 오류를 발견하기(별첨 17.2 참고)

후에 감지해낼 수 없는 경우에 더욱 심각해진다. 연구자는 문제를 모른 채 변수가 의도한 바대로 표현하고 있다고 가정할 것이며, 잘못된 결론을 도출하게 될 것이다.

직원을 대상으로 하는 교육, 인증, 정기적 수행 평가, 측정 직원에 따른 자료 평균(또는 범위)의 차이에 대한 정기 평가를 통해 이러한 문제를 파악하고 예방할 수 있다. 자동 편집 기능을 이용하여 자료 입력 및 관리 시스템에서 일관성이 없거나 누락되고 범위에서 벗어나는 값을 가진 자료가 발견된 경우 이를 표시하거나 제출하지 못하도록 설계한다. 모든 자료 양식에서 원본 자료를 변경할 때에는 관련 절차를 미리 표준화하여 마련해 놓아야 한다. 자료 수집 직후 최대한 빨리 원래의 입력 값을 지우지 않고 적절하게 표시하면서 변경 내용에 대한 서명과 날짜를 표시하는 것이 일반적이다. 이러한 방식으로 자료 변경에 대하여 정당성을 부여하고 거짓 속임수를 방지하는 "감사 흔적"을 남길 수 있다. 전산 데이터베이스에서 자료를 수정할 때는 날짜, 직원 ID, 변경 사유를 입력하도록 하는 것이 일반적이다.

중요 변수에 대해서는 일정한 간격을 두고 그 빈도 분포에 대하여 정기적으로 표식화하거나 검사한다. 참여자들에게 전화 또는 이메일로 연락하거나 다시 내원하도록 요청함으로써 과거에 발생했던 오류를 수정할 수 있고 추가적인 오류 발생을 방지할 수 있는 시점에서 자료의 품질과 완성도를 평가할 수 있다. 품질관리 보고서에 포함될 주제로 유용한 것들을 부록 17.B에 정리해 놓았다.

• **거짓 자료**

연구진을 이끄는 임상연구자는 불량한 동료나 직원이 자신의 업무를 쉽게 처리하기 위해 연구를 조작할 가능성이 있다는 것을 늘 염두에 두어야 한다. 이러한 사고를 방지하기 위해서는 신중하게 동료 및 직원을 선정하고 그들이 윤리적 행동에 대하여 분명하게 인지하면서 엄격하게 따를 수 있도록 견고한 관계를 맺으며, 자료 검토 시 늘 조작 가능성에 대하여 경계를 늦추지 않고 일차적 자료 출처를 불시에 점검하여 실제 자료인지 확인하는 등의 작업을 수행해야 한다.

다기관 협동 연구

한 기관에서 모집할 수 있는 규모보다 훨씬 많은 참여자가 요구되는 연구 주제가 많다. 이런 경우 여러 곳의 연구진이 공동으로 연구를 수행하기도 한다. 같은 도시나 주에 위치하는 경우도 있고 한 명의 연구자가 전체 연구진을 관장할 수도 있다. 그러나 각각 다른 곳으로부터 자금 지원을 받고 행정적 및 관리 구조가 상이하며 수 천 마일씩 떨어져 있는 곳에 위치한 기관들끼리 공동 연구를 진행하는 경우도 많다.

이러한 다기관 연구에서는 모든 기관들이 동일한 연구 절차를 수행하고 결과 분석을 위해 통합할 수 있는 비교 가능한 자료를 만들어내기 위하여 특별한 과정들이 요구된다. 연구조정센터가 서로 소통할 수 있는 네트워크를 구축하고 운용지침 및 양식 등 기타 실험의 품질관리 차원의 표준화 관련 사안들의 개발 과정을 조정하며, 각 기관의 측정 담당 인력에 대한 교육을 수행하고 자료 관리, 분석, 발표 과정을 관리한다. 공동 연구에서는 일반적으로 인터넷을 통해 연결된 자료 입력 시스템을 배포하여 사용한다.

책임연구자들과 자금 제공 기관의 대표자들, 여러 하부 위원회들로 구성된 운영위원회를 두고 지휘 체계를 수립하는 것이 필요할 수도 있다. 단일 하부 위원회는 표준화 절차 및 연구진에 대한 교육, 인증, 성능 검토 체계를 개발하면서 품질관리 사안에 대한 책임을 져야 한다. 각 기관의 관련 인원들을 한 곳에 모아서 교육하고, 성능 검토와 자료 감사를 위해 조정센터 직원과 동료들이 현장 실사를 하다 보면, 과정이 복잡해지고 비용이 많이 드는 경향이 있다(부록 17B). 기타 하부위원회에는 일반적으로 다음과 같은 그룹들이 포함된다; 피험자 모집과 임상 활동을 관장하는 그룹, 출판과 발표를 감수하고 승인하는 그룹, 제안된 보조연구를 심사하는 그룹.

다기관 연구에서는 한 기관에서 의문을 제기하여 관련 직원이나 위원회가 이에 대하여 응답하고 이 내용이 인터넷상의 현안 목록에 올려져 연구에 관련된 모든 사람이 관련 사항에 대하여 인지하게 됨으로써 운용상 정의와 기타 연구 방법이 수정되곤 한다. 변경 사항이 누적되어 그 수가 많아지면, 운용지침 상에 날짜 별 개정 페이지를 만들어 이러한 변경 내용을 담도록 한다. 소규모의 단일 기관 연구에서는 운용지침에 변경 사항과 날짜를 표기함으로써 보다 간소화된 방식을 쓸 수 있다.

마지막으로 고려할 사항

연구에서 흔히 범하는 실수가 바로 너무 많은 자료를 모으려 집착하는 것이다. 기초측정 기간이 기초 변수를 측정할 수 있는 유일한 기회라는 사실 때문에 관심이 있을 만한 것은 모두 포함시키려 하고, 참여자의 추적 방문 횟수를 늘려서 필요한 것보다 많은 자료를 수집하려 한다. 연구자들은 자신들이 평생 분석하거나 발표할 것보다 훨씬 더 많은 자료를 수집하고 싶어하는 경향이 있다.

　이런 경우 발생하는 문제중의 하나는 덜 중요한 것을 측정하는 데 소요되는 시간이다. 참여자들은 지치고 짜증나게 되고 보다 중요한 측정의 품질이 떨어진다. 또 다른 문제는 데이터베이스의 용량이 증가하고 복잡해진다는 것이다. 이로 인해 품질관리와 자료 분석이 까다로워진다. 수집 대상 변수 모두에 대하여 그 필요성 여부를 다시 검토하고 선택적인 것은 배제하는 것이 현명하다. 일부러 부가적 자료를 포함하면 중요 변수의 타당성이 증대될 수도 있겠지만 최대한 측정을 줄이는 것이 일반적인 원칙이다.

■ 요약

1 연구를 성공적으로 실행하기 위해서는 우선 연구 개시용 공간, 직원, 예산 등의 자원을 구성하는 것부터 시작한다. 이는 책임연구자의 강한 리더십을 필요로 한다.

2 연구 착수 단계에서는 예산 관리와 IRB 승인을 필요로 한다. 그 다음으로 모집, 개입, 예측변수와 결과변수 측정, 서류 양식, 데이터베이스 등에 대한 계획안의 적합성과 실현 가능성에 관하여 사전검사 과정을 통해 프로토콜과 운용지침을 확정한다. 일단 자료가 취합되기 시작한 후에는 추가적인 프로토콜 수정작업이 최소화될 수 있도록 해야 한다.

3 연구가 개시된 후 행해지는 소규모 프로토콜 개정은 설문에 항목을 추가하거나 운용상 정의를 수정하는 것 등으로 비교적 쉬운 작업이다. 그러나 IRB 승인이 필요한 경우도 있고 자료 분석에 영향을 미칠 수도 있다.

4 연구가 개시된 후 행해지는 대규모 프로토콜 개정은 개입 과정이나 일차적 결과물의 특성을 변경하는 것 등으로 시사하는 바가 크므로 최대한 개정을 자제해야 한다. DSMB, IRB 및 자금 제공 기관과 같은 주요 기관의 승인이 필요하다.

5 종료기간을 두어, 연구 참여자에게 연구 결과에 대해 적절히 알려주고 그들의 진료에 있어서 변화 및 의미에 대해 설명해야 한다.

6 그 다음 GCP원칙에 따라 품질관리 책임자의 감독하에 체계적으로 연구를 수행한다.

   a. 임상 절차에 대한 품질관리 : 운용지침, 직원 교육 및 인증, 성능 검증, 성능 점검, 모집, 내원 준수율 등에 관한 정기 보고서, 직원회의.

   b. 실험 과정에 대한 품질관리 : 맹검과 체계적인 검체 라벨링 방법, 맹검 사본과 표준 저장분의 활용.

   c. 자료 관리에 대한 품질관리 : 양식과 전자 시스템에서 자료 수집, 편집, 입력, 분석에 관한 완성도, 정확도, 진실도 감독이 구현될 수 있도록 설계.

7 공동 다기관 연구에서는 연구 및 품질관리를 감독하는 하부위원회 및 기타 분포 체계가 필요하다.

부록 17A
운용지침 목차의 사례 [1]

제1장. 연구 프로토콜

제2장. 조직과 정책

　　　참가 단위 (임상센터, 실험실, 조정센터 등)

　　　관리 및 운영 (위원회, 자금 제공기관, 안전성 및 자료 점검 등)

　　　정책 고려 (출판 및 발표, 부수적인 연구, 이해관계상충 등)

제3장. 참여자 모집

　　　적격성과 배제 기준

　　　표본추출 설계

　　　모집 접근법 (선전, 의뢰 접촉처, 선별검사 등)

　　　사전동의

제4장. 클리닉 방문

　　　기준방문 내용

　　　추적조사 방문의 시기와 내용

　　　무응답자에 대한 추적조사 절차

제5장. 무작위화와 맹검 절차

제6장. 예측 변수

　　　측정 절차

　　　약제 표지, 운반 및 취급 절차를 포함한 개입

　　　순응도 평가

제7장. 결과 변수

　　　일차적 결과의 평가와 판정

　　　다른 결과들과 부가적인 사건들의 평가와 관리

제8장. 품질 관리

　　　개요 및 책임

　　　절차의 교육

　　　직원 증명서

　　　기자재 유지

　　　동료평가 및 현장 방문

　　　주기적 보고

---

[1] 이 모델은 대규모의 다기관 실험을 위한 것이다. 소규모 연구를 위한 운용지침은 덜 정교할 수 있다.

제9장. 자료 관리

    자료 수집 및 기록

    자료 입력

    자료 편집, 저장 및 백업

    비밀유지

    분석 계획

제10장. 자료 분석

부록

    참가자, 일차 제공자 등에게 편지쓰기

    설문지, 서식

    절차, 기준의 세부사항 등

부록 17B
품질 관리표와 점검목록

I. 수행 특성을 점검하기 위한 도표작성[2]

A. 클리닉의 특징

  1. 모집

    a. 등록을 위해 선별된 참가자 숫자; 탈락자 숫자와 탈락 이유의 도표화

    b. 모집 목표 달성에 필요한 인원과 비교한 실제 모집자 숫자의 누적 그래프

  2. 추적 관찰

    a. 예정된 방문에서 추적 관찰 검사가 완료된 인원수; 특정 시기에 관찰된 인원수

    b. 중도탈락자 숫자와 추적 관찰이 되지 않는 참가자 숫자

  3. 자료의 양과 질

    a. 완료된 설문지의 갯수, 편집하라는 메시지가 발생한 갯수, 응답되지 않은 편집 쿼리 (queries)의 갯수

    b. 미응답 설문 갯수

  4. 프로토콜 준수

    a. 등록된 참석자 중 부적격한 참가자 숫자

    b. 치료 그룹에서 남은 약제의 갯수와 기타 프로토콜 준수 지표의 데이터 요약

B. 자료 센터의 특징

  1. 수거된 양식의 갯수와 자료 입력을 앞둔 양식의 갯수

  2. 코딩과 프로토콜 변화가 누적된 목록

  3. 완료된 과제와 미결 과제 요약표

C. 중앙 검사실의 특징

  1. 수거한 표본과 분석한 표본의 갯수

  2. 부적절하게 검출되거나 분실하거나 파손된 표본의 갯수

  3. 재분석이 필요한 표본 갯수와 해당 이유의 도표 작성

  4. 맹검 사본 차이의 평균과 분산, 알려진 표준치의 반복 결정에 근거한 추세 경향 분석

D. 판독 센터의 특징

  1. 수합되고 판독된 기록의 갯수

  2. 수합된 기록 중 부적절하게 표지된 갯수와 다른 결함이 있었던 갯수 (결함의 도표작성)

  3. 판독의 재현성을 검토하고 판독 과정의 시간적 이동을 점검하기 위한 방법으로서 반복 판독 분석

---

2 표에는 전체 연구기간의 결과가 반드시 포함되어야만 하고, 필요할 때는 최종 보고서를 생산한 이후의 시기가 포함되어야 한다. 필요할 경우 직원과 참여 부서 간의 비교와 평가가 제시되어야 한다.

II. 현장 방문 요소

A. 임상 센터의 현장 방문

1. 연구책임자와 방문자의 사적인 회의
2. 클리닉 직원들과 방문자의 회의
3. 검사 장비와 기록 저장 장비의 점검
4. 무작위 선정된 자료양식에 포함된 자료와 컴퓨터 자료 파일에 있는 자료의 비교
5. 자료 양식 파일과 관련 기록을 검토하여 손실과 남용을 방지하는 안전성과 완결성을 평가
6. 특정 절차를 수행하는 클리닉 인력 관찰
7. 클리닉에 있는 연구시행 메뉴얼과 양식, 파일의 기타 문서들을 검토하여 최신판인지 평가
8. 관찰 또는 일정한 과정을 구두 점검하기 (예, 참가자의 적격성을 결정하는데 필요한 일련의 검사)
9. 사전동의 절차를 점검하기 위한 등록 전후의 실제 연구 참가자와 대화
10. 핵심적 지원 인력과 사적인 대화를 통해 자료 수집에 관한 그들의 업무 실태와 철학을 평가
11. 파악된 문제에 관한 연구책임자와 사적인 회의

B. 자료 센터로 현장 방문

1. 클리닉들에서 수거한 자료의 목록 관리 방법 검토
2. 자료 관리와 검증 방법 검토
3. 클리닉들에서 수거한 서면 자료의 보관과 편철 방법의 적절성을 평가하기(보관 지역의 안전성을 확보하고 자료가 손실되거나 공인되지 않은 사용을 방지하기 위한 방법이 포함됨).
4. 사용 가능한 전산 자원을 검토
5. 무작위화 방법과 무작위화 과정에서 파손을 방지하기 위한 안전장치의 검토
6. 자료 편집 절차의 검토
7. 컴퓨터의 자료 파일 구조와 분석 데이터베이스 유지 방법 검토
8. 프로그램 문서화의 평가를 포함하여 자료 관리와 분석을 위한 프로그래밍 방법 검토
9. 원본 연구양식에 포함된 정보와 컴퓨터 자료 파일에 있는 정보의 비교
10. 분석 자료 파일의 생성 방법과 관련된 자료 보고 검토
11. 분석 철학 검토
12. 주요 자료 파일을 백업하는 방법 검토
13. 안내서와 지침서, 자료 양식, 연구위원회 회의록과 같은 핵심적 연구 문서의 마스터 파일 (master file)의 완전성 검토

■ 참고문헌

1. Mosca L, Barrett-Connor E, Wenger NK, et al. Design and methods of the Raloxifene Use for The Heart (RUTH) Study. Am J Cardiol 2001;88:392–395.

2. MORE Investigators. The effect of raloxifene on risk of breast cancer in postmenopausal women: results from the MORE randomized trial. Multiple outcomes of raloxifene evaluation. JAMA 1999;281:2189–2197.

3. Shepherd R, Macer JL, Grady D. Planning for closeout–From day one. Contemp Clin Trials 2008;29:136–139

4. http://www.fda.gov/downloads/Drugs/Guidances/ucm073122.pdf

5. FDA Regulations Relating to Good Clinical Practice and Clinical Trials. Available at: www.fda.gov/ScienceResearch/SpecialTopics/RunningClinicalTrials/ucm114928.htm

6. Information about Good Clinical Practices in the European Medicines Agency International Conference on Harmonization. Available at: http://www.ich.org or at http://www.ema.europa.eu/ema/index.jsp?curl=pages/regulation/general/general_content_000035.jsp&murl=menus/regulations/regulations.jsp&mid=WC0b01ac0580027645&jsenabled=true

CHAPTER 18

지역사회와 국제연구

대부분의 의학 연구는 대학병원이나 기타 교육기관에서 이루어진다. 이러한 기관들은 숙련된 연구자들이 풍부히 존재한다는 것만으로 연구 수행에 대한 확실한 장점을 갖는다. 연구 문화, 명성, 기반시설이 준비되어 처음으로 연구를 시작하는 사람이나 정년이 보장된 교수 모두의 연구 활동을 지원한다. 성공 사례가 가까이 있으면, 더욱 많은 성공 사례가 뒤따르게 되므로 임상 연구는 우수기관에 집중되는 경향이 있다. 그러나, 본 장에서는 이러한 기관들 외에서 이루어지는 연구들에 대하여 논할 것이다.

지역사회연구란 통상적인 대학이나 의료센터가 아닌 곳에서 진행되며 지역사회의 요구 사항에 맞추어 설계되는 연구를 뜻한다. 국제연구는 특히 저소득국가에서 예전에 시행해 보지 않았던 연구 프로그램을 수립하는 과정에서 발생하는 수많은 난제들이 연관되어 있다. 지역사회연구나 국제연구 모두 해당 지역 연구자와 기존 연구센터 연구자들간의 협력이 관여되는 경우가 많다. 이러한 협력 과정은 장기화되거나 새로 대두되는 보건 문제를 해결하는데 있어서 중요한 역할을 담당하고, 개인의 성장과 상호 학습을 위한 훌륭한 기회가 될 수 있다. 그러나 물리적 거리와 문화 차이, 정치적 문제, 자금 제한 등으로 인해 어려움을 겪을 수도 있다.

■ 지역사회연구와 국제연구의 필요성

지역사회연구는 종종 특정 지역이나 인구와 관련된 연구 주제를 해결하는 유일한 방법인 경우가 많다. 교육 기관의 의료센터에서 시행되는 연구는 임상적/기초과학적 측면에서 우선시하는 사항이 그 지역사회와도 다르기 마련이니, 세계 인구의 상당수에 영향을 주는 전세계적 보건 문제와 추구하는 바가 다른 것은 더 말할 필요도 없을 것이다. 이러한 세계적 문제는 인권의 측면에서 통합적인 노력을 필요로 한다. 국가, 주, 지역의 경계가 모호한 세계적인 문제의 영향으로부터 지역사회를 보호하지 못하기 때문이다. 보건 연구에서 말하는 "10/90 차이"란 전세계 질병 부담의 90%에 대해서 전세계 연구비용의 10%만 투자되고 있다는 것을 뜻한다(1). 이는 저소득 및 중간소득 국가의 막대한 보건 문제를 해결하기 위해서 더욱 많은 공동 연구가 진행되어야 한다는 것을 단적으로 보여준다. 따라서, 국가적이고 국제적인 차원의 협력을 통해서 저소득 및 중간소득 국가와 지역사회에서 연구를 활성화할 필요가 있다. 또한, 연구 참여를 통해 특정 연구에서 수집되는 정보의 가치를 넘어서는 혜택이 지역사회와 연구자들에게 생긴다. 공공의 선을 위한 관심과 노력으로 행해진 지역사회 연구를 통해서 지속적인 관계, 자긍심, 심지어는 경제적 개발까지 가져올 수 있다.

> **표 18.1 지역연구가 필요한 연구 주제의 사례**
>
> - 시카고의 저소득 지역에서 아동보호용 카 시트와 좌석안전띠 착용 비율은?
> - 우간다에서 검출된 결핵의 항균저항성 양상은?
> - 텍사스 지역 이민 농업노동자 대상 작업장기반 후천성면역결핍증(AIDS) 캠페인의 효과는?
> - 브라질 여성에서 흡연과 연관된 관상동맥질환의 비율은?

지역별 연구 주제

지역별로 특성화된 연구를 통해서만 답을 찾을 수 있는 연구 주제들이 많다. 국가 차원 혹은 주 차원으로 중앙 집결된 데이터는 지역의 질병 문제나 위험 인자의 분포를 정확하게 반영하지 못할 수 있다. 특히 행동 변화를 목적으로 설계된 개입 과정은 상황이 달라지면 동일한 효과를 보이지 못할 수 있다. 예를 들어, HIV/AIDS 예방책으로 콘돔을 홍보하여 그 보건 효과를 분석했을 때, 미국의 사례와 아프리카의 사례가 현저하게 달랐다(2). 지역사회의 수요에 맞는 접근법을 모색할 때에는 지역별로 특화된 연구가 필요한 것이다(표 18.1).

질병의 병태생리학에 대한 생물학적 데이터와 치료의 효용성은 대개 다양한 인구집단과 문화로 일반화될 수 있다. 그러나 여기에서도 인종이나 유전자 차이, 또는 질병의 원인론 측면에서 차이가 나타날 수 있다. 고혈압 치료제의 효과가 아프리카계 환자와 유럽계 환자간 다르게 나타나는 것이 하나의 예이다(3). 폐렴의 원인균과 항생제 감수성 양상도 볼리비아와 보스턴에서 각각 다르게 나타난다. 또한, 건강관리와 질병에 대한 인식은 지역사회간 확연한 차이가 존재한다.

일반화 가능성의 확대

보다 일반화 가능성이 높은 연구 결과를 찾을 때 지역사회연구가 유용한 경우가 있다. 가령 등이 아파서 일차의료기관에 찾아오는 사람은 이차나 삼차 의료기관을 찾는 사람과 다를 수 있다. 따라서, 삼차 의료기관에서 시행한 허리 통증의 병력 연구나 치료 반응 연구는 지역사회의 임상 실무에 활용하는 데 한계가 있다.

이러한 문제를 해결하기 위한 방법의 일환으로서, 지역사회의 의사들이 모여 공동의 관심 주제를 연구하기 위해 몇몇 임상진료기반 연구네트워크를 조직하였다(5). 이러한 성과물 중 하나가 일차의료기관에서 시행한 수근관 증후군(carpal tunnel syndrome) 환자의 치료 반응 연구이다(6). 대부분의 환자는 보전적 치료로 개선되었으며, 전문가에 의뢰하거나 복잡한 진단 검사가 필요한 경우는 아주 적었다. 이는 수근관 증후군의 조기 수술이 필요하다고 하였던 대학기반 의료센터의 이전 연구 결과와 대비되는 것이다.

일반화 가능성에 대한 문제는 국제연구에서도 중요하다. 한 국가에서 시행한 연구 결과가 다른 나라에도 항상 적용되지는 않는다. 비록 연구가 실행된 곳에서 가장 그 결과를 가장 일반화할 수 있기는 하지만, 그 지역 출신인 타국 이민자에게도 적용될 수 있다. 이러한 이민 인구는 2010년 기준으로 2억1천4백만 명에 달하는 등 전세계적으로 그 중요성이 점점 더 부각되고 있다(7). 이제 세계화는 질병 위험도 및 국경을 쉽게 넘나드는 질병의 협동 연구에 대한 보다 넓은 관점을 필요로 하고 있다.

지역 연구 능력의 구축

임상연구가 대학기반 의료센터의 전유물이 되어서는 안 된다. 이들 센터 연구자는 매일 일상적으로 업무상 마주치는 문제들과 일반적으로 과학적, 경제적 중요성이 있다고 보는 문제를 연구에 우선 순위로 반영할 수밖에 없다. 지역사회 배경으로 연구를 수행하면 지역적으로 중요한 연구 주제를 다룰 수 있다(8).

연구에 지역사회가 참여하는 것의 가치는 각 연구에서 수집되는 세세한 정보의 가치를 넘어선다. 연구 수행과정에서 지역의 학문 수준이 올라가고 창의적이며 독립적인 사고가 함양되는 긍정적인 파장이 일어날 수 있다. 각 프로젝트를 통해 지역 연구자들이 자신을 단순히 다른 곳에서 양산된 지식을 소비하는 객체가 아닌 과학적 과정의 적극적인 참여자로서 인식하여 기술과 자신감을 구축할 수 있다. 이로써 더욱 많은 연구 과정이 장려된다. 또한 연구에 참여하면 지역사회에 지적, 재정적 자원이 제공될 수 있으며 이를 통해 지역의 능력과 자립도가 증가할 수 있다.

■ 지역사회연구

이론적으로 지역사회연구는 여타 연구와 크게 다를 것이 없다. 본 저서에서 설명된 일반적인 접근법들이 샌프란시스코나 런던에서 통했던 것처럼, 미국 농촌이나 네팔의 중소 도시에서도 적용될 수 있는 것이다. 그러나, 실행적 측면에서는 숙련된 동료나 멘토를 찾아 상호 교류하고 지도를 받는 것이 가장 어려운 사항일 것이다. 이러한 지원은 지역적으로 어려운 일이다. 이로 인해 미래에 지역사회 또는 국제연구자를 꿈꾸는 사람들이 초기에 중대한 결정을 내리게 되기도 한다: 혼자 일할 것인가, 아니면 기반이 확충된 다른 곳에서 숙련된 연구자들과 함께 일할 것인가.

단독 연구

보다 숙련된 연구자의 지원 없이 단독으로 연구를 시작하는 것은 혼자 수영을 배우는 것과 마찬가지이다. 불가능한 것은 아니지만, 혼자서는 어렵고 보이지 않는 위험이 따를 수 있다. 그러나 때로는 이 방법밖에 달리 길이 없을 수도 있다. 다음 몇 가지 원칙들을 따르면, 이 과정이 좀더 쉬워질 수 있을 것이다.

- **단순한 것부터 시작하라.**

  지역사회에서 무작위 대조군 시험부터 시작하는 것은 그리 좋은 생각이 아닐 것이다. 소규모 예비 서술연구를 통해 지역에 맞춘 유용한 데이터를 구하는 것이 보다 타당할 수 있다. 대규모 실패작보다는 작은 성공이 더 나은 것이다. 좀더 야심찬 프로젝트는 나중으로 미뤄둘 수 있다. 예를 들어, 우간다 젊은이들의 콘돔 사용에 관한 기술연구가 한 참신한 지역 연구자에 의해 수행되었고, 이는 우간다의 HIV/AIDS예방에 관한 대규모 개입 연구의 시초가 된 바 있다(9).

- **지역의 비교 우위를 고려하라.**

  다른 지역의 어느 누구보다도 해당 지역 연구자가 가장 훌륭한 답을 찾아낼 수 있는 연구 주제는 무엇일까? 이 질문을 던지면, 새로운 실험 기법이나 치료 개발 문제는 대학기반 의료센터나 세계적인 제약회사에 넘기게 된다. 다른 곳에서는 드물지만 해당 지역에서는 흔한 보건상 문제나 인구집단의 문제에 집중하는 것이 해당 지역의 젊은 연구자에게 가장 좋을 수 있다.

• 네트워크

제2장에서 언급했듯이 네트워크를 구축하는 것은 모든 연구자들에게 있어서 중요한 사안이다. 새로운 연구자라면 유사한 연구 주제를 다루는 타 지역 과학자들과 연락하기 위해 수단 방법을 가리지 말아야 한다. 공식적인 협력관계가 구축된 것이 없어도, 적어도 연구 프로토콜, 설문, 논문 초안에 대해 전자우편이나 전화로 조언을 줄 수 있는 누군가를 찾을 수는 있을 것이다. 관심 분야 학회에 참가하는 것은 이러한 인맥을 만드는 좋은 방법이다. 입에 발린 말을 할 필요는 없지만 상대방의 연구 성과에 경의를 표하는 것이 좋은 관계를 이루기 위한 하나의 방법이 될 수 있다.

협동연구

혼자서 시작하기는 힘들기 때문에, 타 지역의 숙련된 연구자들과 협동연구를 진행하는 것이 지역사회에서 연구를 시작하는 좋은 방법이다. 특히 타 지역 연구자들이 해당 국가에서 이미 인맥이나 신뢰관계 및 방법론들을 수립한 경우에 그러하다. 이러한 협력 과정에는 하향식(top-down)과 상향식(bottom-up) 두 가지 모델이 있다(10).

하향식 모델은 대개 대학기반 센터에서 시작되어 지역사회 연구자가 환자 모집 및 연구 실행에 참가하는 방식으로 이루어진다. 예를 들어, 대규모 다기관 실험에서는 기존에 확립된 연구 프로토콜에 따라 지역의 병·의원들이 환자를 등록하면 된다. 이 방법은 프로토콜 내에서 지정된 선임 협력자들이 필요한 자원을 확보하고 연구상 필요한 문제점 해결을 책임지기 때문에 유리하다.

상향식 모델은 숙련된 기관 시설 연구자들로부터 안내와 기술적 조언을 받으면서 지역사회 연구자들이 자신만의 연구 능력을 개발하는 것이다. 대학기반 의료센터들 중에 지역사회 연구자나 국제 연구자들을 위해 이러한 교육 프로그램을 운영하는 곳이 있다. 이러한 프로그램에 접근할 수 있거나 동등한 관계를 수립할 수 있으면, 이는 지역의 연구 능력을 구축하는데 있어서 이상적일 수 있다. 특히 이러한 협력관계가 장기적으로 유지되는 경우에는 더욱 그러하다. 그러나 이러한 형태로 협력기관 차원의 관계를 수립하기란 쉽지 않다. 상향식 지역사회연구를 지원하는 작업은 시간과 비용이 많이 든다. 대부분의 자금 제공 기관은 특정 연구 프로젝트를 지원하는 데 관심이 있을 뿐, 지역사회의 연구 능력 구축에는 관심이 적다. 심지어 이러한 비용을 댈 만한 자금을 구했다고 하더라도, 숙련된 연구자들이 다른 초심자들의 시작을 돕는 것보다 자기 자신의 연구를 진행하는데 시간을 투자하고 싶어할 수도 있다. 그렇다고 할지라도, 지역사회가 연구의 모든 측면에 완전히 참여하는 협력 지역사회 기반 참여 연구(CBPR: collaborative community-based participatory research)는 그 지역사회에서의 만족도, 중요성, 적절성이라는 측면에서 매우 의미가 크다(11).

지역사회 연구자들은 같이 일하고 싶은 저명한 연구자들을 움직일 만한 인센티브를 활용해야 한다. 하향식 모델에서 지역사회 연구자들이 제공할 수 있는 가장 중요한 것은 피험자에 대한 접근성이다. 상향식 모델에서는 지역사회 연구의 본질적인 과학적 장점, 결과 논문 발표 시 공동저자권,

그리고 경험이 부족한 동료를 돕는 것이 가치 있는 노력이라는 만족감등이 인센티브로 작용할 수 있다.

　신규 연구 프로그램을 시작하기 위한 가장 이상적인 방법은 저명한 연구 기관들과 장기 협력관계를 구축하는 것일 수 있다. 협력 기관들이 양해각서에 서명하여, 잠재적인 후원기관에 협력 관계의 서면 증거를 제시할 수 있다. 이러한 협력관계가 미리 수립되면 시간과 노력을 덜 수 있다. 이러한 구조로 협력과정을 진행하면, 상향식 프로젝트와 하향식 프로젝트를 적절하게 조합하여 활용할 수 있다. 그러나 늘 염두에 둘 것은, 좋은 연구 협력 관계란 근본적으로 개별 연구자들간의 관계라는 것이다. 학술기관들이 개인적 협력 관계를 돕는 풍토, 구조, 자원을 제공할 수는 있으나 개인들 스스로가 문화적 민감성, 상호 존중, 근면, 장기간 헌신 등을 통해 좋은 협력 관계가 성립할 수 있도록 노력해야 한다.

■ 국제연구

국제연구에는 숙련도 및 자원 측면에서 다양한 수준의 집단들이 관여되는 경우가 많으므로 지역사회연구와 상당 부분에서 동일한 사안이 대두된다. 그러나, 국제연구에는 더 많은 난제가 있다. 다음에서 논할 문제들은 특히 중요한 사안이다.

거리, 언어, 문화적 장벽

신중한 계획과 발전한 기술을 바탕으로 상당히 잘 짜여진 계획일지라도, 지역사회의 문화적 측면에 대한 깊은 이해가 없어서 실패하는 경우가 많다. 이러한 실패를 피하기 위해서는 연구를 수행하고자 하는 지역에서 질병에 대한 문화적 인식을 이해하고, 협력연구에서 문화적으로 적절한 접근방식을 개발해야 한다. 거리가 멀기 때문에, 국제연구의 동료들끼리 서로 얼굴을 맞대고 소통할 수 있는 기회는 제한되어 있다. 가능하다 할 지라도 한 쪽 연구진이 다른 연구진의 기관을 방문해야 한다. 국제 학술회의를 통해 만날 기회가 생길 수도 있겠지만, 이러한 기회는 보통 드물다. 다행히 무선통신, 전자우편, 인터넷, 스카이프(skype) 등이 음성 전송 기능이나 광대역 영상 송수신 기능을 갖추면서 국제적인 소통이 원활하고 신속하며 저렴해졌다. 아무리 거리가 멀더라도 소통은 원활할 수 있으나, 이를 위해서는 양측의 노력이 필요하다. 최신 통신 기법도 정기적으로 사용하지 않으면 아무 소용이 없는 것이다. 자주 연락하지 않고 한 측이 제기한 사항에 대하여 신속한 답변이 제공되지 않는다면, 장거리 협력 관계에 문제가 발생했다는 신호일지도 모른다.

　거리상 장벽에 언어 차이가 겹쳐지는 경우가 많다. 각지의 연구자들이 사용하는 모국어가 다르다면, 모든 사람이 사용할 수 있는 언어를 두는 것이 중요하다(대개의 경우는 영어이다). 그러나 모든 상호작용이 영어로 이루어 진다면, 많은 국가들의 연구자들에게 상당히 불이익이 될 것이다. 해당 지역 언어를 말하지 못하는 외국인 연구자들은 각 나라의 문화에 대하여 피상적인 이해를 할 수 밖에 없으며, 설문 개발이나 검증 등 연구의 주요 분야에 전적으로 참여하기 어렵다. 또한 연구 피험자 및 보조원과의 대화도 불가능할 것이다. 이는 특히 행동관련 요소가 포함된 연구에서 중요한 사항이다.

언어 장벽이 극복되더라도 문화적 차이는 연구자들과 피험자간 혹은 연구자들끼리 심각한 오해를 불러일으킬 수 있다. 설문지를 단어마다 직역하면 다른 의미를 갖게 될 수 있으며, 문화적으로 부적절해지거나 중요한 지역적 요소가 누락될 수 있다. 기관의 규칙도 다를 수 있다. 예를 들어, 외국 협력자의 부서장이 연구에 직접 관련하지 않았음에도, 발표 논문의 제1 저자로 등재되는 경우도 있다. 이러한 문제는 미리 예상하여, 해당 프로젝트에 대한 기관차원의 개발 과정의 일환으로서 사전에 분명히 해결되어야 한다. 모든 측면에서 인내심, 선의, 유연성을 가진다면 이 모든 문제를 극복할 수 있을 것이다. 대규모 프로젝트에서는 인류학자, 윤리학자 또는 기타 문화적 사안들에 대한 전문가를 연구진에 포함시키는 것이 좋다.

자주, 명확하게, 열린 마음으로 소통하고, 의문이나 혼동 사항이 발생했을 때는 즉각적으로 처리하는 것이 필수적이다. 문화 장벽 및 언어 차이를 극복하는 과정에서는 다른 사람의 생각을 넘겨 짚기 보다는 부담스럽더라도 반복하여 명확하게 언급하고 확인하는 자세를 취하는 것이 필요하다. 서면으로 협력 계약서를 작성하여 상호 책임과 의미를 명확히 규정하면 데이터 소유권, 저자 순서, 논문 발표권 및 기타 연구 결과를 규정하는 결정들에 관한 사항들을 분명히 하는데 도움이 될 것이다. 이러한 계약서를 만들 때에는 양측으로부터 개인적 고려와 신중한 주의가 필요하다.

자금 문제

고소득 국가와 저소득 국가의 경제적 수준이 서로 다르기 때문에, 기관간 협력은 부유한 국가의 자금을 지원받아야만 가능한 경우가 대부분이다. 아니면 좀 드물기는 하지만, 다른 고소득 국가들의 지원을 받거나 국제기구의 자금을 이용하기도 한다. 대규모 후원 기관의 수가 늘어나면서 글로벌 보건 연구가 활발해졌으나, 이들 지원들은 특정 연구 주제에 국한되어 있는 경우가 많다. 대부분의 양측성 기부금은 보통 부유한 국가의 기관을 통하여 저소득 국가의 기관에 종속적인 위치를 강요하면서 제공되는 경향이 있다. 권력의 불균등이 존재하는 여타 상황과 마찬가지로, 이는 윤리적 문제를 낳는다. 부유한 국가 출신 연구자들이 돈줄을 잡고 있으면, 가난한 국가의 상대 연구자들을 동료라기 보다는 고용된 직원처럼 부리게 되는 일이 발생한다. 국제 공여기관이나 자금 제공 기관들은 이러한 현상을 막고 협력 활동의 공동 실행체제를 발전시키도록 각별한 주의를 기울여야 한다[8].

자금 관리 실무 차원의 차이점도 문화간 갈등을 일으킬 수 있는 영역이다. 부유한 국가의 기관들은 회계 기준을 적용하려 하는데, 이는 해당 지역에서 맞추기엔 매우 어렵거나 불가능한 사항이다. 저소득 국가의 기관들은 연구가 종료된 후에 자신들에게 남겨질 수 있는 컴퓨터나 기타 기기들의 예산을 올리려 할 지도 모른다. 비록 이들 국가에서 이런 것들에 대한 수요가 크고, 대체적인 자금원이 부족하다는 점에서 충분히 이해할 수 있는 사안이긴 하지만, 연구 수행 과정에서 발생한 실제 비용을 초과하는 모든 보조금에 대해서는 명확하게 협상되어야 하며, 기관 및 개인이 자금을 전용할 가능성을 최소화해야 한다. 반대로 기관의 간접비나 상위급 연구자들의 연봉에서 불평등한 상황이 발생하는 경우도 많다. 실제 연구 업무는 저소득 국가에서 거의 다 진행되었음에도 불구하고, 협력 연구 자금의 대부분이 부유한 국가에 쓰이는 것이다.

자금을 제공하는 국가 기관과 연구자금 후원기관은 해당 지역 협력자의 연구 관리 능력을 구축하는 데 특별한 주의를 기울여야 한다. 이를 위해서는 행정 및 예산 관련 교육을 제공하거나, 현지 컨설턴트를 임용하여 지역의 관리 업무를 보조하게 할 수 있다. 국제 협력자들은 미국 연방 정부로부터 계약 또는 보조금에 지원하는 기관들 각각의 물리적 위치에 대해서 9자리 고유 확인 번호(D-U-N-S Number)를 받아야 한다(http://fedgov.dnb.com/webform). 관리 능력을 개발하기 위해 투자한 모든 노력들은 난항에 빠졌을 때 개선된 대응력을 보여주고, 보다 효율적인 보고서를 작성하며, 불필요한 갈등을 줄여주고, 미래 연구를 위한 강건한 기반시설을 구축하는 데에서 그 빛을 발하게 될 것이다.

윤리적 문제

국제연구에서는 단호하게 처리해야 하는 윤리 문제가 발생한다. 제14장에서 언급한 모든 윤리적 사안들이 해당한다. 국제연구에서는 착취가 발생할 가능성이 높기 때문에, 추가적인 고려와 안전 장치가 필요하다.

　예를 들어, 기존의 치료법을 쓸 수 없는 상황인 저소득 국가에서 새로운 치료법을 검증하기 위한 비교집단은 어떻게 구성해야 하는가? 다른 효과적인 치료법이 해당 지역사회에서 표준 치료법인 경우, 위약 대조군을 모집하는 것은 비윤리적이다. 그러나 대부분의 사람들이 너무 가난해서 효과가 입증된 치료를 받지 못하는 상황이라면, 도대체 무엇이 "표준치료(standard of care)"란 말인가? 한편으로는 연구자들이 연구 참여자 모두에게 최고의 치료를 제공하는 것이 불가능할 수도 있다. 또 다른 한편으로는, 치료제와 의료에 대한 접근성이 떨어진다는 이유만으로 위약 대조군을 허락한다면, 제약회사 등이 저소득 국가에서 적절한 보호장치나 참여자에 대한 혜택 없이 새로운 치료법을 시험하는 일이 발생할 것이다. 예를 들어, 효과가 입증된 기존의 치료를 받을 수 없는 저소득 국가들에서 산모에서 태아로의 HIV 수직감염을 예방하기 위해 저렴한 치료약(antiretroviral drug)을 경구 투여한 연구는 이러한 문제점을 보여준다[12,13].

　비록 효과가 입증되었더라도, 주관 국가의 많은 국민들이 사용하기에는 경제적 부담이 너무 큰 치료법을 연구할 때에 관련된 문제가 생긴다. 이러한 연구가 비록 일반적인 규칙들을 지켰다고는 해도 과연 윤리적인 것인가? 예를 들어, 2형 당뇨병에 대한 신약을 이를 구입할 경제력이 되지 않는 저소득국가에서 연구하는 것은 윤리적인가? 이러한 문제들에 대한 답은 간단하지 않다. 헬싱키 선언(Declaration of Helsinki)등과 같이 윤리적 연구를 관장하도록 수립된 국제적 규제들에 대하여 의문이 제기되었고, 다각적으로 분석되고 있다[14,15].

　우선 왜 이 연구를 가난한 나라에서 진행해야 하는지부터 고려해보면 중요한 판정 기준이 될 것이다. 해당 국가 사람들을 돕기 위한 정보를 모으는 것이 진짜 목표라면, 이는 연구를 진행하는 쪽에 무게를 더할 것이다. 이상적인 상황이라면, 연구의 목표는 주최 국가의 지속 가능한 변화와 부가가치여야 한다[16]. 반면, 목표가 부유한 국가에서 연구를 수행하는 것보다 진행 속도를 빠르게 하기 위해서 또는 기타 장애 요인들을 피하기 위함이라면, 해당 연구는 자금 제공 국가에서 적용되는 것과 동일한 윤리적 기준을 따라야 하며, 여기에는 분배 정의(distributive justice)가 포함된다(제14장 참조).

　위에서 언급한 것과 또 다른 여러 가지 이유들로 인해 다른 나라에서 저소득 국가로 이관되었거나 타국의 자금 지원을 받는 연구들은 양국의 윤리 검토 위원회(ethical review board)의 승인을 받아야 한다. 비록 이러한 승인 과정이 필수적이긴 하지만, 승인을 받았다고 해서 연구의 윤리성이 보장되는 것은 아니다. 많은 가난한 나라의 연구 윤리 검토 체계는 빈약하거나 아예 없는 경우도 있으며, 연구로 인해 혜택을 보는 해당 지역 연구자나 정치가들로 인해 조작되기도 한다. 반대로 부유한 국가의 검토 위원회는 국제연구와 관련된 특수한 사안들에 대하여 무지하거나 무감각한 경우가 있다. 공식적인 승인을 받아도 연구자 스스로 윤리적으로 연구를 수행해야 하는 최종 책임은 남는다.

또 다른 중요한 문제는 저소득 국가의 협력자를 처우하는 것에 대한 윤리적 문제이다. 미리 동의를 해야 하는 문제는 여러 가지가 있다. 누가 생성될 데이터에 대한 소유권을 갖는가? 분석을 수행하고 발표하는 과정에서 누가 누구의 허락을 받아야 하는가? 지역 연구자들이 제1저자 위치를 포기하지 않아도 국제적으로 논문을 발표하기 위한 지원을 받을 수 있는가? 양측에서 얼마 동안 관계 유지를 위한 노력을 할 것인가? 최근 저소득 국가에서 진행되던 HIV감염 예방에 대한 자원 카운슬링과 검증 관련 대규모 시험은 인도네시아와의 협력을 철회하였다(17). 연구자들에 따르면, 이는 관심 대상 결과 변수가 해당 지역에서 연구의 검정력 계산에서보다 덜 발현됨이 밝혀졌기 때문이라고 한다. 비록 이러한 결정이 실제적인 관점에서 내려진 것이긴 하나, 인도네시아 사람들에게는 신뢰를 깨뜨린 것으로 여겨졌다.

해당 지역의 경제적 및 정치적 현실과 연관되어 다른 윤리 문제가 발생할 수 있다. 예를 들어, 상업적 매춘부를 대상으로 테노포비어(tenofovir)를 사용한 HIV 사전예방 임상시험 계획은 다국적 윤리 검토 위원회의 승인을 받았음에도 결국 취소되었다(18). 연구에서 의도되었던 피험자들이 HIV 감염이나 약제 효과와 관련된 문제들에 관해 적절한 치료를 받지 못하게 될 것이라며 우려하였고, 평생 동안의 건강 보험 혜택의 보장 없이는 연구에 참여하려 하지 않았기 때문이었다. 결국 해당 국가의 총리가 개입하여 실험을 중단시켰다.

마지막으로, 모든 국제적 협력이 분명하게 목표로 삼아야 할 것은 지역 연구 능력의 증대이다. 프로젝트를 통해 어떠한 기술과 기기가 연구 종료 후에 남게 될 것인가? 프로젝트 직원들에게 어떠한 교육을 제공할 것인가? 지역 연구자들이 국제 회의에 참여할 것인가? 이미 국제 회의 참여 기회가 많은 고위급 지역 연구자들에게만 이러한 혜택이 돌아가는가? 아니면 젊은 연구자들에게도 기회가 생기는가? 지역 연구자들이 진정한 협력자로서 연구성과를 발표할 때 주요 저자가 될 것인가 아니면 단순히 데이터를 취합하기 위해 고용된 것인가? 저소득 국가의 과학자들은 이러한 사안들에 대하여 명확히 의문을 제기하고 답을 구해야 한다. 표 18.2에 정리해놓았듯이, 원활한 소통과 장기간의 헌신은 성공적인 국제 협력 연구에 있어 반복되는 주제이다.

WHO는 최근 세계적인 보건 연구에서 윤리적 문제들을 다루는 일련의 증례 연구들을 출판하였다(19). 이는 연구자, 윤리 감독 위원회 구성원, 보건 당국, 그리고 연구의 윤리적 수행에서 각각의 역할을 하는 사람들에게 도움이 될 것이다.

타인의 실수와 성공을 통해 많은 것을 배울 수 있다. 그러나 후원기관, 기금 지원 국가의 협력기관, 연구 협력 양측의 관리들이 선의를 가지고 참여할 때, 국제연구에서 윤리 원칙이 보장될 수 있고 그러한 연구 역량이 전세계적으로 강화될 수 있다.

표 18.2 국제적 협력연구를 개선하는 전략

가난한 나라의 과학자들은

    협력연구자를 신중하게 고른다.

    영어(또는 협력연구자들의 다른 언어)를 익힌다.

    협력을 통해 지역의 연구 역량이 강화될 수 있는 지 확실히 한다.

    행정적 과학적 기대치를 사전에 명료하게 한다.

부유한 나라의 과학자들은

    협력연구자를 신중하게 고른다.

    지역의 언어와 문화를 익힌다.

    지역의 윤리적 문제에 민감하게 반응한다.

    연구 과정의 모든 측면에서 지역적 협력을 고취한다.

    행정적 과학적 기대치를 사전에 명료하게 한다.

자금제공 기관은

    공중보건의 수요에 기반하여 자금 제공의 우선 순위를 설정한다.

    완전히 하향식으로 하기보다는 진정한 협력을 고취한다.

    지역의 연구 역량을 확립해야 할 중요성을 인식한다.

    지역의 기자재와 기반시설 보조금을 분명하게 나타낸다.

    부유한 국가의 간접비와 높은 급여가 예산에서 너무 큰 비중을 차지하지 않도록 한다.

위험과 좌절

국제연구에 관여하려는 부유한 국가 연구자들은 우선 관련 난항들과 위험에 대하여 실제적인 이해를 하는 것부터 시작해야 한다. 국제연구를 시작하는 것은 대개 매우 장기적이고 천천히 진행되는 과정이다. 관료주의적 장애물이 통상적으로 양측에서 가장 흔히 발생하는 문제다. 기반 시설이 부족하고 정치적으로 안정되지 못한 국가에서는, 수 년 동안 작업한 것이 자연재해 및 인재로 인해 물거품이 될 수 있다. 극단적인 경우 프로젝트 직원이나 연구자의 안위가 위협받기도 한다. 예를 들어, 수년에 걸쳐 준비된 중요한 협력 HIV/AIDS 연구 프로그램이 최근 르완다와 콩고의 내전에 의해 완전히 무산된 바 있다. 재난만큼 피해가 막대하지는 않지만 더 빈번하게 발생하는 것이 파견 연구자들이 맞닥뜨리는 일상적인 어려움과 건강상 위험이다. 안전하지 못한 식수와 말라리아, 스모그, 높은 범죄율, 교통사고에 이르기까지 다양하다.

    저소득 국가 연구자들에게 좌절을 안겨주는 또 다른 문제는 연구 결과를 현실에 적용하는 것이 어렵다는 것이다. 심지어 질병을 예방하거나 치료하는 새로운 방법이 성공적으로 개발되어 그 효과가 입증되었을 지라도 정치적 의지나 자원이 뒤따라주지 못하여, 널리 응용되지 못하는 경우가 많다. 연구자들은 실질적인 기대치를 가질 필요가 있으며, 효과가 입증이 되었을지라도 실제적으로 적용될 만한 방법을 연구하는 쪽으로 방향을 잡아야 한다. 또한, 연구 대상 집단의 건강을 개선하기 위한 적극적 옹호자의 역할을 수행할 준비가 되어 있어야 한다.

보상

이러한 모든 어려움에도 불구하고, 전세계 각지에서 건강관련 연구에 대한 수요는 급증하고 있다. 부유한 국가의 연구자들은 국제연구에 참여함으로써, 학계의 벽 안에 머물러 있을 때보다, 공중 보건에 거대하고 직접적인 효과를 주게 될 수도 있다. 비단 연구 자체에서뿐만 아니라 세계 보건 외교 (global health diplomacy)를 통해서도 이러한 영향을 줄 수 있다. 사실상, 이제 보건은 외교 정책 우선 순위에서 주요한 원동력으로 볼 수 있다(20). 보건 외교는 전세계적인 건강상 위험(HIV/AIDS, 말라리아, 결핵, 모자보건 등)에 대한 협력 연구 및 보건체계 강화를 통해서 시행된다. 보건과 정치는 항상 서로 맞물려 있었지만 세계화로 인해서 국경을 가로지르는 건강 문제들에 대한 협력의 필요성이 점차 커지고 있다; 국제연구는 이러한 전세계적 노력의 일부분이다.

 의미 있는 참여를 하고 세계 보건에 기여를 할 수 있는 기회는 경력과 개인의 삶을 풍부하게 할 수 있는 특권이다. 협력관계 증진을 통해 많은 것을 얻고, 넓은 연구 기회를 얻음으로써 전통적인 연구의 한계를 극복하기 위하여 모두 나서기를 희망한다.

■ 요약

1 지역사회 및 국제연구는 질병의 역학, 개입과정의 효과를 결정하는 문화적 요인 등 지역적 차이를 파악하는데 있어서 필수적이다.

2 임상연구에서 지역이 참여하면 연구 수준과 자립도가 향상되는 등 지역적으로 부가적인 혜택을 얻을 수 있다.

3 비록 연구 관련 이론적 사안들은 널리 적용할 수 있긴 하지만, 지역사회 연구에서 더욱 어려운 것은 자금과 멘토를 확보하는 등의 실제적인 문제이다. 지역사회연구가 성공하기 위해서는 작은 것부터 시작하고, 지역적 우위성을 검토하며, 네트워크를 구축하라.

4 대학기반 의료센터와 지역사회 연구자들간의 협력 관계는 하향식 및 상향식 모델을 따를 수 있다. 하향식 모델은 대학 연구센터가 주관하는 연구를 지역 연구자들이 수행하는 것이며, 상향식 모델은 대학 연구 센터 연구자들이 지역 연구자들의 자체 연구 수행을 돕는 것이다.

5 국제연구에는 지역사회 연구와 유사한 문제점들이 해당한다. 추가적으로 소통, 언어, 문화적 장벽, 자금, 권한의 비형평성, 재정적 및 행정 실무 관련 문제들이 존재한다.

6 국제연구는 일련의 윤리적 문제들을 가지고 있다; 저소득 국가에서 비용을 감당할 수 없는 치료제를 시험하는 것, 취약 인구에서 위약의 사용, 협력자의 위치와 처우.

7 국제연구에서 이러한 문제들을 극복하면, 어려움에 처한 사람들을 돕고, 보다 넓은 세계 보건 공동체의 일원이 될 수 있으며, 다양한 문화적 경험을 쌓는 보상을 얻게 된다.

■ 참고문헌

1. Unite for Sight. The importance of global health research: closing the 10/90 gap. Available at: http://www.uniteforsight.org/global-impact-lab/global-health-research#_ftnref12, accessed 9/23/12.

2. Hearst N, Chen S. Condom promotion for AIDS prevention in the developing world: is it working? Studies in Family Planning 2004;35(1):39–47.

3. Drugs for hypertension. Med Lett Drugs Ther 1999;41:23–28.

4. Griffith BN, Lovett GD, Pyle DN, et al. Self-rated health in rural Appalachia: health perceptions are incongruent with health status and health behaviors. BMC Public Health 2011;11:229. doi:10.1186/1471-2458-11-229.

5. Nutting PA, Beasley JW, Werner JJ. Practice-based research networks answer primary care questions. JAMA 1999;281:686–688.

6. Miller RS, Ivenson DC, Fried RA, et al. Carpal tunnel syndrome in primary care: a report from ASPN. J Fam Pract 1994;38:337–344.

7. United Nations Department of Economic and Social Affairs (UN DESA). Trends in international migrant stock: the 2008 revision. Available at: http://esa.un.org/migration/index.asp?panel=1, accessed 1/12/2013.

8. Lee K, Mills A. Strengthening governance for global health research: the countries that most need health research should decide what should be funded. BMJ 2009;2000:775–776.

9. Kajubi P, Kamya MR, Kamya S, et al. Increasing condom use without reducing HIV risk: results of a controlled community trial in Uganda. Journal of AIDS 2005;40(1):77–82.

10. Hearst N, Mandel J. A research agenda for AIDS prevention in the developing world. AIDS 1997;11(Suppl 1):S1–4.

11. Minkler M and Wallerstein N, eds. (2008). Community-Based Participatory Research for Health: From Process to Outcomes. ISBN 978-0-470-26043-2. Jossey-Bass

12. Lurie P, Wolfe SM. Unethical trials of interventions to reduce perinatal transmission of the human immunodeficiency virus in developing countries. N Engl J Med 1997;337:853–856.

13. Perinatal HIV Intervention Research in Developing Countries Workshop Participants. Science, ethics, and the future of research into maternal-infant transmission of HIV-1. Lancet 1999;353:832–835.

14. Brennan TA. Proposed revisions to the Declaration of Helsinki: will they weaken the ethical principles underlying human research? N Engl J Med 1999;341:527–531.

15. Levine RJ. The need to revise the Declaration of Helsinki. N Engl J Med 1999;341:531–534.

16. Taylor D, Taylor CE. Just and lasting change: when communities own their futures. Baltimore: JHU Press, 2002.

17. Kamenga MC, Sweat MD, De Zoysa I, et al. The voluntary HIV-1 counseling and testing efficacy study: design and methods. AIDS and Behavior 2000;4:5–14.

18. Page-Shafer K, Saphonn V, Sun LP, et al. HIV prevention research in a resource-limited setting: the experience of planning a trial in Cambodia. Lancet 2005;366(9495):1499–1503.

19. Cash R, Wikler D, Saxena A, et al. Casebook on ethical issues in international health research. Geneva: World Health Organization, 2009.

20. Katz R, Kornblet S, Arnold G, et al. Defining health diplomacy: changing demands in the era of globalization. The Milbnk Quarterly 2011;89(3):503–523.

CHAPTER 19

연구비 확보를 위한
연구 제안서 작성

　프로토콜(protocol)이란 연구에 대하여 자세하게 기술한 계획서를 말한다. 연구자는 프로토콜 작성을 하면서 연구의 모든 구성 요소들을 조직하고, 불명확했던 부분을 명확히 하며, 정리할 수 있다. 또한 프로토콜을 이용하여 연구과제 수행의 효율성을 높이고, 과학적인 측면을 강화할 수 있다. 비록 연구비가 필요없는 상황이라 하더라도 연구 작업의 방향을 잡거나 혹은 IRB 승인을 받기 위해서라도 프로토콜 제작이 필요하다.

　연구 제안서(proposal)란 연구 기금 제공 기관들로부터 자금을 받기 위한 목적으로 작성하는 서류를 말한다. 제안서에는 연구의 목표, 중요성, 연구 방법, 인간 피험자 관련 문제, 그리고 특정 기금 제공 기관에서 요구하는 예산과 기타 행정 및 보조 자료들이 포함된다.

　본 장에서는 연구 제안서를 어떻게 작성해야 자금을 확보할 수 있는지에 대하여 공부할 것이다. 여기서는 미국 NIH 양식을 사용한 연구 제안서에 중점을 두고 있지만, 대부분의 다른 연구비 제공 기관들(Department of Veterans Affairs, Centers for Disease Control, Agency for Healthcare Research and Quality, 사립 재단들) 에 제출하는 제안서도 일반적으로 유사한 형식을 필요로한다. 미국 NIH 웹사이트에서 지원서 작성, 예산 준비, 제안서 제출 등에 대한 쓸만한 조언들을 찾아볼 수 있다(http://grants.nih.gov/grants/writing_application.htm).

■ 연구 제안서 작성

제안서를 완성하는 데에는 제안서 구성, 작성, 개정에 보통 수 개월이 소요된다. 다음 단계를 통해 제안서 작성을 비교적 쉽게 시작할 수 있을 것이다.

• 제안서를 어디에 낼 것인가를 결정하기

　모든 연구기금 운영 기구는 각각 고유의 제안서 절차와 요구 사항을 갖고 있다. 그러므로, 연구자는 우선 제안서를 제출할 대상과 자금 규모를 결정하고, 해당 기관의 제안서 작성 방법 및 마감 기한에 대한 구체적인 가이드라인을 구하는 것이 필요하다. NIH는 시작하기에 좋은 곳이다(http://grants.nih.gov/grants/oer.htm).

　개별 연구소의 웹사이트에 기술된 연구 우선순위를 검색하여 관심 분야를 파악할 수 있다. 현재 관심 분야에 대한 추가 정보는 NIH 연구소의 과학영역 관리자들을 통해 얻을 수 있으며, 이들의 연락처 및 담당 분야는 NIH Funding Opportunity Announcements 와 해당 연구소 웹사이트에서 찾아볼 수 있다.

연구팀 구성과 책임자 지정

대부분의 제안서는 실제 연구를 수행할 연구진이 한 팀을 만들어서 작성한다. 연구진은 연구자 본인과 멘토만 포함하는 정도의 소규모일 수도 있고, 협력자들과 생물통계학자, 재정 행정가, 연구보조원, 지원 스태프까지 포함하는 대규모일 수도 있다. 중요한 것은 이러한 연구팀이 연구의 설계 및 수행에 필요한 숙련도를 보유하거나 이에 접근할 수 있어야 한다는 것이다.

연구팀의 한 명이 연구 전반을 지도하는 책임을 맡는다. 일반적으로 이 사람을 책임 연구자(PI, principal investigator)라 부르며, 책임 연구자는 연구의 최고 권한과 책임을 맡는다. PI는 연구제안서 개발과정 동안 꾸준히 리더십을 발휘해야 한다; 제안서 작성 및 기타 업무에 대한 책임을 팀원들에게 배정하고, 마감기한을 정하고, 팀원들과 정기적인 회의를 하고, 모든 필요 업무가 시간 내에 완성될 수 있도록 확인하고, 제안서의 품질에 대해 개인적으로 책임을 지는 것들을 의미한다.

통상적으로 PI는 연구 설계상 결정을 내릴 때 유용한 지식과 지혜를 보유한 경험이 풍부한 과학자이며, 예전 연구 경험에 기반하여 연구의 성공률을 높일 수 있으므로 자금 확보의 가능성 또한 높다고 할 수 있다. 따라서, NIH의 신진 연구자(new investigator)에 대한 권장 사항에 따르면, PI가 초보연구자를 위한 연구기금 확보 기회를 가지고 있으면서, 신진연구자의 지원에 우선권을 주는 경우 연구보조금을 신청하는 것이 좋다(http://grants.nih.gov/grants/new_investigators).

NIH는 "신진 연구자(new investigator)"를 NIH 기금 지원을 받은 연구의 PI로 등재된 적이 없는 과학자로 정의한다. 그러나 처음으로 PI가 된 경우라도 이미 연구 수행에 어느 정도 경험이 있다면 연구비 지원을 받을 확률이 높다—선배 과학자의 지도와 연구비 지원하에, 또는 경력 개발 연구비(career developmemt award)를 통해서, 또는 소규모 연구소나 재단의 연구기금을 받아서 가능하다. 신진 연구자가 성공적인 독립적 과학자가 될 잠재력이 있고 해당 연구를 이끌어갈 준비와 역량을 갖추고 있음을 증명하기 위해서는 제1저자 논문을 포함한 그 동안의 논문 출판의 기록이 반드시 필요하다.

그러나 처음으로 PI가 된 경우에는 연구비 지원 신청서에 공동연구자(co-investigator)를 포함할 수 있다. 공동연구자는 관심분야에서 성공적인 연구 기록을 보유하여 연구 수행에 대해 지도할 수 있기도 하고, 리뷰과정에서 호의적인 검토를 받을 가능성을 높여준다. 때로는 복수 PI(multiple-PI) 체계를 가질 수도 있다. NIH는 "PI들이 서로 다르지만 상호 보완적인 전문성을 보유하고, 각자의 뚜렷한 역할과 책임이 분명히 정의된" 경우에 한명 이상의 PI를 가지는 연구제안서를 허용한다;(http://grants.nih.gov/grants/multi_pi/overview.htm).

자금 제공 기관 지침의 준수

모든 자금 제공 기관들은 공식적인 지침을 설정해놓고 있으므로, 연구자는 제안서를 작성하기 전에 이를 주의 깊게 살펴보아야 한다. 이 지침에는 제안서 구성 요령, 분량 제한, 요청 자금 규모에 대한 정보와 제안서에 포함되어야 할 구성 요소들이 설명되어 있다.

그러나 여기에 연구자가 자금 제공 기관의 운영과 선호도에 대해 알고 있어야 할 중요한 내용들이 모두 담겨 있는 것은 아니다. 제안서 작성 초기에 기관이 기대하는 바(예산 제한이나 제안서의 범위 및 세부 요구 사항)를 정확히 알려줄 수 있는 해당 기관 관계자와 계획안에 대하여 토의하고, 기관이 관심을 두는 한계 내에서 연구 계획안을 확정하는 것이 좋다. NIH와 기타 연방정부 기관, 사립 재단들은 과학분야 관리자(프로젝트 담당자 project officer)를 두어 연구자들이 해당 기관의 우선순위에 보다 적합한 연구제안서를 설계하도록 도와준다. 해당 연구를 관장하는 프로젝트 담당자에게 이메일이나 전화로 기관의 연구비 관련 가이드라인, 관심분야, 검토 절차 등에 대해 확인하는 것도 큰 도움이 된다. 이후, 학회에서 그 프로젝트 담당자와 만나거나 해당 기관을 직접 방문하는 것은 업무 관계를 맺고 자금을 확보할 수 있는 제안서를 작성하는 좋은 방법이다.

세부적인 요구 항목 별로 점검 목록을 만들고, 제안서를 제출하기 전에 이 점검 목록을 기준으로 주의 깊게 검토하면 도움이 될 것이다. 다른 면에서는 나무랄 데 없는데도 지침 요구 사항을 준수하지 못해서 제안서가 거부당하는 것은 매우 실망스러운 경험이다. 대부분 대학의 연구비 담당 관리자는 연구제안서 제출 이전에 점검 목록을 검토한다.

• 시간계획표 수립 및 정기 회의

제안서 완성을 위한 시간계획을 수립해놓으면, 전체 연구진이 은근한 압력을 받으면서 의무사항을 시간에 맞춰 마치게 된다. 자금 제공 기관에서 요구하는 과학적 구성 요소들도 포함하는 것뿐만 아니라, 시간계획표에는 연구 스폰서 기관의 행정적 요구사항들도 감안해야 한다. 제안서를 자금 제공 기관에 제출하기 이전에, 대학에서 예산안과 세부계약서를 검토할 때 시간이 오래 걸리는 경우가 많다. 이러한 사항들을 세세히 챙겨 놓지 않으면, 다른 면에서는 너무나 훌륭한 제안서가 마지막 순간에 큰 문제를 맞닥뜨리게 될 수 있다.

시간계획표에 각 개인별로 자신의 할당량을 정하고 목표 시간을 설정하면 성공적으로 운영될 수 있다. 업무가 예정대로 진행되고 있는지, 목표시간은 지켜질 수 있는지 등에 관해 제안서 작성 집필진이 정기적으로 모여 검토해야 한다.

• 성공적인 제안서 참조하기

해당 기관에 최근 제출되어 성공한 연구 제안서를 참조하면 상당한 도움이 된다. 성공적인 지원서에는 좋은 제안서의 형식과 내용이 구체적으로 표현되어 있다. 이를 보고 새로운 영감을 얻어 보다 명확하고, 보다 논리적이며, 설득력이 강한 제안서를 설계하고 작성할 수 있다. 또한, 이전에 성공하거나 혹은 실패한 제안서에 대한 해당 기관의 비평을 참고하는 것도 좋은 생각이다. 이러한 비평에는 제안서 검토 과학자들이 중시하는 중요점들이 드러나 있을 것이다. 이러한 예들은 동료들로부터 구하거나 소속기관의 연구지원실(Office of Sponsered Research)에서 얻을 수 있다.

• 개요부터 시작하기

표 19.1의 개요 양식부터 제안서 작성을 시작하라. 개요는 작성의 출발점으로서 앞으로 해야 할 작업들을 조직화하는데 유용하다. 여러 사람이 공동으로 작업하고 있다면, 제안서의 부분별로 할당하는 데 개요를 쓸 수도 있다. 개요를 작성할 때 가장 흔히 겪는 난항 중의 하나는 첫 문장을 쓰기도 전부터 전체 계획안을 작업해야 한다는 강박감이다. 연구자는 이를 떨쳐버리고 편안한 마음으로 컴퓨터 앞에 앉아서, 앞으로 계속 편집하고, 다듬고, 동료들로부터 자세한 조언을 받을 수 있는 원작을 창조해내야 할 것이다.

• 검토와 개정을 반복한다.

제안서를 작성하는 것은 반복적인 과정이다. 보통 수없이 많은 개정판이 나오며, 각각에 새로운 생각과 조언, 추가 데이터 등이 담겨 있다. 최종본을 완성하기 전에 관련 주제와 해당 기관에 대하여 익숙한 동료들로부터 비판적인 검토를 받아야 한다. 연구 주제의 품질, 연구설계의 유효성, 글의 명확도에 대해서 특별히 주의를 기울여야 한다. 예상되는 문제를 파악하고 해결하는 데 실패하여 자금 제공 기관으로부터 거부당하는 것보다는 제안서 제출 전에 날카롭고 세부적인 비평을 받는 것이 좋다. 제출 시점이 다가오면, 마지막으로 내적 일관성과 형식, 기관 요구 사항 준수 여부, 문법과 철자의 오류 등을 주의 깊게 살펴보도록 한다. 엉성한 작문은 엉성한 작업 및 부족한 리더쉽을 의미하고, 내용은 썩 괜찮은 연구 아이디어의 가치를 상당히 떨어뜨린다.

■ 주요 연구비를 위한 제안서의 구성 요소

NIH R01 등의 주요 연구비 제안서에 필요한 요소들을 표 19.1에 정리해 놓았다. 자금 기관마다 필요치 않은 정보도 있고, 다른 형식을 쓸 것을 요구할 수도 있다. 그러므로, 연구자는 제안서 제출 대상 기관의 지침에 맞추어 제안서를 구성해야 한다.

표 19.1 연구제안서의 주요 요소(NIH 모델)

- 연구제목
- 초록(연구요약)
- 행정적 부분
  예산항목
  연구진 약력
  연구관련 시설, 기기 등
- 연구 목적
- 연구배경 및 중요성
- 연구 이력 및 연구진의 경험
- 연구방법
  연구디자인 개요
  연구대상
    선별기준
    연구대상 표본추출 방법
    연구대상 모집방법
  측정
    주요 변인(실험연구라면 치료법에 따라 설정)
    가능한 교란변인
    결과 변인
  통계적 분석
    통계 분석법
    가설, 표본 크기 및 검정력(power)
  질 관리 및 데이터 관리
  연구 일정표
  제한점 및 고려점
- 윤리적 고려점
- 참고문헌
- 별첨 및 공동연구 확약서(agreement)

시작하기

제목(title)은 서술적이면서 간결해야 한다. 연구의 내용과 설계에 대한 처음과 마지막 인상인 것이다. 예를 들어, "증상이 있는 자궁근종 치료를 위한 MRI-guided high frequency ultrasound와 sham ultrasound를 비교하는 무작위 임상시험"이라는 제목은 연구 질문과 설계를 간결하게 요약하고 있다. "~를 결정하는 연구"와 같은 불필요한 문구의 사용은 피하는 것이 좋다.

　초록(abstract)는 프로토콜을 간결하게 요약한 것으로 연구 주제 및 그 당위성부터 시작하여 설계 방식을 설명하고 연구에서 파악될 결과의 중요성을 언급하는 것으로 마무리된다. 초록은 동일하거나 유사한 분야 종사자들에게 정보를 제공할 수 있어야 하며, 과학적 식견이 있는 일반 독자들이 이해할 수 있어야 한다. 대부분의 기관에서 초록의 어휘 수를 제한하므로, 효율적이면서 서술적인 용어를 쓰는 것이 가장 좋다. 초록은 제출되기 전에 충분히 다듬을 수 있도록 해야 한다. 일부 검토위원들은 초록만 읽을 것이며, 초록은 모두를 위해 제안서 세부 사항을 편리하게 요약한 것이므로, 그 자체 만으로 충분히 연구의 주요 성질을 모두 담아 강점을 설득력 있게 표현할 수 있어야 한다.

행정적 부분

대부분의 기관에서 예산과 연구진 및 기관에 대한 설명 그리고 기기, 공간, 전문성 등에 대한 행정적인 사안을 기술하도록 요구하고 있다.

　예산(budget) 부분은 일반적으로 자금 제공 기관의 지침에 맞춰서 구성된다. 예를 들어, NIH는 첫 12개월 기간 동안의 세부 예산안과 전체 프로젝트 기간(보통 2–5년)에 대한 요약 예산안을 포함하도록 미리 형식을 정해놓고 있다. 12개월 세부 예산안에는 다음 지출 항목이 포함된다: 인적자원(프로젝트에 관여된 모든 인원의 이름과 직위, 프로젝트가 각자 업무에서 차지하는 비중, 개인별 연봉과 추가 수당 포함), 컨설팅 비용, 기기, 비품, 여행경비, 환자 진료 비용, 개조 및 수리, 컨소시엄/계약 비용, 기타 지출(예, 전화, 우편, 복사, 화보, 출판, 서적, 유료서비스 계약 관련 비용 등).

　예산 부분을 마지막으로 미루어서는 안 된다. 공간, 기기, 인사 비용 등을 책정하는 데 많은 시간이 필요하기 때문이다. 대부분의 대학은 식견이 풍부한 행정전문가를 고용하고 있으며, 연구자들이 예산 및 제안서의 기타 행정적인 부분을 준비하는 과정에 도움을 준다. 가장 좋은 방법은 최대한 빨리 제안서 제출 계획과 완료를 위한 시간계획에 대하여 행정 전문가에게 공지하고, 정기적으로 진척 사항을 검토할 검토 회의 일정을 잡는 것이다. 행정 전문가는 제안서 개요가 구성되는 순간부터 작업을 시작하여 예산 항목별 금액을 추천할 수 있다. 기관별로 지켜야 할 규칙들과 마감 시간을 두고 있으므로, 연구자가 기관의 규칙과 문제점, 지연들을 예측할 수 있도록 경험 있는 행정 전문가가 도움을 줄 수 있다. 또한, 예산 및 자원 부분 문구를 작성하고, 연구진 약력과 부록, 기타 보조 자료를 수집하는 데에도 도움이 될 수 있다.

　예산안 항목별 청구 금액의 필요성에 대해서는 예산 정당성(budget justification) 부분에서 충분히 기술되어야 한다. 임상 연구 프로젝트 전체 비용에서 급여가 대부분을 차지하는 것이 일반적일 것이다. 그러므로 각 인원이 필요한 이유와 기여 사항을 증명하는 것이 중요하다. 연구자들과 연구진 소속 직원들에 대한 업무 기술을 잘 기술되어 있으면, 검토 위원이 각 개인의 기여도가 프로젝트의 성공에 있어서 필수적임을 의심하지 않게 될 것이다.

　검토 위원들은 종종 프로젝트 주요 인원 별로 프로젝트가 전체 업무에서 차지하는 비중을 주의 깊게 살펴본다. 예산안에서 연구진의 주요 인원이 자신의 매우 작은 부분만 프로젝트에 할애하며, 다른 많은 연구 목록들이 이들의 "기타 지원" 항목에 열거되어 있으면 비평을 받을 수 있다. 이는 그들이 본 제안서의 연구에 필요한 만큼의 에너지를 할애할 수 없음을 암시하는 것이다. 반면, 검토 위원들은 업무 기술상 요구된 것을 초과하여 부풀려진 비중에 대해서도 문제를 삼을 것이다.

예산안이 아무리 최고로 잘 계획되었을 지라도 연구상 변경이 필요하거나, 예상치 못한 지출 및 절감 항목이 발생했을 때는 수정되어야 한다. 일반적으로 일단, 자금을 지원받게 되면, 연구자는 예산안에서 기술된 것과 다르게 자금을 운용할 수는 있다. 단, 변경 내용이 심하지 않아야 하며, 연구에 알맞은 지출이어야 한다. 다른 항목에서 더 많은 자금이 필요하거나, 주요 연구자의 기여도를 크게 조정해야 할 때는 자금 제공 기관의 승인을 받아야 할 수도 있다. 기관들은 보통 전체 금액을 올려달라고만 하지 않는다면, 합리적인 예산 재편성 요청에 대해서 승인을 해준다.

NIH는 연구비 지원을 받는 모든 연구진 및 자문들의 약력(biosketch)을 요구하고 있다. 4쪽 분량으로 이력서라고 할 수 있는 연구자 약력은 구체적인 형식을 따르고, 자기소개서(연구자의 경험이 해당 연구를 수행하는데 있어서 적합함을 기술)를 포함하며, 학력과 수련 경력, 직장과 직책, 수상 경력, 관련 논문(숫자 제한있음), 관련된 연구 자금 지원 및 계약 등을 나열하도록 되어있다.

프로젝트에 활용할 자원(resources) 부분에는 컴퓨터와 기기, 특수 영상 및 측정 장비에 대한 접근성, 사무실, 실험실 공간, 원활한 참여자 모집을 위한 자원, 데이터 수집과 관리, 검체 저장 등이 포함된다. 보통 이러한 자원 부분은 소속 기관의 이전 제안서를 기초로 한 "표준문안"을 바탕으로 작성한다.

구체적 목표(specific aims)

구체적 목표(specific aims)에서는 연구 주제를 언급하고, 간결한 형식으로 예상 결과물을 구체적으로 명시하는 계획을 기술한다. NIH 제안서에서 이 부분이 한 페이지로 제한되므로 간략해야 한다. 이 부분은 많은 평가자들이 가장 주의 깊게 검토하는 페이지이므로, 신중하게 작성되어야 하고 제안서 개발과정에서 반복해서 개정되어야 한다.

일반적으로 배경 정보를 요약하는 2~3개의 짧은 단락으로 시작하게 된다: 연구 질문과 그 중요성, 지금까지 시행된 연구들과 그들이 해당 질문에 대한 답을 제시하지 못한 이유, 제안하는 연구에서 해당 질문에 대한 답을 제시하기 위해 계획하고 있는 방법 등을 포함한다. 다음으로는 구체적인 목표를 간결하게 언급한다. 실질적이며 서술적인 목적으로 표현하고, 적절한 경우라면, 검증 가능한 가설의 형식으로 표현할 수도 있다.

연구자가 계획한 연구에 맞추어서 논리적인 순서에 따라 목표를 제시한다. 기초측정 기간 동안 단면적 목표로 시작한 후, 추적관찰 결과와 연관된 목표를 제시할 수도 있다. 아니면 병태생리학적 기전으로 시작하여, 임상적 또는 공중 보건 측면의 결과를 제시하는 목표로 끝마칠 수도 있다. 경력개발 연구비(career development award)을 위해 특히 적합한 형식(소위 "혼합 방법 연구 mixed methods research")은 주요 기기 또는 개입을 설계하기 위한 표적집단(focus group)을 활용한 정성적 목표로 시작한 다음, 예측변수/결과변수/ 가설 검증 등의 정량적 목표를 제시하는 것이다. 또 다른 형식은 가장 부각시키고자 하는 중요한 목표로 시작하는 것이다; 흔히 목표의 배열 순서는 제안서의 이후 부분을 구성하기 위한 개요의 기능을 가진다. 따라서 제안서의 다른 모든 부분에서 일차적 목표(표본 크기, 검정력 등)에 우선 순위를 둘 수 있다는 장점이 있다.

구체적 목표 부분은 대개 건강과 질병의 지식, 임상 진료, 공중 보건, 향후 연구 등에 대한 연구 결과의 잠재적 영향을 간단히 요약하는 마지막 단락으로 끝을 맺는다. 이 부분을 설득력 있게 작성하여, 1차나 2차 평가자가 아닌 검토 위원들(즉, 제안서에서 이 페이지만을 읽을 가능성이 높은 사람들)이 높은 점수로 해당 제안서를 지지하도록 유도하는 것이 주된 목적이다. 연구 전략

현재 NIH 형식은 대부분 유형의 제안서에 12페이지 분량의 제한을 두어 다음의 세가지 영역에서 연구 전략을 제시하도록 규정하고 있다.

- 유효성(significance) 부분은 일반적으로 2~3페이지 분량이다. 여기서는 연구 결과를 통해 과학적 이해의 증진 및 해당 분야에서 발전을 저해하는 요소 및 문제점, 임상 진료와 공중보건의 향상, 정책에 대한 영향을 어떻게 다룰 수 있는지를 기술한다. 이 부분은 문제의 크기를 간략하게 언급하고, 지금까지 이뤄진 것과 현재 지식의 문제점을 요약하며, 제안하는 연구가 해당 분야의 진보를 어떻게 가져올 수 있는 지를 보여준다.
- 혁신(Innovations) 부분은 일반적으로 1~2페이지 분량으로, 제안하는 연구가 해당 주제에 대한 이전 연구들과 다른 점을 지적한다. 여기서는 질병의 새로운 기전, 새로운 측정 방법, 상이하거나 더 큰 모집단, 새로운 치료 또는 예방법, 새로운 데이터 분석 방법 등을 제시할 가능성을 강조한다. NIH 가이드라인에서 중점을 두는 것은 해당 연구가 기존의 연구 또는 임상 진료 패러다임에 어떠한 변화를 줄 수 있는가 하는 것이다. 그렇지만, 연구비 지원을 받은 임상연구들은 개념, 방법, 내지는 개입에서 약간의 발전과 개선만을 가져오는 경우가 대다수이다. 우리의 조언은 연구의 새로운 특성을 정확하게 기술하되, 그 연구가 패러다임을 변화시키거나 완전히 혁신적인 방법들을 사용한다는 등의 과도한 주장을 하지 말라는 것이다.
- 접근(approach) 부분(예전의 "방법[methods]")은 보통 7~9페이지 분량이다. 이 부분은 연구 설계와 수행에 대한 세부사항을 설명하며, 검토 위원들이 면밀히 검토하는 부분이다. NIH 가이드라인은 구체적 목표에 따라 접근 부분을 구성하고, 표 19.1에서 제시한 구성요소 및 대략의 순서를 따를 것을 제안한다. 이 부분은 일반적으로 접근 방법의 간략한 개요로 시작하고, 때로는 독자들을 위한 도해나 도표 등을 포함하기도 한다(표 19.2). 개요는 연구 설계를 명확히 설명해야 하며 연구 참여자, 주요 측정치, 개입, 추적 기간, 주 결과물 등에 대해 간략히 서술해야 한다.

접근 부분은 일반적으로 예비 데이터(preliminary data)—연구자와 그 연구팀에 의한 이전 연구로서 제안하는 연구가 성공할 것임을 나타내는 데이터—를 통한 해당 연구의 간략한 근거를 포함한다. 이전 연구의 중요성과 그 연구가 지속되거나 확장되어야만 하는 이유에 중점을 두어야 한다. 해당 연구 질문의 중요성 및 실행 가능성을 제시하는 예비 연구의 결과는 여러 유형의 제안서에서 중요하다. 특히 이는 연구팀이 제안하는 방법에 대한 경험이 부족할 때, 연구 질문이 완전히 새로운 것일 때, 그리고 제안하는 시술 또는 참여자 모집의 실현 가능성에 대한 의구심이 제기될 때, 특히 중요하다고 볼 수 있다. 이는 연구자와 그 팀이 해당 연구를 수행하기에 필요한 경험과 전문성을 가지고 있음을 보여줄 수 있는 기회가 된다.

접근 부분에 들어갈 기타 자세한 구성 요소들에 대해서는 본 저서의 다른 장에서 이미 설명한 바

표 19.2 연구일정: 테스토스테론 투여의 심장질환, 전립선 암, 골절의 위험성 증가에 대한 무작위 대조군 연구

	Screen	Randomization	3 months	6 months	12 months
의학적 병력	X	–	–	–	X
혈압	X	X	X	X	X
전립선 검사	X	–	–	–	X
전립선 특이항원	X	–	–	–	X
혈중 지질농도	–	X	X	X	X
염증 표지자	–	X	–	–	X
골밀도	–	X	–	–	X
골순환 표지자	–	X	X	–	X
악력검사	–	X	X	X	X
부작용 평가	–	–	X	X	X

있다. 연구 피험자 부분(제3장)은 포함 및 배제 기준에 대한 근거를 명확히 제시하고, 표본추출 방법을 구체적으로 명시해야 한다. 연구 참여자 모집 방법을 설명하고, 연구진이 필요한 수의 연구 참여자를 등록시킬만한 역량이 있음을 보여주는 것이 중요하다(필요한 경우). 연구 개입 및 연구를 위한 병원 방문에 대한 순응도(adherence)를 최적화하는 계획에 대해서도 기술해야 한다.

접근 부분은 중요한 연구 절차들(무작위, 맹검 등)에 대해서도 기술해야 한다. 연구 측정(제4장)에서는 예측변수, 결과변수, 잠재적 교란변수를 어떻게/어느 시점에 측정할지, 그리고 개입을 어떻게 적용할지, 주요 결과를 어떤 식으로 확인하고 측정할지를 분명히 설명해야 한다.

통계 부분(statistics section)은 보통 분석 계획으로 시작하고, 구체적 목표에 따라 조직화된다. 처음에 서술적 표를 두고 그 다음에 변수간 연관성을 분석하는 기법으로 넘어가는 등의 논리적 순서로 구성할 수 있다. 그 다음 표본 크기 및 검정력(제5, 6장)에 대한 논의로 넘어간다. 이는 표본 크기를 결정하는 목표에 대한 귀무가설을 언급하는 것으로 시작한다. 표본 크기와 검정력의 추산치는 감지될 가능성이 높은 연관성의 강도와 측정될 값들의 정밀도에 대한 가정을 기반으로 한다. 이러한 판단을 지지하는 출판된 논문 또는 예비연구를 참조하여, 이러한 가정에 정당성을 부여해야만 한다. 연구자가 합당한 선택을 하였음을 입증하기 위하여, 효과크기나 검정력, 또는 기타 가정들의 변동이 어떻게 표본크기에 영향을 주는가를 보여주는 표나 그림을 포함하는 것은 많은 경우 유용하게 사용된다. 대부분의 NIH 위원들은 통계 부분을 상당히 중시하기 때문에 이 부분을 작성할 때는 통계학자를 참여시키는 것이 좋다.

연구 방문(study visit) 또는 참여자 연락처, 내원 일정, 각각의 내원시 시행할 시술과 측정 등을 나열하는 표를 포함하면 도움이 된다. 이러한 표는 모든 연구 활동에 대한 간략한 개요를 제공한다(표 19.2). 데이터 관리와 품질 관리(제16, 17장)에 대한 기술은 데이터 품질과 보안을 최대한 확보하기 위한 계획과 더불어, 연구 데이터의 수집/저장/편집 방법을 언급해야 한다.

　제안서에는 실현 가능한 업무 계획과 시간 계획표가 포함되어야 한다. 여기에는 연구의 각 주요 단계들의 시작과 종료 시점 날짜를 표기한다(그림 19.1). 직원활용 패턴(staffing patterns)이나 프로젝트의 다른 구성요소에도 유사한 시간 계획표를 쓸 수 있다. 대규모 연구에서는 연구진 조직도를 통해서 책임 및 권한 체계와 보고 단계를 명시하고, 업무 방식을 보여줄 수 있다.

　필수적인 것은 아니지만, 제안하는 연구의 한계와 대안적 방법들에 대한 토의를 포함하면 도움이 될 수 있다. 잠재적인 결함을 무시하기 보다는, 연구진이 그 결함들을 분명히 언급하고 선택한 계획에 도달하는 데 있어 여러가지 상충점들의 장단점을 서술할 수 있다. 중요한 어려움과 잠재적 해결 방안을 언급하는 것은 해당 지원서에 대한 비판을 강점으로 바꿀 수도 있다. 그러나, 이러한 문제점들을 지나치게 강조하는 실수를 해서는 안된다. 이는 평가자로 하여금 해당 제안서의 취약점에만 집중하도록 잘못 유도할 수 있기 때문이다. 따라서 평가자들에 납득시켜야 하는 것은 연구자가 모든 잠재적으로 중요한 문제점들을 예상하였으며, 그 문제점들을 해결하기 위한 현실적이면서 신중한 접근을 하고 있다는 것이다.

주요 제안서의 마지막 부분

인간 피험자(human subjects) 부분에서는 안전, 사생활 보호, 기밀 유지 등 연구에서 제기되는 윤리 문제를 다루어야 한다. 이 부분에서는 피험자 후보에게 위험과 혜택에 관해 설명하고 연구참여에 대한 동의를 받는 상세한 계획안이 포함되어야 한다(제14장). NIH 제안서의 요구사항에 따라 여성, 어린이, 소수 집단 참여자가 포함되어 있음을 기술하고, 이들이 배제된 근거를 정당화한다.

　참고 문헌(references)은 연구자가 해당 분야에 얼마나 익숙한지를 보여 준다. 포괄적이면서도 최근 문헌 중심으로 균형 있게 줄여놓아야 한다—아무 선정 과정 없이 죽 늘어놓아서는 안 된다. 각 참고문헌은 정확하게 인용되어야 한다. 인용에 오류가 있거나 잘못 이해한 것이 있으면 해당 분야에 익숙한 검토 위원들에게 부정적으로 인식될 것이다.

　일부 유형의 제안서에서는 본문에서 간략히 언급된 보조자료 및 기술적 자료들을 제공하는데 부록(appendix)이 유용하게 사용될 수 있다(그러나 제안서의 페이지 제한을 피하기 위한 부록의 사용을 방지하기 위해서, NIH는 부록 사용을 엄격히 제한하고 있다). 부록에는 데이터 수집 기법(설문지 등), 임상 프로토콜, 승인되

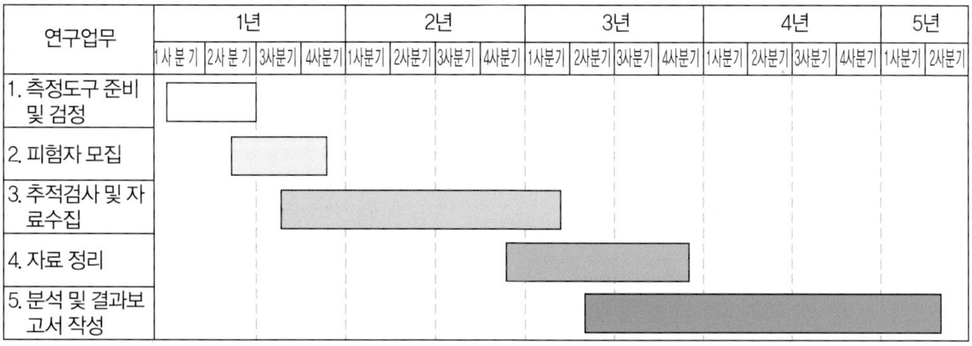

연구업무	1년				2년				3년				4년				5년	
	1사분기	2사분기	3사분기	4사분기	1사분기	2사분기	3사분기	4사분기	1사분기	2사분기	3사분기	4사분기	1사분기	2사분기	3사분기	4사분기	1사분기	2사분기
1. 측정도구 준비 및 검정																		
2. 피험자 모집																		
3. 추적검사 및 자료수집																		
4. 자료 정리																		
5. 분석 및 결과보고서 작성																		

■ 그림 19.1 **연구 일정계획의 예**

었지만 출판되지는 않았던 논문 및 초록(최대 3개까지 허용) 등을 포함할 수 있다. 제안서 검토 위원회에서 일차와 이차 평가자들만이 부록을 받게 된다. 그러므로, 모든 중요한 사항은 주 제안서에 간략히 요약되어야 한다.

각 자문(consultant)의 예상 용도와 가치에 대해서 기술하고, 개인별 이력과 각 자문이 서명한 동의서를 첨부하여야 한다(연구비에서 급여를 받는 연구자는 공식적으로 제안서의 일부분이기 때문에 동의서를 제출하지 않는다). 기타 지원서(letters of support) 또한 포함되어야 한다—예를 들어, 장비나 자원에 대한 사용을 허용하는 사람들의 지원서. 신청하는 기관과 협력 기관(collaborating institutions), 실험실 등간의 행정 실무 관계를 기술하여야 하는데, 이 때 연구자에게 보낸 책임자 명의의 업무관계협약서(letters of commitment)를 포함한다.

■ 좋은 제안서의 특징

좋은 연구 제안서는 몇가지 특성을 지닌다. 첫째가 연구 기획안의 과학적 품질이다. 좋은 연구 주제에 기반을 두며, 탄탄하면서도 실현 가능한 설계 기법을 사용하고, 이를 수행하기 위한 숙련성과 기술을 지니고 필요한 기여를 할 수 있는 연구진이 있어야 하는 것이다. 두번째는 표현의 명확성(clarity of presentation)이다. 제안서는 간결하면서도 독자를 휘어잡을 수 있어야 한다. 제안서를 잘 구성하고 심사 숙고하여 작성하며, 매력적으로 표현을 사용하면서도 오류를 없앤다면 연구 수행의 품질도 이와 마찬가지로 훌륭하리라는 확신을 줄 것이다.

심사 위원들은 방대한 양의 제안서들에 과도한 부담을 받게 되는 경우가 많다. 그러므로 아무리 빠르게 훑어보더라도 프로젝트의 장점이 드러날 수 있도록 작성되어야 한다. 명확한 개요, 짧으면서도 의미 있는 소 표제(subheadings), 긴 본문을 항목별로 설명하는 간결한 표(tables)와 그림(figure) 등을 활용하여 심사 위원이 제안서의 가장 중요한 부분을 잘 이해하도록 할 수 있다. 현재 NIH 가이드라인은 각 단락을 진한 볼드체의 주제 문장(topic sentence)으로 시작할 것을 권장한다; 이는 요점을 제시하여, 바쁜 검토위원들이 주제 문장들을 재빨리 훑어보면서 제안서의 필수 요소들을 이해할 수 있도록 한다. 검토위원들의 다양한 관점과 전문성을 고려할 필요가 있다; 즉, 제안하는 연구의 중요성과 전문성에 대해 해당 분야 전문가를 충분히 설득시킬 수 있는 세부사항을 포함할 뿐만 아니라, 연구 분야에 친숙하지 않은 대다수의 검토위원들을 설득하고 이해시킬 수 있어야 한다.

대부분의 검토 위원들은 과장이나 지나친 형식의 연구비 획득 수완이 보이면 불신하게 된다. 프로젝트의 중요성이나 결과물을 과대 포장하면 의심을 불러일으킬 것이다. 열정적으로 쓰는 것은 좋으나 프로젝트의 한계성에 대해서는 실질적이어야 한다. 대부분의 검토 위원들은 연구 프로젝트의 설계 및 실현가능성 측면의 문제들을 익숙하게 파악할 수 있다.

상당 부분 개정이 가능한 시점에서, 제안서 개발에 크게 관여하지 않은 숙련된 과학자들로부터 리뷰와 조언을 받으면 아주 큰 도움이 될 것이다. 또한 글쓰기에 뛰어난 사람에게 의뢰하여 제안서의 명확성과 문체에 대한 조언을 구하고, 워드 프로세서의 철자와 문법 확인 프로그램이 놓친 오류들을 잡는 것도 좋다.

■ 연구를 위한 지원 모색하기

연구자는 연구비 보조를 위한 공식적인 제안 절차가 필요 없이 좋은 연구를 수행할 수 있는 기회들에 대하여 늘 관심을 두고 있어야 한다. 예를 들어, 초보 연구자는 다른 사람이 수집한 데이터를 스스로 분석해 볼 수도 있고, 선임 과학자나 소속 부서에서 진행하는 소규모 연구에서 일정 역할을 담당해볼 수도 있다. 공식적인 제안을 통해 연구비 보조 없이 연구를 수행하는 것은 신속하고 절차가 단순하다. 그러나 프로젝트의 범위가 제한되는 단점이 있다. 또한, 승진 기준에 교수진이 외부 연구 자금을 끌어온 실적도 포함하는 교육 기관들이 많아지고 있다. 의학 연구 분야에서 주요 연구비 제공원은 다음 네 가지이다:

- 정부(NIH가 가장 유명하고, 그 외 Department of Veterans Affairs, Centers for Disease Control and Prevention[CDC], Agency for Healthcare Research and Quality[AHRQ], Patient Centered Outcomes Research Institute[PCORI], Department of Defense[DOD] 등이 있으며, 기타 다수의 연방정부, 주정부, 카운티 기관 등이 있다)
- 재단 및 전문가 협회(American Heart Association, American Cancer Society), 개인 후원자
- 영리 기업(제약 회사, 의료기기 회사 등)
- 교내 기금(연구자의 소속 대학 등)

이런 기관들로부터 자금을 지원받는 과정은 복잡하고 경쟁이 심해서 경험과 끈기가 있는 연구자들이 선호된다. 초보 연구자들은 좋은 멘토를 구하는 것이 바람직하다. 다음 절에서는 중요 기관들 일부에 초점을 맞출 것이다.

국립보건원(NIH, National Institutes of Health)의 기금과 계약

NIH에서는 다양한 종류의 기금과 계약을 제공한다. R01이나 소규모 R03, R21기금과 같은 "R"기금("R" awards)은 연구자 스스로 정했거나 NIH 소속 연구소가 공개 모집한 주제에 관련된 연구 프로젝트를 지원한다(www.nimh. nih.gov/research-funding/grants/research-grants-r.shtml).

K-08이나 K-23기금과 같은 "K" 기금은 초임 및 중간 수준 연구자들의 커리어 개발과 교육을 지원한다. K기금은 연구 커리어를 시작할 수 있는 좋은 길로서, 젊은 연구자의 연봉을 상당 부분 지원하며, 연구 프로젝트도 어느 정도 지원해주는 것이 일반적이다(www.grants.nih.gov/training/careerdevelopmentawards.htm/).

연구소 추천(institute-initiative) 제안서는 NIH고문위원회가 지정한 분야의 연구를 고무시키기 위한 것으로서, 제안요청(RFPs, requests for proposals)이나 신청요청(RFAs, Requests for Applications)의 형식으로 진행된다. RFP에서는 NIH가 지정한 특정 연구 활동을 수행하게 된다. RFA에서는 NIH가 규정한 영역에서 연구를 수행하지만, 상세한 연구 주제와 연구 기획안은 연구자가 제안하는 것이다. RFP는 계약(contract) 체계를 이용하여, 계약자에게 기획된 목표를 수행하는데 들어간 비용을 제공한다. RFA는 기금(grant) 체계로서, 다소 운용의 폭이 넓은 여러 활동들을 지원한다.

제출된 제안서는 다음과 같은 검토 과정을 거치게 된다; NIH 직원들에 의한 초기 행정적 검토,

과학자들에 의한 동료 개관(peer review), NIH 자문위원회의 연구비 보조 추천, NIH director의 연구비 지원에 대한 최종 결정. 연구비 지원서는 대개 NIH의 여러 "study section 연구부서" 중 한 부서에서 검토된다. 이러한 연구부서는 전국의 연구소에서 선정된 한 그룹의 과학자와 특정 분야 연구의 전문가로 구성된다. 연구부서와 현재 구성원들의 목록은 NIH 웹사이트에서 볼 수 있다.

제안서 검토 및 연구비 지원에 대한 NIH의 과정은 cms.csr.nih.gov 에 기술되어 있다. 연구자가 NIH에 기금 신청서를 내면, 과학심사센터(CSR, Center for Scientific Review)에서 특정 연구 부서로 심사를 배정한다(그림 19.2). 제안서는 한 명의 일차 검토위원과 2명 이상의 이차 검토위원들에게 배정된다. 이들 각각은 중요성, 혁신, 접근, 연구자, 환경에 대해 1부터 9까지 별도의 점수를 매기고, 연구의 영향에 대해 전체 점수를 매긴다. "1"점은 사실상 약점이 없는 매우 뛰어나게 우수한 지원서를 의미한다. 반면 "9"점은 심각한 약점들이 있으나 강점은 거의 없는 지원서를 의미한다. 배정된 검토위원들의 점수는 해당 연구 부서에 공개되고, 상위 50%에 속하는 점수를 받은 제안서는 전체 위원회에서 토의된다; 나머지는 "걸러지고 더 이상 논의되지 않으며, 일부 몇몇은 불명확한 점수의 확인을 위해서 4개월 후의 다음 주기로 연기된다. 논의 후, 배정된 검토위원들은 다시 점수를 매기고(논의 후에 점수가 변할 수 있다), 그 다음 전체 위원회는 비밀 무기명 투표로 점수를 발표한다. 이 점수는 평균을 계산하여 10을 곱한 후, 최고 10점부터 최저 90점까지의 전체 점수를 구한다. 이 점수는 각 연구소에서 연구비 지원에 대한 우선순위를 결정할 때 사용된다.

연구자는 미리 선배 연구자들의 조언을 받아서 어느 연구 부서에서 제안서를 검토하는 것이 가장 유리한지를 미리 결정해야 한다. 연구 부서마다 다루는 주제 영역이 다를 뿐만 아니라, 검토위원들의 전문성도 다르고, 경쟁하는 지원서들의 품질 면에서도 상당한 차이를 보인다. 비록 배정에 대한 결정을 전적으로 제어할 수 있는 것은 아니지만, 지원서 준비기간 동안 함께 일했던 프로젝트 담당자를 통해서 어느 정도 배정에 영향을 미칠 수 있다.

각 연구비지원 신청서를 특정 연구부서에 배정할 뿐만 아니라, CSR은 또한 각 신청 건을 NIH 소속 특정 연구소(institute)에 배정한다. 각 연구소는 자문위원회 검토에 따르거나 때로는 자체적으로 결정한 우선순위 점수에 따라서, 배정된 연구비를 지원한다(그림 19.3) 지금까지 NIH 연구비 지원을 받은 적이 없는 신진 연구자의 제안서는 이미 자리를 잡은 기성 연구자의 제안서보다 관대한 점수 기준 및 백분위수 기준으로 연구 지원을 받게 된다. 한 제안서에 대해 이상의 연구소에서 관심을 보이는 경우, 공동으로 연구비를 지원하는 경우도 있다.

적절한 위원회에서 신청 건에 대하여 심사를 진행한 다음에는, 연구자가 위원회의 결정에 대하여 서면 공지를 받게 된다. 심사 요약(summary statement)에는 점수와 퍼센타일 그리고 심사를 진행한 위원들의 상세한 논평이 적혀 있다.

처음 신청서 제출로 기금을 제공받지 못하는 경우가 많다. 이를 다시 개정하여 단 한 번만 더 제출해 볼 수 있다. 심사 위원의 논평 및 점수가 검토위원들에게 보다 매력적인 제안서를 만들라고 제안하고 있다면, 개정판을 다시 제출하면 기금을 받을 수 있는 가능성이 높을 것이다(만약 제안서에 혁신이나 중요성이 부족하다는 지적을 받았다면, 검토위원들의 호응을 얻기는 매우 어렵다고 볼 수 있다). 관계된 연구소의 프로젝트 관리자들은 연구 부서 회의에 대개 참석하므로, 회의 종료 후 얼마 지나지 않아서 그들 중 한 명과 심사에 대해 논의하는 것이 매우 중요하다. 왜냐하면 서면 공지는 대부분 그 회의 이전에 초

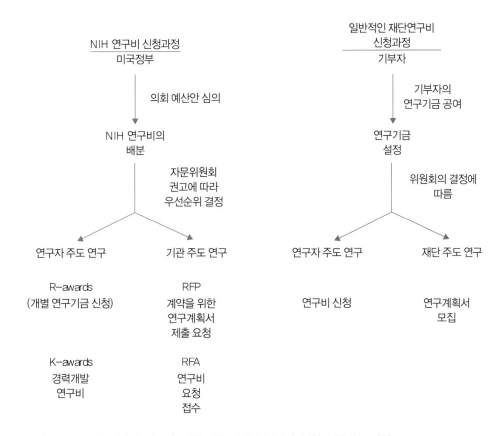

■ **그림 19.2** NIH와 재단의 연구비 지원 심사 과정종 연구비 신청과 심사의 과정

안이 작성되므로 연구 부서 구성원들이 제기한 문제점들을 정확히 반영하지 못할 수 있기 때문이다. 심사 위원이 언급한 모든 개정 제안을 수용할 필요는 없으나, 개정본에서 가능한 한 맞추어야 하며, 맞추지 못한 사항에 대해서는 그 결정에 대하여 합리적인 근거를 대야 한다. NIH는 심사에 대한 대응을 한 페이지 서론으로 제한하고 있으며, 이 부분에서 개정된 제안서의 변경 사항을 기술하도록 한다. 서론의 좋은 형식은 심사 요약의 주요 비평을 볼드체 또는 이탤릭체로 간단히 요약하고, 이에 대한 변경 사항을 간략하게 언급하는 것이 좋다. 검토자들이 개정된 사항에 집중을 할 수 있도록, 본문에서 변경된 내용은 따로 표시한다(예를 들면, 본문 왼쪽 경계선에 수직선을 표기하는 식이다).

재단 및 전문가 협회의 기금

Robert Wood Johnson Foundation과 같은 사립 재단은 일반적으로 기금 제공 분야를 특정 관심 영역으로 제한을 두고 있다. 미국 심장 협회(American Heart Association)이나 미국 암 학회(American Cancer Society)등과 같은 질병 기반 재단이나 전문가 협회도 소규모 연구 프로그램을 지원하며, 신규 연구자들을 지원하기 위한 것이 많다. 전체 지원 규모는 NIH에 비해 훨씬 작고, 대부분 재단은 각종 이유들로 인해 NIH의 지원을 받기 어려운 연구를 지원하는 것을 목적으로 하고 있다. 경력 개

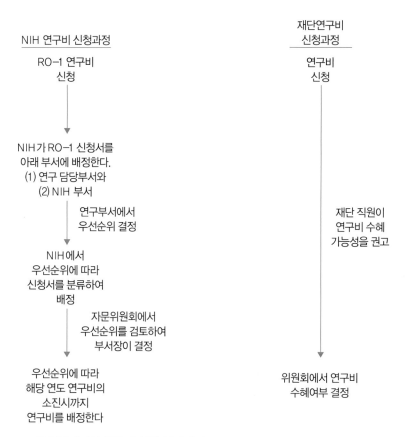

NIH 연구비 신청과정

RO-1 연구비
신청

NIH가 RO-1 신청서를
아래 부서에 배정한다.
(1) 연구 담당부서와
(2) NIH 부서

연구부서에서
우선순위 결정

NIH에서
우선순위에 따라
신청서를 분류하여
배정

자문위원회에서
우선순위를 검토하여
부서장이 결정

우선순위에 따라
해당 연도 연구비의
소진시까지
연구비를 배정한다

**재단연구비
신청과정**

연구비
신청

재단 직원이
연구비 수혜
가능성을 권고

위원회에서 연구비
수혜여부 결정

■ **그림 19.3 NIH와 연구재단의 연구비 신청 평가과정**

발 기금을 제공하는 재단도 있는데, 의료 품질 등과 같은 특정 분야에 초점을 맞춘다. Foundation Center(http://fdncenter.org)는 검색 가능한 재단 및 연락처 목록을 보유하고 있다. 기금 제공 결정 과정은 기관마다 다르지만, 짧은 제안서에 대해서는 비교적 신속하게 결정을 내리는 것이 일반적이다 (그림 19.3). 동료 평가보다는 위원 협의 과정을 통해 결정되는 것이 많다. 통상적으로는 재단 직원이 추천을 하고 임원진이 결정하는 과정을 거친다.

특정 제안서에 대하여 재단이 관심을 갖는지 여부는 해당 멘토와 논의하고 재단 웹사이트를 통해 확인해야 한다. 웹사이트에서는 일반적으로 재단의 목적을 기술하고 있으며, 최근 기금을 제공한 프로젝트 목록을 게시하기도 한다. 한 재단에서 지원을 받을 수 있을 거라 여겨진다면, 해당 재단의 관계자를 접촉하여 프로젝트를 설명하고, 관심 여부를 가늠하며, 제안서 제출과 관련된 조언을 얻는 것이 좋다. 대부분의 재단들에서 간략한 연구 기술서를 요구한다. 여기에는 프로젝트의 배경과 주요 목표, 연구자의 경력, 대략적인 소요 기간과 비용이 포함된다. 만약 이 연구제안 서신에 대하여 관심이 있다면, 재단에서 더욱 자세한 제안서를 요청하게 될 것이다.

산업계의 지원

약품과 장비를 제조하는 기업은 많은 기금을 제공한다. 특히, 신규 치료법에 대한 무작위 시험의 경우에 대해서는 더욱 그러하다. 대기업은 일반적으로 연구자가 제안한 연구 신청을 수용하며, 여기에는 치료의 효과나 작용기전에 대한 소규모 연구나, 기업이 관심을 두고 있는 질환의 역학 조사가 포함될 수 있다. 연구자가 제안한 임상시험이 기업의 관심분야인 경우, 해당 기업에서 연구에 필요한 약제와 그에 대응하는 위약을 제공하는 것이 일반적이다. 관심 분야의 교육 프로그램에 소규모 기금을 제공할 수도 있다. 그러나 임상 연구에 있어서 산업계 지원의 가장 큰 형태는 새로운 약과 기기를 시험하는 다기관 임상시험에 참여자를 모집하기 위해서 병원 소속의 PI들과 계약하는 것이다. 때로는 대학 협력 센터가 이러한 대규모 임상시험을 설계하고 관리하는 경우도 있기는 하지만, 대부분은 후원 기업이 임상연구 기관(CRO: clinical research organization)과 계약을 통해서 대규모 임상시험을 진행한다.

특정 시험을 진행하기 위한 장소로 참여하고자 하거나 연구나 교육 프로그램에 대하여 지원을 요청할 때에는, 보통 해당 기업의 지역 담당자와 연락부터 위한다. 기업이 주제에 대하여 관심이 있다면, 연구자에게 비교적 간단한 신청서와 예산 및 기타 양식을 작성하도록 요청할 것이다. 흔히 기업들은 "여론주도자(opinion leaders)"들에게 우선권을 준다. 여기서 "여론주도자(opinion leaders)"란 명성이 있는 임상의사 또는 연구자로서, 해당 기업과 연구 및 자문에 참여한 적이 있으면서, 그들의 의견이 다른 임상의사들의 약 처방이나 의료기기 사용에 영향을 미칠 수 있는 사람들이다. 그러므로 산업계의 지원을 받고 싶은 신진 연구자는 명망 있는 멘토의 도움을 받아 기업에 연락을 취하고 신청서를 제출하는 것이 좋다.

임상시험에서 참여자 등록에 대한 계약은 대개의 경우 병원 소속 PI들에게 다기관 시험에 등록한 참여자 한 명당 일정 비용을 지불하게 되며, 원하는 연구 전체에서 목적이 달성되었을 때 참여자 등록을 종료한다. 충분한 참여자를 모집하여 소요된 비용보다 더 많은 연구비를 받게 된다면, 연구자는 운용이 자유로운 장기 여유 자금을 얻게 될 것이다. 하지만 직원들의 임금과 해당 시험의 간접비용을 지불하기에는 너무 부족한 수의 참여자를 모집한다면, 연구자는 손해를 보게 될 것이다. 이러한 다기관 임상시험에 참여를 결정하기에 앞서, 연구자는 우선 해당 계약이 소속 기관의 행정부서 및 기관심의위원회(IRB)로부터 빠른 시일 내에 승인을 받아서 모집기간 종료 이전에 충분한 참여자를 등록시킬 수 있을지를 확인해야 한다.

산업계, 특히 기업의 마케팅 부서로부터 기금을 제공받는 것은 해당 기업 제품의 판매 증진을 목적으로 하는 활동 및 주제와 연관된 경우가 많다. 산업계-운영 임상시험의 결과는 일반적으로 기업의 통계학자가 분석을 담당하며, 때로는 해당 기업의 의학 저술가가 논문을 작성하게 된다. 일반적으로 많은 PI들이 동료개관(peer-reviewed) 논문의 공동저자로 선정된다. 연방정부 규정상, 저자들은 데이터 접근 권한이 있고(연구 전반에 걸친 데이터에 대한 분석을 수행하는 권한을 포함), 작성된 논문에 상당한 기여를 해야 하며, 연구 결론에 대한 책임이 있다. 임상시험 참여 병원의 PI들은 그들 스스로, 그리고 공동연구자들을 위해서 저자 역할을 추구하는 것이 바람직하며, 가능하다면 이러한 저자 요건(authorship requirements)을 충족시켜야 한다. 이상적으로는 이러한 다기관 연구에서 분석 계획, 작성된 논문, 발표 등이 출판 위원회의 평가 및 승인을 받아야 한다. 이때 출판 위원회는 연구 가이드라인을 작성하고, 구성원 대다수가 후원 기업의 직원이 아니여야 한다.

　기업 지원의 장점 중 하나는 일부 연구 주제들에 대해서는 이것이 유일한 현실적 연구 방법이라는 것이다. 예를 들어, 아직 시장에 출시되지 않은 새로운 항생제를 시험하는 경우, 다른 곳에서는 자금을 받을 수가 없는 것이다. 또 다른 장점은 상대적으로 신속하게 기금을 받을 수 있다는 것이다; 연구자 주도의 소규모 제안에 대해서는 수 개월 만에 결정이 내려지며, 제약회사는 자격이 되는 연구자들이 자신들의 다기관 임상시험에 참여하기를 원하는 경우가 많다. 일반적으로 기업에 소속된 과학자들은 해당 치료 및 연구 방법론에 있어 상당한 전문성을 보유하고 있으므로, 분석을 계획하고 결과를 해석할 때 유용하게 활용될 수 있다. 또한, 대부분의 제약회사는 진실성에 대한 평판을 유지하는 것을 매우 중시한다. 이를 통해 식약청 및 일반 대중과의 관계를 원활히 할 수 있기 때문이다. 그리고 기업에서 제공하는 연구 경험, 통계 지원, 재정 자원들을 통해 연구의 품질이 개선될 수 있다.

교내 지원

대학에서 자체적인 연구 기금을 두고 소속 연구자들을 지원하는 경우가 많다. 이러한 교내 자금은 비교적 적은 규모로 제한되는 것이 일반적이지만, 수 주에서 수 개월에 걸쳐 훨씬 신속하게 받을 수 있으며, NIH나 사립 재단의 경우보다 신청 시 자금을 받을 수 있는 확률이 높다. 교내 기금은 외부 자금을 끌어올 수 있는 예비 연구 등으로 제한될 수도 있고, 장비를 구입하는 것에 제한될 수도 있다. 이러한 자금들은 신임 교수진들을 위한 것인 경우가 많으며, 신규 연구자가 연구비 지원을 받은 프로젝트를 운영하는 경험을 쌓을 수 있는 유일한 기회를 제공한다.

■ 요약

1　연구제안서(proposal)는 상세하게 적어놓은 연구 계획안(프로토콜)의 확장된 형태이다. 이는 연구비 지원 신청을 위해 사용되며, 기금 제공 기관에서 요구하는 예산과 행정적 정보 및 보조 자료도 포함하고 있다.

2　연구 제안서를 작성할 때는 우선 연구 질문 및 자금 기관의 선택에 대하여 선임 연구자들의 조언을 구하는 것부터 시작한다. 그 다음에는 해당 기관의 공식 가이드라인을 숙지하고 해당 기관의 과학 행정직(scientific administrator)을 접촉하여 조언을 받는다.

3　제안서 작성 과정에는 예상했던 것보다 시간이 많이 들어가는 경우가 많다. 이 과정에는 필요한 숙련도를 지닌 팀의 구성, 책임 연구자(PI) 선임, 서류 작성을 위한 시간 계획표 수립, 모범 제안서 찾기, 기관의 가이드라인에 따라 제안서의 윤곽 잡기, 정기 회의에서 검토 등의 과정이 포함된다. 제안서는 관련 지식이 충분한 동료들의 검토를 받아 세세 면밀한 부분까지 자주 다듬어야 한다.

4　제안서 주요 요소들은 다음과 같다; 초록(요약), 예산에 중점을 둔 행정적 부분, 예산에 대한 근거, 이력과 자원, 가장 중요한 구체적 목표, 연구 전략(중요성, 혁신, 그리고 연구자의 이전 연구를 포함하

는 접근 부분).

5 성공적인 제안서가 되기 위해서는 연구 질문, 연구 계획, 연구팀이 훌륭해야 하는 것은 물론이고, 이 모든 것들이 잘 표현되어 있어야 한다. 제안서는 명확하고 간결하게 표현되어야 하며, 연구 계획상 손익 분석에 따른 장점과 단점을 언급하며 논리적으로 전개해야 한다. 소제목, 표, 도해 등을 활용하여 제안서의 강점을 부각시켜서, 아무리 바쁜 심사 위원이라도 놓치지 않도록 해야 한다.

6 임상 연구를 지원하는 주요 기관은 다음 네 가지이다.

  A. NIH및 기타 정부 기관들은 가장 규모가 큰 지원을 제공한다. 동료 평가 및 행정 심사 등 복잡하고 진행이 느린 심사 체계를 거치지만, 연구와 경력 개발을 위한 다양한 기금 및 계약을 지원한다.

  B. 재단과 협회는 NIH 지원 범위에서 살짝 벗어나면서도 장래가 유망한 연구 주제들에 관심을 두고 있다. 심사 과정이 비교적 신속하기는 하지만, NIH보다 편협한 경향이 있다.

  C. 제약회사나 장비 제조 회사들은 신규 약제 및 장비에 대한 기업체 운영 연구들에 대해 많은 자금을 지원하는 것이 일반적이다. 하지만 기업체들은 주요 과학자들과의 협력 관계를 중시하며, 연구자 주도 연구도 일부 지원한다.

  D. 연구자 소속 대학의 교내 기금은 소규모 자금을 신속하게 지원받을 수 있으며, 지원받을 수 있는 가능성 또한 높다. 예비 연구나 신규 연구자들을 위한 첫 단계로 적합하다.

INDEX